DE

L'ÉVIDEMENT SOUS-PÉRIOSTÉ

DES OS

Ouvrages du même auteur.

Traité de médecine opératoire, avec 600 figures, 3e édition, 2 vol. in-8. Paris 1866. Prix, 18 fr.

Traité de l'infection purulente, avec planches coloriées, in-8. Paris 1849.

Campagne de Constantine de 1837, avec planches, in-8. Paris 1838.

Traité de l'empième, avec planches, grand in-8. 2e édit. Paris 1841.

Recherches sur le cancer, avec 8 planches, in-8. Strasbourg 1838.

De la phlébite traumatique, thèse de concours. Paris 1832.

Des divers modes de consolidation des plaies, thèse de concours. Paris 1835.

Des avantages et des inconvénients des amputations dans la continuité et dans la contiguité des membres, thèse de concours. Paris 1836.

Des kystes, thèse de concours. Paris 1841.

Du nerf pneumo-gastrique et de ses fonctions. Paris 1829.

De l'application des moufles et du dynanomètre au traitement des luxations, Mémoire lu à l'Académie des sciences.

Mémoire sur une luxation du bras en arrière, réduite au bout d'un an et quinze jours, lu à l'Académie des sciences.

De l'anatomie pathologique et d'une nouvelle classification des luxations du bras, Mémoire présenté à l'Académie des sciences.

Des luxations congénitales, coxalgiques, et traumatiques du fémur, Mémoire lu à l'Académie des sciences.

De la luxation isolée du cubitus, en arrière de l'humérus, sans déplacement du radius, Mémoire présenté à l'Académie des sciences.

Mémoire sur une nouvelle variété de luxation du bras (Académie de médecine).

Nouvelle méthode de staphyloraphie, Mémoires lus à l'Académie des sciences.

De l'urétrotomie externe et interne, Mémoires présentés à l'Académie des sciences.

De la gastrostomie (bouche stomacale), Mémoires présentés à l'Académie des sciences.

Nouveaux procédés de rhinoplastie, Mémoires présentés à l'Acad. des sciences.

De la chéiloplastie, Mémoires présentés à l'Académie des sciences.

De l'urétroplastie, Mémoire présenté à l'Académie des sciences.

De l'emploi des liqueurs hémostatiques en chirurgie et de l'eau de Pagliari, Mémoire présenté à l'Académie des sciences.

Nouveau procédé d'amputation médio-tarsienne, Mémoire présenté à l'Académie des sciences.

Mémoire sur l'amputation coxo-fémorale, avec observation du premier cas de guérison obtenu à Paris, à la suite de cette opération. (L'Académie des sciences a voté l'insertion de ce mémoire dans le *Journal des savants étrangers.*)

De l'amputation de Pirogoff, calcanéo-tibiale, Mémoire présenté à l'Académie des sciences.

De l'amputation tibio-tarsienne, Mémoire présenté à l'Academie des sciences.

Nouveaux procédés d'amputations de la jambe, Mémoires présentés à l'Académie des sciences.

Des moyens d'assurer la réussite de l'amputation des membres, Mémoires présentés à l'Académie des sciences.

Nouveaux procédés d'opération du bec de lièvre, Mémoires présentés à l'Académie des sciences.

Comptes rendus de clinique chirurgicale.

De l'emploi des anesthésiques en chirurgie, Mémoires présentés à l'Académie des sciences depuis 1848.

Des rapports de la médecine avec la philosophie. Strasbourg 1855.

DE

L'ÉVIDEMENT

SOUS-PÉRIOSTÉ

DES OS

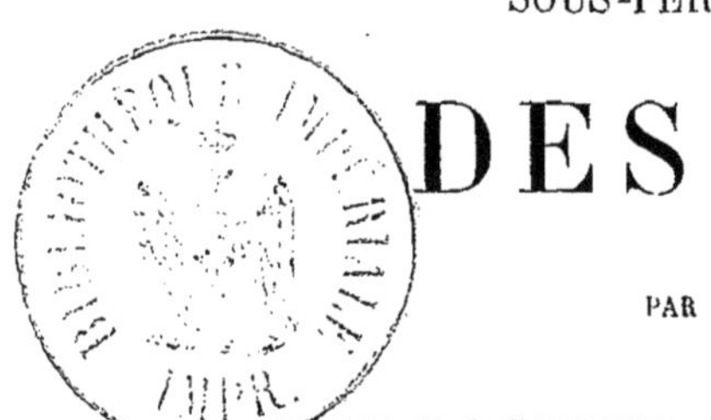

PAR

M. LE DOCTEUR CH. SÉDILLOT

Médecin inspecteur des armées
Directeur de l'École impériale du service de santé militaire
Professeur de clinique chirurgicale à la Faculté de médecine de Strasbourg
Commandeur de la Légion d'Honneur
Membre correspondant de l'Institut impérial de France (Académie des sciences)
Associé national de l'Académie impériale de médecine
Membre correspondant de la Société de chirurgie et de la Société de biologie de Paris
Membre honoraire étranger de l'Académie royale de médecine de Belgique etc.

Deuxième édition, avec planches polychromiques

PARIS
J. B. BAILLIÈRE ET FILS
LIBRAIRES DE L'ACADÉMIE IMPÉRIALE DE MÉDECINE, RUE HAUTEFEUILLE, 19

STRASBOURG, TREUTTEL ET WURTZ

LONDRES — HIPP. BAILLIÈRE | MADRID — C. BAILLY-BAILLIÈRE | NEW-YORK — BAILLIÈRE BROTHERS

1867

STRASBOURG, TYPOGRAPHIE DE G. SILBERMANN.

A M. LE PROFESSEUR FLOURENS,

SECRÉTAIRE PERPÉTUEL DE L'ACADÉMIE DES SCIENCES, ETC.

Monsieur,

Vos belles expériences sur la régénération des os ont imprimé en France une vive impulsion aux travaux des chirurgiens.

Beaucoup d'amputations et de mutilations, avez-vous dit, pourront être prévenues.

J'ai essayé d'atteindre ce but par une nouvelle méthode opératoire : l'évidement.

Veuillez accepter l'hommage de ces recherches, et agréer l'assurance des sentiments de haute considération et de respect de votre très-dévoué

C. SÉDILLOT.

(Dédicace de la 1re édition, Paris 1860.)

AVANT-PROPOS.

L'ouvrage que nous publions n'est ni une monographie ni un traité dogmatique.

C'est la série des travaux que nous avons entrepris et publiés depuis 1858 sur l'évidement des os comme moyen d'en conserver les formes et les fonctions et d'éviter les amputations.

Deux doctrines étaient en présence : l'une, à laquelle nous avons donné le nom d'*évidement des os*, est fondée sur ce fait général que toute portion d'os sain, revêtue d'un périoste adhérent, concourt à la reproduction des os par la proligération de ses cellules sous-périostées, interstitielles et médullaires, et que ce travail régénérateur est d'une remarquable activité dans le cas où l'os a été brisé, entamé, évidé, cautérisé, soumis, en un mot, à un traumatisme, dont la conséquence est d'en ramener les éléments à l'état fœtal et de leur rendre les propriétés de croissance et de développement dont ils jouissent à cette époque de la vie.

Dans cette doctrine, qui est générale, les pertes de substance se comblent par la multiplication, le rayonnement, le dépôt des cellules osseuses, qui se moulent sur les parties en contact, en prennent les formes et tendent à reconstituer les diaphyses et les épiphyses avec une régularité remarquable.

La consolidation des fractures, la régénération des os dans la nécrose, la formation de jointures accidentelles à la suite des luxations et des fractures non consolidées nous offrent de nombreuses confirmations de ces idées, et les enseignements de l'art comme les expériences sur les animaux prouvent que la méthode de l'évidement offre de nouvelles ressources à la chirurgie, et permet de conserver des membres dont l'amputation avait paru jusqu'ici inévitable.

L'autre méthode, nommée par M. le professeur Larghi (de Verceil) *résections sous-périostées*, repose sur la supposition que le périoste séparé et isolé des os subjacents, sous forme de gaîne et de lambeau, est capable de les reproduire.

On a fondé sur cette hypothèse trois genres d'opérations ou procédés distincts :

1° *Les résections sous-périostées* proprement dites, dans lesquelles on enlève une portion plus ou moins étendue de la diaphyse des os, en conservant la gaîne périostée qui les entoure.

2° *Les résections sous-capsulo-périostées* appliquées aux extrémités articulaires.

3° *Les ostéoplasties par déplacement de lambeaux périostés*, destinées à reproduire les os au moyen du périoste séparé des os subjacents et transporté d'un point dans un autre. Le périoste pris au front pour refaire les os du nez en est un exemple.

Cet ouvrage est le résultat de longues recherches et de l'appréciation successive de toutes les expériences, de toutes les discussions, de tous les faits relatifs à cette grande question de la régénération des os comme moyen de conserver les membres et d'éviter les amputations.

Depuis douze ans que nous poursuivons ces études, notre conviction des avantages de l'évidement n'a fait que se fortifier, et nous sommes arrivé à déclarer cette méthode la seule vraie et la seule applicable d'une manière utile et générale à la reproduction des os et à la conservation des membres en évitant les amputations.

Nous rejetons les résections sous-périostées comme illogiques, inefficaces et dangereuses. Nous soutenons que le périoste complétement séparé des os subjacents, laissé en place ou transporté dans une autre région sous forme de gaîne et de lambeau, ne rendra jamais aucun service à la chirurgie comme moyen et organe de la régénération des os.

Notre dissentiment avec les partisans des résections sous-périostées est donc complet.

Nous nous trompons ou nos adversaires se trompent, et le problème ainsi posé doit être nécessairement résolu.

La vérité et l'erreur ne peuvent, dans les sciences d'observation, rester longtemps en présence. L'une avance, l'autre recule; l'une est lumière, l'autre obscurité; l'une est utilité et succès, l'autre danger et revers. Quand l'expérience et le temps auront prononcé leur jugement, les questions que nous agitons aujourd'hui seront déjà remplacées, et la science, dans sa marche rapide, réalisera de nouveaux progrès.

Strasbourg, 20 février 1867.

PRÉFACE.

L'Académie des sciences a mis au concours pour le grand prix de chirurgie à décerner en 1866, la question : *De la conservation des membres par la conservation du périoste.*

« L'Académie voulant marquer par une distinction no-« table l'importance qu'elle attache à la question proposée, « a décidé que le prix serait de dix mille francs. Informé « de cette décision, et appréciant tout ce que peut amener « de bienfaits un si grand progrès de la chirurgie, l'Empe-« reur a fait immédiatement écrire à l'Académie qu'il dou-« blait le prix. Le prix sera donc de vingt mille francs.

« Les pièces devront être parvenues au secrétariat de « l'Institut avant le 1er avril 1866. Elles devront être écrites « en français. Il est essentiel que les concurrents fassent « connaître leur nom. »

Notre *Méthode de l'évidement sous-périosté des os* répondait d'une manière si précise et si complète à la question de l'Académie, que nous n'avons pas hésité à la présenter au concours du grand prix de chirurgie dont nous venons de rappeler les conditions.

Notre première communication à l'Académie des sciences sur ce sujet remonte au 1er mars 1858 et avait pour titre :

De l'évidement des os, comme moyen d'en conserver les formes et les fonctions et d'éviter les amputations.

Nous disions : L'évidement est une opération par laquelle on creuse et on excave un os pour en séparer les parties malades et n'en laisser que les couches saines, périphériques, corticales ou sous-périostées immédiates.

Les avantages les plus remarquables de cette méthode sont les suivants :

1° Les parties altérées dont la conservation est devenue impossible, sont seules sacrifiées.

2° Le périoste est complétement ménagé et conservé ; les cellules ossifiables dont cette membrane est doublée restent intactes et en rapport physiologique avec la couche osseuse superficielle subjacente. Cette couche osseuse, si mince qu'elle puisse être, fournit de son côté d'autres cellules ossifiables (cellules plastiques, cellules de la moelle, cellules fœtales) qui concourent à la régénération osseuse.

3° Les attaches musculaires, tendineuses, aponévrotiques sont conservées.

4° L'os n'éprouve aucun changement dans sa forme, sa longueur et ses rapports, et se reproduit très-régulièrement.

5° L'opération est facile et d'une innocuité parfaite, si l'on suit les règles opératoires que nous avons exposées.

L'évidement sous-périosté des os est applicable aux ostéites aiguës et chroniques ; aux ostéites suppurées, entretenues par de petits séquestres, ou consécutives à la présence de corps étrangers ; aux ramollissements graisseux avec suppuration du tissu spongieux. Les caries profondes, les tubercules des os, les enchondrômes bornés à une partie de l'épaisseur et de la longueur des os, les diverses tumeurs du tissu osseux en réclament également l'emploi.

Mes communications à l'Académie des sciences et mes publications sur l'évidement, les modes et le mécanisme de la régénération osseuse ont été très-fréquentes depuis 1858. Voici les titres des plus importantes :

De l'évidement des os comme moyen d'en conserver les formes et les fonctions et d'éviter les amputations. Comm. déjà citée du 1er mars 1858.

Six nouvelles observations d'évidements osseux offrant de notables différences sous le rapport du siége, de la nature et de la gravité des lésions, mais identiques par la simplicité, l'innocuité et l'efficacité des résultats. Comm. du 12 avril 1858.

De la régénération des os après l'évidement. Comm. à l'Académie des sciences, séance du 31 octobre 1859.

Des résections sous-périostées. Comm. à l'Académie des sciences, séance du 19 décembre 1859.

De l'évidement des os; avec planches polychromiques. 1 vol. in-8°. Paris 1860.

Des conditions de la régénération des os. Comm. à l'Académie des sciences, 12 août 1861.

Évidement du calcanéum; conservation du membre; guérison (*Gaz. méd. de Strasbourg*, 6 mars 1862).

Documents pour servir à l'histoire de la régénération des os (*Gaz. méd. de Strasbourg*, 26 août 1862).

Du succès de l'ouranoplastie avec ou sans ossification périostique. Comm. à l'Académie des sciences, 2 octobre 1863.

Discussion sur la régénération des os (Société de médecine et *Gaz. méd. de Strasbourg*, 4 février 1864).

Exposition des expériences de Heine sur la régénération des os par le périoste (*Gaz. méd. de Strasbourg*, 21 mars 1864).

Des résections longitudinales comme procédé de la méthode de l'évidement sous-périosté des os. Comm. à l'Académie des sciences, 13 juin 1864.

Des expériences de M. le médecin principal Marmy, sur la régénération des os par le périoste (*Gaz. méd. de Strasbourg*, juin 1864).

Lettre à M. le docteur Giraldès, membre de la Société de chirurgie, sur la régénération des os par le périoste (*Comptes rendus de la Société de chirurgie*, 13 juillet 1864).

De l'influence des fonctions sur la structure et la forme des organes et particulièrement des os. Comm. à l'Académie des sciences, 26 septembre 1864.

Excision d'une exostose tibiale avec évidement sous-périosté; guérison complète et sans accidents (*Gaz. méd. de Strasbourg*, 30 novembre 1864).

Évidement sous-périosté du grand trochanter et d'une partie du col du fémur (*Gaz. méd. de Strasbourg*, 30 décembre 1864).

De l'influence des causes mécaniques sur la forme et le développement des os; moulage de ces organes par des matières solidifiables injectées dans leur gaîne périostée. Comm. à l'Académie des sciences, 16 janvier 1865.

De l'ostéoplastie par déplacement du périoste en général et de l'oura-

noplastie périostique en particulier. Comm. à la Société de chirurgie de Paris (*Gaz. des hôpitaux*, 18 février 1865).

De l'évidement sous-périosté des os comme moyen d'en conserver les formes et les fonctions et d'éviter les amputations (*Mémoires de la médecine et de la chirurgie militaires*, avril 1865).

Nous avons en outre consacré à ce sujet un grand nombre d'articles de notre *Traité de médecine opératoire* (2 vol. avec fig. Paris 1865-1866).

Ces publications ont été reproduites intégralement, pour la plupart, dans ce mémoire ; nous avons également inséré de nombreuses observations cliniques tirées de notre pratique et de celle de nos confrères.

La division de notre travail a été dictée par l'ordre logique des faits que nous voulons démontrer.

Nous exposerons sommairement l'histoire des maladies du système osseux, et les ressources dont la chirurgie disposait avant les recherches modernes sur la puissance ossifiante et régénératrice du périoste.

L'étude de l'anatomie et de la physiologie normales et pathologiques du périoste nous conduira à l'examen des expériences faites sur les animaux et à leurs conséquences chirurgicales.

Deux méthodes principales sont nées de ces recherches. La première, dont nous défendons les avantages et la supériorité, et à laquelle nous avons donné le nom d'*évidement sous-périosté des os*, remonte par son origine à une époque très-reculée. Nous la trouvons dans Celse, encore rudimentaire et obscure, purement empirique et réduite à un simple fait d'observation, mais cependant entrevue et assez nettement formulée dans une de ses principales indications (voy. aux notes additionnelles le texte de l'auteur romain et la traduction française de M. des Étangs).

Tous les auteurs ont reproduit le conseil d'enlever les portions altérées des os, sans qu'on ait pu expliquer, comprendre ni généraliser les conséquences de cet important précepte. Les expériences de Duhamel, de Heine et surtout celles de M. Flourens étaient nécessaires pour porter la lumière sur ce sujet.

Que pouvaient des faits isolés, d'apparence contradictoire, niés, combattus, restés douteux et sans lien théorique, contre le prestige des systèmes? Il fallait qu'une doctrine nouvelle réellement scientifique, c'est-à-dire positive et expérimentale, vînt réunir et expliquer les succès épars, en donner la raison, et permît de les prévoir et d'en affirmer la constance.

Cette révélation si longtemps attendue sera une des gloires de M. Flourens. Ce grand physiologiste, dans sa puissante conviction des propriétés ostéogéniques du périoste, eut le courage de proclamer que l'on pouvait reproduire les os avec cette membrane et que beaucoup d'amputations seraient ainsi évitées.

Tous les faits observés et recueillis devinrent dès lors d'une explication facile; leur loi était trouvée et elle nous servit à constituer d'une manière définitive *la méthode de l'évidement sous-périosté des os*.

En conservant le périoste, sans en altérer les rapports avec les couches osseuses subjacentes encore saines, nous obtenions la reproduction des os et le rétablissement complet de leurs fonctions.

Le problème était dès ce moment résolu : *avec le périoste on faisait des os et on évitait les amputations.*

Les enseignements historiques, la tradition, l'évolution scientifique, les expériences modernes, les travaux histologiques, les démonstrations cliniques, toutes ces sources et toutes ces preuves de la vérité étaient concordantes et ne laissaient aucun doute sur l'importance et la valeur de l'évidement sous-périosté des os.

Une seconde méthode, née, comme la précédente, des travaux modernes sur le périoste et décrite sous le nom de *résections sous-périostées des os*, affichait des prétentions bien plus ambitieuses et beaucoup plus propres à exciter l'attention et l'enthousiasme publics.

Le périoste, entièrement séparé des os subjacents dont on pratiquait l'ablation complète, devait suffire à leur régénération.

Cette méthode se présentait sans antécédents d'aucun genre, sans tradition, sans histoire, sans appui clinique. Entrevue, puis oubliée après Duhamel, essayée de nouveau et abandonnée après Heine, elle fut une troisième fois remise en honneur pour disparaître définitivement, et en toute connaissance de cause, sous la triple réprobation de son irrationalité, de son inefficacité et de ses dangers.

Les résections sous-périostées, si riches de faits extraordinaires et merveilleux, n'ont pas résisté à un examen sérieux et ne laisseront que le souvenir d'illusions et d'erreurs inconcevables et le regret des plus déplorables résultats.

M. Michon a pu dire à l'Académie de médecine, avec toute l'autorité de son expérience, que la méthode des résections sous-périostées, née d'une chirurgie de laboratoire et d'aventures, n'avait rien produit, et M. le professeur Desgranges l'a caractérisée tout aussi sévèrement, au dernier Congrès de Lyon, en lui appliquant ces mots d'une comédie de Shakespeare : *Beaucoup de bruit pour rien*. Je crois avoir également démontré l'impuissance et la nullité radicales de ce genre de résections, et je rappellerai en quelques mots les motifs de ce jugement.

La célèbre formule de Duhamel : *Le périoste fait les os*, n'avait pas été sans retentissement à l'Académie royale de chirurgie, si noblement dévouée à tous les progrès.

Quesnay avait étudié les exfoliations et la régénération des os du crâne à la suite des traumatismes. Bordenave, chargé d'un rapport *sur une ablation sous-périostée* des deux tiers du maxillaire inférieur par Laguernery, disait dans ses conclusions : Cette observation semble prouver « qu'il y « a eu réparation de la substance osseuse par des sucs aux-« quels le périoste aurait servi de moule et dont il a pu « fournir une partie. »

Un autre cas, cité par Bordenave, d'ablation d'os nécrosé sans régénération osseuse, avait suggéré à ce chirurgien l'opinion que « l'ossification du périoste avait été « probablement empêchée par l'extrême vieillesse du malade » (*Mémoires de l'Académie royale de chirurgie*, t. Ier, p. 54).

Lamblot, dans un rapport sur une nouvelle clavicule reproduite après l'ablation, par Daugerville, de la clavicule primitive, nécrosée et cariée à ses deux extrémités, soutenait que « la réparation osseuse s'était faite par le périoste, « par les portions d'os restées saines et par les tissus ambiants » (*Mémoires de l'Académie royale de chirurgie*, t. III, p. 310-311).

Ces citations montrent la préoccupation des chirurgiens du siècle dernier, au sujet des propriétés ostéogéniques du périoste; mais l'absence d'une doctrine générale et la nullité apparente des résultats amenèrent bientôt le découragement et l'oubli, et l'on ne parla plus du périoste que pour réfuter l'opinion qui attribuait à cette membrane un rôle important dans la formation du cal et les régénérations osseuses.

Les expériences de Heine (1830-1834), auquel l'Académie des sciences accorda un grand prix, avaient une trop grande valeur pour ne pas inspirer de nouvelles espérances. Heine avait reproduit des os avec de simples gaînes périostées, disséquées, isolées et complétement séparées des os subjacents, dont l'extraction avait été complète (voy. les résultats des expériences de Heine).

Textor (de Würzbourg), collègue de Heine, essaya quelques ossifications réparatrices au moyen du périoste (1842). Malgaigne recommanda la conservation de cette membrane dans les résections (*Manuel de médecine opératoire*, 1834); nous avions aussi signalé les propriétés ostéogéniques du périoste dans la 1re édition de notre *Traité d'opérations* (1839). Cependant rien d'important n'avait encore été observé ni produit.

Les travaux et les recherches expérimentales si variées

et si nombreuses de M. Flourens eurent un sort beaucoup plus heureux et conduisirent, comme nous l'avons vu, à la création de notre méthode de l'évidement sous-périosté des os. Les résections sous-périostées actuelles représentent l'application directe à l'homme des expériences de Heine et de celles de M. Flourens, dont la formule : « Enlevez les os en conservant le périoste, et le périoste les reproduira, » avait été mal comprise.

Les plus graves objections s'élevaient *a priori* contre cette méthode : comment admettre, même dans la supposition beaucoup trop favorable d'une véritable reproduction osseuse, qu'une gaîne périostée, sans appui et sans consistance, mise à nu par une opération sanglante, plus ou moins altérée par la dissection et exposée à des inflammations suppuratives, pourrait fournir un humérus ou un fémur de toutes pièces, avec leurs formes et leurs dimensions, quand il est si difficile d'obtenir, sans raccourcissement, la consolidation d'une simple fracture ?

Comment prévenir et empêcher les effets de la contraction musculaire et la difformité consécutive des membres ? Était-on autorisé à espérer que le périoste d'os, assez gravement affectés pour exiger une amputation, conserverait la propriété de les reproduire en totalité ? La suppuration qui détruit l'ostéogénie périostique ne devait-elle pas devenir un écueil insurmontable ? Pour quelle raison se priver volontairement, et sans aucune nécessité, de toutes les ressources de support, de forme, de circulation, de vitalité, qu'offre la conservation d'une partie du tissu osseux déjà régénéré ou resté sain ? Les expériences sur les animaux, choisis la plupart jeunes, vigoureux et en parfait état de santé, conditions bien différentes de celles des malades réduits à la nécessité d'une opération, prouvaient-elles au moins la probabilité, si ce n'est la certitude du succès ?

Ces expériences ne démontraient rien de semblable, et les os reproduits, lorsqu'ils l'étaient, restaient raccourcis, irréguliers, difformes et presque toujours impropres à d'utiles services.

Telles étaient, on ne saurait se le dissimuler, les craintes qui avaient frappé le plus grand nombre des hommes de l'art et les avaient détournés d'entreprises si périlleuses et si téméraires.

La clinique, cette dernière et indispensable épreuve, n'a pas prouvé que ces craintes et ces dangers fussent exagérés. On peut affirmer comme résultat général que les os ne se sont pas reformés dans des conditions d'utilité, et que les membres ont été perdus quand les malades n'ont pas succombé.

Dans les cas très-rares et l'on doit dire exceptionnels, où des guérisons ont eu lieu, on les aurait évidemment obtenues en moins de temps et avec moins de danger par l'évidement, tel que nous l'avons proposé. Les succès des résections sous-périostées s'expliquent, en effet, par un commencement de nécrose, la présence d'un os congénère, l'inflammation avec induration et hypertrophie des membres, et les malades ont échappé aux terribles chances de ces opérations sans en retirer, en réalité, aucun bénéfice.

La première condition de succès de toute résection sous-périostée est la présence d'un périoste resté sain et assez résistant pour être détaché des couches osseuses subjacentes. Les rapports de cette membrane avec les os sont trop intimes et trop continus pour ne pas établir une sorte de solidarité entre les organes en contact, et dans tous les cas où l'os est carié et atteint d'inflammation suppurative, le périoste est également altéré, ramolli, friable, et ne peut plus être utilisé comme organe d'ossification, puisqu'il a perdu ses propriétés ostéogéniques.

L'intégrité du périoste entraîne, comme conséquence nécessaire, l'intégrité de l'os subjacent, et l'on se trouve forcément conduit à se demander s'il n'est pas complétement irrationnel d'enlever des portions d'os dans l'espérance très-incertaine de les reproduire. N'est-ce pas abandonner la réalité pour l'ombre, et n'y a-t-il pas un avantage évident à conserver ces parties de l'os et à n'en sacrifier que les points malades, comme nous le faisons dans l'évidement ?

Il est sans doute d'autres conditions pathologiques dans lesquelles le périoste est hyperplasié, épaissi, tomenteux, facile à détacher et en pleine voie d'activité ostéogénique. Il suffit, comme l'avait expérimenté Troja, et comme nous l'avons souvent pratiqué, d'introduire un corps étranger dans le canal médullaire d'un os long, pour que ces dispositions se manifestent et qu'une couche osseuse sous-périostée de nouvelle formation présente dès le septième jour deux ou trois millimètres d'épaisseur.

Tels sont les cas où les résections sous-périostées ont paru réussir. Mais ici encore ces opérations étaient illogiques et contre-indiquées. Pourquoi le chirurgien enlèverait-il un tissu osseux déjà produit, dans le but de le faire se reproduire encore, tandis qu'il est si simple et si favorable de le conserver et de se borner à extraire plus tard, avec ou sans évidement, selon les indications, l'os primitif frappé de nécrose ?

Les os sains doivent, en règle absolue, être toujours ménagés et utilisés autant que possible, et ce précepte, qui est le principe et la base de l'évidement, est en même temps la condamnation de la méthode opposée.

La seule exception à cette règle serait le cas où l'on sacrifierait un os parfaitement sain à la nécessité de se faire de la place et de s'ouvrir un libre chemin pour l'ablation d'une tumeur. De pareilles indications sont très-rares, et la séparation et la conservation du périoste seraient encore ici difficiles, inefficaces et dangereuses, en raison de la lenteur de la dissection, de l'abondance des hémorrhagies et de la destruction ultérieure du lambeau périosté par la gangrène ou la suppuration, absolument inévitable si la surface sanglante et ostéogénique est laissée à l'air libre, comme on le voit dans l'ouranoplastie périostée.

Si l'histoire ne nous enseignait pas les incroyables erreurs qui entravent les progrès lents et successifs des sciences d'observation, comme la médecine, on se refuserait à croire aux inconcevables illusions qui ont semblé, un moment, entraîner les meilleurs esprits.

Quelques chirurgiens, beaucoup trop portés au merveilleux, se sont imaginé avoir reproduit de toutes pièces des maxillaires, des os du nez, la voûte palatine, des articulations, au moyen de lambeaux de périoste détachés et isolés des os subjacents.

Rien n'était plus facile, dans cette voie de création imaginaire, que la division et la subdivision des procédés. Après les résections sous-périostées vinrent les résections sous-capsulo-périostées et les productions d'os par les déplacements à distance de lambeaux périostés.

M. Larghi (de Verceil) a le premier généralisé les *résections sous-périostées des membres*, en a décrit minutieusement les manœuvres opératoires et est, sans contredit, le chirurgien qui les a pratiquées le plus souvent. On peut à ces divers titres le considérer comme l'auteur de la méthode. Plusieurs de ses compatriotes ont préféré cependant reporter sur leur pays la gloire de ce prétendu progrès et ont donné aux résections sous-périostées le nom de *méthode italienne*.

Les *résections sous-capsulo-périostées* faites sur les animaux, par Heine, par M. Flourens et par d'autres expérimentateurs, ont de même été particulièrement décrites par M. Larghi, dans leurs applications cliniques, dont on ne connaît pas encore un seul exemple authentique de succès.

Quant aux *nouveaux os créés à distance par des lambeaux périostés déplacés* (ostéoplastie par déplacement du périoste). M. Flourens en avait fourni l'idée en taillant des lanières de périoste et en les introduisant dans des tubes métalliques pour en démontrer la puissance ostéogénique. M. Flourens avait parfaitement indiqué les conséquences théoriques de ses expériences. « Puisque le périoste produit l'os, on peut

« avoir de l'os partout où l'on pourra conduire et introduire « le périoste. Je multiplierai (disait-il) les os d'un animal à « volonté, et lui donnerai des os que naturellement il n'aurait « pas » (*Théorie expérimentale de la formation des os*, p. 9).

M. Ollier, dans la même voie, a montré qu'un morceau de périoste complétement détaché du corps et transporté sur un autre point de l'économie, ou même engagé sous la peau d'un autre animal, pouvait continuer à produire du tissu osseux. Ces recherches, sans doute curieuses au point de vue de la physiologie, sont restées sans utilité pour notre art. Les ossifications étaient ordinairement microscopiques, manquaient ou n'avaient qu'une existence éphémère, comme l'a démontré M. le docteur Marmy. — Il est très-différent de produire de l'os ou un os, et les deux exemples de succès cliniques annoncés par M. Ollier ne rencontrent plus aujourd'hui que des incrédules. La Société de chirurgie appelée à juger le même jour deux malades guéris d'une résection du maxillaire supérieur, avec et sans conservation du périoste, a eu l'occasion d'apprécier les résultats des deux méthodes. L'opéré de M. Ollier ne parut l'emporter sous aucun rapport sur celui de M. le professeur Richet, et ce dernier déclara que la dissection et la conservation de simples lambeaux périostés lui paraissaient inutiles et dangereuses.

Après cette épreuve peu encourageante devant des juges compétents, M. Ollier eut plus de succès en s'adressant au public des conférences scientifiques faites à la Sorbonne, sous la présidence nominale de M. le ministre de l'instruction publique.

Toute la grande presse s'est beaucoup occupée d'un nez, dont M. Ollier disait avoir reproduit les os ou un des os avec un lambeau périosté détaché du front.

L'observation, telle qu'elle a été publiée par le chirurgien de Lyon, est si obscure qu'il m'a été impossible de la comprendre, et ceux de mes collègues, auxquels j'en ai demandé l'explication, n'ont pas été plus heureux que moi.

Le nouvel os n'était pas reconnaissable, et j'ai entendu raconter que sa disparition avait été attribuée à l'influence d'une fièvre typhoïde.

Que dire des ossifications périostées de la voûte palatine. décrites par M. Langenbeck, auteur d'un très-beau procédé d'ouranoplastie par décollement et rapprochement de larges lambeaux périostés muqueux?

Les observations étaient nombreuses et n'avaient soulevé aucune objection, quand je prouvai par des expériences sur les animaux et par des faits cliniques multipliés que ces régénérations osseuses étaient impossibles. Depuis ce moment (voir ma lettre à la Société de chirurgie), le silence s'est fait autour de cette question, et on n'a plus entendu parler de palais osseux reformés. C'est que le périoste est doublé (voir *Ostéogénie*) par une mince couche ossifiable, et quand cette couche est détruite par la suppuration et convertie en tissu fibreux cicatriciel, elle devient impropre aux régénérations osseuses.

Cette loi pathologique explique la nullité radicale de toutes les résections sous-périostées dans lesquelles la suppuration se produit, et les ossifications observées dans de pareilles conditions ne dépendent plus des lambeaux isolés du périoste, mais des portions de cette membrane qui sont restées intactes dans leurs rapports avec les os subjacents, et qui, dans ces conditions favorables, deviennent l'origine d'une prolifération osseuse très-abondante et capable de se prolonger fort loin.

Nous tenons à honneur d'avoir arrêté le flot des faits insuffisants et erronés dont l'Académie et d'autres Sociétés savantes étaient envahies. Nous avons demandé hautement la preuve positive des succès que nous déclarions impossibles, et nous avons expliqué d'une manière plus rationnelle et surtout plus vraie les faits qui avaient pu causer une illusion momentanée.

Nous avons démontré, en même temps, que les prétendues régénérations des extrémités osseuses de l'épaule et du coude à la suite des résections articulaires sous-périostées, seraient la condamnation la moins contestable de cette méthode, puisque des ankyloses en seraient la conséquence, qui entraîneraient une immobilité que toute l'habileté de l'art consiste à prévenir.

Personne n'ignore les démentis qui ont été opposés à une foule d'observations de résections sous-périostées suivies, disait-on, de succès plus prodigieux les uns qne les autres. N'a-t-on pas raconté l'histoire d'un malade dont les dents, conservées seules dans la gaîne périostée du maxillaire inférieur, s'étaient raffermies et consolidées au milieu d'un nouvel os ? De pareilles impossibilités ne méritent pas d'être discutées, et il fallait l'entraînement d'un aveugle enthousiasme pour en expliquer la présentation.

La lettre de M. le professeur Gherini, que j'ai publiée, a été fort instructive à cet égard.

L'habile chirurgien de Milan m'écrivait que mon hésitation à admettre la régénération d'un maxillaire inférieur, enlevé par un de ses confrères, avec conservation du périoste, avait été des plus légitimes. Ce miracle si retentissant n'avait existé que dans l'imagination et la crédulité de son auteur, et le malade, examiné une année plus tard, n'avait pas présenté la moindre trace d'ossification régénératrice.

Nous nous croyons donc autorisé à condamner sans retour les *résections sous-périostées* et à les déclarer inutiles et dangereuses.

Notre méthode de l'*évidement sous-périosté*, dont la tradition, les expériences des plus illustres physiologistes et l'observation clinique confirment la supériorité et les avantages, offre seule la solution de la question posée par l'Académie et réalise « les bienfaits de ce grand progrès de la « chirurgie : *la conservation des membres par la conservation « du périoste.* »

INTRODUCTION.

Les maladies des os ont eu le remarquable privilége d'avoir été bien étudiées dès les premiers âges de la civilisation et d'être restées l'objet de recherches scientifiques, dont l'intérêt, loin de s'épuiser par le temps, semble avoir grandi jusqu'à nos jours.

Les lésions du système osseux avaient une extrême gravité pour des hommes combattant corps à corps avec des armes grossières, et devaient attirer une vive attention. La gêne et la perte des mouvements paralysaient l'attaque et la défense, et la forme, la dureté, la mobilité, les rapports, la situation des os étaient des conditions trop appréciables pour ne pas avoir conduit à d'utiles renseignements sur la nature des altérations dont ils étaient atteints et sur les moyens d'y remédier.

Les œuvres d'Hippocrate, commentées et développées par Celse et Galien, montrent à quel degré de perfection était déjà parvenue dans l'antiquité l'histoire des luxations et des fractures.

On connaissait moins bien les affections organiques réunies sous le nom commun d'*inflammation* et de *carie*, dont on ne distinguait pas la nécrose, le cancer, la tuberculose, l'enchondrôme, l'hypérostose et les transformations éburnées, graisseuses et vasculaires etc.

Il fallait les révélations de l'ostéogénie et celles de l'anatomie pathologique pour éclairer les problèmes obscurs du diagnostic différentiel, et ce n'est guère avant le dix-huitième siècle qu'ils furent abordés avec succès.

Dans cette deuxième période, nous citerons Duhamel comme l'auteur des plus beaux travaux sur le développement des os. Dans six mémoires présentés à l'Académie des sciences (*Mém. de l'Acad. des sciences*, 1739 à 1743), cet habile expérimentateur fit voir le parti que l'on pouvait tirer de la coloration du tissu osseux par la garance donnée en nourriture aux animaux, et formula sa célèbre doctrine : *Le périoste fait les os* [1]. Haller [2], Dethleef [3], J. Hunter [4], Bordenave [5], Hérissant [6], répétèrent, pour en confirmer ou en combattre les conclusions, quelques-unes de ses expériences, et notre célèbre secrétaire de l'Académie des sciences, M. Flourens, les a reprises et variées en les complétant.

L'étude de la régénération des os, dans les cas de fracture et de nécrose, était trop intimement liée à celle de leur développement pour ne pas profiter de ces travaux, dont plusieurs avaient eu pour sujet direct la formation du cal. Aussi vit-on publier les expériences de Troja [7] *Sur la régénération des os*; celles d'Alexandre Mac-Donald [8], sur le même sujet ; les mémoires de Fougeroux [9], *De la formation des os*; de Weidmann [10], de David [11], de Tenon [12], *Sur*

[1] Mizaud, médecin de Paris, avait déjà signalé au seizième siècle cette curieuse propriété de la garance (*Erythrodanum, vulgo rubia tinctorum dictum, ossa pecudum rubenti et sandycino colore imbuit. Antonii Mizaldi, memorabilium, sive arcanorum omnis generis centuriæ*, p. 161, an. 1572), et Belchier, chirurgien anglais, l'avait également remarquée et en avait fait le sujet d'une expérience sur un coq, dont les os étaient devenus complétement rouges dès le seizième jour, tandis que tous les autres tissus avaient conservé leur coloration normale (*Philosoph. trans.*, p. 39, an. 1736).

[2] Haller, *Mémoire sur la formation des os*, in-8°. Lausanne 1758.

[3] Dethleef, *Diss. exhibens ossium calli generationem et naturam per fracta in animalibus rubiæ radice pastis ossa demonstratam*, in-4°. Gœttingen 1753.

[4] Hunter (W.), *Opinions respecting ossification* (*Med. and philos. comm. of Edinb.*, t. V, p. 100).

[5] Bordenave, Voy. le *Mémoire sur les os*, de Fougeroux. Paris 1760.

[6] Hérissant (L. A. P.), *Ergo a substantiæ terreæ inter poros cartilaginum appulsu ossium durities?* Thèse. Paris 1768.

[7] *De novorum ossium, in integris aut maximis, ob morbo, deperditionibus, regeneratione experimenta*, 1775.

[8] Mac-Donald, *Diss. de necrosi et ossium callo.* Édinbourg 1799.

[9] Fougeroux, *loc. cit.*

[10] Weidmann, *De necrosi ossium.* Francfort 1793.

[11] David, *Observations sur une maladie connue sous le nom de nécrose.* Paris 1782.

[12] Tenon, *Mém. sur l'exfol. des os. Mém. de l'Acad. des sciences.* Paris 1758.

la nécrose, les plaies et les exfoliations du tissu osseux, et les plus remarquables discussions s'engagèrent sur ces grandes théories de la structure, du développement et de la reproduction d'un des principaux systèmes de l'économie.

Les mêmes questions ont continué de notre temps à occuper les physiologistes et les chirurgiens, parmi lesquels il convient de nommer Bichat[1], Breschet[2], MM. Serres[3], Cruveilhier[4], Velpeau[5], J. Cloquet, Jobert (de Lamballe)[6], Nélaton[7], sans compter beaucoup d'autres savants nationaux ou étrangers.

Une troisième période de progrès se rattache aux expériences du professeur Heine (de Würzbourg)[8] (1830-1834), à celles encore de M. Flourens[9] et aux recherches actuelles.

On avait jusqu'alors poursuivi l'étude de la physiologie et de la pathologie expérimentales du système osseux, sans en tirer d'importantes déductions cliniques. Le moment semblait arrivé de faire profiter la chirurgie de la doctrine de Duhamel. Si le périoste fait les os, pourquoi ne pas en produire de nouveaux à la place de ceux dont un traumatisme ou une affection chronique exigeraient le sacrifice? La conséquence était logique, et l'on arrivait à dire avec M. Flourens : Enlevez les os en conservant le périoste, et le périoste les reproduira.

Si l'on ne savait pas que les idées les plus simples sont les plus lentes à se développer, on pourrait s'étonner qu'il ait fallu près de cent ans pour formuler cette proposition ; mais

[1] Bichat, *Anat. générale.* Paris 1812.

[2] Breschet, *Recherches hist. et expl. sur la formation du cal.* Paris 1819.

[3] Serres, Rapport de G. Cuvier sur un mém. de M. le docteur Serres, intitulé : *Des lois de l'ostéogénie*, dans l'*Analyse des travaux de l'Acad. royale des sciences.* Année 1819.

[4] Cruveilhier, *Anat. path.*, t. II. Paris 1816.

[5] Velpeau, *Anat. chirurg.* Paris 1825.

[6] Jobert (de Lamballe), *Recherches sur la nécrose et la trépanation des os. Journ. hebd. des sc. méd.* Paris 1836.

[7] Nélaton, *Pathologie chir.* Paris 1844. — *Essai sur la tuberculisation des os.*

[8] Heine, *Journal de Græfe et Walther*, t. IV, liv. IV. 1836.

[9] Flourens, *Mém. de l'Acad. des sciences. Théorie expérimentale de la formation des os.* Paris 1847. *De la vie et de l'intelligence.* Paris 1857.

en considérant les obstacles qu'il fallait surmonter pour oser la traduire en termes aussi absolus, on sera peut-être moins surpris.

Conserver le périoste et enlever les os subjacents était une entreprise inabordable au siècle dernier.

La clinique n'offrait rien de comparable, et aucune expérience sur les animaux ne permettait d'entrevoir de chance de succès. Les nécroses, déterminées sur des pigeons, des lapins ou des chiens par l'introduction dans l'intérieur d'un os d'un stylet rougi au feu, d'une tige de bois ou de tout autre corps étranger, se manifestaient avec une certaine lenteur, et le séquestre, soutenant de toutes parts le périoste, en maintenait la forme pendant la production des nouvelles couches osseuses, destinées à entourer l'os frappé de mort et à le remplacer plus tard. On n'avait pas été plus loin, et il fallut les expériences sur les animaux du professeur Heine (de Würzbourg) pour démontrer qu'un os complétement enlevé dans une plus ou moins grande étendue de sa longueur, avec la précaution de ménager le périoste, se reproduisait. Ces expériences, quels qu'en fussent les antécédents, ont été réellement le point de départ d'idées tout à fait nouvelles pour le plus grand nombre des hommes de l'art. Heine avait reconnu que la régénération des os s'effectuait chez les jeunes animaux lors même que le périoste avait été détruit, mais dans ce cas l'ossification était moins régulière et moins complète, et l'avantage de conserver cette membrane était évident. MM. Textor[1], Malgaigne[2], Lisfranc[3], Blandin[4], Baudens[5], Larghi (de Verceil)[6], Borelli[7], conformèrent leur pratique à ces im-

[1] Textor, *Ueber die Wiedererzeugung der Knochen nach Resectionen beim Menschen*. Würzburg 1842.

[2] Malgaigne, *Manuel de méd. opérat.*, p. 230. Paris 1834.

[3] Lisfranc, *Médec. opérat.* Paris.

[4] Blandin, *Gaz. des hôp.*, 30 mars 1847.

[5] Baudens, *Gaz. méd. de Paris*, nos 11 et 15, 1855.

[6] Larghi (de Verceil), *Operazioni sotto Periostee e sotto capsulari*. Torino 1855.

[7] Borelli, *Resezioni sotto periostee*. Torino 1858.

portantes notions, que nous avions aussi signalées[1], et M. Flourens annonça qu'une nouvelle chirurgie était née, et que beaucoup d'amputations et de mutilations seraient désormais prévenues.

Une pareille déclaration, venue de si haut, eut un immense retentissement, et de tous côtés les observations de résections sous-périostées se multiplièrent. M. Larghi (de Verceil) en étendit les applications, décrivit divers procédés opératoires, admit des résections sous-périostées articulaires, et M. Borelli (de Turin) réclama pour son compatriote la gloire d'avoir été le créateur de cette méthode. N'était-il pas à craindre cependant de voir compromettre des idées justes par des exagérations irréfléchies, écueil habituel de nos progrès? Tel qui a signalé une opération utile dans un certain nombre de cas est dépassé par un aventureux confrère, qui en généralise l'emploi sans se préoccuper de la justesse des indications, et retarde ainsi, pour un temps souvent fort long, l'adoption de moyens excellents dans la sphère limitée de leur véritable efficacité. Nous sommes de ceux qui ont réclamé des faits et des preuves avant qu'on tente sur l'homme la résection sous-périostée des diaphyses osseuses et des articulations, et nous avons cru obtenir de meilleurs résultats de l'évidement des os, dont nous conservions les couches superficielles ou périphériques et le périoste d'enveloppe. Il ne s'agit pas seulement, en effet, de produire de l'os avec le périoste, mais de faire naître des os assez réguliers dans leur forme et assez résistants dans leur structure pour assurer les usages des membres. Nous protestions dans la première édition de cet ouvrage (Paris 1860) contre l'idée d'être compté parmi les adversaires systématiques des résections sous-périostées, dont nous reconnaissions l'originalité et l'importance théorique, sans nous en dissimuler les inconvénients et les dangers. Aujourd'hui nous sommes beaucoup plus affir-

[1] Sédillot, *Méd. opérat.*, t. Ier, p. 372, 1re édition. Paris 1839.

matif, et nous condamnons absolument la méthode des résections sous-périostées comme moyen de reproduction des os. Des membres raccourcis, difformes, sans force et sans mobilité, atteints de suppurations interminables, incommodes ou même capables de compromettre la vie en sont les résultats habituels, et l'expérience la plus aventureuse a jeté trop de jour sur cette question pour qu'on ne la juge pas aujourd'hui complétement éclairée et résolue. L'évidement sous-périosté, au contraire, déjà entrevu aux premiers temps de la chirurgie, constitue une méthode opératoire fondée sur l'observation clinique la plus positive et sur l'évolution régulière de la science, dont elle représente les progrès les plus avancés et les plus récents.

Trois grandes sources de connaissances et de certitude président aux progrès de notre art : 1° les expériences sur les animaux vivants; 2° les faits antérieurs disséminés dans le vaste domaine de la pathologie; 3° les observations directes, inspirées par les enseignements précédents, et confirmatives des procédés et des méthodes que l'on cherche à établir et à démontrer.

Ces trois sortes de connaissances n'ont pas une égale autorité. Les expériences sur les animaux ne sauraient remplacer les démonstrations cliniques. Les animaux supportent mieux les opérations. Leur sang est plus plastique, leur vitalité plus grande; l'inflammation suppurative est, chez eux, très-rare, quelquefois même presque impossible, et la puissance de la régénération des tissus et de la cicatrisation immédiate des plaies leur assure sous tous ces rapports une supériorité très-marquée sur l'homme.

De là, cette double conséquence : A. Toute opération tentée sans succès sur les animaux est cliniquement irréalisable; B. Toute opération heureusement supportée par les animaux, peut cependant échouer lorsqu'elle est appliquée à l'homme.

On doit donc considérer les expériences comme une étude curieuse et utile, sans cesser de les déclarer insuffisantes, au point de vue de la pathologie.

Nous ne croyons pas nécessaire de justifier la nécessité, la convenance et la moralité de ces expériences. Nous l'avons déjà fait (voy. *Méd. opér.*, t. Ier, p. IX et 468, 3e édit. 1865), et ceux qui conserveraient encore quelques doutes, devront lire les pages éloquentes et magistrales écrites par M. C. Bernard sur ce sujet.

Les faits incidemment répandus dans la science ont une valeur très-supérieure.

Il suffit qu'un fait ait eu lieu accidentellement pour conclure à la possibilité de le reproduire. La perte des membres par congélation, brûlure, arrachement, sans que la vie fût compromise, a inspiré la résolution de pratiquer des amputations, et généralement le fait brut a servi d'exemple, de motif et de règle au fait appliqué.

Ce genre de preuve n'est pas absolu cependant, et prête à de justes objections. Sans aucun doute, un traumatisme accidentel pourrait être imité, mais il faudrait des conditions identiques, et on les rencontre rarement. Les altérations plus ou moins profondes, éprouvées par le malade, ont apporté dans sa situation des modifications dont il faut tenir compte, et les différences d'âge, de constitution, de vitalité et de santé peuvent changer complétement les résultats.

Le chirurgien est donc forcé de s'enquérir de la facilité et de la fréquence des phénomènes qu'il se propose de produire et d'en étudier les particularités, puisqu'en elles se trouvent les probabilités et les raisons de ses succès et de ses revers.

Les jugements *a priori* de la légitimité et des chances d'une opération ne sont pas, on le voit, irrationnels, mais l'art en réclame la démonstration par le fait lui-même, sans lequel la certitude n'existe pas.

Le troisième ordre de preuves est emprunté aux faits dont on veut établir la réalité. C'est la démonstration du fait par lui-même, et il n'en est pas de meilleure. Cependant elle ne suffit pas encore pour l'adoption d'une méthode ou d'un procédé opératoires. Il faut encore que les résultats obtenus soient supérieurs à ceux des méthodes et des procédés déjà connus.

Dans une science où les moindres fautes mettent en péril la santé et même la vie, l'extrême prudence est un devoir, et le chirurgien ne peut tenter une opération qu'après en avoir reconnu les indications certaines, les avantages et la supériorité.

Nous avons soumis les résections sous-périostées à cette série de recherches, et ne les ayant trouvé justifiées ni par les expériences sur les animaux ni par les faits antérieurs ni par des observations directes ou spéciales, nous les avons définitivement rejetées.

Nous constations en même temps que l'évidement sous-périosté des os repose sur un ensemble de preuves d'une valeur incontestable et se recommande par la simplicité, l'innocuité et l'efficacité de ses résultats.

Nous avons en conséquence adopté cette méthode et nous en avons préconisé l'emploi.

Les divisions de ce travail sont très-simples. L'ostéogénie, l'évidement, les résections sous-périostées, nos conclusions et des notes additionnelles et justificatives en forment les principaux chapitres.

Seize figures lithographiées, dont plusieurs polychromiques, une table bibliographique, une autre des auteurs cités complètent l'ouvrage.

DE

L'ÉVIDEMENT SOUS-PÉRIOSTÉ

DES OS.

CHAPITRE Ier.

Des moyens de traitement des maladies des os depuis Celse jusqu'à nos jours.

Les os sont exposés à la plupart des affections dont les parties molles sont atteintes, et l'inflammation (ostéite simple, aiguë, chronique, tuberculeuse, spécifique etc.), la suppuration, les abcès, l'ulcération (carie), la gangrène (nécrose), les fistules, les traumatismes (plaies, fractures, luxations), les tumeurs (hypérostoses, exostoses, spina ventosa, enchondrômes, cancers, transformations vasculaires, myéloplaxes etc.), les anomalies et les difformités y sont observés.

Tous ces états morbides se rattachent par des rapports très-étroits à l'ensemble de la constitution, et il suffit de signaler les influences capitales de la spécificité et des diathèses pour comprendre combien le nombre des affections purement locales est restreint. De là le précepte de placer en première ligne les indications thérapeutiques générales et de n'aborder le traitement direct ou local qu'après avoir ramené, autant que possible, l'économie à des conditions de normalité. Personne aujourd'hui ne conseillerait l'excision d'une exostose syphilitique avant d'avoir combattu l'infection générale de l'économie, et les caries scrofuleuses cèdent aux ressources de l'hygiène beaucoup mieux qu'à celles de la chirurgie.

Ces réserves faites, les manœuvres opératoires reprennent leurs droits et réclament toute notre attention.

Le traité d'Hippocrate, *Des maladies des os*, comprend les luxations et les fractures ; mais Celse s'occupe des affections organiques et les décrit toutes sous les noms d'*inflammation* et de *carie*. Les grandes règles de sa thérapeutique sont restées jusqu'à nos jours prédominantes et se résument en un assez petit nombre d'indications : 1° combattre les causes constitutionnelles ; 2° attaquer sur place les portions osseuses malades, soit avec le fer, soit avec le feu ; 3° recourir à la résection ou à l'amputation, lorsque ces opérations sont devenues les seuls moyens de sauver la vie.

Les progrès de l'anatomie pathologique ont multiplié les espèces morbides et jeté de vives lumières sur le diagnostic différentiel, mais n'ont rien changé aux principes du traitement, dont on a seulement perfectionné les procédés d'exécution.

Remarquons cependant que les préceptes de Celse, quoique vrais dans leur généralité, manquaient d'indications de détails, et s'appliquaient à tort à des affections très-différentes. La médecine a formulé, de très-bonne heure, certains axiômes d'une incontestable vérité, propres à éclairer sa route, qui n'en restait pas moins hérissée de difficultés. On se tromperait étrangement si l'on s'imaginait trouver toute la science dans de pareilles formules. Sans doute, en enlevant la cause, on fait disparaître les effets, *sublata causa tollitur effectus ;* mais la cause est justement ce que l'on ignore dans le plus grand nombre de cas, et les effets en sont fréquemment aussi inconnus. Lorsqu'on est parvenu à étudier ces deux termes et à établir entre eux quelques rapports, on se trouve arrêté par l'impossibilité de remédier aux causes sur lesquelles on manque d'action, et l'on est humblement ramené à en pallier, avec plus ou moins de bonheur, les fâcheux résultats. Il faut donc reconnaître le mérite et l'importance des études subsidiaires, qui ont fécondé les anciens axiômes et ont permis d'en tirer les vérités et les applications utiles qu'ils renfermaient sans doute virtuellement, mais qui étaient condamnées à y demeurer cachées jusqu'au moment où l'on parvenait à les découvrir.

Ces considérations s'appliquent aux progrès accomplis depuis Celse et aideront à les faire comprendre.

L'application à la chirurgie de la doctrine de la régénération des os constituant le principal but de notre travail, nous avons peu à nous occuper de la question des traumatismes, qui y est presque entièrement étrangère. Cependant les plaies et les fractures avaient donné lieu à quelques préceptes relatifs à notre sujet.

Lorsqu'une lamelle ou un fragment osseux étaient encore adhérents aux parties molles, par une large surface, on conseillait de les remettre et de les maintenir en place, avec l'espoir fondé d'une consolidation ultérieure. L'ostéoplastie était en germe dans cette pratique, dont la guérison des fractures avait inspiré l'idée.

Quant à l'extraction des esquilles ou des portions d'os malades, personne n'avait pu songer à en séparer le périoste, auquel on accordait peu d'attention et qui était sacrifié.

La cure des fractures simples ou compliquées et l'étude de la formation du cal avaient révélé le rôle des parties molles et des os dans les phénomènes de la consolidation, et l'on savait qu'une perte de substance, même assez considérable, pouvait se combler, soit par le raccourcissement du membre, presque toujours inévitable au bras et à la cuisse, soit par une ossification intermédiaire, dont des exemples avaient été particulièrement offerts par le tibia.

Les maladies organiques des os ont présenté plus d'enseignements à recueillir.

L'ostéite a formé une espèce morbide, dont les variétés

sont indiquées par les dénominations de : simple ou compliquée de ramollissement, d'infiltration graisseuse ou purulente, d'ostéo-myélite, d'abcès aiguë ou chronique; superficielle ou profonde; traumatique; scrofuleuse; syphilitique; scorbutique; mercurielle; phosphorique; critique etc. Le traitement a eté celui de toutes les inflammations. Les abcès avaient été quelquefois recherchés et ouverts par la gouge ou le trépan, et M. Broca en a cité dernièrement un très-bel exemple. L'ostéite tuberculeuse n'avait été combattue par aucune opération spéciale et les résections et l'amputation des membres étaient les dernières ressources de l'art. On avait signalé les raréfactions et les hypérostoses, dont l'ostéite est fréquemment accompagnée (ostéite raréfiante, condensante, éburnée etc.), mais on s'en était peu occupé. On savait néanmoins que le périoste devenait plus vasculaire, plus épais, comme tomenteux, qu'il pouvait être soulevé ou détruit par le pus; qu'en d'autres cas cette membrane était moins adhérente et facile à détacher; mais on n'avait tiré aucun parti de ces remarques.

La *carie*, dont les anciens avaient déjà constaté les dangers, sans la distinguer néanmoins complétement de la nécrose, avait été étudiée avec beaucoup de soin; mais le traitement en avait à peine varié. Après les indications générales, si difficiles ordinairement à remplir, on conseillait les topiques de toutes sortes et surtout les applications alcalines et irritantes; on enlevait avec la rugine les tissus malades, on les mettait à nu au moyen du trépan pour y pouvoir porter le fer rouge, et lorsque ces procédés restaient sans succès, on avait recours aux résections et à l'amputation des membres. Une modification vraiment utile des procédés habituels de la résection avait été proposée et heureusement pratiquée dans le cas où des phalanges ou des phalangines devaient être sacrifiées. On détachait l'os malade en conservant les parties molles, téguments, vaisseaux, nerfs et tendons; l'espace intermédiaire se comblait par le rapprochement des os opposés, et le doigt raccourci, mais mobile, était sauvé et rendait encore de bons usages. Des observations de succès de ce genre ont été relatées, et j'en ai publié quelques-unes. On avait souvent trouvé le périoste aminci, ulcéré, en partie détruit, ou, au contraire, plus épais et hyperhémié, mais on n'avait pas fait connaître les raisons de ces différences.

La *nécrose* est une des maladies dont l'histoire montre le mieux la puissance de l'art. Longtemps confondue avec la carie, qu'elle complique assez fréquemment, cette affection fut très-bien décrite dans le siècle dernier et comparée à la gangrène des parties molles. On constata par des expériences et par des faits cliniques multipliés la réalité de la régénération des os nécrosés, et cette démonstration, si fertile en enseignements de toutes sortes, eut pour résultat immédiat le précepte d'extraire les séquestres et de conserver des membres, dont on croyait auparavant le sacrifice obligatoire.

Le phénomène le plus remarquable de la nécrose, c'est-à-dire la régénération osseuse, fut étudié et l'est encore aujourd'hui avec autant de persistance que de sagacité. Si un os est frappé de mort par suite de l'introduction dans le canal médullaire d'un stylet chauffé au rouge, ou d'une tige en métal ou en bois laissée à demeure, on constate bientôt : le gonflement et l'hyperhémie du périoste et la formation de nouvelles couches osseuses. Voici comment Boyer a résumé ces changements : « Le périoste s'enflamme, ses vaisseaux sont plus apparents et injectés, son épaisseur augmente, il se sépare de l'os mortifié, et l'intervalle est aussitôt occupé par une couche gélatineuse ou plutôt albumineuse, d'abord moitié fluide et tremblotante, comme la gelée, mais qui devient plus consistante dans la suite et adhérente au périoste seulement. Cette couche d'albumine devient plus abondante, elle acquiert de la consistance et de l'opacité; quelques points rougeâtres s'y font remarquer, et dès lors elle se confond si bien avec le périoste, qu'il n'est plus

« possible de les distinguer. Cependant des filets, des lames « osseuses, d'abord rares, disséminées, se manifestent dans « cette masse commune; ils deviennent plus nombreux, « plus pressés; l'épaisseur et la solidité de cette masse aug- « mentent de jour en jour, en même temps qu'elle se dévie « et qu'elle s'éloigne un peu de l'os nécrosé; longtemps le « scalpel peut la diviser sans difficulté, et la coupe présente « un mélange celluleux de substance solide et de substance « d'apparence charnue; enfin la structure osseuse devient « évidente, un nouvel os s'est formé, et la surface par « laquelle il correspond à l'os nécrosé reste couverte d'une « couche mince de parties molles, qui tient lieu d'un nou- « veau perioste interne [1]. »

Cette description, malgré d'assez nombreuses inexactitudes que l'on pourra reconnaître en lisant nos considérations sur l'ostéoplastie chirurgicale, est cependant assez conforme à l'observation. Il serait toutefois convenable de mieux préciser le travail d'ossification par couches superposées des cellules osseuses, qui s'opère de dehors en dedans à la surface de l'ancien os, et de remarquer l'impossibilité, dont nous nous occuperons plus loin, de détacher avec le périoste, sans les briser et sans les détruire, ces couches de nouvelle formation avant qu'elles aient acquis quelques millimètres d'épaisseur et une dureté aussi grande que celle d'un os normal, pendant la période de séparation et d'isolement des portions osseuses nécrosées.

Des points de suppuration, dont la cause n'a pas été bien indiquée, se produisent au-dessous du périoste, l'ulcèrent, préviennent toute nouvelle ossification dans une étendue plus ou moins large et constituent des ouvertures (cloaques), destinées à l'élimination spontanée ou artificielle du séquestre. Dès que ce dernier a été extrait, les plaies se ferment peu à peu, la cavité du nouvel os se resserre, revient graduellement aux conditions normales d'un os

[1] Boyer, t. III, p. 432. Paris 1822.

sain, et le malade, complétement guéri, recouvre la totalité de la force et des usages du membre qui avait été si gravement affecté.

Malgré l'apparente clarté de ces phénomènes, il reste quelques obscurités sur le mode de formation des abcès sous-périostiques et sur la production du nouvel os. Boyer se contente de répéter, à la suite des autres observateurs, que les abcès sont la conséquence d'un degré plus élevé d'inflammation. La question n'est que déplacée. Pourquoi cette inégalité d'inflammation, déterminant dans certains points tantôt l'épaississement et l'ossification du périoste, tantôt l'ulcération et la disparition de cette membrane, et comme conséquence le défaut dans une étendue plus ou moins considérable de la régénération osseuse? L'examen d'un assez grand nombre de pièces anatomo-pathologiques nous a conduit à supposer que le périoste suppurait partout où il était réellement en rapport direct avec un séquestre. Si l'on trouve si fréquemment de nouveaux os, parsemés d'ouvertures persistantes de distance en distance, c'est que les séquestres complets de toute la diaphyse d'un os ne se sont pas produits tout à coup, mais lentement, progressivement et après qu'un nouvel os périphérique était déjà développé. Je n'ai trouvé à Strasbourg et dans plusieurs autres musées anatomiques que des séquestres dont les plus longs, fort irréguliers, n'offraient ni la même largeur ni la même régularité à leur surface externe. Si l'os n'est atteint de nécrose que dans une partie de son diamètre, et que ses couches superficielles soient restées en partie intactes, elles font corps avec les lames de nouvelle ossification qui les recouvrent, et se détachent des portions subjacentes frappées de mort, sans amener la suppuration ni l'ulcération du périoste. Là, au contraire, où le séquestre touche immédiatement cette membrane et joue le rôle de corps étranger, du pus se forme au contact, et toute production osseuse étant empêchée, on découvre plus tard une ouverture (cloaque), dont l'origine ne dépend pas d'une absorption osseuse, mais du manque dans ce point de tout travail de réparation. Le nouvel os, ou ce que l'on devrait plus exactement nommer l'os conservé, serait le résultat de couches osseuses anciennes et nouvelles, intimement unies, comme le démontre l'inspection microscopique, et confondues entre elles à l'œil nu.

Tous les expérimentateurs et les chirurgiens ont constaté le défaut d'ossification au siége des abcès, et la théorie cellulaire en donne l'explication. Les cellules plasmatiques du périoste, fournissant les globules du pus, ne peuvent se transformer en corpuscules osseux, et le travail d'ossification est dès lors nécessairement suspendu. Plus tard les cellules fibro-plastiques du périoste, changé en tissu cicatriciel, pourraient devenir osseuses, mais cette métamorphose est lente, incomplète ou ne s'accomplit même pas, comme on en a la preuve aux os de la face, aux phalangettes unguéales, et partout où la suppuration a duré longtemps et a complétement modifié ou détruit la texture propre du périoste et quelquefois même celle des tissus environnants.

On n'ignorait pas que les séquestres renfermés dans un nouvel os conservaient parfois l'intégrité de leurs formes, ou qu'ils pouvaient disparaître en partie ou en totalité et se détruire, même spontanément, dans un temps plus ou moins long après leur extraction. Ces différences dépendent beaucoup de la composition du séquestre. S'il s'agit de la surface mince, sèche et comme éburnée du tissu compacte d'une diaphyse, le séquestre peut rester des mois et des années sans altération; mais, s'il est peu volumineux, formé de tissu aréolaire, il s'atrophie et disparaît par un mécanisme fort bien étudié et fort curieux. Ses cellules (corpuscules osseux) s'infiltrent de graisse, se gonflent, se déchirent et sont absorbées. C'est par des effets semblables que le canal médullaire se reproduit dans les os devenus pleins à la suite de la consolidation d'une fracture ou d'un évidement. L'infiltration et la transformation graisseuse en atteignent le centre et le détruisent successivement. C'est par un mécanisme identique qu'une cavité de plus en plus large se creuse autour des séquestres, qui, d'abord serrés et comme pressés de toutes parts, finissent par devenir mobiles et par jouer dans des espaces relativement fort considérables, qui en facilitent l'extraction.

Il est permis de supposer que ces modifications, si intimes et si importantes, sont purement moléculaires, puisqu'on les observe sur des séquestres devenus étrangers à la vie et changés en corps inertes, et qu'on les constate dans nos musées, où la décomposition se continue par les mêmes modes de transformation.

Le remplacement d'un séquestre central par une ossification périphérique ou extérieure n'est pas contesté ; mais nous ne saurions admettre, comme l'ont prétendu de nombreux expérimentateurs, qu'un nouvel os puisse se produire au centre même d'un séquestre périphérique. On a supposé que, dans ce cas, le périoste interne était la source de l'ossification ; mais, en supposant l'existence de cette prétendue membrane, d'où viendraient ces vaisseaux et comment pourraient-ils traverser le séquestre sans altération ? C'est déjà un fait inadmissible. Comment, en outre, le nouvel os se développerait-il à l'intérieur même d'une cavité étroite et inextensible, comme celle d'un séquestre complet ; comment arriverait-il au contact du périoste externe, des insertions musculaires et ligamenteuses, et comment enfin le séquestre lui-même serait-il éliminé, si ce n'est après avoir été détruit dans la plus grande partie de sa circonférence par l'absorption ?

Malgré l'autorité des partisans de cette doctrine, nous la croyons mal fondée, et nous pensons que des apparences trompeuses l'ont seules fait admettre.

Souvent on extrait de larges et minces séquestres appartenant aux diaphyses et appuyés sur des couches osseuses plus profondes. Ces dernières ont dû naître à l'intérieur de l'os, et on les a fait provenir du périoste interne, dans l'ignorance où l'on était du véritable mécanisme de la régénération osseuse. Cette idée a conduit à généraliser le phénomène, et on a répété par analogie que les os se reproduisent tantôt de dehors en dedans, tantôt de dedans en dehors. Là était l'erreur, et si l'on se fût tenu à l'observation sévère des faits, on se serait borné à reconnaître la réalité des régénérations centrales partielles, et on se serait abstenu de soutenir qu'un os frappé de mort en totalité pouvait en renfermer un nouveau vivant et destiné à s'y développer et à le remplacer plus tard.

Nous avons déjà signalé le mode des ossifications centrales ou intra-osseuses par la présence et la transformation des cellules médullaires, et nous n'y reviendrons pas.

Guidés par ces notions, dont ils possédaient l'ensemble, si ce n'est les détails, les chirurgiens avaient renoncé aux amputations contre la nécrose et se bornaient à rechercher et à extraire les séquestres, maintenaient les membres dans la rectitude et favorisaient la cicatrisation des plaies. On attendait, en général, que le nouvel os eût acquis assez de consistance pour assurer la forme et les usages du membre avant de procéder à l'extraction des séquestres, dont la mobilité était considérée comme une des conditions de succès. Quelques hommes de l'art avaient proposé de procéder à l'extraction des portions osseuses mortifiées dès que l'existence en était constatée, et de ne pas attendre qu'elles fussent séparées des parties environnantes ; mais la difficulté de distinguer les points véritablement nécrosés de ceux qui ne l'étaient point, les pertes inutiles de substance auxquelles on s'exposait, le danger de laisser en place des portions inaperçues de séquestre et de voir la nécrose se continuer et envahir d'autres couches osseuses, avaient fait rejeter cette méthode.

Boyer, dont le grand ouvrage est l'exposé sage et judicieux des travaux de la célèbre Académie de chirurgie, a dépassé à peine les procédés de Celse pour le traitement de la nécrose et de la carie, malgré les progrès du diagnostic différentiel de ces affections. « Comme toute opéra-« tion, dit cet auteur, propre à procurer l'issue du séquestre « d'un os long doit consister surtout dans la destruction « d'une portion du nouveau cylindre qui le renferme, on « s'exposerait à rendre cette dernière substance trop faible « pour les usages du membre, pour résister à l'action mus-« culaire, ou bien à y causer quelque fracture ou une nou-« velle nécrose. On devra donc attendre et donner à la na-« ture le temps de donner à la nouvelle substance toute « l'épaisseur et toute la solidité dont elle est susceptible.

« L'incurvation spontanée des membres est favorable lors-« qu'elle favorise la sortie des séquestres.

« On pratiquera sur les côtés de l'ouverture (cloaque) « qu'on aura choisie (pour l'extraction du séquestre) deux « incisions semi-elliptiques, plus ou moins grandes, selon « l'étendue présumée du séquestre, et qui, en se réunissant « par leurs extrémités, circonscriront un espace au milieu « duquel cette ouverture se trouvera, et on enlèvera la peau « et les autres parties comprises dans cet espace [1]. »

Boyer repousse la gouge comme exposant à des secousses fâcheuses, même lorsqu'on se sert d'un maillet de plomb, et il ouvre l'os avec des couronnes de trépan. On agit vers l'extrémité du séquestre pour en favoriser l'extraction. La cicatrice est profonde et en rapport avec la perte de substance du nouvel os, car il ne se fait pas de reproduction dans ce point [2].

Dans l'histoire de la carie, Boyer ne signale parmi les moyens locaux de traitement que des applications médicamenteuses, le cautère actuel, l'amputation et les résections, et il ne dit pas un seul mot de l'ablation directe de la partie cariée par la gouge, la rugine ou tout autre procédé. Dans son opinion, les résections ne s'appliquent qu'aux extrémités articulaires [3].

[1] Boyer, t. III, p. 450 à 452. Paris 1822.
[2] *Idem*, p. 454 et 455.
[3] *Idem*, p. 479 et suiv.

Il n'est question, dans cet auteur, ni de l'ostéite ni d'aucune autre maladie des os, susceptible d'être traitée par l'ablation ou l'extraction partielle du tissu osseux affecté.

Boyer, dont la circonspection et la prudence étaient grandes, n'a pas été aussi loin que Celse dans la poursuite locale de la carie, et son exemple prouve le peu de confiance que la chirurgie moderne accordait à ce procédé, puisqu'il n'en a pas fait mention.

Sanson aîné, collaborateur de Dupuytren, a écrit un article sur l'ostéite. L'inflammation, le ramollissement, la purulence et la carie des os s'y trouvent décrits, et cet auteur n'indique pas d'autres moyens de traitement que ceux déjà signalés par Boyer : topiques, cautère actuel, résections, amputations. Les ouvertures qu'il propose de pratiquer aux os n'ont d'autre but que de faciliter la voie au cautère actuel [1].

M. le professeur J. Cloquet, dont on connaît l'esprit de découverte et de progrès, a exposé une histoire fort complète de la carie, et cependant il n'a pas conseillé, comme procédé de traitement, de creuser les os et d'en enlever les tissus altérés. A l'exemple de Boyer et de Sanson, il a surtout recommandé le cautère actuel, puis les résections et l'amputation, lorsqu'on peut y avoir recours [2].

Vidal (de Cassis) n'avait conseillé aucune opération offrant le moindre rapport avec l'évidement, au sujet de l'ostéite et de l'ostéo-myélite, si bien étudiée dernièrement par le savant professeur M. Roux, chirurgien en chef de la marine. Dans la carie, la trépanation ne paraissait applicable à Vidal (de Cassis) que dans le cas où l'on voulait recourir au cautère actuel. « On a cherché, dit-il, à retrancher la « partie de l'os carié ou l'os tout entier : de là la trépana- « tion, les résections, les amputations. » Pas un mot de plus. Enfin, dans la tuberculisation des os, Vidal conseille, « si la

[1] *Dictionnaire de méd. et de chir.*, article *Ostéite*, t. XII. Paris 1834.

[2] *Dictionnaire de méd. ou Répertoire général des sciences médicales*, article *Carie*, t. VI, 2e édit. Paris 1834.

« nature est impuissante à opérer la guérison, et que la vie « soit en danger, de pratiquer l'amputation ou une résec- « tion, lorsque le siége du mal comporte cette ressource « extrême[1]. »

M. le professeur Nélaton, dont le *Traité de pathologie chirurgicale* a été accueilli avec la plus grande faveur, s'est occupé de l'ostéite, de l'ostéo-myélite, de la carie, de la nécrose, de la tuberculisation des os, mais il serait impossible de découvrir dans les chapitres consacrés à l'histoire de ces affections la trace d'un procédé ayant un rapport quelconque avec l'évidement[2].

Après ces citations, pourrait-on soutenir encore que l'évidement est une opération familière à la chirurgie actuelle ? Le précepte d'enlever les portions malades des os avait été donné autrefois ; mais, sauf de rares exceptions, personne ne le suivait, soit abandon, soit oubli, et les résections articulaires étaient, avec les amputations, les dernières ressources de l'art.

L'*enchondrôme* n'a été bien décrit que depuis Müller, et l'amputation et les résections en étaient les principaux modes de traitement.

Le *cancer osseux*, exostose médullaire, carcinôme etc. était traitée de la même manière.

L'*anévrysme des os*, constitué quelquefois par un véritable tissu érectile, souvent aussi par de l'encéphaloïde vasculaire (fongus hématode), avait été combattu exceptionnellement par la ligature des troncs artériels; mais les résections et l'amputation en étaient les moyens curatifs les plus employés et les plus sûrs.

Le traitement des affections des os avait, comme on le voit, réalisé depuis Celse d'assez faibles progrès, et était resté fort en arrière de ceux de l'anatomie pathologique et du diagnostic différentiel. On connaissait mieux les indica-

[1] Vidal (de Cassis), *Traité de pathologie externe*, t. II, p. 423, 2e édit. Paris 1851.

[2] Nélaton, *Traité de pathologie chirurgicale*, t. II. Paris 1847.

tions des résections et des amputations ; on en avait perfectionné les règles et les moyens d'exécution ; mais ces opérations n'avaient pas cessé d'être le dernier terme des ressources chirurgicales, lorsque l'hygiène, les spécifiques, les antidiathésiques et les topiques de toutes sortes n'avaient pu arrêter les ravages et les dangers de la maladie.

Nous avons déjà indiqué et nous exposerons de nouveau avec plus de détails les ressources qu'offrent aujourd'hui à la chirurgie l'évidement sous-périosté des os et les résections longitudinales.

CHAPITRE II.

Ostéogénie chirurgicale.

L'histoire des fractures, de la nécrose et des résections de continuité avait révélé les phénomènes les plus importants des régénérations osseuses, sans en éclairer cependant assez les conditions et le mécanisme, pour faire cesser les divergences et les explications contradictoires, dont le conflit nous poursuit encore aujourd'hui.

Les anciens, guidés par une observation juste, mais trop générale, telle au reste qu'elle convenait au début des sciences, avaient admis l'existence d'un suc osseux, dont l'épanchement entre les fragments des os et dans les intervalles produits par l'extraction des esquilles ou des parties dures altérées, amenait la consolidation des fractures et la régénération du tissu osseux. Ce suc, d'abord liquide, s'épaississait graduellement, devenait solide, résistant, s'incrustait de matières calcaires et finissait par représenter toutes les propriétés d'un nouvel os.

Cette doctrine était parfaitement en rapport avec les faits, mais elle devait être approfondie. Quelle était la source de ce suc osseux? Provenait-il des os eux-mêmes, des parties molles environnantes, du sang, de la lymphe? Par quelles métamorphoses et sous quelles influences se transformait-il en corps organisé, identique au reste du squelette? La réponse devait paraître assez facile au premier abord, puisque de pareils phénomènes se rencontraient pendant la vie embryonnaire et fœtale et qu'on pouvait les produire et les observer directement. Aussi les expériences et les théories trouvèrent-elles dans le système osseux une occasion favorable de recherches et d'explications.

Comme le sang était pour beaucoup d'observateurs l'origine de tous nos organes, on en fit dériver le suc osseux, et on se rendit ainsi compte de la participation que les nombreux tissus réunis au foyer d'une fracture prenaient à la formation du cal. C'était le sang qui, s'écoulant de leurs surfaces, devenait l'élément ostéogénique. Plus tard, on remplaça le rôle du sang par celui de la lymphe plastique, fibrine coagulable, élément de toute régénération, et l'on se rapprocha un peu plus de la vérité. On rechercha également quelles étaient les parties qui concouraient le plus activement à ce travail reproducteur, et l'on arriva à la plupart des idées qui règnent aujourd'hui, sans avoir pu toutefois faire cesser toutes les dissidences.

Nous verrons plus loin le rôle assigné à la cellule, dont le microscope a permis de découvrir les formes, l'importance et les transformations.

Les chirurgiens s'empressent de reconnaître et d'adopter les théories, chaque jour plus exactes, que leur fournissent la physiologie, l'anatomie comparée, les expériences sur les animaux, la physique, la chimie, la microscopie et l'histologie. Ils rendent hommage aux progrès qui en résultent, profitent des lumières et des explications qui leur sont apportées, mais n'y attachent toutefois qu'un intérêt secondaire ou subordonné, et maintiennent en première ligne, comme leur seule autorité et leur principal guide, l'observation clinique. Le suc osseux et la lymphe plastique ont été, pour le traitement des fractures, des amputations, des résections et des pseudarthroses, ce que sera la théorie cellulaire : des moyens d'explication et de doctrine, et nous avons déjà montré quel parti nous en avons tiré pour notre méthode de l'évidement.

Le périoste fut regardé, et cette opinion n'est pas contestée, comme l'organe ostéogène le plus important. Venait ensuite la membrane médullaire ou le périoste interne.

La plupart des chirurgiens adoptent toutefois les critiques de M. Gosselin[1] et celles des micrographes, et nient l'existence de cette membrane, dont on ne trouve aucune trace

[1] Gosselin, *Arch. de méd.*, 1847.

dans l'intérieur des os, qui renferment seulement de la moelle et un lacis vasculaire très-fin, doublé çà et là de quelques fibres de tissu connectif.

On se demande encore quel rôle jouent les surfaces osseuses mises à nu ou brisées dans les phénomènes de la consolidation et de la reproduction des os, et les mêmes questions s'appliquent aux muscles, dont les tendons et les gaînes concourent manifestement, dans certaines circonstances, au travail de l'ossification.

L'on n'est pas davantage d'accord sur le mécanisme de la transformation du périoste, des muscles et de la moelle en tissu osseux, les uns admettant un état cartilagineux intermédiaire, que d'autres se refusent à accepter.

Ces oppositions nous semblent condamnées à disparaître, dans un temps maintenant assez court, devant les révélations de la théorie cellulaire. C'est à l'absence d'une doctrine à laquelle on pût rapporter toutes les observations de détail, comme confirmation ou comme contrôle, que l'on doit attribuer les hésitations et les incertitudes de la science, et l'on s'explique ainsi pourquoi il a été si difficile de concilier tant d'expériences et de faits cliniques, recueillis dans des conditions différentes.

La transformation des tissus ne repose que sur des apparences trompeuses, et il faut en abandonner l'idée pour adopter celle plus rationnelle et plus claire de la cellule primitive, créatrice de tous les êtres, qui ne les a pas seulement précédés, mais préside à leur développement par métamorphose ou substitution[1], comme à la persistance de leur intégrité, et est la véritable source des ossifications réparatrices. Tous les tissus renferment en nombre plus ou moins considérable, selon leurs périodes d'accroissement ou leur âge, leur vitalité et leur rapidité de rénovation, des cellules dites plasmatiques, de la moelle fœtale, embryon-

[1] V. C. Robin, *Obs. sur le développement de la substance et du tissu des os* (*Gaz. méd.* 1851).

naires, dont on peut suivre les évolutions constituantes. M. le docteur Ranvier (*Considérations sur le développement du tissu osseux*, in-8°, Paris, Delahaye, 1865) est disposé à nier les propriétés ostéogéniques du périoste, en tant que membrane fibro-élastique qui forme l'os. « Lorsqu'on « râcle, dit-il (p. 31), une portion seulement de la face in- « terne d'un lambeau périostique transplanté, il arrive que « la partie seule dont on a réservé la couche profonde donne « lieu à une formation osseuse; l'autre reste fibreuse. Ce « n'est donc pas le périoste qui forme l'os; ce n'est pas lui « non plus qui produit la couche qu'on a enlevée, laquelle « jouit de la propriété d'ossification; car, s'il en était ainsi, « cette portion, dont on a râclé la face interne, pourrait « reproduire cette couche, aussi bien que celle-ci reproduit « le tissu osseux. Le microscope montre dans cette couche, « improprement appelée *blastème sous-périostique*, pendant « le développement de l'os, des cellules rondes contenant un « noyau volumineux (comme celles de la moelle jeune). « Quand l'os a achevé son évolution, on observe des élé- « ments provenant des cellules précédentes : myéloplaxes, « cellules fibro-plastiques et souvent cellules adipeuses. On « voit donc que ce qui a été appelé *blastème sous-périostique* « est simplement une couche continue formée par les élé- « ments de la moelle. La manière dont cette couche se pro- « longe dans les espaces médullaires qui représentent chez « le fœtus les canaux de Havers et se poursuit dans le canal « central, vient encore à l'appui de cette opinion. Le tissu « médullaire forme donc pour le même os un tout continu; « en un mot, le tissu osseux est pour ainsi dire baigné dans « la moelle.

« Rien de plus facile à comprendre que le développement « du tissu osseux en épaisseur, aux dépens de la moelle « embryonnaire sous-périostique. La seule différence que « présente ce développement avec celui du tissu osseux aux « dépens du cartilage consiste dans la suppression de la « première phase. »

Les mêmes phénomènes s'observent à l'intérieur des os, dans les cas de fracture, de nécrose et d'évidement. La source de l'ossification se trouve dans les cellules de la moelle, qui sont disséminées dans toute l'épaisseur du tissu osseux.

D'abord répandues en petit nombre, au milieu d'une lymphe gélatiniforme (fig. 8), ces cellules se multiplient, deviennent irrégulières et se hérissent de dentelures, dont le calcaire achève la transformation en corpuscules et sert à constituer l'os complet. La figure 8 nous paraît montrer très-clairement ces transitions.

L'on voit encore qu'ici, comme au-dessous du périoste, il n'y a pas de transformation cartilagineuse, dont l'évolution, bien étudiée dans les cartilages costaux et laryngiens, n'a pas nécessairement d'analogue dans les ossifications réparatrices.

Ce mécanisme des régénérations osseuses se retrouve également, mais avec une moindre activité, dans le tissu connectif, les tendons, les gaînes musculaires et dans les muscles eux-mêmes; les cellules plasmatiques et fibro-plastiques qu'ils renferment reprennent assez facilement les caractères des cellules de la moelle fœtale et se changent en corpuscules osseux.

La rapidité des générations endogènes des cellules explique celle de l'ossification dans le jeune âge et le ralentissement qu'y apportent la maturité et la vieillesse. Quant aux causes des diverses transformations cellulaires, on les ignore et on doit les rapporter au plan général de la création, avec les évolutions, perfectionnements ou dégradations dont l'observation les montre susceptibles, dans les conditions extrêmement variées où il nous est donné de les étudier.

Il n'est plus aujourd'hui possible d'admettre que le tissu osseux reproduit à la suite des résections sous-périostées soit dû nécessairement et toujours à la proligération cellulaire des gaînes périostées, isolées et détachées des os subjacents. Ce résultat n'a réellement lieu que dans les cas, très-rares chez l'homme, où la suppuration a pu être évitée. On observe alors l'apparition rapide de l'ossification, et sur quelques pièces de Heine comme sur d'autres que nous avons préparées, on découvre de petits mamelons osseux, plus ou moins nombreux, nettement séparés les uns des autres et répandus à la surface de leur paroi périostée. Ces petits mamelons, ou îlots d'ossification, se multiplient, se prolongent par ramifications irrégulières, se réunissent, forment des plaques, des lamelles et enfin un os, qui se moule sur les parties dont il se trouve entouré. C'est ainsi que les extrémités articulaires peuvent se reproduire avec une assez grande régularité de formes (voy. les obs. de Heine).

Les ostéoplastes remplissent, dans ce cas, toutes les anfractuosités articulaires, s'y moulent et représentent, fort exactement parfois, les apophyses, les renflements et les dépressions des ligaments, des tendons et des os correspondants. J'ai signalé la partie mécanique de ces effets dans mon mémoire sur le moulage des gaînes périostées simples et capsulo-articulaires (voy. p. 69), et des faits assez communs prouvent les curieuses modifications que la différence des mouvements et du tassement osseux consécutifs peuvent produire. Dans son mémoire sur les résections articulaires (*Précis d'expériences sur l'amputation des extrémités articulaires des os longs. — Bulletin des sciences par la Société philomatique*. Paris, germinal an VIII, t. III, p. 97), Chaussier, après avoir cité les observations de Cooper, de B. Gooch, de C. White, de Park, a mis hors de doute la possibilité du rétablissement des articulations, enlevées partiellement ou en totalité, de l'épaule, du coude et de la hanche. Ses résections étaient sous-capsulaires et s'étendaient à *un huitième*, *un sixième* et *même à un quart* de la longueur de l'os. Les extrémités osseuses, étudiées à des époques plus ou moins éloignées, étaient « *arrondies* « *et encroûtées d'une substance cartilaginiforme. A la hanche.*

« *le point de l'ischion sur lequel appuyait la tête du fémur.* « *présentait quelquefois une fossette articulaire plus ou moins* « *profonde. Dans un cas où l'on avait provoqué la suppura-* « *tion, après la résection sous-capsulaire de la tête fémo-* « *rale, il s'était formé une articulation ligamento-cartilagi-* « *neuse par continuité, qui permettait une mobilité assez* « *étendue en différents sens, et on remarquait à l'extrémité* « *fémorale une apophyse de nouvelle formation qui donnait* « *attache à différents faisceaux musculaires et qui tenait* « *lieu du trochanter.* »

Le rapporteur du mémoire de Chaussier ajoute : « Le ci- « toyen Chaussier a présenté, à la fin de son travail, quel- « ques observations sur le périoste et a rappelé le cas d'un « jeune homme chez lequel l'extrémité scapulaire de l'hu- « mérus s'était séparée spontanément, à la suite d'un dépôt « chronique d'une carie dont la nature avait procuré la gué- « rison : il s'était formé dans ce cas une articulation nou- « velle et très-remarquable. Le scapulum portait une émi- « nence arrondie en forme de tête, et l'humérus avait une « cavité qui y correspondait, disposition qui permettait au « malade l'exercice de presque tous les mouvements du « bras. »

Cette observation a la plus grande analogie avec celle qu'a fait connaître M. Ollier au Congrès de Lyon, et montre combien les progrès que ce chirurgien croit récents et presque actuels datent déjà d'années assez éloignées.

De tout temps on a observé des cas de régénération de larges fragments osseux réséqués ou détachés par d'habiles chirurgiens, à la suite des traumatismes les plus graves.

M. le professeur agrégé Herrgott a raconté à la Société de médecine de Strasbourg (voy. *Gaz. méd. de Strasbourg*, année 1864, p. 133) l'histoire d'un malade qui mérite d'être rappelée. Une portion de la diaphyse tibiale, brisée et enlevée dans une longueur de 8 à 10 centimètres, lui avait paru exiger impérieusement l'amputation de la jambe ; mais, sur le refus du malade, la plaie avait été pansée comme dans les cas de fractures compliquées, et après une longue suppuration, le tibia s'était complétement reproduit et les usages du membre étaient redevenus parfaits.

Ces faits très-communs demandent à être expliqués, pour éviter les erreurs que commettent presque toujours les partisans des résections sous-périostées. Ils proclament à l'envi que le périoste détaché et isolé a produit l'os, quand ce dernier s'est régénéré; mais cette reproduction s'est ordinairement effectuée par un tout autre mécanisme et sans que le périoste conservé y ait coopéré pour la moindre part.

Dans tous les cas où la suppuration a envahi la plaie, et ce sont les plus nombreux, la couche ostéogénique du périoste est détruite et devient absolument impropre à la régénération osseuse. Les preuves abondent et ont été recueillies sur la plus vaste échelle. Dans les milliers de cas où l'on a laissé autour des extrémités osseuses amputées une manchette de périoste (méthode de Brunninghausen), jamais on n'a vu de nouveaux os se former. La manchette périostale se perdait toujours dans la cicatrice, qu'elle concourait seulement à fortifier, quand elle n'était pas frappée de gangrène, et nous pouvons affirmer qu'on ne possède pas un seul exemple de proligération osseuse dans ces conditions, malgré la pratique assez commune de réunir la plaie par première intention. On ne saurait opposer à cette démonstration aucune exception, et la règle générale, que tout périoste suppuré perd ses propriétés ostéogéniques, se trouve ainsi péremptoirement confirmée.

Les mêmes remarques s'appliquent aux esquilles. Si on les extrait après en avoir séparé le périoste, ce dernier suppure ou se mortifie et ne produit rien; si l'esquille est encore adhérente et qu'on la maintienne dans la plaie, comme d'anciens chirurgiens, guidés par une observation très-exacte, le recommandaient, l'esquille continue à vivre et contribue au rétablissement de la continuité et de la solidité de l'os, ou elle se nécrose, sans altérer la vitalité de son périoste, qui, dans ce cas, devient une source d'éléments osseux et concourt puissamment à la formation du cal et au rétablissement de la continuité de l'os primitif.

Nous ne voulons pas étudier ici les indications qui ressortent de ces faits pour l'extraction ou la conservation des esquilles; mais nous pouvons cependant affirmer l'extrême importance, lorsque la presque totalité de l'os est perdue. de garder dans la plaie toutes les lamelles osseuses, esquilles et portions d'os encore adhérentes, afin de maintenir, même dans les plus faibles proportions, la continuité osseuse. Ces cas rentrent dans notre méthode des résections longitudinales, dont le succès est si remarquable et si constant.

Notre collègue, M. le professeur Michel, en a rapporté une observation très-intéressante (voy. *Gaz. méd. de Strasbourg*, année 1865, p. 136). Nous citerons au reste beaucoup d'autres exemples aussi curieux, dont on n'avait pas jusqu'ici compris l'importance.

Le mécanisme de ces régénérations osseuses, parfaitement conformes aux lois que nous avons établies, est facile à exposer et à faire comprendre.

S'il existe une perte de substance complète dans la continuité d'un os, le périoste des deux extrémités divisées s'hyperplasie et envoie de nombreuses ramifications de cellules embryonnaires sur les surfaces de la plaie, au fur et à mesure que celle-ci s'organise et tend à se fermer. Lorsque le sujet est dans de bonnes conditions de vitalité, ces ramifications se multiplient, s'étendent, se rejoignent, et ne tardent pas à reproduire un os complet. C'est dans ce sens que M. Flourens a pu dire : « Enlevez l'os et le périoste, et le périoste se reproduira et reproduira l'os. » Chez les enfants, tous les tissus concourent à la régénération par leurs cellules embryonnaires, qui jouissent de la plus grande activité productrice. MM. Morel, Ranvier et d'autres habiles histologistes ont parfaitement saisi ces diverses phases, que notre célèbre physiologiste Claude Bernard a dernièrement signalées dans son rapport sur le prix de physiologie expérimentale (*Comptes rendus de l'Académie des sciences*, séance du 5 mars 1866).

Les surfaces osseuses altérées subissent la régression graisseuse, c'est-à-dire que le tissu osseux se ramollit et se résorbe en se transformant en matière grasse. Les cellules plastiques libres se multiplient, comme celles de la moelle, et concourent avec celles du périoste, laissé adhérent et intact, à la formation du nouvel os, dont les seules limites dépendent de l'âge et de la vitalité du blessé.

Si la perte de substance n'est pas complète et qu'il soit resté quelque lamelle osseuse périostée dans la plaie, le cas appartient par analogie, comme nous l'avons déjà fait remarquer, aux résections longitudinales et à l'évidement, et la proligération cellulaire n'a plus lieu seulement du côté des extrémités osseuses, mais aussi dans toute la longueur du périoste conservé intact et adhérent à la lamelle osseuse. Le succès est alors presque assuré, que cette lamelle osseuse soit nécrosée consécutivement ou qu'elle survive. S'il y a nécrose partielle ou complète, le périoste a eu le temps de s'épaissir, de s'hypertrophier, et il a déjà fourni de nouvelles couches osseuses réparatrices au moment où le séquestre se détache; si la lamelle osseuse continue à vivre, on la voit se confondre avec les deux couches osseuses de ses surfaces externe et interne (voy. fig. 2 et 3). Elle devient successivement graisseuse, se résorbe; les canaux de Havers s'agrandissent, se continuent avec ceux du nouveau tissu osseux, se remplissent de cellules proligènes, et de proche en proche les ostéoplastes formés s'accumulent, s'épaississent, se moulent sur les parties environnantes, qui représentent la forme et la direction de l'os normal, et finissent par le reproduire, soit dans sa diaphyse, soit dans ses épiphyses, d'une manière fort régulière et fort exacte.

Si le moule osseux a été en partie détruit ou altéré, on

constaté des phénomènes très-curieux, qui pouvaient sembler inexplicables avant l'exposition doctrinale que nous venons d'en donner. La proligération cellulaire s'étend en effet entre les ligaments, les muscles, les aponévroses, et détermine les vastes plaques de toute forme et de toute épaisseur que l'on observe à la surface de l'os et qui ont été décrites sous le nom de *stalactites*, de *saillies*, d'*aiguilles* ou de *lamelles osseuses*.

Les conséquences de ces observations sont faciles à saisir.

La première indication est de ne sacrifier aucune partie encore saine du squelette, puisque cette portion ossseuse, revêtue de son périoste, est le moyen le plus efficace et le plus certain de reproduire la totalité de l'os. Tel est le principal fondement de notre méthode de l'évidement et notre objection la plus grave contre les résections sous-périostées.

La deuxième indication est de tenter la conservation des membres tant qu'il existe encore quelques chances de conservation et de régénération des os, malgré les traumatismes les plus étendus et les plus graves, et de savoir compter sur le temps pour le rétablissement des fonctions.

La troisième indication consiste à ménager toutes les portions saines et adhérentes du périoste, et à ne jamais le détacher des os subjacents. Il faut immobiliser les membres, comme nous l'a appris l'expérience des siècles, et en conserver autant que possible la longueur. On doit en outre éviter de les comprimer outre mesure, afin de laisser un espace libre à la proligération cellulaire, et prévenir ou faire cesser avec le plus grand soin la suppuration ; donner toujours un libre écoulement aux liquides ; veiller à ménager et à rétablir la régularité des surfaces destinées à servir de moule au nouvel os, pour en régulariser les contours et le rendre plus apte à l'exercice ultérieur de ses fonctions.

Ces considérations permettent de comprendre les obscurités que semblaient parfois offrir les faits cliniques et les expériences tentées sur les animaux. Aucune opposition n'existe entre ces observations, et il n'en pouvait exister. puisque la nature opère partout et toujours de la même manière et ne se contredit jamais.

La reproduction des os, avec ou sans conservation du périoste, est le résultat des mêmes causes, agissant dans des conditions plus ou moins favorables, et la connaissance de ces lois préserve le chirurgien de la redoutable erreur de sacrifier des os sains, et de pratiquer des résections sous-périostées, irrationnelles, inefficaces et dangereuses, au lieu de suivre la méthode de l'évidement, d'un succès constant, comparativement rapide, fondée sur les bases les plus rationnelles et exempte de toute grave complication.

Notre mémoire (voy. p. 65) sur l'influence des fonctions sur les organes, nous a servi à montrer les compensations qui s'opèrent entre les courbures, le volume et la densité des os, et qui en favorisent et en facilitent les fonctions. Nous dirons cependant quelques mots, comme objet de recherches nouvelles, des causes déterminantes du rétablissement de la continuité des os ou de l'absence de cette continuité, qui se traduit sous des formes très-diverses.

Tantôt le défaut de continuité est complet, et les deux extrémités osseuses se terminent en pointes, se perdent dans les tissus environnants, ou s'unissent à l'os congénère auquel elles adhèrent. C'est le cas où, en raison de l'étendue de la perte de substance, de l'abondance de la suppuration et des mauvaises conditions de la vitalité, aucun travail de réparation ne s'est produit.

Tantôt les extrémités osseuses, amincies et effilées, comme dans le cas précédent, se rejoignent cependant par un cordon ligamenteux intermédiaire, rudiment d'une proligération avortée, insuffisante et passée à l'état fibreux.

Les pseudarthroses sont un autre mode de réunion des os beaucoup plus curieux. La nouvelle articulation peut être entourée d'une capsule, revêtue d'une synoviale, et les extrémités osseuses réunies par un ligament intermédiaire, ou séparées, arrondies en têtes ou creusées en cavités, et leurs surfaces sont éburnées, cartilagineuses ou purement fibreuses. Ces faits, si variables et si fréquents sur l'homme, se répètent avec la plus grande facilité dans les expériences sur les animaux.

Ces transformations pathologiques doivent conduire à d'intéressantes découvertes et peut-être à la loi des modifications cellulaires relatives à la génération de quelques-uns de nos tissus.

Un os, dont la solidité est le principal caractère, ne peut évidemment se former sur un point soumis à une incessante mobilité. Aussi tous les chirurgiens ont-ils insisté sur la nécessité de maintenir dans un repos complet les os fracturés, pour en obtenir la consolidation.

Nous pouvons donc transformer à volonté dans nos expériences une cellule proligérante (embryonnaire ou fœtale) en cellule osseuse ou en cellule fibro-plastique. Le mouvement ou le repos en sont la condition ou le déterminisme, selon l'expression de M. Claude Bernard, et on pourrait en suivre au microscope les modifications et les phases. Nous en dirons autant de l'influence de la pression, qui suffit, unie à la mobilité, pour faire naître du tissu cartilagineux ou seulement fibreux. Telle paraît être la loi de ces modifications, et si l'on réfléchit que ce sont là des changements variables à la volonté de l'expérimentateur, on en comprendra toute l'importance pratique dans une foule de faits cliniques, jusqu'ici purement empiriques, mais désormais accessibles à une explication doctrinale.

Ne savons-nous pas que, sous l'empire de l'irritation, c'est-à-dire de l'hyperhémie ou hyperplasie, termes à peu près identiques et exprimant des phénomènes comparables. les tissus subissent la régression ou nécrobiose graisseuse, laissant leurs cellules libres, et que celles-ci, revenant à l'activité des cellules embryonnaires, reprennent leurs propriétés de proligération et de transformations variables? N'est-ce pas ainsi qu'il faut dorénavant se rendre compte de la consolidation des fractures anciennes et des pseudarthroses au moyen d'une inflammation provoquée par l'art et suivie d'une immobilisation absolue. Le frottement, le grattage, le séton, les vésicatoires, la cautérisation, les résections, n'agissent pas autrement sur les extrémités osseuses séparément consolidées, et la chirurgie tire une nouvelle puissance et une plus grande sûreté de l'intelligence nette et précise de ces lois ostéogéniques.

Nous rapportons, à l'appui de ces opinions sur les conditions, le mécanisme et les résultats de l'ostéogénie chirurgicale, les communications à l'Académie des sciences et à la Société de chirurgie, les observations cliniques, les expériences et les diverses publications qui nous ont été dictées par l'étude de cet important sujet.

Communications à l'Académie des sciences, relatives à l'ostéogénie.

Comm. I. *Absence de tout travail d'ossification dans les points où le périoste a été le siége d'une inflammation suppurative* (séance du 8 août 1861).

La question des régénérations osseuses, transportée par un progrès rationnel du domaine de la physiologie expérimentale aux applications cliniques, réclame, avant tout, des observations précises, et le devoir des chirurgiens est d'en multiplier le nombre et les variétés pour étendre les limites de l'art et réaliser le magnifique programme du célèbre secrétaire perpétuel de l'Académie.

Personne ne met en doute la facilité des régénérations osseuses à la suite de la nécrose; mais on n'en connaît pas encore parfaitement toutes les conditions pathologiques.

Déjà je me suis proposé, dans plusieurs de mes communications à l'Académie, de montrer que la reproduction des os manquait dans les points où le périoste était atteint d'inflammation suppurative, et j'ai ainsi expliqué les pertes de substance (cloaques) rencontrées sur les os de nouvelle formation.

De pareils faits semblent prouver le danger de disséquer le périoste et de le séparer des surfaces subjacentes, puisqu'une inflammation suppurative, à peu près inévitable, fait obstacle à la régénération osseuse ou y apporte de très-longs retards, en convertissant en globules de pus les cellules embryonnaires dont la transformation ostéoplastique est arrêtée.

Un cas de nécrose très-considérable du fémur, sans traces de reproduction osseuse, sur une hauteur de $0^m,05$ à $0^m,06$, me paraît mériter une attention particulière.

Dans l'étendue de la circonférence fémorale, où le périoste avait été en contact immédiat avec la nécrose, la suppuration avait empêché la régénération de l'os, qui avait été très-active aux extrémités du séquestre formé seulement des couches profondes du fémur. Le périoste, dans ces points, n'avait pas été séparé des lamelles osseuses subjacentes et avait dès lors conservé toute l'activité régénératrice que nous lui reconnaissons.

Ce fait, recueilli par M. le docteur Poncet, médecin aide-major surveillant à l'École de service de santé militaire, a été le sujet d'un mémoire sur la formation des cloaques, adressé par ce jeune confrère au Conseil supérieur de santé, et les pièces pathologiques ont été dessinées par M. le docteur Villemin, actuellement professeur agrégé à l'école du Val-de-Grâce.

Si le séquestre eût été enlevé et que le malade eût guéri, la continuité du fémur eût été très-probablement interrompue, ou se fût rétablie par d'autres sources d'ossification que celles du périoste environnant et suppuré, dont les propriétés ostéogéniques étaient détruites, et la consolidation se fût opérée avec un raccourcissement énorme et par le mécanisme ordinaire des fractures compliquées de perte de substance. La science possède peu de faits de ce genre, et il serait fort instructif d'en rechercher les exemples et de les porter à la connaissance des hommes de l'art.

Les conclusions à tirer de cette observation nous semblent d'un assez grand intérêt et nous les résumerons ainsi :

1° Supériorité des opérations où l'on ménage les rapports du périoste avec les couches osseuses subjacentes.

2° Condamnation des procédés dans lesquels on dissèque le périoste et on l'isole des os en contact.

3° Insuccès des tentatives de régénérations osseuses par le périoste détaché des esquilles dans le foyer des fractures.

4° Absence de reproduction osseuse par les manchettes périostiques conservées autour de l'extrémité des os amputés.

5° Absence de régénération osseuse dans les cas de pseudarthroses traitées par la résection avec conservation d'une gaîne périostique.

6° Insuccès de la régénération des os par les lambeaux périostiques isolés et conservés dans la plaie, à la suite de la résection des membres.

Comm. II. *Uranoplastie périostée, sans traces de régénération osseuse au troisième mois* (séance du 31 août 1863).

Parmi les progrès inspirés par les beaux travaux de M. Flourens sur la régénération périostique des os, la palatoplastie du professeur Langenbeck est certainement l'un des plus remarquables. On sait que cet habile et célèbre chirurgien, continuant et perfectionnant les tentatives de Roux et de Dieffenbach, a eu l'heureuse hardiesse de détacher la totalité du périoste des deux moitiés divisées de la voûte palatine, et de se servir des lambeaux ainsi formés pour combler l'écartement des os, rétablir l'intégrité de la voûte palatine, et remédier à cette affreuse difformité, restée jusqu'à nos jours incurable. J'ai répété à la clinique de Strasbourg cette belle opération, et je ne pouvais trouver une meilleure occasion d'étudier la question tant controversée des régénérations périostiques des os. L'Académie a déjà reçu de nombreuses communications sur ce sujet, et malgré la multiplicité et l'importance des faits soumis à sa haute appréciation, tous les doutes n'ont pas été levés et l'on a continué à réclamer la preuve certaine et incontestable de la reproduction d'un os par des surfaces ou des gaînes périostées.

Mon malade, âgé de trois ans, a été opéré le 23 mai. La fissure palatine présentait $0^m,010$ de largeur en avant, $0^m,017$ en arrière, au niveau de la naissance du voile. La moitié droite de la voûte palatine avait $0^m,020$ et la moitié gauche $0^m,017$ de largeur. Les lambeaux périostiques furent rapprochés et réunis sur la ligne médiane avec un plein succès, et, après la staphyloraphie faite quelques jours plus tard (30 mai), la difformité n'existait plus, et la voûte et le voile du palais étaient rétablis, à l'exception d'une étroite ouverture de $0^m,008$ à $0^m,010$ de longueur, en arrière de l'os incisif. Il eût été de la dernière imprudence de vouloir terminer l'opération en un seul temps; les lambeaux périostiques n'auraient plus été suffisamment soutenus, et la division simultanée de la grande artère palatine et de l'artère naso-palatine ou palatine antérieure aurait rendu la mortification imminente. C'est le 26 août seulement, trois mois après les premières opérations, que nous avons détaché le périoste en arrière des canines supérieures et de la première petite molaire, pour combler la portion persistante antérieure de la fissure, et nous avons alors constaté, avec M. le professeur Bœckel, qu'à ce moment la partie de la voûte reconstituée depuis trois mois par les lambeaux périostiques n'offrait aucune trace d'ossification. Les tissus étaient souples, élastiques, dépressibles, sans dureté à la pression, et la pointe du bistouri promenée sur la surface nasale ou périostée du lambeau ne rencontrait pas le moindre noyau d'ossification.

Ce fait négatif ne démontre pas l'impossibilité absolue des régénérations osseuses par des lambeaux déplacés du périoste, mais il prouve du moins le peu d'importance que méritent les affirmations contraires, tant qu'elles restent dénuées des caractères scientifiques positifs et certains. Nous avons demandé qu'on mît sous les yeux de l'Académie un os véritablement régénéré par le périoste, et cet appel n'a pas encore été entendu.

Si le périoste n'a pas ici reproduit d'os, nous devons reconnaître, comme l'avait depuis longtemps annoncé M. Flourens, que les parties de la voûte palatine, mises à nu par la dissection et le transport des lambeaux vers la ligne médiane, se sont couvertes d'un nouveau périoste et d'une nouvelle membrane muqueuse, dont il serait possible de tirer ultérieurement parti, dans le cas où quelques fentes ou pertuis fistuleux seraient à fermer.

Si quelques changements survenaient dans l'état des tissus périostés employés à l'occlusion de la voûte palatine, j'aurais l'honneur d'en informer l'Académie.

Réflexions de M. le docteur EISSEN, *rédacteur en chef de la* Gazette médicale de Strasbourg, *au sujet de cette communication.*

La chirurgie se signale chaque jour par des progrès si remarquables qu'on ne saurait dire quelles difficultés cette science ne parviendra pas à surmonter. Sans vouloir énumérer toutes les inventions réalisées dans ce siècle, nous citerons au moins : les anesthésiques ; la lithotritie ; les heureux procédés opératoires appliqués aux fistules intestinales (entérotomie) et vésico-vaginales ; les restaurations anaplastiques (chéiloplastie, rhinoplastie, staphyloraphie, ténotomie) ; l'évidement des os ; l'ovariotomie ; l'uréthrotomie externe et interne ; l'ophthalmoscopie ; la laryngoscopie et cent autres ressources de moindre importance, mais d'une influence cependant très-précieuse sur les résultats favorables des opérations.

La dernière communication de M. le professeur Sédillot à l'Académie des sciences a trait à deux ordres de faits d'un intérêt général, qui montrent bien l'importance des recherches et des préoccupations de la chirurgie actuelle.

On sait que les expériences de Duhamel, de Troja, de Heine etc. avaient révélé la puissance créatrice du périoste dans la formation des os, et le célèbre secrétaire perpétuel de l'Académie, M. Flourens, avait été conduit par ses nombreux et brillants travaux à proclamer qu'une nouvelle chirurgie en devenait la conséquence, qu'une foule d'amputations et de résections seraient évitées, et qu'on pourrait reproduire de toutes pièces des os altérés ou détruits. Avec du périoste, disait-il, on fera des os, et avec des os on produira du périoste.

Une vive émulation s'empara des chirurgiens, et de toutes parts des observations de générations osseuses par le périoste conservé furent adressées à l'Académie. M. Ollier, chirurgien en chef du Grand-Hôpital de Lyon, montra que sur les animaux non-seulement le périoste, dont on avait séparé une portion correspondante de l'os, reproduisait du tissu osseux, mais encore qu'on pouvait enrouler le périoste sur lui-même, l'écarter de sa position normale, le déplacer et le transplanter, pour ainsi dire, d'un animal sur un autre, et qu'il continuait l'ossification dans ces diverses conditions. Les uns cherchèrent à appliquer cette propriété ostéogénésique du périoste à la guérison des pseudarthroses, les autres aux résections sous-périostées de continuité et de contiguité; on doubla et on réunit les surfaces cruentées du périoste pour reconstituer les os du nez et l'arête saillante de cet organe, et il sembla, par l'éclat et la multiplicité des succès annoncés, qu'une découverte féconde avait été véritablement réalisée. Tous les chirurgiens ne cédèrent pas néanmoins à cet entraînement. M. le professeur Sédillot, particulièrement, opposa de sages réserves à des conclusions trop hâtives, et dans son *Traité de l'évidement des os*, dont nous avons exposé l'analyse dans ce journal, il fit voir qu'au point de vue pratique on ne possédait pas un seul exemple de la reproduction d'un os par le périoste détaché, sous forme de lambeaux, et que la démonstraion microscopique d'une ossification quelconque par une surface périostée était sans doute d'une incontestable valeur pour la physiologie pathologique, mais restait sans importance comme application clinique. L'évidement, au contraire, qui consiste à laisser le périoste en place, sans altérations de forme et de rapport, et à creuser l'intérieur des os de manière à en détacher les parties altérées, conduisait à des succès complets, dont ce professeur apportait de nombreuses preuves, confirmées depuis par sa propre pratique et par celle de ses collègues MM. Rigaud, Bœckel, Marmy etc.

On comprend qu'en pareille matière les discussions restent longtemps ouvertes et qu'une expérience prolongée soit seule apte à les résoudre. M. Sédillot lui-même reconnaissait combien les régénérations osseuses par les lambeaux périostés seraient désirables, quelles ressources elles apportaient à la chirurgie, et il se bornait à nier la valeur des faits jusqu'à présent annoncés et à en demander de plus probants.

Tel était l'état de la question lorsqu'on présenta à M. Sédillot un jeune malade atteint d'une large fissure congénitale du voile et de la voûte du palais.

La division du voile est devenue de nos jours une difformité curable, par suite des travaux de Græfe, de Roux, de Dieffenbach, de MM. Fergusson etc., et nos lecteurs ont pu lire dans ce journal la description des nouveaux procédés imaginés par M. Sédillot, et ils savent les succès qui en ont été obtenus dans des cas réputés auparavant réfractaires à la puissance de l'art.

Les fissures ou divisions congénitales de la voûte palatine sont assez communes et apportent de si grands obstacles à l'émission de la voix et à la formation de la parole, elles entraînent de tels inconvénients pour la mastication des aliments, dont le passage dans les fosses nasales est inévitable, que la chirurgie en avait plus d'une fois essayé la guérison. On avait tenté la compression latérale des deux maxillaires supérieurs pour en opérer le rapprochement et la réunion; on avait détaché une portion osseuse de la voûte pour la déplacer vers la ligne médiane et obturer la fissure; mais ces ingénieux efforts étaient restés sans succès et on avait fini par considérer ces difformités comme incurables et seulement susceptibles d'être dissimulées ou amoindries par l'emploi des obturateurs, dont la fabrication avait atteint un degré de perfection extraordinaire, surtout entre les mains de M. Préterre.

Cette impuissance de la chirurgie ne devait pas heureusement être définitive, et c'est ici le lieu d'étudier par quelles voies de progrès successifs, ou de filiation, selon la belle expression de notre célèbre confrère le docteur Littré, membre de l'Institut, on est arrivé à des résultats dont on avait si longtemps désespéré.

Roux, le premier, avait eu l'idée de séparer un lambeau de chaque côté de la voûte palatine, dans le cas où la fissure du voile se prolongeait de quelques millimètres sur les os du palais et constituait un écartement osseux permanent. Cet exemple fut plusieurs fois suivi et des succès furent annoncés, mais on y accorda peu d'attention, par la double raison qu'ils furent trop rares pour entraîner une complète conviction, et qu'aucune description claire et rationnelle n'en fut véritablement donnée. Dans ces dernières années, M. le docteur Baizeau, appliquant aux perforations accidentelles de la voûte palatine l'ancien procédé de Celse, fit voir qu'on pouvait tailler et détacher de chaque côté de l'ouverture deux lambeaux, dont l'affrontement se faisait très-bien. Les plaies restées béantes en dehors de chaque lambeau se cicatrisaient ultérieurement sans nécrose des portions osseuses dénudées. Avec ces précédents et la remarquable doctrine formulée par M. Flourens, qu'avec du périoste on faisait des os, on devait nécessairement arriver à l'idée de détacher un grand lambeau periosté des surfaces de la voûte palatine affectée de fissure, avec l'espoir que ce lambeau, réuni à celui du côté opposé, rétablirait la continuité de la voûte et amènerait, en s'ossifiant, une guérison radicale. Les difficultés opératoires n'étaient pas de nature à effrayer un chirurgien convaincu et hardi, surtout dans le cas où la fissure des os n'a que quelques millimètres de largeur.

M. le professeur Langenbeck eut l'honneur de cette conception, et il publia quatre observations pour démontrer la valeur de sa découverte.

Les lambeaux périostés s'étaient-ils ossifiés? Rien de certain n'avait été annoncé à cet égard. A quels degrés d'écartement de la voûte ce procédé était-il applicable? C'était à l'expérience à prononcer. M. Sédillot vient d'apporter d'importants documents pour la solution de ces questions, et dès à présent ce professeur a mis hors de doute deux faits dont les conséquences sont considérables : une fissure variant de $0^m,010$ à $0^m,017$ de largeur a été fermée, et le lambeau obturateur, parfaitement solide et résistant, n'offrait aucune trace d'ossification au bout de trois mois. Tel a été l'objet de la communication qu'il ne nous reste plus qu'à rapporter, et chacun en appréciera facilement la portée et la valeur.

COMM. III. *Des succès de l'uranoplastie avec ou sans ossification périostique* (séance du 2 octobre 1863).

La nouveauté et l'importance de l'opération de l'ouranoplastie, dont j'ai eu l'honneur d'entretenir dernièrement l'Académie (séance du 31 août 1863), m'engagent à entrer dans quelques détails sur cette remarquable conquête de notre art.

La doctrine de l'incurabilité des fissures congénitales de la voûte palatine avait été acceptée et semblait si définitive en France, que les guérisons annoncées en Allemagne par le professeur Langenbeck, en 1861, frappèrent l'attention sans qu'aucun chirurgien de notre pays ait paru tenté de les renouveler et en ait publié d'observations. Il est vrai que sur les cinq malades dont M. Langenbeck avait rapporté l'histoire, deux succès seulement avaient été obtenus, et dans des cas où la fissure de la voûte n'était pas complète.

Aujourd'hui que le succès, communiqué par nous à l'Académie, montre la possibilité de la guérison des fissures même les plus compliquées, il n'est pas douteux que de semblables opérations ne soient pratiquées avec empressement par tous les chirurgiens qui en trouveront l'occasion, et ce sera probablement d'autant plus prompt, comme en témoigne notre propre expérience, qu'une foule de malades condamnés jusqu'à ce jour à supporter leur difformité ou à recourir à l'emploi des obturateurs, réclameront les secours de la chirurgie dès qu'ils en connaîtront les ressources et les heureux résultats.

L'ouranoplastie, nous l'avons dit, était la conséquence des travaux de M. Flourens sur l'ostéogénie périostique; mais les hésitations et les craintes qui avaient empêché les chirurgiens de réaliser ce grand progrès reposaient sur des considérations trop légitimes pour qu'il ne soit pas sans intérêt de les rappeler. On professait que les os mis à nu devaient s'exfolier, et dans les cas, peu nombreux il est vrai, où cette exfoliation n'arrivait pas, on la supposait insensible et moléculaire plutôt que de douter de la théorie.

Dans des cas moins heureux, l'exfoliation, sorte de nécrose superficielle, pouvait se changer en mortification totale des os affectés, et pour ceux de la face et particulièrement pour ceux de la voûte palatine, le danger semblait imminent.

On n'ignorait pas que dans les nécroses phosphorées, dont j'ai le premier entretenu l'Académie (séance du 9 mars 1846), les os de la face partiellement ou entièrement atteints ne se reproduisaient pas, malgré la conservation du périoste et de toutes les parties molles environnantes; et il en est de même des nécroses syphilitiques, si spécialement fréquentes aux maxillaires supérieurs et à la voûte du palais.

Les os du palais placés entre deux périostes, le nasal et le buccal, paraissaient cependant offrir des conditions de régénération extrêmement favorables, puisque le travail ostéogénique avait deux siéges et deux organes dont la vascularité et la vitalité ne laissaient rien à désirer.

Il n'était nullement irrationnel de supposer que les surfaces de la voûte palatine mises à nu par la dissection et la séparation du périoste pourraient être frappées de nécrose, et qu'on aggraverait l'état des malades, dont les fissures congénitales, loin d'être oblitérées, seraient agrandies.

Les hésitations chirurgicales étaient donc parfaitement justifiées, et on pouvait également se demander ce que deviendraient les lambeaux détachés de leurs adhérences osseuses.

Ces lambeaux seraient-ils assez solides pour produire une cloison définitive entre les deux cavités buccale et nasale, et résister aux pressions continuelles inhérentes aux fonctions de ces parties? Ces craintes devaient sans doute diminuer et disparaître devant la haute affirmation du célèbre secrétaire de l'Académie, et la conviction que le périoste produirait une nouvelle voûte palatine allait conduire à des tentatives plus hardies; l'on sait aujourd'hui quels en ont été les résultats. L'expérience, ce dernier terme du doute et de l'inconnu, a démontré que la voûte palatine dénudée par le chirurgien n'est pas frappée de nécrose, qu'elle se recouvre régulièrement d'un nouveau périoste et que les lambeaux détachés et réunis sur la ligne médiane acquièrent une épaisseur, une résistance et une solidité suffisantes pour l'obturation et le rétablissement fonctionnel des deux cavités naso-buccales. La question de savoir si les lambeaux périostiques s'ossifient et rétablissent la continuité d'une voûte osseuse a dès lors beaucoup perdu de son importance dans le cas particulier qui nous occupe.

M. Langenbeck et quelques autres chirurgiens ont cru avoir nettement constaté la présence de surfaces osseuses de nouvelle formation. Nous ne les avons pas observées de notre côté, et sans en discuter actuellement l'impossibilité, nous nous bornons à en réclamer des preuves positives et incontestables, capables d'imposer la conviction scientifique d'un fait aussi important et aussi fécond en conséquences ultérieures.

Le danger de la mortification des lambeaux pouvait être aussi le sujet de sérieuses inquiétudes, si l'on considère que les artères nourricières étaient divisées, les lambeaux séparés et nécessairement froissés par les manœuvres de l'opération, réduits par leur rétractilité à une sorte de cordon ou de ruban d'une assez longue étendue, traversés et comprimés par de nombreux points de suture.

Toutefois, en pratiquant l'uranoplastie en deux temps, de manière à atteindre d'abord les artères palatines postérieures et ensuite la naso-palatine, après le rétablissement des anastomoses de la moitié postérieure du voile, on échappe à ces dangers et la vitalité des lambeaux reste assurée.

Nous avons supposé la fissure palatine bornée à la voûte et s'arrêtant à l'arcade dentaire. Dans le cas où la fente congénitale est encore plus étendue et atteint l'arcade dentaire elle-même, comme on l'observait sur l'enfant que nous avons opéré, les procédés d'occlusion deviennent d'une application plus délicate et plus difficile et réclament dès à présent, chez les enfants, un traitement plus rationnel de la projection en avant de l'os incisif.

Nous demanderons à l'Académie la permission de lui adresser sur ce sujet une prochaine communication.

A la date de cette note, nous ne nous étions pas encore formé une opinion définitive sur les conditions de la régénération des os par les gaînes et les lambeaux périostés frappés de suppuration ; plus tard nous avons déclaré impossible l'ossification du périoste ayant servi à reconstituer le plancher nasal.

COMM. IV. *Des procédés d'uranoplastie périostée applicables aux fentes congénitales de la voûte palatine, compliquées de division antérieure de l'arcade dentaire et de projection de l'os incisif* (séance du 2 novembre 1863).

Nous avons eu l'honneur d'exposer sommairement à l'Académie les temps principaux de l'uranoplastie appliquée aux fissures congénitales de la voûte palatine, sans division de l'arcade dentaire, et on a pu comprendre la possibilité de réunir, après l'avivement, les lambeaux périostés empruntés aux deux moitiés de la voûte. La mobilité et la laxité des parties permettent en arrière leur rapprochement et leur contact, et en avant l'arcade dentaire fournit un point d'appui aux lambeaux, qui, partant d'un même pédicule sur la ligne médiane, peuvent être rapprochés l'un de l'autre d'avant en arrière et de dehors en dedans.

Il n'en est plus de même lorsque l'arcade dentaire est divisée. Les lambeaux, manquant d'un point d'appui central, sont nécessairement entraînés en bas et en arrière par leur poids et leur rétractilité, et laissent en avant un espace libre et ouvert dépendant de la bifidité de la voûte et de celle de l'arcade dentaire. Il faut donc étudier avec le plus grand soin de pareilles dispositions pour en découvrir les ressources et les procédés de guérison.

Si nous examinons les anomalies présentées par notre malade, nous retrouverons, dans les moyens mis en usage pour y remédier, des règles applicables à des difformités analogues ou diversement compliquées.

La fissure de la voûte, au niveau de l'écartement de l'arcade dentaire, était de 0^{m},008. L'os incisif, projeté en avant et incliné de droite à gauche et d'arrière en avant, supportait les deux incisives médianes largement développées. Les deux incisives latérales, dont les germes appartiennent normalement à l'incisif, n'y existaient pas, mais semblaient s'être reportées en arrière dans l'épaisseur de la voûte, où elles doublaient les premières. La fosse nasale droite était fermée en avant par la jonction du vomer au maxillaire dans l'étendue de quelques centimètres. Celle du côté gauche était restée ouverte dans toute sa longueur. Nous avions donc sous les yeux une fente congénitale de la voûte complétement *médiane en arrière*, où les deux cavités nasales communiquaient avec la cavité buccale, et *latérale gauche* en avant, où le vomer fermait la fosse nasale droite.

Après avoir rétabli l'intégrité du voile et de la partie postérieure de la voûte, nous opérâmes le bec-de-lièvre gauche le 23 juin, et deux mois plus tard nous entreprîmes l'occlusion de l'ouverture palatine antérieure, la seule dont nous ne nous fussions pas encore occupé, et qui présentait 0^{m},01 de longueur.

Les deux lambeaux périostés, avivés sur leurs bords internes et détachés de l'arcade dentaire le long des petites molaires et des canines, n'étant pas soutenus en avant, tombaient du haut en bas sur la langue. Il fallait donc les relever et les maintenir en contact entre eux et avec les surfaces osseuses. Ce résultat fut obtenu de la manière suivante : sur les trois fils employés aux points de suture, les deux antérieurs furent ramenés par la narine gauche et enroulés et noués sur une petite tige transversale rigide, garnie de caoutchouc pour ne pas blesser la narine, et lorsque ces fils durent être retirés, on les remplaça par une plaque de plomb modelée sur la concavité de la voûte et maintenue par l'anse d'une ligature, dont les extrémités étaient également ramenées par la narine gauche et fixées au devant d'elle.

Les lambeaux, ainsi soutenus de bas en haut, ne pouvaient être exposés à une compression dangereuse, puisqu'ils étaient en partie repoussés vers l'espace libre de la fente bucco-nasale, et ils adhérèrent facilement aux os et rendirent la fissure presque linéaire.

On pourrait, dans certains cas de fentes palatines fort étroites, se borner à un seul lambeau, que l'on renverserait sur le côté opposé de la voûte, préalablement avivé, pour l'y réunir.

Il ne saurait trop être recommandé de faire mouler très-exactement la voûte du palais avant de pratiquer l'ouranoplastie. On se procure ainsi la facilité d'avoir à sa disposition des obturateurs prenant leur point d'appui sur les dents et capables de soutenir les lambeaux partout où on le juge nécessaire.

Avec ces précautions on peut espérer réduire la fente palatine à de très-petites dimensions ou en obtenir l'oblitération définitive, soit spontanément, soit par une opération d'une conception tout à fait nouvelle. On doit compter en premier lieu sur le recul de l'os incisif sous la pression continue de la lèvre restaurée ou sous l'influence d'une action chirurgicale directe. Si ces moyens sont insuffisants, on aura recours à l'emploi du périoste intégralement reformé sur les surfaces osseuses, auxquelles on aura emprunté ses premiers lambeaux oblitérateurs. La remarquable formule de M. Flourens : « Les os refont leur périoste, » se trouve ici parfaitement vérifiée, et au bout de quelques mois on peut utiliser sans crainte ce périoste reproduit et s'en servir pour remédier aux dernières traces des fissures.

L'emploi du périoste reformé ouvre donc à la chirurgie des perspectives inespérées, que nous nous bornons, en ce moment, à signaler.

Parmi les autres indications du traitement des fentes palatines congénitales, la conservation de l'incisif est d'une importance capitale. On a souvent donné le conseil d'enlever cet os pour faire disparaître la saillie du nez et du tubercule médian, et favoriser le rapprochement des deux moitiés divisées de l'arcade dentaire. Cette doctrine doit être absolument repoussée; car, bien loin d'être un obstacle à l'ouranoplastie, l'incisif en devient le meilleur élément de succès : ramené à sa place et rétabli dans sa continuité avec l'arcade dentaire, il reconstitue un point d'appui central aux lambeaux, diminue la longueur de la fissure et contribue à la fermer.

Dans le cas où l'incisif serait réellement trop large pour être repoussé en arrière, on le réduirait à un plus petit diamètre par l'excision de ses bords. Les incisives latérales seraient sacrifiées, mais sans grave inconvénient, puisque ces dents sont le plus ordinairement petites, vacillantes et condamnées à tomber et à disparaître. Quelquefois, comme je l'ai proposé (*Méd. opér.*, Paris, 3e édit.), les incisives médianes sont assez écartées l'une de l'autre pour permettre l'ablation d'un fragment osseux intermédiaire et arriver au même résultat que le précédent.

Si l'incisif est trop saillant pour être graduellement ramené en arrière, on pratique la résection d'une portion triangulaire du vomer et on se met sûrement à l'abri des hémorrhagies par un procédé que nous avons depuis longtemps recommandé en le généralisant : les vaisseaux coupés en travers et rendus libres de toute adhérence se froncent, se raccourcissent, deviennent sinueux, perdent de leur diamètre, et le sang, ne pouvant plus les parcourir facilement, s'y dépose sous forme de caillots et s'y arrête. Il suffit donc de séparer la muqueuse et le périoste du vomer avec un ténotome et un grattoir pour se mettre à l'abri de l'hémorrhagie, très-redoutable chez les jeunes enfants, et qui était fréquente lorsqu'on excisait en même temps l'os et ses tissus de revêtement avec un ostéotome. Les vaisseaux restés adhérents avec des orifices béants donnaient du sang en abondance et étaient très-difficiles à lier ou à comprimer.

Si le vomer était uni à l'un des côtés de la voûte palatine et qu'il se prolongeât en avant pour se joindre à l'incisif, c'est entre ces deux points qu'il devrait être excisé, avec la précaution de laisser à l'incisif le plus de saillie possible sur son prolongement postérieur ou buccal.

Il est assez commun de trouver les deux moitiés de l'arcade dentaire divisées à gauche plutôt qu'à droite ou sur la ligne médiane, et présentant des courbures d'un diamètre différent. Ces défauts se corrigent peu à peu sous la pression de la lèvre reconstituée.

Nous résumerons dans l'ordre suivant les principales conditions du succès :

1° Rétablissement de l'arcade dentaire, comprenant comme moyens opératoires auxiliaires les résections partielles de l'incisif et l'ablation d'une portion du vomer ;

2° Possibilité consécutive de former des lambeaux périostés partant d'un pédicule central unique et adhérents à la face postérieure de l'os incisif;

3° Emploi d'obturateurs moulés sur la voûte palatine;

4° Recours au périoste de nouvelle formation pour fermer les dernières traces de fentes, pertuis ou trajets fistuleux, dont l'oblitération n'aurait pas été complète.

Après la guérison les traits du visage et la forme de la voûte palatine sont régulièrement rétablis, les aliments et les boissons cessent d'être rejetés par les fosses nasales. La mastication et la déglutition sont faciles et normales; la parole redevient promptement intelligible et distincte.

Il est toutefois nécessaire de rappeler, comme nous avons eu déjà l'occasion de l'exposer à l'Académie, dans nos communications sur les résultats de la staphyloraphie (*Comptes rendus*, séance du 29 décembre 1851), que les opérés ne savent pas parler, par suite de l'impossibilité organique où ils se sont trouvés de se livrer à aucun exercice de prononciation, et ils doivent apprendre les intonations et l'accent de leur langue natale.

Peu de personnes arrivent à bien parler les langues étrangères lorsqu'elles ne les ont pas apprises dans leur jeune âge. Le plus grand nombre se trahit par une prononciation défectueuse.

On ne saurait donc se montrer plus exigeant à l'égard des opérés de l'uranoplastie. Leurs organes sont rétablis, mais l'usage n'en sera recouvré et perfectionné que par une habitude de chaque jour et des exercices multipliés.

Remarques de M. Flourens, secrétaire perpétuel de l'Académie des sciences, sur la précédente communication. — « M. Sédillot, dans le remarquable mémoire qu'il adresse « aujourd'hui à l'Académie, s'exprime ainsi :

« La formule de M. Flourens se trouve ici parfaitement « vérifiée, et au bout de quelques mois on peut utiliser sans « crainte ce périoste reproduit, et s'en servir pour re- « médier aux dernières traces de fissure; l'emploi du pé- « rioste reformé ouvre donc à la chirurgie des perspectives « inespérées. »

« Cet emploi signalé par M. Sédillot est un second pas et « un grand pas de ce que j'appelle *la chirurgie du périoste.*

« J'écrivais, il y a vingt ans, dans la première édition de « mon livre :

« Le périoste est la matière, l'organe, l'*étoffe* qui sert à

« toutes ces reproductions merveilleuses (les reproductions « des os ou des parties d'os).

« Le périoste est l'organe qui produit les os et les repro- « duit; aussi nulle autre partie de l'économie animale ne « jouit-elle, à un si haut degré, de la faculté de se repro- « duire.

« Quelques jours suffisent à sa reproduction, et cette « reproduction est inépuisable.

« On peut retrancher une portion du périoste, elle se « reproduit; on peut la retrancher encore, et elle se reproduit « encore. »

« Voilà ce que j'écrivais il y a vingt ans; c'était un progrès de la physiologie. On peut deviner combien il m'est doux de voir, grâce à un chirurgien aussi éminent, ce progrès passer aujourd'hui dans la chirurgie. » (*Comptes rendus de l'Académie des sciences*, n° 18, p. 730, 2 novembre 1863.)

COMM. V. *Des résections longitudinales comme procédé de la méthode d'évidement sous-périosté des os* (séance du 13 juin 1864).

Dans le grand nombre d'évidements dont nous avons publié les observations, nous avons signalé la résection longitudinale du tibia, du fémur et des autres os du squelette, comme un des moyens d'arriver au canal médullaire, et d'enlever avec la gouge, la rugine, la scie, le trépan, les ciseaux et les autres ostéotomes, les parties malades, ou de les détruire par la cautérisation ignée.

Le but principal de ces opérations était de laisser intacte une surface osseuse périostée, capable de conserver au membre sa longueur, sans détruire les insertions musculaires les plus importantes, et de fournir à la régénération des os les éléments d'une activité réparatrice complète, par la transformation ostéoplastique des cellules plasmatiques du périoste et de la couche osseuse évidée.

Cette méthode, dont les avantages n'ont pas été contestés, était la suite et la confirmation des règles curatives tracées par les plus anciens et les meilleurs observateurs, et se présentait avec la double recommandation d'une filiation scientifique non interrompue et d'une explication rationnelle de faits, jusqu'alors purement empiriques, dont la valeur avait été, à plusieurs reprises et particulièrement de nos jours, mise en doute et combattue.

Éclairé par l'histoire de notre art et par les remarquables travaux de Duhamel, de Troja, de Macdonald, de Heine, de Schwann, de Virchow etc., et par ceux de notre illustre secrétaire perpétuel, M. Flourens, nous avons pu commencer et continuer, depuis plusieurs années, nos opérations d'évidement, sans recourir à des expériences directes sur les animaux ; mais nous avons cru devoir combler aujourd'hui cette lacune et en instituer quelques-unes, pour mieux montrer la supériorité de notre méthode sur les résections sous-périostées, telles qu'elles ont été si souvent répétées sur les animaux et appliquées à la pathologie humaine, avec des résultats encore douteux.

Nous avons ainsi acquis la preuve qu'on pourrait enlever la moitié et les deux tiers de toute la longueur des diaphyses, en creusant et évidant le canal médullaire, sans compromettre ni la longueur, ni la solidité, ni les usages des membres, dont les os se régénèrent avec une perfection jusqu'ici inconnue.

J'ai présenté à la Société de médecine de Strasbourg plusieurs humérus, dont un de mes confrères et amis, M. le docteur Marmy, avait enlevé la moitié et les deux tiers par des résections longitudinales, avec évidement des portions osseuses conservées et réduites à une épaisseur de $0^m,001$ à $0^m,002$, et les os étaient si bien reproduits qu'il eût été difficile de les distinguer des os sains du membre opposé.

Dans une de ces expériences, faites sur un chien de dix à douze ans, et chez lequel une résection sous-périostée de $0^m,03$ avait complétement échoué, sans la moindre trace d'ossification, et où l'os enlevé avait été remplacé par un simple cordon ligamenteux, l'évidement par résection longitudinale de la moitié de l'épaisseur de la diaphyse humérale avait parfaitement réussi, et l'os était totalement et régulièrement reformé.

J'ai examiné plusieurs fois des os en voie de régénération, à diverses périodes de semblables expériences, et j'ai vu les nouvelles couches osseuses se déposer sous le périoste conservé et à l'intérieur de l'os évidé, comme je l'avais déjà observé sur l'homme, ainsi qu'on peut s'en convaincre en jetant les yeux sur les planches de mon ouvrage (voy. fig. 1, 2 et 3).

Ces résultats sont de nature à inspirer une légitime hardiesse à la chirurgie conservatrice et réparatrice, dans un certain nombre d'affections où la mutilation et la perte des membres paraissaient inévitables.

Plein de confiance dans les progrès de l'art, nous avons appliqué notre méthode aux extrémités articulaires, dont une partie a été évidée au moyen de résections longitudinales ou obliques, et nous aurons l'honneur d'en communiquer prochainement les résultats à l'Académie.

Comm. VI. *De l'influence des fonctions sur la structure et la forme des organes et particulièrement des os* (séance du 26 septembre 1864).

Nos expériences sur la régénération des os à la suite des résections nous ont révélé des changements si considérables dans certains os congénères, qu'il nous a semblé intéressant de les étudier particulièrement, et de les rattacher aux lois d'influence réciproque des organes et de leurs fonctions.

De grands naturalistes ont soutenu sur ce sujet des doctrines opposées. Buffon, Cuvier, Flourens disent : tout change dans l'organisme ; les parties constituantes se renouvellent incessamment par la nutrition, mais la forme ne change pas et reste la partie fondamentale de l'être.

Les autres, avec Lamarck, Geoffroi Saint-Hilaire, Darwin etc., soutiennent que la fonction n'est pas sans influence sur l'organe, et que l'organisme est variable dans sa forme et susceptible de nombreuses et de profondes modifications.

Si l'on considère un être quelconque dans des conditions et des milieux déterminés, c'est-à-dire constants, la proposition de Cuvier est d'une vérité absolue ; mais si l'on suppose des changements de condition et de milieu, cette proposition n'offre plus la même exactitude, comme en témoignent encore aujourd'hui les variétés de grandeur, de proportion, de force et d'intelligence des différentes races d'une même espèce et les difformités congénitales ou acquises dont chaque individu peut être atteint.

Pour ramener à une simple question d'anatomie et de physiologie pathologiques le champ si étendu d'un pareil problème, nous nous bornerons aux rapports des organes avec leurs fonctions, et réciproquement, puisque les exemples dont nous nous occuperons portent sur des faits de ce genre, empruntés à l'appareil locomoteur.

Quand on dit : les organes font la fonction, on exprime une idée nécessaire, en ce sens que toute fonction est le résultat d'un organisme en activité, et que sans organe on ne saurait comprendre de fonctions.

Mais lorsqu'on affirme cette autre proposition : la fonction fait l'organe, on exprime une idée complexe, qui a besoin d'explications et de commentaires pour être exactement appréciée.

Aucune fonction ne pouvant exister par elle-même, indépendamment des organes qui l'accomplissent, les fonctions comme causes se trouvent réduites à des activités organiques plus ou moins énergiques, normales ou pathologiques ; la digestion, par exemple, ne produira pas d'organes digestifs, puisqu'elle n'est autre chose que ces organes en action ;

mais elle pourra en augmenter ou en diminuer le volume et l'étendue, et en modifier la structure par la nature et la quantité des éléments ingérés etc.

Les mouvements ne feront pas l'appareil locomoteur, puisqu'ils sont cet appareil même en activité; mais ils développeront et augmenteront la force musculaire, la résistance des tendons, la solidité et le volume des os. Si, par suite d'un pied-bot équin compliqué de varus, l'on marche sur la face dorsale du pied, l'épiderme épaissi, le derme plus fibreux, les couches cellulo-graisseuses plus épaisses finiront par représenter la structure normale du talon, et la fonction aura fait l'organe; mais la fonction aura été exercée par la jambe et le pied, avec leurs os, leurs muscles, leurs vaisseaux et leurs nerfs, et ce seront les changements de direction, de forme, de traction, de pression, d'innervation, de circulation et de nutrition subis par les organes, qui auront été en définitive l'origine des modifications que nous indiquons.

La fonction, se trouvant ainsi ramenée à l'idée simple d'un organe en activité ou en mouvement, présente deux sujets d'étude des plus importants: l'un comprenant les tendances de chaque être à persister dans sa propre forme et à y revenir en cas d'écart; l'autre relatif aux exceptions de cette loi sous l'influence de conditions variables.

On s'explique ainsi pourquoi les muscles extenseurs ou fléchisseurs sont réunis ou divisés en faisceaux, selon que les doigts ont exercé des mouvements distincts ou des mouvements de totalité.

Les membranes synoviales accidentelles, les fausses articulations reproduiront d'une manière fort remarquable les formes des jointures normales. Le rétablissement de la continuité des os, des tendons, des nerfs, de l'œsophage, de l'urèthre et la reconstitution de nos organes altérés rentreront dans l'ordre des mêmes faits.

Toutefois l'ignorance où l'on est encore du mécanisme de quelques-unes de ces transformations en rend l'étude attrayante, et nous exposerons les modifications si curieuses que nous ont présentées les os à la suite des résections.

Si l'on a enlevé une portion de l'un des os de la jambe ou de l'avant-bras, et que cet os ne se soit pas reproduit, l'os congénère s'hypertrophie de manière à atteindre un volume égal à celui des deux os dont il est appelé à remplir seul les fonctions. Ce phénomène est des plus évidents sur les chiens dont on a réséqué le tibia. Le péroné est chez ces animaux presque filiforme, et offre à peine la cinquième partie de la grosseur de l'os congénère, et cependant il acquiert bientôt le volume de ce dernier et peut même le dépasser.

Dans une de nos expériences, le péroné, qui n'avait que $0^m,003$ de diamètre à l'état normal, en a offert $0^m,010$ dans le point correspondant à la résection tibiale, et les mêmes effets s'observent au cubitus et au radius à la suite de la résection partielle de l'un de ces os.

Au premier abord, cette suppléance proportionnelle, cette sorte de transport de la matière osseuse de l'os réséqué sur l'os congénère, de manière à lui donner le volume et la force des deux os, paraissent merveilleuses, et cependant les causes en sont très-simples. Dans tous les cas où nos organes locomoteurs sont soumis à une énergique activité, nous les voyons prendre plus de volume et de force. C'est ainsi que le côté droit du corps est généralement plus développé que le côté opposé, tandis que le contraire se remarque chez les gauchers. Les maîtres de boxe et d'escrime ont le bras droit beaucoup plus volumineux que le gauche. Les mouvements, accélérant l'innervation et la circulation, rendent la nutrition plus active.

La densité du tissu osseux est d'une égale importance. Tous les animaux appelés à supporter des efforts considérables et prolongés ont les os très-compacts et comme éburnés. C'est une observation facile à vérifier au Musée anatomique de l'École d'Alfort, où l'on conserve le squelette de plusieurs chevaux renommés pour leur rapidité exceptionnelle.

Dans nos expériences sur les os, les ruginations, les perforations, l'introduction dans le canal médullaire d'un corps étranger, déterminent la formation très-rapide de nouvelles couches osseuses, et les mêmes modifications surviennent dans les membres dont un des os a été enlevé. Les pressions, les tractions, les courbures, développées et subies, provoquent l'irritation nutritive des cellules plasmatiques, et l'hypérostose ne s'arrête qu'au moment où l'organe s'est mis en rapport de puissance avec les efforts à supporter.

Si l'os est trop faible, il se brise, se raccourcit et se réunit par un cal aux extrémités de l'os réséqué, ou bien chevauche sur lui-même, et se double de manière à acquérir plus de résistance.

Les mêmes phénomènes s'observent tous les jours sur l'homme, et il suffit de jeter les yeux sur une série de fractures de l'avant-bras pour constater les différences de volume offertes par le radius ou le cubitus, qui peuvent, dans les cas de fracture double, former un cal commun ou s'envoyer des tiges osseuses de support, transversales ou obliques, pour accroître leur solidité.

Quoique je ne possède pas sur l'homme d'exemples de pertes de substance du tibia compensées par le développement proportionnel du péroné, je ne doute pas qu'il ne s'en rencontre, et on s'expliquerait ainsi comment la jambe pourrait reprendre sa force et ses fonctions, sans que le tibia ait été reproduit. Nous ne pouvons passer en revue les prodiges de mécanisme accomplis par des os réséqués ou fracturés avec ou sans nouvelles ossifications, et disposés en arcs-boutants, en voûte, en arceaux, en barres transversales ou obliques, dans le but d'augmenter la résistance du squelette et d'en assurer les fonctions. Les cellules plasmatiques, avant de devenir osseuses, sont disposées en masses, en chapelets, en lamelles, en filaments, et l'ossification s'achève, s'arrête ou se ralentit, selon les mille degrés de pression qui en règlent la marche et l'activité. A la suite d'une résection partielle de $0^m,03$ du radius à deux travers de doigt de sa jointure carpienne, sur un chien de moyenne taille, nous trouvons les deux extrémités radiales non réunies par défaut d'ossification régénératrice, mais arc-boutées contre la face correspondante du cubitus, qui a augmenté de volume, et présente deux petites cavités, assez profondes pour recevoir les bouts du radius et leur offrir des points de support et d'appui. On admire au premier abord cet ingénieux mécanisme, si bien calculé pour rétablir la solidité des os. Avec un peu de réflexion on comprend bientôt cependant la simplicité et la nécessité de ce résultat. Dès que le radius manquait à peu de distance de l'articulation carpienne, la patte, ne rencontrant plus de résistance de ce côté, s'y inclinait fortement, et tendait à rapprocher l'un de l'autre les bouts de l'os réséqué. Mais le cubitus, ne cédant pas, devenait point d'appui pour les deux extrémités radiales qui s'y trouvaient portées par le renversement de la patte, le raccourcissement latéral du membre, l'action des muscles et l'élasticité des parties. Tous les os en contact s'engrènent réciproquement, s'ils sont pressés l'un contre l'autre, et le plus mobile creuse une cavité de réception sur celui qui l'est moins. Le problème devenait dès lors d'une explication facile ; tout y était clair, régulier et nécessaire.

Il nous semble inutile d'entrer dans plus de détails sur ces faits curieux ; nous croyons les avoir résumés de la manière la plus concise en disant que la matière osseuse semblait proportionnelle aux efforts à supporter, et qu'il suffisait d'enlever une certaine longueur de l'un des os de l'avant-bras ou de la jambe pour que l'os conservé s'hypertrophiât et acquît au bout de peu de temps un accroissement de volume égal à celui de l'os réséqué.

Le phénomène que nous signalons est des plus remarquables sur le chien, dont le péroné, étant cinq ou six fois plus petit que le tibia, en égale et en dépasse même parfois la grosseur. Nous nous expliquons ainsi comment nos résections longitudinales sont si promptement suivies de la régénération complète de l'os, favorisée en outre par la tendance que présentent tous nos tissus et nos organes à se reproduire avec leurs formes et leurs caractères dans les régions où ils se développent normalement. La connaissance de ces lois doit inspirer de nouveaux motifs de hardiesse et de confiance aux chirurgiens dans la pratique des évidements osseux.

COMM. VII. *De l'influence des causes mécaniques sur la forme et le développement des os; moulage de ces organes par des matières solidifiables injectées dans leur gaîne périostée* (séance du 16 janvier 1865).

Nous avons étudié dans notre dernière communication à l'Académie (26 septembre 1864) l'influence des fonctions sur la structure et la forme des organes et plus particulièrement sur le volume et la consistance des os; nous présenterons aujourd'hui quelques nouvelles remarques sur d'autres causes, purement mécaniques, des conditions de l'ossification à la suite des fractures, de la nécrose, des résections et de l'évidement sous-périosté.

Les os ont été de tous temps décrits comme des organes distincts, dont le développement est réglé par les lois de leur propre vitalité; mais les expériences de Duhamel, de Troja, de Heine, de l'illustre secrétaire de l'Académie, M. Flourens, et celles de beaucoup d'autres observateurs, parmi lesquels nous tenons à honneur de nous ranger, ont conduit à une appréciation plus profonde de ce phénomène, en montrant que les os ne sont pas seulement et toujours le produit d'un ou de plusieurs germes, mais qu'ils ont pour origine une active proligération des cellules, qui, nées d'une foule innombrable de points différents, au moins dans l'état pathologique, s'incrustent de matières calcaires, s'accumulent, se tassent, s'unissent et se moulent dans leur ensemble sur les parties en contact dont elles reçoivent leur forme.

Les résections sous-périostées, entreprises sur les animaux dans le but d'étudier le mécanisme et la puissance des régénérations osseuses, ne laissent aucun doute à ce sujet. Dès le huitième jour, et même plus tôt, les gaînes périostées laissées en place et ménagées autant que possible pendant l'extraction des os, et affrontées de manière à prévenir toute inflammation, deviennent le siége d'une multitude de points d'ossification, çà et là disséminés, arrondis ou allongés en traînées filiformes et en îlots très-minces et irréguliers. Plus tard ces ossifications représentent des mamelons, des lamelles, des grains ovalaires, tantôt juxtaposés en chapelets, tantôt réunis, et avec le temps ces ramifications acquièrent une plus grande épaisseur, se joignent et finissent par produire un os continu et solide, dans le cas surtout où l'animal est jeune et où le périoste a été bien conservé. Si cette dernière membrane a été déchirée et rompue, les cellules ostéogènes, particulièrement fournies par les bords de la solution de continuité, se répandent de proche en proche dans leurs intervalles et y déterminent des jetées et des lames osseuses qui peuvent atteindre d'assez grandes dimensions (*De la régénération des os*, obs. IV, *Gaz. méd. de Strasb.*, mai 1864).

La consolidation des fractures, avec écartement des fragments, s'opère par le même mécanisme. La proligération des cellules périostées s'étend d'une des extrémités fracturées à l'autre, et amène ces cals volumineux et difformes dont on ne rencontre que trop d'exemples.

La reconstitution des extrémités articulaires présente une série de phénomènes identiques des plus curieux. La matière osseuse, après avoir régénéré plus ou moins complétement les diaphyses, pénètre, par défaut de résistance, dans les cavités articulaires, s'y moule et peut ainsi reproduire fort exactement la forme et le volume de l'os réséqué. Nous avons rappelé parmi les pièces de la collection de Heine de Würzbourg (*De la régénération des os*, obs. Ire, *Gaz. méd. de Strasb.*, mai 1864), l'exemple d'un scapulum dont la cavité glénoïde avait été remarquablement rétablie. La substance osseuse, arrivée au contact de la tête humérale, avait dû nécessairement se mouler sur elle, par une concavité correspondante, à bords limités par la capsule articulaire et par les muscles sus et sous-épineux, petit, rond et sous-scapulaire.

L'extrémité supérieure de l'humérus ayant été enlevée tout entière dans une de nos expériences, la matière osseuse poussée en haut par le fait même de son développement avait en partie rempli la cavité glénoïde, et offrait, en conséquence, une convexité régulière et normale. La ressemblance de la nouvelle extrémité articulaire avec l'ancienne avait été portée plus loin encore par l'existence d'un véritable collet résultant de la pression du rebord glénoïdien pendant les mouvements du bras, sur le pourtour de la tête humérale régénérée, et l'on peut ainsi s'expliquer la loi d'identité qui préside à la persistance des formes et qui se résout ici en influences de contacts et de rapports.

Dans les résections sans conservation du périoste, l'ossification s'opère encore, mais avec moins de régularité, dans la gaîne fibro-musculaire qui marque les limites et les formes des parties enlevées. Si l'on ne rencontre pas plus souvent de prolongements osseux entre les muscles, c'est parce qu'ils ne peuvent s'y produire, en raison des mouvements et des pressions qu'ils y auraient à subir, et leur existence exceptionnelle indique que, par une cause quelconque, le membre a été maintenu dans une certaine immobilité. Les mêmes observations s'appliquent aux ossifications pathologiques du périoste, sans extraction des os subjacents, et à celles qui se font à l'intérieur des os évidés. Dans ce cas les nouvelles couches osseuses se moulent sur les os subjacents, et c'est ainsi qu'en cas de nécrose, les ligaments, les tendons, les vaisseaux, les nerfs et les saillies musculaires marquent leur empreinte et se retrouvent comme gravés en creux sur le nouvel os régénéré. On comprend dès lors comment un bandage peut retarder ou empêcher la formation du cal, et ce fait, anciennement signalé et toujours remis en doute, ne devra plus être contesté. Heine avait constaté, dans ses expériences, que les ossifications étaient plus abondantes et plus régulières lorsqu'il avait laissé l'os dans la gaîne périostée, et sa remarque témoigne de l'utilité d'une sorte de moule et de support pour la régularité des reproductions osseuses.

J'ai répété depuis longtemps les mêmes observations au sujet des séquestres. Loin de les extraire avant qu'ils soient devenus isolés et mobiles, comme on l'a proposé de nos jours, il est essentiel, à moins de contre-indications toutes spéciales, de les laisser en place, conformément aux anciens préceptes de l'art, jusqu'au moment où le nouvel os a acquis assez de force pour soutenir le membre, lui conserver ses formes et sa longueur et résister aux contractions musculaires. Nous avons vu un séquestre s'entourer dans une grande étendue, malgré la destruction du périoste, d'ossifications envaginantes, et nous comptons étudier, dans un autre travail, ce fait si nouveau et d'un si grand intérêt pour l'histoire de la nécrose.

La doctrine générale de l'influence des causes mécaniques sur les conditions ostéogéniques nous paraît trouver une nouvelle et curieuse confirmation dans l'expérience suivante :

Si l'on enlève un os en ménageant le périoste et qu'on injecte du plâtre liquide dans l'intérieur de cette membrane, après en avoir rapproché les bords par une suture à surjet, on reproduit fort exactement les formes et les dimensions de l'os reséqué. L'empreinte des tendons, la saillie des apophyses, des tubérosités et même des extrémités articulaires sont représentées avec une remarquable précision, et le degré de ressemblance entre l'os enlevé et son épreuve plâtrée est en raison de l'intégrité et de la consistance de la gaîne périostée et des surfaces d'emboîtement de la jointure. On obtient ainsi, en quelques minutes, des résultats identiques à ceux des plus belles régénérations osseuses entreprises sur les animaux.

Au bras et à la cuisse, où le périoste est par places à peine visible en raison de sa ténuité, et ne peut être complétement conservé, on a des épreuves plâtrées fort irrégulières; les os sont courts, plus ou moins courbés et hérissés d'aspérités.

A l'avant-bras et à la jambe, la résection d'un des os n'altérant pas la longueur du membre, et le périoste étant généralement plus épais et résistant, les épreuves sont plus nettes, et le tibia nous a paru présenter, sous ce rapport, les conditions de moulage les plus favorables. N'est-il pas intéressant de rappeler que les rares succès de résections sous-périostées entreprises sur l'homme, par suite d'erreurs de diagnostic et d'indications curatives fort hasardées ont été fournies par cet os, et n'y a-t-il pas dans cette double réussite une remarquable preuve des influences mécaniques dont nous cherchons à démontrer l'importance ? J'ai l'honneur de placer sous les yeux de l'Académie la moitié inférieure d'un tibia gauche moulé en plâtre sur la gaîne du périoste et l'articulation péronéo-astragalienne. On voit sur sa face interne les traces de la suture périostée. La malléole tibiale, les surfaces articulaires correspondant à l'astragale et au péroné, les sillons du jambier postérieur et du grand fléchisseur des orteils sont très-nettement représentés. La diaphyse a conservé ses formes et ses diamètres, et, afin de lever tous les doutes, j'ai joint à cette épreuve l'os réséqué pour servir de terme de comparaison.

Nous pouvons conclure de ces faits que le succès des régénérations osseuses sur les animaux dépend de deux causes principales : 1° de l'intégrité du périoste; 2° de la régularité et de l'immobilité des surfaces, gaînes ou moules où se produit la matière osseuse. On s'explique dès lors la rapidité ou les lenteurs de l'ostéogénie par les divers degrés d'altération et de destruction du périoste (traumatisme, inflammation, ulcération, suppuration, gangrène). L'immobilité et la régularité des surfaces où se multiplient, se déposent et s'agglomèrent les cellules osseuses, servent à comprendre la supériorité de la méthode de l'évidement, puisque, dans ce cas, le moule est régulier, immobile, invariable et le périoste intact, tandis que dans les résections sous-périostées cette membrane est plus ou moins altérée, parfois détruite, et le moule incomplet, mobile et irrégulier.

Expériences de l'auteur.

ESSAIS D'UN NOUVEAU PROCÉDÉ DE RÉGÉNÉRATION OSSEUSE PAR LE PÉRIOSTE ARTIFICIELLEMENT HYPERPLASIÉ SUR LES ANIMAUX.

Pour atteindre à la vérité et avancer dans la voie du progrès, deux conditions : 1° changer les modes d'expérience, autrement on tournerait invariablement dans le même cercle. 2° Suivre la filiation des idées et des faits, c'est-à-dire profiter des enseignements acquis, les perfectionner, les étendre, les généraliser et en obtenir toutes les conséquences qui s'y trouvent virtuellement comprises. Nous avons suivi cette règle, et elle nous a conduit à une méthode nouvelle : l'évidement des os. Qu'avait appris l'expérience des siècles? Un premier fait ainsi traduit : pour guérir un os malade, en enlever la partie affectée et corrompue. Ce précepte, vrai en soi, restait sans application faute d'une lumière suffisante. C'était une de ces mille affirmations de l'empirisme, où le vrai est tellement entremêlé d'erreurs, obscurci par tant d'incertitudes et d'ignorance que les yeux les plus subtiles ne parviennent pas à le découvrir. Enlever les os malades? Comment? Dans quelle étendue? A quelle profondeur? Par quels moyens? Que deviendront les membres privés de leurs supports osseux? Quels en seront les usages? Les os se reproduiront-ils? et à quel degré? par quels moyens? Quelle solidité seront-ils susceptibles d'acquérir? Quels résultats peut-on espérer? Quels seront les avantages? L'état des malades ne sera-t-il pas aggravé? Toutes questions insolubles, à des époques surtout où, sous le nom de *carie*, on comprenait presque toutes les maladies des os: inflammations, suppurations, mortifications, cancers, exostoses, tuberculoses etc. Aussi les chirurgiens continuaient-ils à recourir aux amputations et aux résections des membres, sorte d'aveu d'impuissance, puisque enlever un membre n'est pas en obtenir la guérison.

Pour sortir de cette impasse, on a changé les modes d'expérience, et porté l'analyse dans le chaos des maladies osseuses. On en a distingué les diverses formes, la nature, la gravité, la marche, les terminaisons, la curabilité et l'incurabilité. On a ensuite étudié le problème des régénérations osseuses, physiologiques et pathologiques, et les belles expériences de Duhamel ont inspiré les plus louables tentatives.

Les illustres membres de l'ancienne Académie de chirurgie, dans leur noble enthousiasme pour les progrès de leur science, crurent, avec Duhamel, qu'ils referaient des os en conservant le périoste, mais ils échouèrent dans leurs essais (voy. Coutavoz, 1752, *Acad. de ch. mém.*), et les remarquables résultats parfois observés furent comme confisqués et annihilés au profit de fausses et stériles théories (voy. la note de l'éditeur des *Mém. de l'Ac. de ch.*, 1819, t. II, p. 291). Heureusement que la science, comme le cours d'eau auquel on fait obstacle, parvient à se créer de nouvelles voies. Le savant secrétaire perpétuel de l'Académie, M. Flourens reprend les expériences de Duhamel, de Troja, de Macdonal, et n'hésite pas à proclamer de nouveau qu'avec le périoste on refera des os. Heine démontre cette vérité par des expériences, qui lui font accorder le grand prix de l'Institut. Larghi (de Verceil) crée les résections sous-périostées, et Ollier l'ostéoplastie périostique. Mais les succès ne confirment pas ces expériences, et on risque de tomber, comme au siècle dernier, dans le découragement et l'impuissance. Pourquoi? On s'était écarté de la filiation des idées et des faits; on avait méconnu les enseignements anciens; on n'avait pas accordé une assez grande attention aux faits si instructifs et si nouveaux de la théorie cellulaire, et on continuait à s'agiter stérilement dans le passé et dans l'inconnu.

Le véritable mérite de la méthode de l'évidement a été de reconnaître, de signaler, de généraliser et d'établir nettement la filiation régulière de toutes nos connaissances anciennes et modernes sur cet important sujet, et d'en tirer des applications pratiques d'une incontestable efficacité et en parfait accord avec toutes les données de la science.

Le périoste reproduisait des os avec leurs formes et leurs usages, lorsqu'on en augmentait l'activité de proligération cellulaire par un traumatisme portant sur le canal médullaire. En quelques jours, de nouvelles couches osseuses sous-périostées étaient produites et déposées sur la surface périphérique de l'ancien os (Troja). Il était donc nécessaire de conserver cette surface pour qu'elle servît de support au nouvel os.

Telle a été la première condition des succès de l'évidement, dont les règles se retrouvaient dans toutes les expériences entreprises par Duhamel, Troja et Flourens. La conservation d'une lamelle compacte et sous-périostée de l'os évidé prévenait la suppuration du périoste, et, loin de détruire les cellules plasmatiques, en accroissait l'activité.

Qu'est-il arrivé aux partisans des résections sous-périostées? Ils ont enlevé l'os. Le périoste, sans soutien, s'est affaissé, s'est plissé sous l'influence de la contraction musculaire, s'est enflammé et a suppuré. Dans la plupart des cas, le membre s'est raccourci, déformé, et l'on n'a pas obtenu un nouvel os.

L'évidement réalisait une autre source de régénération osseuse, qu'avaient méconnue ou ignorée les défenseurs des résections sous-périostées. Toute irritation portée sur un os, y favorise la proligération cellulaire, très-promptement dans le jeune âge, où la moelle rouge est composée de cellules embryonnaires ou fœtales, plus lentement chez l'adulte, où la moelle jaune en contient un moins grand nombre.

En évidant l'os et en mettant sa surface intérieure à nu, nous y développions un travail de reproduction très-énergique, comme on peut le voir sur nos fig. 1, 2, 3. Nous avions ainsi deux sources actives de régénération extra et intra-osseuse, et selon la belle proposition de M. Flourens : enlevez l'os et le périoste le reproduira, nous obtenions bientôt la création d'un os nouveau capable de rétablir les fonctions du membre.

Sans vouloir exagérer l'importance des expériences sur les animaux, nous pouvons certainement les invoquer, puisque les partisans des résections sous-périostées n'ont pas de meilleurs témoignages à faire valoir, malgré l'insuffisance de leurs résultats. Chez les animaux, et nous ne saurions trop recommander ce fait à l'attention des chirurgiens, il suffit de laisser en place le tiers de la diaphyse d'un os réduit à une lame mince de tissu compact, pour reproduire complétement et intégralement un nouvel os, sans déformation ni raccourcissement. Ce fait admirable montre les voies ouvertes à la chirurgie.

Tels sont les titres justificatifs de l'évidement; mais les méthodes les plus brillantes ne seront jamais le dernier mot de la science, et il reste à examiner, si, par l'étude attentive des faits déjà acquis et de nouveaux procédés d'application, nous ne pourrions pas aller plus loin.

L'évidement permet l'ablation de la plus grande partie d'un os long (les deux tiers), et les portions enlevées se reproduisent. La hardiesse des chirurgiens a donc un vaste champ d'exercice pour tenter la guérison d'affections très-étendues et très-profondes. Dès qu'un tiers seulement de l'os est resté sain, l'indication d'enlever les deux tiers malades est rationnelle et le succès est presque assuré, comme le démontrént des faits cliniques multipliés.

Mais quelles ressources peut-on opposer aux ostéites, aux ramollissements graisseux, aux suppurations, aux caries, dont le siége n'est pas borné, et qui semblent s'étendre à la totalité de l'os?

Les résections sous-périostées sont alors impraticables, en raison de l'altération du périoste, tantôt frappé de suppuration, tantôt détruit par l'ulcération.

Quels moyens la chirurgie offre-t-elle dans de pareilles conditions? Quelques indications générales des plus vagues, en raison même de leur généralité. On conseille d'avoir recours au fer rouge; de convertir les os malades en séquestre, et de rendre ainsi la guérison possible. Ce précepte, convenablement étudié à la lumière des connaissances actuelles, va nous conduire, par la voie d'une filiation scientifique des plus rationnelles, à des moyens curatifs très-efficaces et très-simples.

Qu'arrive-t-il dans la nécrose? Une irritation ostéogène du périoste, qui se vascularise, s'épaissit et devient la source d'une proligération très-énergique de cellules plasmatiques, bientôt converties en nucléoles osseux. Les nouvelles couches d'os sont saines, moulées sur l'ancien os, qu'elles recouvrent, qu'elles enveloppent et qu'elles remplaceront un peu plus tard, comme forme, nature et usages, dès qu'elles auront acquis une solidité suffisante. A cette période, le séquestre devient mobile, et si on l'enlève, le malade guérit et conserve seulement, pendant un certain temps, un peu de faiblesse musculaire, un os plus volumineux, quelques cloaques réduits à l'état de fistules. mais il verra bientôt disparaître ces complications secondaires.

La nature elle-même donne cet exemple à la chirurgie, dont la voie ainsi tracée est de les reconnaître, de les comprendre et de les appliquer en les imitant. La conduite à tenir serait très-facile, s'il suffisait de porter un cautère igné sur un os, pour le convertir en séquestre, et déterminer la production d'un nouvel os. L'expérience en a été faite mille fois, et si elle a réussi dans quelques cas, elle a échoué le plus ordinairement. La cautérisation actuelle est aujourd'hui un procédé tombé en désuétude, mais qu'il suffit d'expliquer et de modifier d'une manière doctrinale pour en assurer le succès et en rétablir la vogue.

Le fer rouge brûle et détruit, beaucoup moins qu'on ne le suppose, les tissus en contact et il nous est arrivé fréquemment de l'appliquer sur des os, sans les frapper de mort, c'est-à-dire sans les nécroser. La maladie continue ses progrès, et l'opération reste inutile. Pour en obtenir des succès, il faut en considérer et en apprécier les conditions. C'est alors qu'on comprend la nécessité de commencer par évider l'os malade, afin de se rapprocher de sa couche périostée. Le fer rouge, appliqué sur la mince couche osseuse qui aura été conservée, y produira les changements que l'on poursuit. L'os cautérisé, frappé superficiellement de nécrose, ou simplement modifié dans son mode de nutrition, réagira sur le périoste, et cette membrane pourra devenir le siége d'une énergique transformation osseuse. destinée à donner naissance à un os nouveau. La cavité creusée dans l'os ancien ne sera pas étrangère à cet heureux résultat, car elle offrira un large écoulement aux liquides, aux corps étrangers, esquilles, détritus, séquestres partiels; elle permettra l'usage de substances modificatrices : injections, topiques médicamenteux, pansements et l'ossification réparatrice et reconstituante, déterminée dans le périoste, s'accomplira également à l'intérieur même de l'os évidé.

Les mêmes résultats pourraient aussi suivre des procédés plus ou moins variés, mais d'un but et d'un effet identiques. On serait parfaitement autorisé à introduire, par exemple, des tiges métalliques plus ou moins épaisses dans l'intérieur des os enflammés et cariés, et on les rendrait plus ou moins incandescentes pendant un temps proportionné à l'épaisseur des os, par le moyen de l'appareil de M. Middeldorf ou de tout autre appareil électrique. Plusieurs applications de ce procédé pourraient être nécessaires, selon les effets produits, et ne seraient plus des essais empiriques, mais parfaitement rationnels et scientifiques.

Cette méthode de régénération des os, signalée dès les premiers âges de la chirurgie, est, en partie, confirmée par les nombreuses expériences que nous avons répétées sur les animaux, et dont il nous reste à exposer les traits principaux.

Si l'on introduit dans le canal médullaire d'un os long une tige de bois, ou un fil métallique, au moyen d'une perforation centrale du milieu de l'os, et que l'on ferme la plaie en réunissant les parties molles par quelques points de suture, il se produit, en très-peu de jours, de nouvelles couches osseuses, les unes centrales, enveloppant le corps étranger, les autres périphériques. L'ancien os ne paraît pas sensiblement modifié, mais il se trouve compris entre deux couches osseuses de nouvelle formation, spongieuses, rougeâtres et très-vasculaires. Ces phénomènes ont été constatés depuis le septième jour jusqu'au quinzième, sans autres différences qu'une augmentation d'épaisseur des dépôts osseux, proportionnelle au temps écoulé. Les modifications signalées tant de fois, du côté du périoste, dans de semblables conditions, sont toujours des plus manifestes. Cette membrane est épaissie, hyperhémiée, tomenteuse, rougeâtre, très-facile à détacher des couches osseuses subjacentes. Le changement, sous ce dernier rapport, est profond et complet. Le périoste, qu'il nous avait été presque impossible de séparer des mêmes os par une dissection délicate et minutieuse, et qui avait été plus ou moins entamé par les instruments, déchiré et rompu, s'enlevait sans peine, comme un doigt de gant, avec ses adhérences musculaires et ligamenteuses intactes, sans effort et par une simple traction. Voici la manière dont nous procédions.

L'os soumis à l'expérience que nous avons relatée (introduction d'un corps étranger dans le canal médullaire, sans interruption de continuité de la diaphyse) était de nouveau mis à nu, puis séparé du périoste vers le milieu de sa circonférence, au moyen du manche d'un scalpel ou d'une lame métallique mousse et recourbée. On passait alors, entre l'os et le périoste, un ressort de montre d'une certaine largeur, sur lequel on sciait l'os perpendiculairement. Les deux bouts, renversés et poussés au dehors de leur gaîne périostée, s'en dégageaient aisément, et nécessitaient à peine l'intervention du chirurgien, même dans les points où des insertions tendineuses rendaient les adhérences plus solides. On parvenait ainsi à faire complétement sortir les deux bouts de l'os de leur enveloppe périostée, de manière à les scier perpendiculairement à leur longueur, dans un point plus ou moins rapproché de leurs extrémités articulaires. Les parties molles n'étaient nullement intéressées, et la résection terminée, on fermait la plaie tégumentaire avec des points de suture, en maintenant un contact immédiat entre le périoste et les muscles, au moyen d'un bandage roulé, sur lequel on fixait une attelle, pour assurer l'immobilité et prévenir le raccourcissement du membre.

Ce mode de résection offre de remarquables avantages au point de vue de la régénération osseuse, sur les résections sous-périostées.

Le périoste est pour ainsi dire préparé au rôle auquel on

l'appelle. Il est doublé d'une couche très-abondante de cellules plasmatiques, en pleine activité de transformation osseuse. De plus, il est conservé intact, condition essentielle à obtenir, et qui est d'une réalisation douteuse dans tous les cas où l'on opère sur un périoste sain.

Sans aucun doute, on serait en droit d'espérer la reproduction d'un nouvel os sur le tibia, le péroné, le cubitus ou le radius, opérés chacun isolément, et ayant pour soutien l'os congénère. Mais on n'arrive pas à des résultats aussi favorables au bras et à la cuisse, où l'os unique de ces membres trouve, dans le périoste conservé, un moule rétréci, contourné, difforme et surtout extrêmement raccourci, à moins d'induration générale du tissu musculaire. qui perd alors ses propriétés contractiles. Il nous paraît certain dès à présent que ce procédé de résection, avec hyperplasie provoquée du périoste sur les animaux, l'emporte absolument sur celui qui a été mis en usage par les expérimentateurs actuels, et devrait être préféré.

Ce procédé, avec les avantages que nous nous plaisons à lui reconnaître serait-il applicable à l'homme et l'emporterait-il sur l'évidement? Nous répondons négativement en toute conviction, et nous croyons ce jugement conforme aux enseignements cliniques et aux expériences elles-mêmes, puisqu'on se trouverait condamné, comme nous l'avons déjà fait remarquer, à sacrifier les nouvelles couches osseuses déjà produites, sans aucune justification rationnelle.

Dans les expériences suivantes, nous nous sommes proposé de rechercher si l'on n'obtiendrait pas plus vite et plus sûrement un os nouveau à la suite des résections sous-périostées, en les faisant précéder d'une autre opération, ayant pour effet d'augmenter l'activité et l'énergie de l'ostéogénie périostique. Cette opération préliminaire a consisté à perforer la diaphyse d'un os long, et à introduire une tige de bois ou de fer, pendant un temps déterminé, dans l'intérieur du canal médullaire afin d'en provoquer l'hyperplasie ou la nécrose, et de placer le périoste dans les conditions les plus favorables à la régénération osseuse. La partie nouvelle de ces expériences consiste à ne pas les avoir bornées à l'étude de la nécrose et des propriétés ostéogéniques du périoste, mais à les avoir entreprises et poursuivies comme moyen de découvrir le procédé le plus favorable à la reproduction d'un nouvel os, aussi conforme que possible à l'os enlevé.

EXP. I, 16 avril 1864. *Perforation de l'humérus droit d'un jeune chien. Introduction dans le canal médullaire de deux tiges de bois, l'une vers l'extrémité supérieure, l'autre vers l'extrémité inférieure de l'os. La plaie est fermée par quelques points de suture. L'animal a continué à se bien porter et n'a pas boité.*

Le 26 avril, sept jours après cette première opération, l'os est manifestement gonflé, particulièrement vers son extrémité supérieure. Le travail inflammatoire que nous voulions exciter a eu lieu, et il nous paraît certain que de nouvelles lames osseuses entourent les portions très-probablement nécrosées de l'humérus et que le périoste est en pleine activité ostéogénique. Le moment paraît favorable pour opérer la résection sous-périostée de toute la masse osseuse ou seulement de l'os ancien, si on le trouve recouvert de dépôts osseux de nouvelle formation susceptibles d'être ménagés et conservés.

25 avril. On met l'os à nu, en prolongeant les extrémités de la première incision, dont la réunion n'était pas achevée. Le périoste est devenu vasculaire, épais, tomenteux, rougeâtre, facile à détacher des couches osseuses subjacentes de nouvelle formation, dont l'épaisseur dépassait en quelques points 0m,001. Le manche du scalpel suffisait pour rompre les adhérences du périoste, et l'on pouvait former de cette membrane une gaîne en doigt de gant bien caractérisée et fort épaisse et la repousser vers les extrémités de l'os, dont on avait scié la partie moyenne pour les réséquer.

Nous avions commencé par tenter la conservation des lames osseuses nouvellement produites, en nous servant d'un fort scalpel, de la gouge et d'un ciseau, mais nous obtenions seulement des lamelles et des bandelettes osseuses, irrégulièrement brisées, plus ou moins libres et mobiles, et il ne nous a pas semblé possible de tirer un parti favorable de ce procédé. Nous sommes plus disposé à croire à l'avantage d'isoler simplement le périoste en sacrifiant les nouvelles couches osseuses.

Cette expérience m'a semblé éclairer un problème dont je ne m'étais pas donné jusqu'ici une explication très-nette. Je m'étais demandé comment de nouvelles couches osseuses avaient pu se déposer sur un os nécrosé, comme cela paraît avoir eu lieu au premier abord, puisque l'on trouve souvent un os nouveau enveloppant plus ou moins complétement des séquestres représentant dans quelques cas la presque totalité des diaphyses. J'avais supposé que les cloaques devaient répondre aux points où l'os nécrosé ou séquestré s'était trouvé en rapport direct avec le périoste consécutivement frappé de suppuration par son contact avec un corps étranger, le séquestre jouant nécessairement ce rôle. Si cette explication est vraie pour certains cas, nos expériences montrent qu'il ne saurait en être toujours ainsi et que la nécrose ne survient ordinairement qu'après un temps assez long pour permettre la production du nouvel os. Voici, en effet, comment les phénomènes paraissent se passer : l'introduction dans le canal médullaire d'une tige de bois ou de métal excite une inflammation plus ou moins violente, et provoque une augmentation très-vive de la vascularité. Le périoste prenant part à cette hyperhémie, puisqu'il fournit en partie le liquide circulatoire, devient le siége d'un travail ostéogénique plus énergique, et les dépôts osseux qu'il ne cesse de produire sont faciles à distinguer, en raison de leur abondance, de leur molesse, de leur plus grande vascularité et de leur coloration rougeâtre. De nouveaux vaisseaux se développent; mais il vient un moment où la circulation de l'ancien os est diminuée, gênée, puis suspendue, en raison de l'épaisseur croissante des nouvelles couches osseuses et de la plus grande difficulté de l'abord du sang. L'os, privé dès lors d'une grande partie de ses éléments de nutrition, et hypérhémié par le corps étranger placé dans son canal médullaire, se résorbe par rétrocession ou nécrobiose graisseuse dans une partie de ses lames spongieuses, tandis que sa portion compacte est frappée de mort et convertie en séquestre. Du pus commence alors à se déposer autour de ce dernier, sans avoir fait obstacle à la création du nouvel os, qui était déjà produit; mais ce dernier s'amincit, se résorbe et se perfore sur les points où il subit la plus grande pression, et le pus s'y fraye ainsi une issue.

On comprend les difficultés de l'analyse de ces phénomènes. Troja et Mac-Donald croyaient que les couches superficielles de l'os ancien ou normal étaient conservées; mais la régularité des formes du séquestre, qui devrait par cela même être irrégulier, montre, dans un certain nombre de cas, que rien de semblable n'a eu lieu, et nos expériences confirment cette manière de voir et l'expliquent.

1er août. L'animal, qui avait continué à se porter parfaitement, est tué le 1er août, plus de deux mois après la résection. Voici les changements survenus à l'humérus droit :

1° Aucune continuité osseuse ne s'est rétablie et les deux fragments jouaient très-librement et très-lâchement l'un sur l'autre, entourés par une vaste capsule ligamenteuse, à laquelle adhéraient les muscles voisins et le biceps particulièrement. Cette capsule était assez épaisse pour ne pas laisser voir les os.

2° On la fend, et on reconnaît qu'elle a plus de 0m,001 d'épaisseur, qu'elle est très-lisse intérieurement et qu'elle enveloppe et enserre les deux extrémités osseuses, polies, blanchâtres, d'apparence cartilagineuse et offrant une sorte de tête condylienne supérieurement et une cavité correspondante inférieurement. Des fibres ligamenteuses, faisant partie de la capsule, sont adhérentes au pourtour des extrémités osseuses, dont la saillie libre supérieure (tête osseuse cartilaginiforme) a 0m,002 de hauteur. Il n'y a aucune trace d'ossification dans l'intervalle des deux extrémités osseuses, dont la partie enlevée ne s'est pas reproduite. Le périoste ni la moelle n'ont donné naissance à aucune ossification. Le bout supérieur de l'humérus, depuis le sommet de la grosse tubérosité jusqu'à la nouvelle tête articulaire a 0m,033, le bout inférieur 0m,025, total 0m,058, tandis que l'humérus du côté opposé présente 0m,080.

Examen de l'extrémité supérieure du bout inférieur de l'os après l'ouverture de la capsule. La face articulaire de l'extrémité supérieure de ce fragment avait 0m,018 de hauteur, dont 0m,011 de surface libre, correspondant par contiguité au bout supérieur et constituant une enarthrose. Une petite saillie médiane et longitudinale de cette surface de 0m,007 de longueur sur 0m,002 d'épaisseur dans le point le plus large rencontrait le bout supérieur et représentait un rudiment de tête allongée en condyle, jouant dans une cavité osseuse. C'était donc une articulation semblable à l'huméro-cubitale, qui tendait à se réformer avec une apophyse coronoïde en avant et une sorte d'olécrâne rudimentaire.

Nous avons trop souvent insisté sur la tendance à la reproduction des formes articulaires et sur les causes de cette tendance pour nous en occuper ici de nouveau (voy. p. 69).

Conclusion. Il ressort de cette expérience : 1° que la résection sous-périostée faite sur un humérus, dans lequel on avait laissé pendant neuf jours une cheville de bois et autour duquel le périoste était enflammé et en voie d'activité ostéogénique, n'a pas amené la moindre trace de nouvelles ossifications ; 2° que les extrémités libres de l'os réséqué se sont allongées; 3° qu'une pseudarthrose s'est produite ; 4° que la tendance à la forme d'une articulation ginglymoïdale s'est nettement manifestée; 5° et que l'os dont la longueur primitive était de 0m,080 a perdu, malgré l'allongement de ses extrémités réséquées, 0m,022 de son étendue; 5° qu'enfin les résultats de l'expérience ont été contraires à toute tentative pareille sur l'homme dans les mêmes conditions de temps.

Nota. M. le professeur Morel a examiné la fausse articulation (3 août 1864) et n'a trouvé aucune trace de cartilage sur les extrémités osseuses. Mais une foule de cellules cartilagineuses existaient au milieu du tissu fibreux du pourtour de l'os.

EXP. II, 16 avril 1864. *Introduction dans le canal médullaire de l'humérus d'une tige métallique (fil de fer).*

L'humérus droit a été perforé avec une petite gouge terminée en vis et avec de minces ciseaux d'acier. L'incision de la peau, des muscles, du périoste et l'ablation des lames superficielles de l'os n'ont pas semblé provoquer de douleur, et l'animal est resté tranquille pendant cette partie de l'opération; mais il s'est agité et a jeté des cris quand on a ouvert le canal médullaire et qu'on y a engagé les fils de fer; l'un en haut de 0m,021 de longueur sur 0m,001 de largeur, l'autre en bas de 0m,018 de longueur et de même diamètre. Il a fallu courber les fils et employer beaucoup de force pour les introduire dans le canal osseux. Le trou ou perforation par lequel on les engagea avait 0m,004 de longueur sur 0m,002 de largeur. La plaie fut fermée par quatre points de suture. L'animal boitait et a continué à boiter jusqu'au 23 avril, jour ou on a réséqué 0m,046 de la diaphyse. Nous nous proposions de conserver le périoste et les nouvelles couches osseuses que nous supposions s'être formées, afin de favoriser la régénération de l'os enlevé. Après avoir écarté les bords de la plaie, qui n'étaient pas réunies, et continué l'incision vers les deux extrémités du membre, nous avons divisé longitudinalement le périoste et nous l'avons renversé de chaque côté, avec les plus grandes difficultés, en nous servant d'un scalpel, d'une spatule et d'une lame de ciseaux; nous espérions trouver le périoste épaissi et séparé de l'os par une couche gélatiniforme facile à détacher, mais nous n'avons rien observé de semblable. Les adhérences nous ont semblé extrêmement serrées, intimes, et l'examen ultérieur de l'os enlevé a montré que nous n'étions parvenu ni à ménager la totalité du périoste ni à séparer de l'os les couches osseuses de nouvelle formation qui s'y étaient déposées et qui y étaient comme incrustées. Nous ne les avions pas reconnues au premier abord, et la dissection seule de l'os réséqué nous les a montrées. Les deux extrémités osseuses furent divisées avec un ostéotôme et plutôt brisées que nettement sectionnées, surtout du côté de l'épaule. On réunit la plaie par des points de suture.

L'os enlevé était recouvert, particulièrement en haut, d'une lame d'os nouveau ayant au moins 0^m,001 d'épaisseur. Du côté du coude le périoste était également ossifié, mais le dépôt osseux n'avait pas dans les points les plus apparents plus de 0^m,0002 ou 0^m,0003 d'épaisseur. L'ancien os, réséqué, avait été parfaitement isolé de la surface périostée, et de petites granulations osseuses, presque microscopiques, le recouvraient et y étaient solidement fixées.

Cette première partie de l'expérience établit les faits suivants :

1° Au bout de sept jours une couche osseuse nouvelle d'une assez grande épaisseur s'était produite autour de l'os dont le canal médullaire renfermait un fil de fer.

2° Ces couches osseuses n'avaient pas la même épaisseur, mais étaient manifestement partout en voie de formation.

3° Ces couches de tissu osseux nouveau étaient très-adhérentes à l'ancien os et d'une séparation très-difficile.

4° Il faudrait donc rechercher le moment où la séparation en serait aisée.

5° L'attention devrait également se porter sur les modifications que subissent les couches osseuses conservées avec le périoste, lorsqu'elles ont été plus ou moins écrasées, disjointes et brisées par la dissection.

27 avril. L'animal n'a pas mangé le premier jour. Dès le second il paraissait avoir repris une santé parfaite. On a étendu le membre à plusieurs reprises. Chaque fois qu'on l'a allongé, l'animal s'est plaint et a jeté quelques cris. Un moment après il courait sur trois pattes et reprenait son entrain et sa gaîté.

Ce chien a été tué le 12 juillet 1864, trois mois après la première opération. Une fausse articulation, encore mobile quoique résistante, fixait les deux extrémités de l'os frappées de nécrose. Une coque osseuse était en voie de formation périphérique et se trouvait percée de deux ouvertures fistuleuses (cloaques).

Le séquestre inférieur n'était pas encore mobile et représentait la totalité de la portion de diaphyse sur laquelle avait porté la section. Son extrémité, composée de tissu compact, était libre et saillante au delà du nouvel os. Le tissu spongieux intérieur avait disparu. La portion saillante était de 0^m,005 de hauteur et 0^m,01 de largeur, tandis que le diamètre correspondant du nouvel os était de 0^m,017. Le séquestre tendait à se détacher de l'os ancien à 0^m,005 de distance de sa surface de section. A ce niveau son bord circulaire s'était aminci par érosion de ses deux faces externe et interne. La face externe paraissait creusée plus profondément, et le moment allait arriver où la séparation eût été complète. C'est à cet endroit que le nouvel os, dont l'épaisseur était en avant triple de celle du séquestre, était éloigné de l'autre extrémité osseuse également revêtue de nouveaux dépôts d'ossification à surfaces mamelonnées.

Dans l'intervalle se rencontrait le séquestre. On voyait très-bien, au moyen d'une coupe longitudinale de l'humérus, les rapports de l'ancien os avec le nouveau. La fusion semblait complète et les surfaces de jonction se reconnaissaient seulement à une coloration un peu différente.

L'ancien os se serait-il nécrosé plus tard? Nous ne le croyons pas et nous en avons constaté le mode de conservation (voy. fig. 2 et 3); les dispositions que nous venons de signaler sont curieuses et montrent nettement l'intimité des rapports de l'os ancien avec l'os nouveau et l'espèce de fusion qui en est le résultat (voy. fig. 3).

Exp. III. *Introduction d'une tige de bois dans le canal médullaire du tibia droit d'un jeune chien, dans le but de provoquer l'épaississement et l'activité ostéogénique du périoste comme moyen préparatoire à la réussite des résections sous-périostées.*

Nous mettons à nu, le 11 avril 1864, la face interne du tibia droit et nous y creusons une petite ouverture longitudinale par laquelle j'introduis dans l'intérieur de l'os, en haut et en bas, une cheville de bois.

Le 23, douze jours après cette première opération, la plaie n'est pas fermée, mais suppure très-peu. Le tibia est manifestement gonflé, surtout en haut.

Le 27, seize jours après l'introduction des chevilles, nous pratiquons la résection de la diaphyse tibiale, dans le but d'étudier les modifications survenues 1° à la surface de l'os, 2° dans ses couches intermédiaires ou moyennes, 3° dans le canal médullaire au niveau des corps étrangers.

L'os réséqué semblait composé, à la première vue et surtout après vingt-quatre heures de dessiccation, de trois parties très-distinctes :

1° La couche extérieure, rougeâtre, vasculaire, c'est-à-dire légèrement imbibée de sang, offrait une épaisseur variable de 0m,002 à 0m,0005 et appartenait à un dépôt récent ou de nouvelle formation ;

2° Les couches intermédiaires ou moyennes (ancien os) étaient blanches, dures et comme éburnées ;

3° Le canal médullaire renfermait les chevilles de bois et était d'un rouge foncé qui tranchait nettement sur la coloration grisâtre du tissu osseux moyen.

Ce canal avait de 0m,003 à 0m,005 de largeur, et était en rapport de diamètre avec le volume de l'os, beaucoup plus développé à sa partie supérieure.

Les dispositions si tranchées que nous venons d'indiquer n'étaient qu'apparentes, et il suffisait de gratter légèrement la surface d'une section perpendiculaire de l'os pour faire disparaître la coloration rouge et montrer d'autres modifications plus profondes. La surface de section devenait alors entièrement blanche, homogène, très-résistante, mais avec des nuances fort distinctes de coloration et de dureté. Ainsi : 1° les couches extérieures ou périphériques de nouvelle formation paraissaient d'un blanc éclatant; 2° les couches subjacentes appartenant à l'ancien os étaient un peu grisâtres; 3° le canal médullaire se trouvait revêtu de couches récentes ou nouvelles, directement en contact avec les tiges de bois.

L'ancien os se trouvait donc entouré de deux gaînes ou tubes osseux récents, l'un en dehors, l'autre en dedans, sans aucune trace de suppuration.

M. le professeur Morel, ayant eu la complaisance d'enlever une surface très-mince de la diaphyse tibiale par deux traits de scie perpendiculaire, mit sous nos yeux un véritable disque osseux présentant quatre cercles concentriques : l'os nouveau ou sous-périosté; l'ancien os; l'os nouveau ou intra-osseux; le canal médullaire libre dans lequel la tige ligneuse avait été introduite.

Le périoste avait été ruginé et séparé du pourtour de la perforation pratiquée sur la face interne du tibia, et l'os nouveau s'observait cependant en cet endroit. Il y avait ainsi continuité entre le nouvel os sous-périosté et le nouvel os intra-médullaire ou central.

Quand nous fîmes tremper dans du carmin la lamelle osseuse que nous venons de décrire, les couches osseuses de nouvelle formation se coloraient fortement. Le microscope montrait les degrés de l'ossification et le travail de fusion qui se produisait entre l'os ancien et les couches osseuses récentes (voy. les fig. 2 et 3, où la communication des canaux de Havers a été parfaitement représentée).

EXP. IV. *Résection sous-périostée de 0m,034 de la diaphyse humérale droite, le 24 février 1864. Reproduction imparfaite de l'os, le 2 juin suivant. La continuité de la diaphyse n'était pas rétablie à cette époque (trois mois et six jours après la première opération), et de petits séquestres s'étaient en partie détachés des extrémités osseuses.*

Résection de 0m,034 de la diaphyse humérale, le 24 février 1864, avec isolement et conservation du périoste. Le chien opéré se servait parfaitement, deux mois plus tard, de son membre, dont la consolidation paraissait complète. L'animal courait et sautait d'une table à terre sans gêne ni souffrance.

L'examen anatomo-pathologique de l'humérus opéré, fait le 2 juin 1864, trois mois et six jours après la résection, permit de constater les dispositions suivantes : l'humérus droit avait $0^m,087$ de longueur ; l'humérus gauche, $0^m,113$.

Le membre réséqué présentait en conséquence un raccourcissement de $0^m,026$; mais comme il avait subi une perte de substance de $0^m,034$, il avait recouvré, en réalité, $0^m,008$ de sa longueur. L'os était dans un bon état de rectitude, ce que nous attribuons à l'emploi d'une attelle pendant les premiers jours de l'opération, et à la suspension du membre, que l'animal avait tenu en l'air assez longtemps, et dont le poids avait dû exercer une sorte d'extension continue.

Malgré son apparente solidité et le rétablissement de ses usages, l'humérus n'était pas entièrement consolidé, et ses deux extrémités offraient entre elles un petit intervalle membraneux d'environ $0^m,001$ d'épaisseur.

La résistance de l'os dépendait de modifications assez compliquées que nous essaierons de décrire :

De nouvelles couches osseuses s'étaient produites dans la demi-circonférence postérieure du périoste, et offraient des dispositions très-variées. Sur le fragment huméral inférieur, on trouvait une nouvelle lame osseuse de $0^m,015$ de longueur et de $0^m,005$ d'épaisseur, au niveau de la section de l'os (résection). Cette lame s'amincissait successivement de haut en bas, et se continuait sur l'ancien os, auquel elle adhérait. On pouvait apercevoir la surface de jonction de l'os ancien et de l'os nouveau par une coupe verticale.

Au-dessus de ce point existait une petite masse osseuse de $0^m,01$ de longueur sur $0^m,005$ d'épaisseur, qui semblait due à la réunion de noyaux d'ossification, primitivement distincts, qui avaient fini par se rencontrer et par se souder en raison de leur développement graduel. Cette petite masse osseuse se trouvait placée entre les deux bouts de l'humérus, et en aurait rétabli la continuité, si elle n'en avait pas été séparée par un intervalle non ossifié de $0^m,001$, occupé par du tissu fibreux, et des cellules plasmatiques, constituant des végétations rougeâtres. Cet intervalle se serait manifestement rempli de cellules osseuses, dont l'accumulation aurait formé un humérus continu et de plus en plus épais. Peut-être ce résultat eût-il été obtenu plus tôt, sans la présence d'un petit séquestre dépendant de la nécrose de l'extrémité supérieure du fragment inférieur de l'os réséqué. Ce petit séquestre, parfaitement circonscrit, d'un blanc éclatant et très-dur (tissu compact), avait été coupé nettement par la scie en haut, où sa surface était lisse et régulière, et offrait en bas des bords minces, tranchants et irréguliers, correspondant à la plaie faite primitivement au périoste et convertie en trajet fistuleux (cloaque), entouré de dépôts osseux de nouvelle formation, ayant en dedans jusqu'à $0^m,007$ d'épaisseur. Ce séquestre était maintenu en place et immobilisé par un prolongement osseux, né du canal médullaire qui en pénétrait le centre. Nul doute, comme nous l'avons déjà exprimé, qu'après l'élimination de la portion nécrosée, l'os ne se fût reconstitué par les nombreuses ossifications qui l'entouraient de toutes parts, et qui, d'abord partielles et disséminées, se seraient de mieux en mieux et plus complétement réunies. L'os nouveau eût présenté alors un diamètre beaucoup plus considérable qu'à l'état normal, mais la résorption successive qu'il eût subie, aurait favorisé la disparition de cet excès de volume. Examiné sur la pièce actuelle, l'os nouveau, au niveau du séquestre, avait $0^m,018$ d'épaisseur, tandis que l'os sain du côté opposé n'avait que $0^m,008$. Il eût donc fallu une diminution ou retrait d'un centimètre, et c'eût été assez facile après l'extraction ou l'élimination du séquestre, qui avait $0^m,008$ de diamètre et qui y était contenu.

Nous devons encore signaler l'augmentation totale de $0^m,004$ de volume qu'offrait la partie supérieure de l'humérus jusqu'auprès de sa tête articulaire par dépôt de nouvelles couches osseuses sous-périostées moins épaisses qu'au bout inférieur, mais cependant très-distinctes.

L'examen anatomo-pathologique des résultats de cette résection sous-périostée humérale fournit d'assez nombreux enseignements confirmatifs et explicatifs de nos observations cliniques et expérimentales.

1° Le raccourcissement de tout os unique réséqué dans une certaine longueur nous avait paru inévitable et se trouve ici confirmé, puisqu'il était de $0^m,026$. Ce raccourcissement a été constaté dans toutes les pièces de Heine, dans celles de Marmy, chez le malade de M. Giraldès. M. Larghi (de Verceil) et quelques autres chirurgiens ont prétendu avoir régénéré des humérus entiers sans raccourcissement, quoique au moment de l'ablation de l'os le membre eût subi une énorme diminution de longueur. Nous ne pouvons admettre la valeur de ces observations, affirmées sans démonstration directe et en opposition avec tous les faits connus. Ces raccourcissements auraient peu d'importance, au reste, pour le bras, dont les usages en souffriraient peu.

2° La possibilité, et nous verrons qu'on doit dire la fréquence, des nécroses partielles des extrémités osseuses, à la suite des résections sous-périostées, comme on l'observe souvent après les amputations.

Les conditions, étant à peu près les mêmes, ne devaient pas entraîner de résultats différents.

3° La permanence de la suppuration et des trajets fistuleux, tant que les séquestres ne sont pas éliminés.

4° Le mécanisme de la reproduction des os, par dépôts partiels, réunion et accumulation des ostéoplastes, provenant du périoste, du canal médullaire et de l'épaisseur des os.

5° L'allongement des extrémités osseuses, reformées par cette triple origine de nouvelles ossifications.

Exp. V. *Dénudation du tibia dans une étendue de 0m,03, sans incision du périoste ni des parties molles. Résection sous-périostée, neuf jours plus tard, de la partie dénudée. Consolidation par un cal intermédiaire, avec raccourcissement de 0m,02. Courbure et fracture du péroné.*

Nous séparons une portion du tibia de son périoste dans une étendue de 0m,03, en incisant longitudinalement les parties molles et glissant un ressort de montre autour de l'os et au-dessous du périoste, afin de séparer cette membrane, qui était résistante et assez épaisse, en raison du jeune âge de l'animal (six mois).

L'opération a été faite très-rapidement le 14 mai 1864, et le chien n'a pas crié et n'a pas paru en souffrir.

Nous désirons savoir quelles modifications ce genre de dénudation imprimera à l'os dénudé, et s'il se formera de nouvelles couches osseuses à l'intérieur du canal médullaire.

Nous enlevons neuf jours plus tard, 23 mai, la portion dénudée du tibia (0m,03) par deux traits de scie portés sur l'os, au-dessous duquel a été introduite une lame d'acier pour ménager les parties molles. Le périoste était presque partout recollé.

La portion réséquée du tibia était hyperhémiée, blanche, dans les points dénudés, et sans dépôt apparent de nouvelle matière osseuse dans le canal médullaire.

Au bout de trois mois, le tibia était réuni par un cal très-apparent, provenant du périoste des extrémités osseuses et partout épais et solide. Ce cal avait un centimètre d'étendue et le raccourcissement du membre était de 0m,02. Le péroné, fortement incurvé et probablement brisé au point supérieur de sa jonction avec le tibia, s'était ainsi prêté au raccourcissement du membre.

Dans l'endroit supposé de la fracture, le péroné avait triplé de volume, et était de 0m,008 au lieu de 0m,002.

Quant au tibia, le fragment supérieur, au niveau du cal, avait 0m,02, tandis que l'os sain du côté opposé présentait seulement 0m,008. Cette partie réséquée du tibia avait donc plus que doublé de volume.

Exp. VI. *Dénudation périostée et double perforation, à 0m,02 d'intervalle, de la face antérieure du tibia gauche, et introduction au travers des deux perforations dans le canal médullaire d'un fil de fer, auquel on imprima des mouvements de va-et-vient, avant de le retirer. Examen du tibia, le trentième jour. Occlusion des perforations par un nouvel os.*

Cette expérience, faite le 4 juin 1864, avait entraîné peu d'accidents ; la plaie s'était fermée rapidement, et l'animal, d'un an environ, s'était complétement rétabli.

Le tibia, enlevé le 2 juillet suivant, trentième jour de l'expérience, présentait une surface un peu inégale, revêtue d'une nouvelle couche osseuse. La face interne, légèrement arrondie, offrait à peine la trace des perforations qu'elle avait subies; il présentait seulement en haut une sorte de dépression ovalaire et en bas un peu d'irrégularité et une coloration plus foncée.

M. le professeur Morel, ayant scié l'os longitudinalement en faisant passer la section par le milieu des perforations, détacha une lame osseuse très-fine; l'usa sur le porphyre et, l'ayant fait tremper dans du carmin, put observer, avec la plus grande netteté, tous les changements qui s'étaient produits.

Le trou supérieur était entièrement oblitéré par du tissu osseux dur et compact. Le trou inférieur l'était également; mais les nouvelles ossifications qui la remplissaient semblaient moins épaisses. Le canal médullaire était également parsemé de dépôts osseux.

L'on voit (fig. 2, *a*, *a*) toute l'épaisseur de la face antérieure du tibia parsemée de canaux de Havers (*b*, *b*) agrandis par régression graisseuse et remplis de cellules plasmatiques. Du tissu osseux déjà formé ou en voie de formation (*c*, *c*) remplissait la perforation, au travers de laquelle le fil de fer avait été introduit. Ce tissu osseux se composait d'os complétement formé (*d*, *d*), de canaux de Havers (*e*, *e*) plus ou moins larges, et de graisse représentée par des taches blanches (*f*, *f*).

La perte de substance avait été comblée par la proligération des cellules plasmatiques de l'os, celles du périoste et celles du canal médullaire. Les cellules de l'os, dégagées par régresion graisseuse de la substance fondamentale environnante, avaient repris le caractère des cellules embryonnaires ou fœtales et avaient fourni le nouveau tissu osseux. Celui-ci, s'unissant aux ostéoplastes venant du périoste et du canal médullaire, avait rempli et comblé la perte de substance et en dépassait les bords.

Le même travail s'était accompli en dehors et à l'intérieur de l'os. En dehors, le tissu osseux (*g*, *g*, *g*) était né du périoste, resté sain à une certaine distance de sa dénudation. Ses cellules, en se multipliant, s'étaient étendues par irradiation jusqu'à celles du canal accidentel. En dedans, l'ostéogénie s'était opérée avec une moins grande activité; mais l'on voyait le nouvel os recouvrir l'ancien et se continuer et se confondre avec celui qui faisait saillie au delà du trou dans lequel avait passé le fil métallique.

Cette pièce est très-belle et donne une idée fort exacte de l'évolution des régénérations osseuses.

Sur une autre lamelle de l'os, prise au delà de la perforation supérieure, M. Morel nous montra un exemple des plus remarquables de la fusion des couches osseuses d'ancienne et de nouvelle formation.

Une nouvelle couche osseuse sous-périostée (fig. 3, *a*, *a*) recouvrait la surface de l'os ancien (*c*, *c*).

Une autre couche, également récente (*b*, *b*), occupait le canal médullaire et communiquait, comme la précédente, avec les canaux de Havers de l'os intermédiaire ou ancien.

Celui-ci (*c*, *c*) était en voie de transformation. Une partie de sa substance disparaissait par résorption graisseuse et tendait à se reproduire dans les mêmes conditions et avec la même texture que les couches osseuses nouvelles, extérieures et intérieures. Les canaux de Havers offraient entre ces parties de vastes voies de communication, et il n'est pas douteux que l'os tout entier ne fût devenu homogène et eût perdu toute trace de ces variétés d'origine. On comprend dès lors comment l'os ancien, emprisonné, pour ainsi dire, entre deux autres couches osseuses nouvelles, s'y réunit, et un os complet et normal, qu'on peut très-justement appeler régénéré, provient en peu de temps de cette triple fusion.

EXP. VII. *Perforation de l'humérus droit et introduction dans son canal médullaire d'un double fil de platine de 0m,024 de longueur, porté au rouge au moyen de l'appareil de Middeldorpf. Extraction immédiate des fils et réunion de la plaie par quelques points de suture (3 mai 1864).*

Nous avions eu le soin de détacher et de repousser à droite et à gauche le périoste, ce qui parut très-difficile en raison de l'extrême ténuité et de la fixité des adhérences de cette membrane.

La perforation osseuse a dû être assez large pour permettre l'introduction des fils métalliques, et après l'opération le contour osseux était noir et manifestement brûlé par l'incandescence des fils.

Le chien, de petite taille, était vieux et en assez mauvais état de santé. Poil terne et se détachant aisément.

Le 11, l'animal a peu souffert. L'appétit était rétabli dès le lendemain. Le membre s'est tuméfié et est devenu douloureux à la pression. L'animal ne pose pas à terre cette patte, dont le volume paraît doublé.

Le 14, la plaie ayant été incisée et écartée, je trouve l'humérus isolé dans toute la partie cautérisée par le fil de platine, introduit le 3 mai (onze jours auparavant) dans le canal médullaire et porté au rouge. Le périoste est très-épais, dur et déjà incrusté de dépôts osseux, sans aucune continuité avec l'os ancien, qui est blanc, uni et parfaitement isolé. J'en brise le milieu avec un ciseau, et j'en renverse en haut et en bas les extrémités, que je résèque.

L'animal a beaucoup crié lorsqu'on a introduit un tirphon dans l'intérieur de l'os, qu'on a fait basculer.

Au-dessus des points où les tiges métalliques avaient été introduites, les adhérences périostales et tendineuses étaient très-solides, et nous avons eu la plus grande peine à les détacher.

La plaie a été fermée par deux points de suture, entourée d'un bandage roulé et le membre soutenu par une attelle, fixée elle-même par des circulaires passant autour du cou (croisé du cou et de l'épaule).

Le tibia n'était ni douloureux ni gonflé; nous n'y avons pas touché.

Réflexions. La séparation complète de la surface de l'os et du périoste, épais, vascularisé et transformé partiellement en substance osseuse, est le fait le plus remarquable de notre expérience. Os et périoste n'étaient pas baignés de pus et nous n'avons pas constaté la présence de ce liquide.

Troja et d'autres expérimentateurs avaient déjà signalé cet isolement de l'os au milieu de la gaîne périostée, après la destruction du canal médullaire, avec une tige métallique rougie au feu; mais ils n'en avaient tiré d'autres conséquences que celles relatives à la nécrose et à la reproduction physiologique d'un nouvel os. Le côté chirurgical de la question ne les avait pas préoccupés. Nous croyons cependant devoir insister sur les ressources thérapeutiques que cette expérience nous semble indiquer. Tantôt de nouvelles couches osseuses sont produites intra et extra. Ne serait-ce pas un moyen à employer pour exciter la reconstitution et une régénération plus actives des os, lorsque leur tissu est languissant, affaibli, suppuré même, mais qu'il est trop peu altéré pour qu'on n'en puisse pas espérer la rénovation? Nous voyons l'os cautérisé frappé de mort et le périoste s'en séparer et reproduire séparément un nouvel os. Ne serait-ce pas un admirable moyen de conservation des membres dans le cas où l'os primitif serait très-affecté et où il ne serait pas cependant possible de l'enlever sans danger? Supposons l'olécrâne carié. Comment oser l'évider et arriver au cartilage articulaire? N'aurait-on pas à redouter l'ouverture, l'inflammation, la suppuration et la perte de l'articulation? Admettons, au contraire, que l'on puisse, par une cautérisation ignée convenablement dirigée, convertir la totalité de l'os malade en séquestre, sans blesser le périoste ni les parties molles en contact, qui seraient écartées, laissées libres, intactes et rendues par hyperplasie d'une activité ostéoplastique plus énergique. L'articulation ne serait ni ouverte ni compromise, et l'olécrâne, bientôt reconstitué, avec ses attaches ligamenteuses et musculaires, reprendrait ses fonctions, puisque, aussitôt le séquestre formé, désagrégé ou enlevé, la guérison s'achèverait par la reconstitution de l'os.

Il doit rester des doutes sur ce mode de réparation des surfaces osseuses articulaires, où manque en grande partie le périoste, et de nouvelles expériences seront nécessaires pour les lever entièrement. Mais ces doutes n'existent plus pour les surfaces osseuses périostées, et dès à présent l'application thérapeutique des résultats auxquels nous sommes parvenu serait légitime et conforme à la pratique empirique de tous les temps. La cautérisation des os cariés a toujours été recommandée d'une manière générale, et on pourrait en comprendre aujourd'hui les véritables indications et en obtenir des résultats mieux expliqués, mieux prévus et par conséquent beaucoup plus certains.

EXP. VIII. *Résection longitudinale de l'humérus droit avec évidement. Régénération complète de l'os.*

Nous enlevons, le 13 mai 1864, sur un jeune chien, $0^{m},036$ de l'humérus droit par une résection longitudinale.

Plus de la moitié de la circonférence de l'os a été sciée, et avec une petite gouge nous avons évidé la moelle rouge, et n'avons laissé que le tissu compact, réduit à une épaisseur de 0m,001. Le diamètre transversal de la portion d'os était de 0m,008.

Il a fallu détacher une partie de l'insertion du deltoïde, et inciser quelques fibres du brachial postérieur ; le périoste avait été séparé de la partie osseuse réséquée avec une assez grande facilité, en raison du jeune âge de l'animal. Nous avions dû faire deux lambeaux longitudinaux pour découvrir l'os, et nous nous servîmes d'une petite scie en ressort de montre très-étroite et très-flexible. On enleva d'abord près de la tête humérale, au-dessous du col, un segment transversal cunéiforme ; et dans l'excavation produite nous engageâmes la lame de la scie, que nous fîmes agir de haut en bas et que nous ramenâmes en avant, de manière à réséquer la moitié au moins de l'épaisseur de la diaphyse. Après l'évidement de la moelle nous détachâmes encore avec la scie une petite lanière osseuse du bord postérieur de l'humérus. La plaie fut réunie par quelques points de suture.

Examen de l'humérus régénéré, le 25 août suivant, le chien ayant succombé à une sorte de typhus épidémique. L'humérus présente une continuité parfaite, une solidité aussi grande que celle du membre sain et une grande régularité de formes. Toute la partie diaphysaire reproduite (0m,036) a augmenté en diamètre transversal de 0m,02 (soit 0m,045 contre 0m,025), est incurvée en arrière, et a perdu, par une fracture dont on reconnaît les traces, 0m,014 de sa longueur.

Les usages du membre étaient depuis longtemps rétablis et la plaie s'était fermée assez rapidement.

Réflexions. Le résultat le plus important de cette expérience est la régénération rapide et complète de l'os réséqué longitudinalement, et évidé de manière à n'en laisser qu'une lamelle de 0m,001 d'épaisseur, revêtue de son périoste.

Partout où l'on conserve le périoste adhérent à sa couche osseuse subjacente, on obtient facilement la régénération de l'os réséqué ou évidé, et la constance de ces résultats s'est montrée telle que M. Marmy n'a pas cru devoir, plus que moi, multiplier des expériences dont les effets étaient invariables.

Nous nous expliquons ces reproductions osseuses par l'extrême énergie de la proligération cellulaire du périoste conservé. La multiplication des ostéoplastes s'étend à toute la périphérie du fragment laissé intact, et l'os nouveau est bientôt reconstitué par accumulation, réunion et tassement de la matière osseuse, dans la cavité restée libre par suite de la résection ou de l'évidement.

La longueur du membre n'est pas modifiée, à moins de fracture, qu'on peut éviter, et l'on a plutôt à redouter une hypérostose, même chez les animaux âgés, qu'un défaut d'ossification.

Les mêmes phénomènes s'observent dans la nécrose et dans certains traumatismes compliqués de pertes de substances. Dès qu'une portion saine de l'os, revêtue de son périoste, a pu être conservée, toutes les portions détruites se séparent et sont reproduites avec un remarquable succès.

EXP. IX. *Résection longitudinale de la tête et de la diaphyse de l'humérus droit, dans une étendue de 0m,03. Régénération très-avancée avec reproduction de la tête humérale en moins de deux mois.*

Le 3 juin 1864, je mets à découvert la tête et la diaphyse de l'humérus droit d'un jeune chien d'environ un an. Un trait de scie, en ressort de montre, dirigé trop obliquement, n'abat qu'une portion de la tête osseuse, sans atteindre la diaphyse. Cette dernière est alors séparée plus complétement des parties molles, et un nouveau coup de scie divise de haut en bas et de dedans en dehors l'épiphyse articulaire et la diaphyse elle-même dans une hauteur de 0m,03 sur une largeur de 0m,007. L'extrémité osseuse, séparée de ses insertions musculaires, n'a plus de rapports avec le scapulum, et est libre et mobile au fond de la plaie. On constate nettement la présence du cartilage chondroïde, qui indique les points de jonction de la tête avec le corps de l'humérus. La moitié réséquée de la diaphyse a été enlevée avec son périoste.

La plaie, réunie par quelques points de suture, est restée fistuleuse et a continué à suppurer.

L'animal ayant succombé le 9 août suivant à une épidémie du typhus, on put constater le travail de régénération de l'os, qui s'était produit en soixante-six jours.

L'extrémité supérieure de l'humérus, sur laquelle avait porté la résection, s'était nécrosée dans une étendue de 0m,04, mais le périoste qui la doublait avait donné naissance à une couche osseuse de la même hauteur (voy. fig. 5), large en haut de 0m,022 et surmontée d'une tête humérale régénérée très-reconnaissable, et d'une lamelle d'ossification, qui nous a paru destinée à représenter la grosse tubérosité.

En bas le nouvel os avait seulement 0^m,016 de largeur et se continuait avec l'ancien, sans autre démarcation qu'un état de vascularité plus prononcé (picté et porosités vasculaires) et une coloration un peu plus rougeâtre.

La nouvelle tête osseuse (fig. 4, 5, 6, *a*, *a*, *a*), entourée d'un collet distinct en bas et en dedans, avait 0,011 de diamètre transversal, 0^m,008 de hauteur, 0^m,006 de saillie. C'est un des plus beaux exemples de régénération de tête articulaire que nous ayons rencontrés.

Le mécanisme de ces régénérations est très-curieux. La tête de l'humérus avait été en grande partie enlevée au moment de la résection, et sa partie conservée, maintenue par le cartilage chondroïde, s'était complétement détachée à la suite de la nécrose de l'épiphyse. La reproduction de la tête humérale n'avait donc pu se faire par la couche cartilagineuse, intermédiaire à l'épiphyse et à la diaphyse, cette lame cartilagineuse ayant disparu. L'humérus semblait avoir ainsi perdu la propriété de s'accroître supérieurement en longueur, puisque les expériences prouvent que cet accroissement a lieu physiologiquement par le cartilage chondroïde, et que ce cartilage n'existait plus.

C'était le périoste de la diaphyse qui avait reformé l'extrémité articulaire. La matière osseuse (cellules osseuses, ostéoplastes), accumulée et engagée dans les espaces libres circonvoisins, avait pénétré dans la cavité glénoïde, s'y était moulée, et avait pris une forme correspondant à la facette articulaire déprimée et concave du scapulum. Les bords de cette cavité, pressant sur l'os en contact, l'avaient poli, et en avaient déprimé les contours de manière à en circonscrire et à en marquer le collet.

Il n'y a donc plus à s'étonner de la régénération des extrémités articulaires. C'est un fait mécanique et nécessaire dont nous présentons la loi, et dès que la substance osseuse nouvelle est en quantité suffisante, et que le moule où elle se dépose et s'accumule est régulier, la configuration en est certaine et peut être prévue et annoncée.

La tête humérale, encore rudimentaire, que nous avons représentée *a*, *a*, *a*, fig. 4, 5, 6, aurait-elle pu acquérir les formes et les dimensions de la tête primitive, physiologique ou normale? Nous n'hésitons pas à répondre affirmativement.

La matière osseuse, continuant à s'accroître, se serait de plus en plus répandue sur le fond de la cavité glénoïde, puis s'en serait graduellement écartée en raison même de l'augmentation de son épaisseur. La contraction musculaire imprimant à la nouvelle tête osseuse des mouvements variés, l'aurait fait rouler sur la cavité articulaire opposée, dont elle aurait bientôt dépassé les diamètres. Le collet se serait plus profondément sillonné, et au bout d'un temps plus ou moins long, l'articulation se fût rétablie dans les dispositions les plus régulières.

On peut se demander si les surfaces articulaires régénérées doivent se recouvrir d'un fibro-cartilage. Nous n'en avons pas encore rencontré d'exemple, mais le fait n'aurait rien d'improbable dans le jeune âge. Nous avons rencontré des pseudarthroses dans lesquelles les os étaient si parfaitement lisses et d'un aspect blanc laiteux si analogue à celui des fibro-cartilages, que nous avions cru à la présence de ces derniers. Nous en avions enlevé de petites lamelles élastiques sans traces d'apparence osseuse, et cependant notre supposition n'était pas exacte. M. le professeur Morel nous fit voir au microscope qu'il n'y avait, dans ce prétendu fibro-cartilage, que des cellules osseuses et pas une seule cellule cartilagineuse. Ce sont des recherches à poursuivre, car il serait possible que sur d'autres pièces, dans d'autres conditions et après un temps d'exercice fonctionnel plus considérable, on observât d'autres résultats.

Nous avons noté la présence de cellules cartilagineuses dans l'enveloppe fibreuse d'une pseudarthrose, et rien ne s'oppose à ce que cette disposition s'étende aux surfaces osseuses. Sans doute les os luxés s'éburnent et perdent leur fibro-cartilage d'enveloppe, mais il y a trop de différences entre un os déplacé et un os reproduit pour qu'on puisse porter un jugement définitif sur ces faits avant des études plus complètes.

Nos explications du rétablissement de la forme des extrémités articulaires s'appliquent à la réapparition des tubérosités (trochin, trochiter) et des apophyses, condyliennes, épitrochléales, malléolaires etc. Nous n'avons donc plus à y revenir.

Comment l'humérus réséqué longitudinalement, puis nécrosé, était-il en voie de reproduction à sa partie antérieure, malgré l'ablation du périoste ?

Pour faire comprendre le mécanisme de la régénération osseuse dans de pareilles conditions, nous considérerons d'abord le nouvel os à sa partie inférieure, puis en avant, où nous pourrons suivre la succession des phénomènes et en saisir les transformations et le développement.

En bas on distingue le tissu, ferme, résistant, compact, lisse et grisâtre de l'ancien os, et ses points de jonction ou de continuité avec l'os nouveau.

En arrière, où le périoste a été conservé intact et adhérent, la continuité osseuse est parfaite et s'étend jusqu'à la tête humérale de *d* à *a* (fig. 4, 5, 6). *En dedans* (fig. 6), le nouvel os est épais, mamelonné, d'une hauteur de 0^m,013, au niveau d'une sorte d'excavation, où l'on aperçoit le séquestre *b*, *b*, *b* (fig. 4 et 6), puis il s'élève et se confond : *en arrière*, avec le tissu osseux postérieur *c* (fig. 5), complétement reconstitué; *en avant* *h* (fig. 6), avec une sorte de tige osseuse de 0^m,006 de largeur sur 0^m,015 de hauteur, partant du périoste sain et se prolongeant en haut *h*, *h* (fig. 4 et 6), puis de nouveau en dedans *h* (fig. 6), par une lamelle fibro-osseuse. Cette lamelle ou ruban circonscrit le séquestre *b* (fig. 6) et l'encadre dans une assez grande ouverture, sorte de cloaque, dont l'occlusion par de nouvelles proligérations osseuses était en voie d'accomplissement.

En avant, où le périoste avait été enlevé, l'os nouveau s'était néanmoins, en partie, reproduit et offrait des particularités très-curieuses à étudier. La principale source de la matière osseuse provenait du périoste resté sain et adhérent à l'humérus au-dessous de la résection. Cette source d'ossification se confondait avec celle fournie par la portion du périoste conservée en arrière *d*, *d* (fig. 6) de l'os réséqué. Ce périoste avait, comme nous l'avons vu, donné naissance à une grande quantité de matière osseuse, malgré la nécrose de la moitié de l'os à laquelle il adhérait, et c'est le cas d'insister sur un fait dont on ne saurait trop signaler l'importance. La nécrose, au lieu de diminuer l'activité ostéogénique du périoste en contact, l'augmente, et de là le précepte de ne pas sacrifier les esquilles ou les fragments osseux qui tiennent encore aux tissus osseux, dans tous les cas où l'on a besoin de la création d'un cal et de nouvelle matière osseuse. L'esquille ou le fragment voués à une nécrose inévitable n'en sont pas moins l'occasion d'une ossification abondante, et l'on s'explique comment d'anciens auteurs avaient recommandé de ne pas enlever les esquilles, dans les cas de fractures comminutives. Ils avaient reconnu que la consolidation se faisait mieux dans ces conditions.

Il existe en chirurgie une foule d'observations que l'on discute, que l'on admet ou que l'on nie, tant qu'on n'en a pas découvert la loi. Mais aussitôt que le fait particulier est devenu principe, le sentiment doctrine, l'obscurité lumière, la science est créée et toute incertitude disparaît. Ce que nous venons de dire de la régénération des os par des fragments, lamelles ou esquilles encore adhérents, mais inévitablement exposés à la nécrose, nous l'avons déjà signalé pour l'évidement. Dans les deux cas, les phénomènes avaient été vus; quelques esprits en avaient compris l'intérêt et la valeur, mais ils n'en avaient établi ni les rapports étiologiques, ni la généralité doctrinale, et leur œuvre était restée stérile, sans importance théorique ni pratique, et nécessairement méconnue.

L'os nouveau formé en avant s'était élevé par proligération des ostéoplastes jusqu'auprès du sommet du séquestre *h* (fig. 6), et était en voie de l'invaginer par des ossifications disséminées, nées du tissu fibreux (membrane pyogénique, bourgeons charnus, granulations) qui l'entourait. C'est du milieu de ce tissu *c*, *h* (fig. 4) et *h* (fig. 6) que partaient les îlots de matière osseuse, et les cellules plasmatiques étaient destinées à compléter, par transformation et irradiation progressives, le nouvel os.

Nous avons ainsi sous les yeux la formation, autour du séquestre, de nouvelles couches osseuses et d'un véritable enclavement dans des points où le périoste avait été enlevé et détruit.

Nous avions été un instant surpris de l'inégalité de longueur des deux humérus. Le gauche, normal, avait $0^m,086$; le droit, opéré, $0^m,07$. Ce dernier avait donc subi un raccourcissement de $0^m,016$, et, comme nous avions enlevé un fragment de $0^m,03$ ne devions-nous pas en conclure qu'un nouvel os de $0^m,024$ s'était reproduit?

Voici l'explication de ces différences. Les $0^m,03$ de la partie réséquée de l'humérus droit n'avaient pas atteint en réalité une portion égale de la totalité de la hauteur de l'os, mais seulement $0^m,03$ de son épaisseur en hauteur, de sorte que l'humérus n'avait rien perdu de sa longueur.

Le raccourcissement avait été la conséquence de la disparition de l'épiphyse (tête humérale). Celle-ci, ne se continuant avec la diaphyse que par son cartilage chondroïde ou de jonction, avait dû se détacher dès l'instant que la diaphyse se nécrosait, puisque tout rapport de vascularité avait cessé.

On constata également que le séquestre *b* (fig. 6) dépassait de quelques millimètres en hauteur l'os nouveau *g* (fig. 6), resté un peu plus court.

Nous pourrions dire sans doute, avec M. Ollier, que l'os privé de son épiphyse n'avait plus grandi, puisque ce confrère a ainsi expliqué une différence de longueur de près de $0^m,06$, signalée dans une de ses observations; mais nous préférons nous arrêter aux motifs plus certains que nous venons d'exposer.

Réflexions. La pièce anatomo-pathologique décrite avec de si grands détails est une des plus curieuses de notre collection et nous semble démontrer assez clairement :

1° Le mode de reconstitution des extrémités articulaires, avec leur forme, leur volume et leurs dispositions anatomiques;

2° La production d'un nouvel os autour d'un séquestre, malgré l'ablation d'une partie du périoste;

3° L'activité et la puissance ostéogéniques de toutes les parties du périoste laissées saines et adhérentes aux os subjacents, lors même que la nécrose frappe ces derniers en totalité;

4° La manière dont les cellules plasmatiques nées du périoste sain s'irradient et proligèrent à la surface des plaies péri-osseuses pour régénérer de nouveaux os;

5° L'évolution des phénomènes ostéogéniques, dont le terme est la régénération d'os complets et réguliers, toutes les fois que le périoste est resté sain et adhérent à des surfaces osseuses subjacentes.

La nécrose de la portion de l'humérus réséquée longitudinalement fut causée par l'isolement trop étendu de l'extrémité articulaire et diaphysienne de l'os.

Aucun accident du même genre n'a été observé dans les résections longitudinales bornées aux diaphyses, et le même succès eût été probablement obtenu si nous avions pu ménager davantage les insertions ligamenteuses et musculaires de la grosse et de la petite tubérosité de l'humérus.

Conclusions des expériences de l'auteur.

Nous ne rapporterons pas un plus grand nombre de nos propres expériences.

Les évidements des diaphyses et des extrémités des os, sans destruction des lames osseuses périphériques, et par conséquent sans pénétration dans les jointures, ont toujours réussi.

Ces résultats, déjà obtenus sur l'homme dans un grand nombre de cas (voy. nos Observations cliniques), auraient pu être affirmés *a priori*. Les résections longitudinales, avec ou sans évidement des diaphyses, ont eu un succès constant, même chez des animaux assez âgés pour avoir rendu inutile toute tentative de régénération osseuse à la suite des résections sous-périostées.

La plupart des résections longitudinales des extrémités

articulaires (tête de l'humérus, coude, tête du fémur) ont été suivies de peu d'accidents. Celles du genou, au contraire, ont presque toujours été mortelles. Nos résultats sont conformes à ceux de M. le docteur Marmy, et nous n'avons pas plus obtenu que cet habile confrère d'os produits par le périoste déplacé.

Les deux périostes naso-palatins n'ont pas rétabli la portion de voûte osseuse que nous avions enlevée.

Nous avons montré (fig. 2 et 3) l'exactitude des observations de Troja et Mac-Donald, qui avaient admis la fusion des nouvelles couches osseuses sous-périostées avec les lames correspondantes de l'ancien os.

Nous avons également rencontré des pièces où l'on pouvait constater : 1° la continuité de l'os nouveau périphérique avec l'os subjacent, frappé d'une nécrose imminente ou déjà très-reconnaissable ; 2° l'absorption de la partie profonde l'os nouveau qui se trouvait écarté des séquestres, dont toutes les formes étaient parfaitement conservées ; 3° la création d'un os nouveau à une certaine distance des séquestres, dans les points où ces derniers se trouvaient au milieu d'un foyer de suppuration, incompatible avec la formation de dépôts osseux.

Ces dépôts apparaissent beaucoup plus tard à la surface des parties molles précédemment atteintes de suppuration, puis en voie de cicatrisation, et ils proviennent généralement du périoste resté sain et adhérent aux os subjacents.

La conclusion générale de nos expériences est que la régénération des os trouve ses conditions les plus favorables dans la conservation de tout périoste, encore adhérent à des surfaces osseuses.

Communication à la Société de chirurgie sur l'ostéogénie.

DE L'OSTÉOPLASTIE PAR DÉPLACEMENT DU PÉRIOSTE EN GÉNÉRAL ET DE L'URANOPLASTIE PÉRIOSTIQUE EN PARTICULIER (séance du 1er févr. 1865).

Parmi les travaux nés de la célèbre formule de M. Flourens : « Avec du périoste vous ferez des os, » l'ostéoplastie par déplacement de lambeaux périostés a particulièrement excité l'attention par l'originalité de son but et l'importance des résultats qu'on en faisait espérer. Quel vaste champ de ressources ouvert à la chirurgie si l'on pouvait avec un lambeau de périoste, pris sur un point et transporté dans un autre, reproduire un os, et donner ainsi soit une arête dorsale à un nez reformé de toutes pièces, soit une lamelle d'occlusion à la voûte palatine, pour parler seulement de ces deux applications!

Notre collègue M. Verneuil s'est montré le défenseur le plus zélé et le plus convaincu de cette méthode, dont il s'est encore occupé dans la séance du 28 décembre 1864, et il a plusieurs fois cité et mis en cause les expériences négatives que nous avions fait connaître à la Société de chirurgie au sujet de la non-régénération des os de la voûte palatine, partiellement enlevés, sans destruction ni suppuration des deux lames périostées nasale et buccale.

Depuis ces expériences (séance de la Société de chirurgie, février 1864), je ne suis intervenu ni pour rectifier de fausses interprétations, ni pour discuter des assertions ou des faits qui me paraissaient très-contestables.

Aujourd'hui que ma conviction est établie, je me crois fondé à soutenir que la chirurgie n'a rien obtenu et n'obtiendra rien de l'ostéoplastie par déplacement de lambeaux périostés, et la question m'a paru assez intéressante pour être exposée dans ses principaux détails.

Je prendrai pour exemple l'uranoplastie périostée, dont on s'est si souvent entretenu, et mes remarques s'appliqueront à toutes les autres opérations du même genre, sur lesquelles nous pourrions revenir si de nouvelles explications semblaient nécessaires.

Les expériences sur les animaux et les observations cliniques ont-elles, depuis 1858, prouvé la possibilité de refaire sur l'homme des os par le périoste déplacé? Nous répondons négativement, et la pathologie comparée semble même ôter tout espoir de réussite à cet égard, comme il est facile de le démontrer.

Depuis Duhamel, Heine, Flourens etc., les propriétés ostéogéniques du périoste n'ont jamais été un instant douteuses.

Nous disions, il y a quatre ans (*De l'évidement des os*, p, 41, in-8°, avec planches; Paris 1860) : «La régénération des os chez les ani-«maux par le périoste conservé est de toute évidence et assez com-«plète pour avoir autorisé les essais de la chirurgie etc.»

Que lisons-nous aujourd'hui dans le *Compte rendu des travaux de la Société de chirurgie pendant l'année 1864*, par M. Trélat, secrétaire annuel : « L'ostéogénie périostique de la voûte palatine est incontes-«table chez les animaux.»

Voilà le chemin parcouru depuis 1834 (expériences de Heine) ; on est encore en apparence au point de départ, mais en réalité de nombreux enseignements ont été acquis.

1° La production d'os permanents par les lambeaux périostés transplantés a été niée expérimentalement sur les chiens par M. Marmy, et cette réfutation, publiquement soutenue au Congrès de Lyon, n'a pas été infirmée.

2° Bien plus, la régénération des os de la face, essayée dans les conditions les plus favorables et sans transplantation de lambeaux, est généralement restée sans succès. Or la conclusion à en tirer n'était-elle pas la condamnation formelle de toute la méthode? Comment comprendre et accepter la possibilité de faire un nouvel os, avec un lambeau détaché et suppuré du périoste, si l'on n'y réussit pas habituellement avec cette membrane laissée en place, doublée sur elle-même et réunie immédiatement sans traces d'inflammation suppurative? L'argument était si péremptoire que notre collègue M. Verneuil a cherché maintes fois à le combattre en considérant mes expériences et celles de M. Marmy comme exceptionnelles; et il a paru très-satisfait de présenter à la Société de chirurgie la voûte palatine d'un jeune chien de six mois, sur lequel une perte de substance de 0m,010 de long sur 0m,008 de large s'était comblée le vingt-huitième jour, tandis que deux autres animaux du même âge, opérés de la même manière, avaient succombé et n'offraient que de faibles traces de régénération osseuse (os gros comme une tête d'épingle sur l'un d'eux). M. Verneuil reconnaissait que, pour réussir, il fallait agir sur des chiens très-jeunes et très-bien portants, attendu qu'en cas de fièvre ou de toute autre affection générale, la régénération osseuse faisait défaut.

En substituant, comme cela est arrivé trop souvent, de simples allégations à des preuves, on avait précédemment prétendu qu'il fallait un temps très-long pour les reproductions osseuses de la voûte palatine, et que plusieurs mois ne suffisaient pas. Nous nous bornons ici à appeler l'attention sur la contradiction de cette assertion avec l'unique fait présenté jusqu'ici d'une portion de l'os palatin reproduite en vingt-huit jours.

Pour donner plus de valeur à ce fait unique, M. Verneuil a cru pouvoir mettre à néant tous ceux qui étaient contradictoires en les appelant négatifs. Mais quelle serait l'utilité des statistiques des résultats opératoires, si l'on acceptait cette doctrine qui ne semble pas mériter de réfutation, de ne tenir compte que des succès?

Les notions expérimentales sont donc négatives au sujet de l'uranoplastie périostée. Pour leur donner une signification de quelque importance, il eût fallu décoller des lambeaux périostés palatins, les employer à fermer une perte de substance plus ou moins étendue de la voûte; autrement la régénération osseuse, alors même qu'elle s'opérerait avec autant de constance et de rapidité qu'elle reste nulle, douteuse ou exceptionnelle dans la plupart des cas, ne prouve absolument rien, et on n'est pas en droit d'en conclure au succès de l'uranoplastie par déplacement des lambeaux dont il nous reste à parler.

Que révèlent les faits cliniques? Donnent-ils la preuve d'une réparation osseuse de la voûte palatine?

Ici, comme pour les expériences sur les animaux, nous sommes forcé de dire : Non, et les preuves sont trop nombreuses et trop évidentes pour être contestées avec quelque apparence de succès.

M. le professeur Langenbeck, dont tout le monde reconnaît l'habileté et à qui revient l'honneur d'avoir érigé en méthode l'occlusion des fissures congénitales de la voûte palatine par des lambeaux périostés empruntés aux portions persistantes des os palatins, a pratiqué, dit-on, une soixantaine d'opérations de ce genre, et il avoue que dans le plus grand nombre des cas il ne s'est pas reproduit de voûte osseuse; il croit cependant avoir rencontré des exemples de régénération. Des épingles ne traversaient plus les lambeaux, dont la consistance était devenue très-considérable. Des médecins lui ont écrit après avoir revu ses malades et ils ont cru avoir constaté la régénération d'un nouvel os. Ce ne sont pas là des démonstrations. La science a d'autres exigences, et la résistance au passage d'une épingle ne prouve pas l'existence d'un os. Plusieurs opérateurs ont reconnu l'insuffisance de cette épreuve, et ils ont avoué, comme M. Ehrmann, de Mulhouse, qu'en y accordant trop de confiance ils avaient pu se tromper.

M. Heyfelder, qui a suivi la clinique de M. Langenbeck, a écrit dans la *Gazette des hôpitaux* (p. 391, 1863) qu'il n'avait pas trouvé une seule fois l'occasion de se convaincre de la réalité d'une occlusion osseuse.

J'ai opéré deux malades, le premier en mai 1863, âgé de treize ans, très-bien portant (voy. *Gazette hebdomadaire de Paris*, janvier 1864). Les lambeaux bien affrontés étaient encore souples et non ossifiés au bout d'nn an.

Mon second malade, âgé de dix-huit ans, était atteint de fissure congénitale du voile du palais et d'une portion de la voûte osseuse. Je lui avais heureusement pratiqué la staphylorаphie en 1860, mais à cette époque je n'avais pas essayé de fermer la voûte osseuse, qui était restée béante. En septembre 1864 j'ai fait l'uranoplastie, et le malade, que j'ai montré à MM. Schützenberger et Bœckel, fut débarrassé de son infirmité en quelques jours. Il m'a écrit ces jours-ci (1865) : La cicatrice est solide, résistante, régulière, mais les lambeaux sont restés souples et sans traces d'ossification. Notre collègue M. Herrgott a pratiqué, le 5 décembre 1864, une uranoplastie périostée pour une fissure congénitale de la voûte; les lambeaux ne présentent aujourd'hui aucune trace d'ossification.

M. Ehrmann, de Mulhouse, a également opéré, en mai 1864, une fissure congénitale de la voûte palatine, et sept mois plus tard il constatait l'absence complète de toute régénération osseuse. Cet habile confrère a visité à Zurich le professeur Billroth, qui a déjà répété un assez grand nombre de fois l'uranoplastie, pour des fissures congénitales, sans avoir observé de reproduction osseuse sur aucun de ses malades.

Les sciences sont généralement assez avancées pour donner la théorie des faits, et il est aisé de comprendre pourquoi les lambeaux périostés du palais ne s'ossifient pas. Dès qu'ils sont exposés au contact de l'air et à celui des mucosités du côté où les cellules ostéogènes sont le plus multipliées, la suppuration s'en empare inévitablement et constitue, comme on le sait, un obstacle des plus considérables à la régénération osseuse. Le mouvement imprimé aux lambeaux par le passage de l'air, par la parole et la mastication, est également, comme nous l'avons montré (communication à l'Académie des sciences, 17 janvier 1865), un second et grave empêchement. Il se passe un phénomène analogue à celui des fractnres mal contenues et exposées à une incessante mobilité. Au lieu d'un cal, on a du tissu fibreux. Une troisième cause également très-puissante de non-ossification provient de la situation du périoste. Ce n'est plus à la surface qu'il occupait normalement que le nouvel os peut apparaître; c'est entre une surface inodulaire nasale, plus ou moins revêtue d'un épithélium muqueux, et la surface opposée du périoste décollé, que l'ossification doit se produire. C'est un changement complet de rapports de la lame osseuse. Elle était normalement extérieure au périoste palatin, et il faut qu'elle lui devienne intérieure. Quels seront les temps, les phases, le mécanisme de cette transformation? Autant de termes inconnus.

M. Langenbeck professe que l'ossification commence à la troisième semaine et est complète à la quatrième; mais ce sont là des affirmations qui auraient besoin d'être démontrées. En tous cas, les faits négatifs sont trop multipliés et ils ont été recueillis par un trop grand nombre d'observateurs compétents et attentifs pour que la question des régénérations osseuses par des lambeaux déplacés du périoste n'aurait pas été depuis longtemps tranchée, si elle eût dû l'être par l'affirmation, et le doute et le silence qui règnent encore à ce sujet sont manifestement négatifs.

Nous nous croyons donc en droit d'affirmer qu'au point de vue de la création de nouveaux os, la méthode par déplacement de lambeaux périostés n'a rien produit et qu'elle est incapable de rien produire. Si, par exception, on parvenait à découvrir quelques cas où de l'os se serait formé, ils appartiendraient à la proligération des cellules plasmatiques environnantes, fournies par le périoste resté adhérent et intact, et s'étendant sous forme de ramifications plus ou moins prolongées à la surface et dans l'épaisseur des parties voisines. Ces sortes de rubans osseux, ces ossifications à distance, capables de se rapprocher et de se joindre, s'observent entre les os fracturés non réduits et entre les extrémités des diaphyses, écartées par la formation et l'élimination d'un séquestre, mais n'ont aucun rapport avec le périoste, conservé avec beaucoup de soin sans doute, au moment d'une opération, mais complétement modifié et détruit par une suppuration prolongée.

Les expériences sur les animaux, la clinique et la théorie condamnent donc également la méthode de l'ostéoplastie par déplacement du périoste.

Cette conclusion s'applique également aux uranoplasties partielles pour remédier à des perforations syphilitiques. Les conditions sont beaucoup plus favorables à la formation d'une sorte de cal tout à fait indépendant des lambeaux périostés détachés des os voisins, et cependant la rareté de ces sortes d'ossifications montre combien ce genre d'occlusion rencontre d'obstacles. La même observation avait déjà été faite pour les os du crâne, dont les ouvertures de trépanation persistent ordinairement toute la vie et ne dépassent pas l'état fibreux ou celui d'une sorte d'incrustation osseuse périphérique.

Description des pièces anatomo-pathologiques de Heine.

EXPÉRIENCES SUR LA RÉGÉNÉRATION DES OS PAR LA CONSERVATION DU PÉRIOSTE.

Mémoire lu à la Société de médecine de Strasbourg, par M. le professeur Ch. Sédillot (séance du 7 avril 1864).

On invoque sans cesse les expériences de Heine à l'appui de la régénération des os et des résections sous-périostées appliquées à la pathologie humaine.

On les connaît mal et il était important de les étudier à ce point de vue et d'en faire connaître exactement les résultats

Nous avions vu en 1852 les préparations de Heine au musée Würzbourg, et nous avions gardé le souvenir de remarquables exemples de régénérations osseuses produites par le périoste. Nous n'avions pas conservé cependant de notions assez précises sur ce sujet pour les invoquer avec une suffisante autorité dans la discussion si délicate et si difficile des résections sous-périostées, dont on s'occupait assez peu il y a douze ans.

Nous avons fait de nouveau le voyage de Würzbourg, et M. le professeur Textor, fils du célèbre chirurgien auquel on doit de si beaux travaux sur les résections articulaires, a bien voulu faciliter nos recherches avec le plus gracieux et le plus amical empressement.

Les pièces de Heine occupent des armoires spéciales, et par une attention scientifique digne des plus grands éloges, et qui mériterait d'être imitée, ces pièces portent des inscriptions en langue allemande et en langue française, où sont indiqués les principaux traits de chaque expérience. Nous avons attribué cette attention à un souvenir reconnaissant pour le grand prix des sciences naturelles décerné à Heine, en 1837, par notre Académie des sciences.

Nous ne pensons pas que les résultats obtenus soient de nature à inspirer beaucoup de confiance aux chirurgiens, et le jugement porté dans notre *Traité de l'évidement*[1] sur la valeur de ces résections, appliquées à l'homme jusqu'à ce jour, se trouve parfaitement confirmé.

Du tissu osseux a été produit sans aucun doute, mais aucun os long réséqué en totalité ou en partie n'a véritablement recouvré sa forme, sa longueur et ses usages.

Nous n'en avons pas observé un seul exemple dans les collections de Würzbourg sur un très-grand nombre de pièces appartenant au genre canis.

Nous possédons néanmoins des reproductions de portions de diaphyses réséquées sur les animaux, et des préparations semblables ont peut-être existé à Würzbourg, mais nous ne les y avons pas rencontrées.

Nous avons cru devoir partager les diverses pièces de Heine en six groupes, selon qu'elles se rapportaient : 1° aux os plat ; 2° aux os longs ; 3° aux articulations ; 4° aux os courts ; 5° aux os de la tête ; 6° aux résections non périostées, et après avoir rapporté textuellement l'inscription française de chacune d'elles, nous y avons ajouté quelques commentaires pour en bien établir la signification et les conséquences chirurgicales.

Il est indispensable, en effet, de remarquer qu'une erreur manifestement involontaire, mais assez grave, a été commise par l'auteur des inscriptions, lorsqu'il a employé ces expressions : *Reproduction de l'os*, ou bien encore : *l'os reproduit*. La vraie signification française de ces expressions est que l'os expérimentalement enlevé a été réellement reformé, tandis que les pièces exposées prouvent clairement qu'il n'en a pas été ainsi.

[1] *De l'évidement des os*, avec planches, in-8°. Paris 1860.

Il aurait fallu dire : Reproduction du tissu osseux, ou de telle ou telle partie de l'os.

Plus d'un chirurgien a cru certainement, d'après ces indications, à une régénération complète, dans des cas où elle n'était que partielle.

Dans certaines résections sous-périostées, la reproduction de l'os a été fort étendue, et une fois au moins très-remarquable, mais il importait d'en signaler les particularités.

La langue française n'admet pas d'obscurité, et les mots : *l'os a été reproduit* deviennent ainsi une source d'erreurs. Nous aurions pu rapporter beaucoup plus d'observations ; mais c'eût été sans intérêt, dès l'instant que nous citions les pièces les plus remarquables de la collection.

1° Os plats.

Obs. I. *Extirpation de tous les os du membre antérieur : omoplate, humérus, radius, cubitus, carpe, métacarpe, phalanges, avec conservation et ménagement du périoste. Reproduction d'une omoplate nouvelle, avec sa surface articulaire parfaite, et reproduction d'une nouvelle masse d'os dans les autres parties opérées, quatorze mois après la première, dix-huit jours après la deuxième opération* (2e div., pièce n° 16).

Cette inscription littérale a besoin de quelques explications.

La première opération ne s'appliquait évidemment qu'à l'omoplate.

La seconde, véritable prodige de patience et d'habileté, avait consisté dans la résection sous-périostée de tous les os du membre ; on ne dit pas que l'animal y ait succombé le dix-huitième jour, mais il est permis de le supposer.

Pour ne pas revenir sur les résultats de cette deuxième opération, constatons-en immédiatement le peu d'importance au point de vue de la reproduction des os.

La longueur totale du membre enlevé mesurait 0m,430; 0m,150 pour l'humérus, 0m,170 pour le cubitus; 0m,11 pour le carpe, le métacarpe et les phalanges (mesures prises comparativement sur le membre sain).

La contraction musculaire et l'élasticité des parties avaient réduit cette longueur à 0m,200, c'est-à-dire à moins de la moitié, et on ne rencontrait que des granulations et quelques lamelles osseuses assez rares.

Le fragment le plus volumineux répondait à l'humérus et avait 0m,015 de largeur, 0m,005 d'épaisseur et 0m,032 de longueur.

Le tissu osseux manquait presque entièrement au carpe et au métacarpe, et on en trouvait seulement des traces assez apparentes dans deux phalanges.

Quant au scapulum, la reproduction en était très-remarquable. L'épine de l'omoplate avait disparu et était remplacée par une sorte d'épaississement arrondi vers la cavité glénoïdale.

La fosse sus-épineuse offrait des points déprimés très-minces. Plusieurs endroits de la fosse sous-épineuse ne s'étaient pas régénérés, et outre trois ou quatre trous d'un petit diamètre, on en voyait un de 0^m,025 de largeur sur 0^m,008 de hauteur.

La cavité glénoïde avait recouvré ses formes en se moulant sur la tête humérale.

Le col glénoïdien était très-nettement accusé. La largeur totale du scapulum avait perdu 0^m,040 (0^m,070 au lieu de 0^m,110), mais la hauteur en était restée la même 0^m,052. Les fonctions de l'articulation scapulo-humérale avaient dû se rétablir.

L'os normal ayant été conservé, la mensuration et la comparaison des deux omoplates étaient faciles et à l'abri de toute objection.

Obs. II. *Extirpation de l'omoplate gauche, avec conservation du périoste, sur un chien âgé d'un an et trois mois. Après l'opération se montra une masse d'os nouvellement produite, laquelle, quoique encore inégale et complétement réunie sur tous les points, fait reconnaître le type de l'omoplate et surtout le spina, qui se représente par une apophyse longue et saillante. Autopsie trois mois* (2e div., no 24).

La masse osseuse représentant l'omoplate a la forme d'un disque de 0^m,07 d'étendue transversale sur 0^m,06 de hauteur. Les fragments qui le composent sont nombreux, irréguliers, mal réunis; l'épine est constituée par une série de dépôts osseux, isolés ou en contact plus ou moins intime, formant une sorte d'apophyse coracoïdale, dont la base seule est en rapport avec le bord postérieur de l'omoplate. La régénération de cet os est donc très-irrégulière et très-incomplète.

2o Os longs.

Obs. III. *Extirpation avec conservation et ménagement du périoste. Extirpation de l'humérus d'un chien; huit mois et quinze jours après l'opération, formation d'une nouvelle masse d'os, dans laquelle la petite tête de l'humérus se distingue visiblement* (2e div., no 21).

L'humérus enlevé avait, d'après les mesures prises au compas, 0^m,104; l'humérus reproduit 0^m,22, soit moins d'un quart de sa longueur.

Le diamètre transversal de la tête humérale était de 0^m,025; celui de la tête reproduite de 0^m,008. La totalité de l'os régénéré ressemblait à une sorte d'ossification étoilée.

Ce fait n'a pas besoin de commentaires. Le périoste a reproduit de l'os, mais il n'a pas reproduit *un* os.

OBS. IV. *Extirpation de l'humérus en conservant le périoste. Reproduction d'un nouvel os, muni d'une cavité et d'un tube médullaire onze mois après l'opération* (2e div., n° 13).

L'humérus reproduit est épais, très-résistant et présente un rudiment très-reconnaissable de tête osseuse.

L'os réséqué avait 0m,18 de longueur, l'os nouveau n'a que 0m,072, c'est-à-dire moins de moitié.

La tête et le col huméraux mesurent 0m,012 de hauteur sur autant de largeur ; au-dessous de ce point on ne trouve aucune trace des tubérosités, et l'os se renfle et atteint 0m,022 de diamètre.

La diaphyse est très-irrégulière et projette en avant et en arrière deux grandes lames osseuses lisses, qui s'étaient nécessairement développées dans des intervalles musculaires. Nous n'avons pas constaté l'existence d'une cavité médullaire beaucoup plus distincte que dans les autres os partiellement régénérés.

OBS. V. *Extirpation du cubitus gauche avec conservation du périoste. Régénération subséquente de nouvelle matière osseuse en forme de fibres longitudinales irrégulières. Treize jours* (2e div., n° 6).

Un assez grand nombre de noyaux osseux distincts et séparés les uns des autres (nous en avons compté une trentaine) sont déposés en séries longitudinales ; disposition facile à expliquer par la persistance de la longueur du membre, en raison de l'intégrité du radius. Quelques-uns de ces filaments osseux sont d'une assez grande dimension. Le plus considérable de tous a 0m,058 de longueur sur 0m,008 de largeur et se termine en extrémités aiguës.

Un autre a 0m,040 de longueur et se compose de quatre noyaux osseux réunis bout à bout ; cinq ou six autres sont plus petits et ne dépassent pas 0m,025, 0m,020, 0m,015, 0m,010, 0m,005 de diamètre longitudinal.

Le cubitus extirpé avait 0m,150 de longueur sur 0m,022 d'épaisseur au niveau de l'apophyse coronoïde.

OBS. VI. *Extirpation de la totalité du fémur droit avec conservation du périoste. Reproduction d'un nouvel os, consistant en une substance extérieure et compacte, et en une substance intérieure et compacte. Quatre mois après l'opération* (2e div., n° 10).

L'os reproduit consiste en trois petits fragments isolés très-durs situés au-dessus du tibia. Le plus considérable a 0m,025 de longueur ; le second, très-mince et pointu à ses deux extrémités, a 0m,028 de longueur sur 0,004 d'épaisseur, semble placé en arrière et est un peu engagé dans l'épaisseur du muscle droit.

Le troisième est encore moins développé. Quelques noyaux osseux imperceptibles sont peut-être disséminés dans les tissus environnants.

Obs. VII. *Extirpation du fémur droit en totalité avec conservation du périoste. Reproduction d'un nouvel os, considérablement grand, avec développement commençant d'une cavité médullaire. Excision d'un fragment dans la continuité du nouvel os, le neuvième jour. Autopsie quarante jours après la première et trente et un jours après la deuxième opération* (2e div., no 9).

L'os enlevé n'a pas été conservé, mais celui du côté sain présente 0m,14 de longueur et peut être pris pour terme de comparaison. L'os reproduit est moitié plus court, 0m,07. La tête fémorale est très-petite et peu régulière. La diaphyse aplatie. On trouve dans la gaîne musculaire quelques lamelles et quelques noyaux osseux. Nous n'avons pas vu de traces de l'excision du fragment osseux dont il a été parlé.

Obs. VIII. *Extirpation, avec conservation du périoste, du fémur, avec extirpation subséquente du tibia et du péronée sur le même membre. Conservation de l'intégrité du périoste. Reproduction d'os nouveaux avec développement commençant d'une apophyse articulaire. Examen anatomique trente-huit jours après la première opération et vingt-huit jours après la deuxième* (2e div., no 8).

Le fémur enlevé avait 0m,21 de longueur. Le fémur reproduit se compose d'un premier ruban osseux de 0m,008 de longueur sur 0m,008 d'épaisseur et 0m,017 de largeur, dû à la réunion, tantôt complète, tantôt incomplète, d'un grand nombre de noyaux osseux aplatis.

Par places on ne voit qu'un semis de petits dépôts osseux dans une sorte de gangue cartilagineuse. La tête fémorale est représentée par une languette osseuse de 0m,004 de largeur.

Le tibia et le péroné sont séparés de ce ruban osseux par un intervalle de 0m,08 et consistent, comme le fémur, en une sorte de bandelette osseuse formée de plusieurs noyaux osseux plus ou moins réunis et ayant 0m,067 de longueur, 0m,008 de largeur et 0m,003 d'épaisseur. Un de ces fragments semble offrir une petite facette destinée à s'adapter à un point correspondant de l'astragale.

OBS. IX. *Extirpation du fémur gauche avec conservation du périoste. Reproduction d'un os nouveau et rétablissement des fonctions de la partie opérée. Autopsie huit mois après l'opération* (2e div., n° 15)

Le fémur enlevé avait 0m,130 de longueur. L'os reproduit mesurait 0m,055 en ligne droite, d'une de ses extrémités à l'autre, d'où résultait un raccourcissement de la cuisse de plus de moitié. Le nouvel os, large et aplati, présentait une concavité de 0m,020 de profondeur à sa tangente. La tête fémorale ne s'était nullement reproduite, et l'extrémité osseuse désignée comme telle avait 0m,007 de largeur sur 0m,003 de hauteur. L'extrémité inférieure ou tibiale était composée de plusieurs fragments fort distincts, quoique déjà agglomérés.

OBS. X. *Extirpation du fémur droit avec conservation et ménagement du périoste. Reproduction d'un os nouveau. Rétablissement des fonctions déjà après quatre mois. Autopsie onze mois après l'opération* (2e div., n° 4).

L'os enlevé avait 0m,13 de longueur, l'os reproduit 0m,08, sa partie moyenne est assez épaisse 0m,016, et ses deux extrémités, surtout la pelvienne, sont allongées et très-étroites.

Dans le point qui répond à la tête et au col du fémur, l'os n'a que 0m,005 de diamètre sur une longueur de 0m,020, puis tout à coup il devient plus gros.

La diaphyse est homogène, n'offre pas d'apparence fragmentaire et se bifurque en bas de manière à représenter les rudiments parfaitement indiqués des deux condyles.

3° Résections articulaires.

OBS. XI. *Résection de l'entière articulation huméro-cubitale. Reproduction de nouvelles éminences osseuses et arrondissement des extrémités osseuses avec rétablissement des insertions des muscles séparés. Quatre-vingt-quatre jours* (3e div., n° 42).

La portion d'humérus enlevée avait 0m,028 de hauteur. Celle du cubitus 0m,040, celle du radius 0m,01. Aucune reproduction osseuse n'a eu lieu. L'extrémité inférieure de l'humérus s'est portée en dehors; celles du radius et du cubitus en dedans, sans aucun contact entre elles, et par conséquent sans possibilité de rétablir la moindre apparence d'articulation.

Les os se sont arrondis comme à la suite des amputations.

Résections sous-capsulo-périostées. Nous avons cité (obs. I, III, IV, V, VI, VII, VIII, IX, X) de nombreuses observations de résections *sous-*

8

capsulo-périostées, pratiquées dans les conditions régénératrices et plus favorables, puisqu'une seule extrémité articulaire avait été enlevée dans la plupart des cas, et que l'os restant pouvait servir de moule à l'os reproduit. L'obs. I est la seule où l'articulation se rétablit par la régénération d'une apophyse glénoïdale, à peu près complète. Rien de semblable n'eut lieu pour l'humérus, le cubitus, le fémur, le tibia. Quelques portions osseuses affectèrent sans doute la forme rudimentaire des extrémités articulaires, mais avec des dimensions tellement réduites que les fonctions étaient impossibles ou bornées à quelques mouvements sans puissance et sans étendue.

4° Résections sous-périostées des os courts.

Obs. XII. Nous avons cité un exemple de résection sous-périostée des os du carpe (voy. obs. I), sans trace ultérieure de régénération osseuse. Une autre résection sous-périostée a été pratiquée sur le calcaneum, qui s'est reproduit avec des dimensions plus petites, d'un tiers environ, que celles de l'os primitif.

Le tendon d'Achille intact est parfaitement fixé.

Nous n'avons pas trouvé d'autres exemples de résections sous-périostées des os courts.

5° Résections sous-périostées des os du crâne.

Obs. XIII. *Résection du crâne avec conservation du périoste et de la dure-mère. Résections de deux fragments, l'un triangulaire, l'autre rond sur les côtés droit et gauche du crâne du même animal. La première au moyen de l'ostéotome, la deuxième au moyen de la couronne du trépan. Autopsie trois mois trois quarts après la première opération et quarante-quatre jours après la deuxième* (3e div., n° 4).

Les portions d'os enlevés avaient de 0m,01 à 0m,015 de largeur; aucun travail de régénération n'avait eu lieu. Une lame membraneuse, rendue d'une parfaite transparence par la dessiccation, remplace les os.

La collection de Heine présente une foule de crânes chez lesquels les mêmes opérations ont été répétées avec des résultats identiques. Toutes les fois que les portions osseuses réséquées dépassaient quelques millimètres de largeur, la reproduction n'en avait pas lieu; tandis qu'un véritable cal se formait, si les os avaient seulement souffert un trait de scie, ou la résection d'une très-étroite lamelle de leur épaisseur.

6° Résections osseuses sans conservation du périoste.

La collection de Heine renferme quelques rares préparations de résections, faites sans conservation du périoste. Le tissu osseux y est beaucoup moins abondant et moins régulièrement formé que sur les pièces où le périoste avait été ménagé. On regrette toutefois que ces expériences comparatives n'aient pas été plus multipliées, et nous verrons que d'autres chirurgiens ont obtenu des résultats fort différents et plus conformes à cette importante proposition de M. Flourens : Enlevez l'os et le périoste, ce dernier se reproduira et reproduira l'os. Mac-Donald avait également dit : Le périoste, après sa destruction, se régénère lui-même à la faveur du tissu cellulaire ambiant, et une fois régénéré, il travaille à la régénération du nouvel os, de la même manière que l'ancien périoste.

Remarques générales.

Les résections sous-périostées de Heine, répétées un grand nombre de fois sur des chiens, ne laissent aucun doute sur la possibilité d'obtenir sur ces animaux non-seulement du tissu osseux, mais de véritables os. Les irrégularités d'épaisseur, d'étendue, de contour, de saillie, de direction ne sont pas assez considérables pour faire méconnaître les formes principales de l'os régénéré, et l'omoplate (obs. I) et le calcaneum (résection des os courts) en sont des exemples incontestables. Les résections sous-périostées des os longs, dont nous avons rapporté les plus beaux succès, ont présenté des résultats moins satisfaisants. Au bras et à la cuisse de nouveaux os se sont produits, mais avec de telles modifications dans la direction et la longueur des diaphyses, la forme des extrémités articulaires, que les usages du membre étaient nécessairement très-compromis, si ce n'est perdus. Dans la troisième observation l'humérus, au bout de huit mois et quinze jours, n'avait pas acquis le quart de la longueur de l'humérus normal, ne s'articulait pas avec l'avant-bras et touchait à peine à l'omoplate.

Dans l'obs. IV, l'humérus, après onze mois, n'avait pas la moitié de sa longueur. L'obs. VI fait voir que le fémur ne s'était pas reproduit au quatrième mois, et qu'il était remplacé par trois fragments non encore réunis. Le fémur n'avait pas la moitié de sa longueur le quarantième jour, et ses extrémités étaient très-petites et irrégulières (obs. VII). Simples dépôts osseux, en noyaux et en lamelles, à la suite de la résection du fémur, au trentième jour (obs. VIII); insuffisance des os pour le tibia et le péroné (même observation). Le fémur était courbé en demi-cercle, raccourci de plus de moitié et sans extrémités articulaires au bout de huit mois (obs. IX). Une seule fois le fémur régénéré dépassait la moitié de sa longueur normale de $0^m,015$, ce qui le laissait encore très-raccourci, et ses extrémités rudimentaires semblaient seulement, au onzième mois, se dessiner nettement (obs. X).

Ces résections, d'une insuffisance chirurgicale manifeste, conservent toute leur valeur au point de vue physiologique Le périoste a reproduit de l'os, on peut même dire des os, mais ces os étaient trop courts, trop irréguliers, trop incomplétement unis aux os voisins pour être d'une grande utilité, et de pareils exemples ne sauraient être invoqués en faveur de résections de même nature pratiquées sur l'homme.

Heine, dans plusieurs de ses expériences, a répété que « les fonctions s'étaient rétablies. » Il ne faudrait pas se faire d'illusions sur la valeur de cette assertion. Chez les quadrupèdes les usages d'un membre semblent assez faciles à récupérer, parce qu'en réalité l'animal s'appuie sur les trois autres et que la faiblesse et les défauts du membre affecté se trouvent dissimulés; mais rien de pareil ne pourrait avoir lieu sur l'homme, et un fémur raccourci de moitié, mal articulé et incapable de servir même à la sustentation, ne présenterait aucun avantage. La manière dont se sont produites les nouvelles ossifications confirme en tous points la théorie cellulaire et la transformation des cellules plasmatiques et médullaires en cellules osseuses. Ce sont, au début, des noyaux isolés déposés les uns à côté des autres, tantôt par petites masses irrégulières, tantôt par séries linéaires. Ces dépôts, plus abondants dans le périoste, auquel ils sont généralement bornés, s'aperçoivent aussi parfois dans les intervalles musculaires (obs. IV). Ils se tassent, se rapprochent, se réunissent et finissent par représenter une sorte de diaphyse plus ou moins épaisse et résistante. Nous avons cherché par quel mécanisme les rudiments, souvent très-reconnaissables, des extrémités osseuses se reformaient. Les saillies décorées par Heine du nom de *tête humérale* ou *fémorale* s'étaient-elles développées à la manière des véritables épiphyses et par une sorte de cartilage intermédiaire? Nous n'avons rien découvert de semblable, et il y a dans ce fait les éléments d'une étude que nous nous proposons de poursuivre.

Nous croyons devoir insister sur les différences qui séparent les opérations faites sur des animaux en parfaite santé d'opérations pratiquées sur l'homme, pour des affections ordinairement chroniques, toujours graves et ayant entraîné des conditions anatomo-pathologiques plus ou moins profondes.

Je suis disposé à admettre, par suite de mes propres observations, qu'on pourra, en certains cas, tirer parti des changements morbides survenus ou provoqués dans l'appareil osseux pour arriver à de meilleurs résultats cliniques; mais en attendant ce progrès, si l'on juge, d'après les expériences de Heine, les chances plus ou moins favorables des résections sous-périostées, on conserve peu d'espérance de succès quand on voit toutes ses opérations aboutir à d'énormes raccourcissements de l'humérus et du fémur, après plusieurs mois d'ossification. On est dès lors peu disposé à croire à la régénération complète de la diaphyse de l'humérus, en quarante-cinq jours, sans changements de longueur, telle qu'elle a été annoncée par le docteur Larghi et acceptée et défendue par quelques personnes amies du merveilleux et certainement douées de la foi la plus robuste.

Le docteur Larghi a raconté cependant qu'après sa résection le membre avait subi un raccourcissement énorme, et que des tractions manuelles répétées avaient suffi pour en rétablir définitivement la longueur; nous avons eu recours au même moyen et à des attelles dans quelques-unes de nos expériences pour prévenir ce raccourcissement de l'os nouveau, et nous n'avons pas réussi.

L'âge, la race, la vitalité exercent une influence considérable sur la régénération des os, et les deux plus belles pièces de la collection de Heine (obs. I, *Omoplate;* obs. X, *Fémur*) ont été fournies par le même animal.

Les résections articulaires conservées à Würzbourg sont évidemment d'une haute importance pour la question dont nous nous occupons.

Nous les trouvons pratiquées avec le plus grand soin dans tous les cas où l'humérus et le fémur ont été enlevés en totalité, et sans faire usage des mots de *résections sous-capsulo-périostées*, le fait existait et jamais les extrémités articulaires ne se sont régénérées. Nous avons bien signalé des rudiments de têtes osseuses, une sorte de bifurcation osseuse, en forme de condyles, mais ce n'étaient pas de véritables os, et les usages en étaient abolis ou insuffisants. Une seule fois une extrémité articulaire s'est reformée, celle de l'omoplate; mais ce succès exceptionnel s'explique en partie par la présence de la tête humérale et surtout par l'âge et la vitalité exceptionnelle de l'animal en expérience, et on ne saurait en tirer aucune certitude pour la pathologie humaine.

Quant aux régénérations des os de la tête, à la suite de la trépanation et de tout autre mode de résection, toutes les expériences de Heine ont donné des résultats négatifs.

Toutes les fois où la perte de substance atteignait quelques millimètres, la consolidation osseuse n'avait pas lieu.

La question ne nous paraît pas cependant définitivement jugée, et nous aurons à examiner comment la dure-mère a pu s'ossifier dans certains cas.

Ce sera l'objet d'une communication ultérieure, dans laquelle nous exposerons les remarquables résultats obtenus par un de nos anciens collègues, M. le docteur Marmy.

Description des pièces anatomo-pathologiques de M. le docteur Marmy, médecin principal de l'armée.

SUR LA RÉGÉNÉRATION DES OS AVEC OU SANS CONSERVATION DU PÉRIOSTE.

Mémoire lu à la Société de médecine de Strasbourg (séance du 12 mai 1864.)

A la dernière séance de la Société de médecine, j'ai cherché à donner une description aussi exacte que possible des principales préparations de Heine, relatives à la régénération des os, et j'ai montré le peu de confiance que les expériences du professeur de Würzbourg devaient inspirer aux chirurgiens en faveur des résections sous-périostées et sous-capsulo-périostées.

Je continuerai aujourd'hui l'étude de cette importante question, en mettant sous vos yeux toute la collection des pièces préparées par un de nos anciens collègues, M. le docteur Marmy, qui a bien voulu me les adresser. J'ai déjà eu l'occasion de vous entretenir des expériences que poursuit ce savant confrère depuis plusieurs années avec le plus grand zèle et l'habileté la plus remarquable. Ces expériences sont maintenant au nombre de trente, parmi lesquelles vingt-quatre ont été pratiquées sur des chiens et les six autres sur des lapins.

M. Marmy n'a pas enlevé, comme Heine, les os en totalité. Il en a conservé les extrémités articulaires et il s'est borné, malgré la plus grande difficulté de ces opérations, à réséquer dans leur longueur des portions plus ou moins étendues des diaphyses, afin de se rapprocher davantage des conditions cliniques dans lesquelles intervient le plus habituellement la chirurgie. Dix expériences ont été consacrées aux résections sous-périostées des os longs et huit aux résections ordinaires, sans conservation du périoste.

M. Marmy devait porter la plus vive attention aux ostéoplasties par détachement, glissement, enroulement, déviation, duplicature et transplantation de lambeaux périostiques, puisque M. le docteur Ollier, à l'exemple du professeur Langenbeck, avait signalé la possibilité de refaire ainsi des os, et qu'une médaille d'or lui avait été décernée pour une rhinoplastie dans laquelle l'arête osseuse du nez avait semblé reproduite par un lambeau périosté emprunté au front, sur un malade présenté en 1862 aux Sociétés savantes réunies à Paris sous la présidence de M. le ministre de l'instruction publique.

Sept expériences, dont les résultats n'ont pas varié, ont été faites par M. Marmy sur ce sujet.

M. Marmy a eu la complaisance d'entreprendre sur ma demande, et comme moyen de contrôle de mes propres observations, trois évidements sous-périostés par résections longitudinales des os, et enfin il nous a envoyé une résection sous-périostée de la voûte palatine et une trépanation des os du crâne.

La collection de M. Marmy est, comme vous le voyez, une des plus belles qui aient encore été formées, tant par la variété que par l'importance des préparations. Si la science était fixée sur la valeur de ces expériences, nous nous bornerions à les indiquer et à en signaler les résultats. Mais ici tout est encore discussion et incertitude. La lumière n'est pas complète, et il est essentiel que les éléments du jugement soient exactement présentés ; nous croyons donc nécessaire de rapporter avec quelques détails chacun des faits de M. Marmy, afin d'en rendre l'appréciation facile à tous ceux qui voudront les étudier. Nous grouperons ensuite les faits analogues, et nous tâcherons d'en montrer les conséquences physiologiques et chirurgicales.

Résections sous-périostées d'une portion de la diaphyse des os dans leur longueur.

Obs. I. Résection sous-périostée de $0^m,025$ de la diaphyse radiale. La portion d'os enlevé est replacée dans la plaie, mais elle a disparu au bout de quelques jours sans qu'on ait pu la retrouver. Le soixantième jour l'os n'est pas reproduit. Le bout inférieur est épaissi, volumineux, $0^m,013$, chargé en dedans de quelques lames osseuses de nouvelle formation, et réuni au bout supérieur par une substance fibreuse de $0^m,008$. L'extrémité opposée du radius est terminée en pointe régulièrement allongée, de $0^m,005$ de largeur, partant à $0^m,02$ de distance, d'une base de $0^m,011$ de diamètre transversal, et un peu mamelonnée au point où commence la ligament intermédiaire, dans l'épaisseur duquel n'existe pas de trace d'ossification. Cet allongement des extrémités osseuses a été depuis longtemps signalé, à la suite des fractures compliquées de perte de substance (esquilles ou fragments comprenant toute l'épaisseur de l'os et détachés accidentellement ou enlevés d'un trait de scie), et le périoste ne paraît pas en être la principale cause.

Le cubitus s'est enflammé, courbé en dehors, élargi et creusé sur ses deux faces pour se joindre au segment radial inférieur.

L'os, comme on le voit, ne s'est pas régénéré et il a été remplacé par une sorte de pseudarthrose par continuité ligamenteuse. Le chien était jeune, comme le prouvent les épiphyses encore séparées de la diaphyse (griffon d'un an).

Obs. II. Résection sous-périostée de $0^m,025$ du tiers supérieur de la diaphyse tibiale. Aucune reproduction de l'os le quatre-vingtième jour. Allongement des extrémités osseuses en pointe unique et aiguë au bout supérieur, en pointes irrégulières et multiples au bout inférieur; point de ligament intermédiaire. Le péroné, dans le point correspondant à la résection, a acquis un volume triple de l'état normal (petit chien lévrier d'un an).

Obs. III. Section sous-périostée de $0^m,03$ du tiers inférieur de la diaphyse radiale. Trois mois plus tard la plaie suppurait encore et présentait plusieurs ouvertures fistuleuses. La continuité du radius ne s'est pas rétablie; ses extrémités, écartées de $0^m,007$, dans les points les plus rapprochés, se sont réunies au cubitus spontanément fracturé de haut en bas et d'arrière en avant dans une étendue de $0^m,023$. Cette obliquité paraît résulter du chevauchement des deux fragments, qui tendaient à raccourcir le cubitus d'une longueur égale à celle que la résection avait fait subir au radius. Un grand travail d'ossification est manifeste au niveau du foyer de la fracture. Les os sont mamelonnés et couverts de végétations osseuses. Le radius, dont le diamètre transversal est de $0^m,01$ à sa partie moyenne, est deux fois plus volumineux inférieurement. Il en est de même du cubitus. En définitive : ostéite suppurée, fracture cubitale consécutive, hypérostose, ossification irrégulière, raccourcissement du membre, fausse articulation, défaut de continuité du radius, qui ne s'est pas reproduit (chien épagneul de dix-huit mois à deux ans).

Obs. IV. Résection sous-périostée de $0^m,03$ du tiers inférieur du radius. Aucune trace de régénération osseuse le quatre-vingt-sixième jour. Un cordon ligamenteux très-résistant, de $0^m,025$, réunit les deux bouts réséqués du radius, dont le supérieur s'est allongé de $0^m,005$ en forme de pointe. Quelques mamelons osseux de récente formation s'observent seulement sur le cubitus, dont le volume est manifestement augmenté dans une longueur de $0^m,06$, correspondant à la résection radiale. L'insuccès de l'opération a été complet (chien dont les épiphyses étaient ossifiées, chienne griffonne aveugle et très-grasse de dix à douze ans).

Obs. V. Résection sous-périostée de $0^m,04$ du tiers moyen de la diaphyse tibiale, sans fracture du péroné. Le cent dixième jour l'os ne s'est pas reproduit, et c'est à peine si l'on trouve quelques noyaux d'ossification dans le tissu ligamenteux qui en réunit les deux bouts. Le péroné s'est brisé et a subi un déplacement de $0^m,015$ selon sa longueur, et un autre déplacement selon sa direction, qui concourt au raccourcissement du membre. Les fragments du péroné, surtout l'inférieur, sont augmentés de volume et rendus bosselés par d'irrégulières ossifications. Aucune consolidation ne s'est produite, et le membre, devenu beaucoup plus court et sans continuité ni résistance, ne pouvait être d'aucun usage (chien griffon de cinq à six ans).

Obs. VI. Résection sous-périostée de 0m,02 de la partie moyenne de la diaphyse radiale. Le cent onzième jour la continuité de l'os n'est pas rétablie et les deux fragments réunis par un cordon fibreux intermédiaire sont devenus plus volumineux, surtout l'inférieur; ils constituent une pseudarthrose par continuité et présentent à leurs extrémités des dépôts osseux de nouvelle formation. Le cubitus, fortement hypertrophié, est courbé sur lui-même en forme d'S, de manière à perdre un peu de sa longueur, et à se rapprocher de celle du radius.

Les épiphyses encore distinctes montrent le jeune âge de l'animal (chien de dix mois à un an).

Obs. VII. Résection sous-périostée de 0m,015 de la partie moyenne du premier métatarsien droit. Fausse articulation par continuité fibreuse au bout de trois mois. Les deux extrémités osseuses sont courbées, plutôt atrophiées qu'hypertrophiées et chargées de quelques incrustations et dépôts osseux de formation récente.

Expérience pratiquée sur un jeune lapin.

Obs. VIII. Résection sous-périostée de 0m,025 de la diaphyse du radius droit vers ses deux cinquièmes inférieurs. A l'examen nécropsique, le cinquante-quatrième jour, on trouve le cubitus fracturé, et une fausse articulation baignée dans du pus, réunissant les quatre extrémités des os, qui sont chargés de quelques dépôts de nouvelle formation sans la moindre continuité par consolidation osseuse (chien de huit à neuf ans).

Obs. IX. Résection sous-périostée de 0m,03 de la partie moyenne du radius. Régénération de l'os au bout de trois mois. La continuité est encore incomplète dans plusieurs points et assez faible dans les autres, sans traces de canal médullaire. On dirait que le bout inférieur, terminé en forme de tête arrondie, s'est creusé une sorte de cavité dans le bout supérieur. Le nouvel os, très-volumineux et irrégulier, avec des saillies stalactiformes, est réuni en partie au cubitus et offre la même longueur que celui du membre sain (jeune chien d'un an dont les éphyses sont apparentes).

Obs. X. Résection sous-périostée de 0m,15 de la diaphyse du radius sur un lapin de quarante-cinq jours. Le trente et unième jour l'os triplé de volume et un peu courbé était reproduit et la continuité en était très-régulière (lapin).

Résections simples sans conservation du périoste.

Obs. XI. Résection de 0m,03 de la partie moyenne de la diaphyse tibiale gauche, sans conservation du périoste, fracture consécutive, spontanée du péroné. Deux mois plus tard on trouve les fragments du péroné réunis par un cal très-volumineux, et l'os lui-même, triplé au moins de volume dans une longueur de 0m,037, correspondant à l'intervalle laissé libre entre les bouts réséqués du tibia. La circonférence du cal était de 0m,042 et celle du péroné normal de 0m,014. L'extrémité inférieure du bout tibial supérieur est augmentée de volume, dirigée en dehors et appuyée par une large surface concave sur le cal péronéal, avec lequel elle était en voie de continuité déjà résistante. L'extrémité opposée n'a pas subi de changement. Un écartement de 0m,02 sépare ces deux extrémités, dont le rapprochement, 0m,01, répond à un raccourcissement égal du membre. Les fonctions s'étaient parfaitement rétablies et le péroné avait acquis le volume et la force du tibia, qu'il avait été appelé à remplacer (même chien que celui de l'obs. I).

Obs. XII. Résection de 0m,025 de la diaphyse radiale, sans conservation du périoste. Réintroduction dans la plaie du cylindre osseux; suture. Onze jours plus tard, extraction du fragment de la plaie restée fistuleuse. Au quatre-vingtième jour de l'expérienoe, le cubitus a triplé de volume et s'est fortement incurvé. Le radius ne s'est pas reproduit, et un simple ligament intermédiaire en réunit les extrémités (même chien que celui de l'obs. II).

Obs. XIII. Résection, sans conservation du périoste, de 0m,23 du tiers inférieur de la diaphyse du radius. Le fragment détaché, assez irrégulier à ses deux extrémités, a été remis en place pendant quelques jours. L'os ne s'était pas reproduit le cinquante-deuxième jour, mais quelques dépôts osseux de nouvelle formation occupaient les bouts réséqués du radius, et l'intervalle de 0m,013 qui les séparait offrait un cordon ligamenteux intermédiaire. Le cubitus avait triplé de volume au point correspondant à la résection du radius et restait d'une grosseur exagérée dans une étendue de 0m,06 (chien de grande taille; griffon âgé d'un an).

Obs. XIV. Résection, sans conservation du périoste, de 0m,017 de la partie moyenne de la diaphyse cubitale gauche. Aucune régénération osseuse ne s'était produite le cinquante-quatrième jour, et l'intervalle laissé libre entre les deux extrémités réséquées n'avait pas diminué d'un millimètre.

Les épiphyses étaient à peine distinctes, et leur réunion au reste de l'os indiquait l'âge déjà assez avancé du chien (le même que celui de l'obs. VIII).

Obs. XV. Résection, sans conservation du périoste, de 0m,025 de la diaphyse radiale. Régénération très-avancée le cent dixième jour. Le bout supérieur n'a rien produit et s'est réuni au cubitus. Le bout inférieur s'est aussi joint au cubitus, dont le bord a envoyé une sorte de barre osseuse transversale en dehors comme point d'appui. Cette saillie cubitale est entourée par du tissu fibreux se continuant avec un angle rentrant du radius, formé par l'os ancien et le nouvel os, épais, large de $0^m,01$ sur $0^m,015$ de hauteur, à surface mamelonnée, dont la pointe tournée en haut n'est écartée du bout supérieur que de $0^m,005$. Là où le radius manque, le cubitus a triplé de volume pour le remplacer.

Le chien n'était plus jeune et la séparation des épiphyses ne se voyait pas (même chien que celui de l'obs. V).

Obs. XVI. Résection, sans conservation du périoste, de $0^m,03$ du tiers moyen de la diaphyse tibiale. La régénération osseuse, quoique incomplète, est très-avancée le cent onzième jour. Le bout inférieur mamelonné et incurvé en dehors s'est réuni par continuité osseuse au péroné, qui a triplé de volume. Le bout supérieur s'est porté plus en dehors encore et s'est aussi réuni au péroné, puis entre ces deux bouts s'est formé un nouvel os de $0^m,018$ de longueur sur $0^m,004$ d'épaisseur qui arc-boute contre l'un et l'autre et en rétablit, en dedans du moins, la continuité par une sorte de pont jeté entre eux, à quelques millimètres de distance du péroné. C'est un véritable arc-boutant servant à augmenter la résistance longitudinale des os de la jambe, et à remplacer, au moins partiellement, la perte de substance du tibia (chien d'un an, le même que celui de l'obs. VI).

Obs. XVII. Résection, sans conservation du périoste, de $0^m,015$ de la diaphyse radiale. L'os s'est reproduit assez régulièrement en trente et un jours avec une légère courbure et une légère irrégularité (lapin, le même que celui de l'obs. X).

Obs. XVIII. Résection, sans conservation du périoste, de $0^m,025$ de la partie moyenne de la diaphyse du tibia droit. La plaie est fermée comme dans les autres cas par une suture à surjet. On trouve au cent sixième jour le péroné coudé à angle ouvert au milieu de sa longueur, et réuni en dedans avec une saillie osseuse du tibia de $0^m,01$ de hauteur, qui semble avoir pénétré dans l'épaisseur de sa diaphyse en la repoussant en dehors. La continuité du tibia est parfaitement rétablie, avec une légère courbure, qui a déterminé un raccourcissement du membre de $0^m,005$. Le nouvel os très-volumineux offre, réuni au péroné, $0^m,06$ de circonférence, tandis que ces deux os à l'état normal n'ont que $0^m,04$, c'est-à-dire $0^m,02$ de moins. Le bord tibial interne est droit et régulier, mais le bord externe représente une sorte de prolongement triangulaire pour se réunir au péroné. Le tibia régénéré est percé d'un trou de $0^{m},005$, passant obliquement de dedans en dehors et un peu de haut en bas, à $0^{m},005$ au-dessous de la crête tibiale; une fente verticale de $0^{m},015$ de longueur sur $0^{m},003$ de largeur est située un peu plus haut, à $0^{m},003$ du bord tibial antérieur, qui semble comme surajouté. Un canal médullaire très-distinct, en pleine voie de reformation, apparaît au centre de l'os divisé par deux traits de scie, l'un de bas en haut, l'autre de haut en bas et d'arrière en avant; au milieu d'un tissu compact, très-blanc et comme éburné, on trouve une foule de pertuis entourant une portion centrale grisâtre et poreuse de $0^{m},005$ à $0^{m},006$, qui paraît en voie de résorption.

Cette pièce est le plus bel exemple de reproduction osseuse de la collection (même chien que celui de l'obs. IX).

Ostéoplastie par des lambeaux de périoste encore adhérents par un pédicule ou complétement détachés.

Obs. XIX. Un lambeau de périoste frontal de $0^{m},04$ de longueur sur $0^{m},03$ de largeur est taillé sur la ligne médiane par trois incisions : l'une transversale répondant à la racine du nez, les deux autres latérales, perpendiculaires à la première. Le pédicule reste adhérent supérieurement. Le lambeau comprenant la peau, le peaussier et le périoste est replié sur lui-même, de bas en haut, en mettant en contact sa surface périostée et fixé par des points de suture. La plaie est fermée par une suture en surjet. La réunion immédiate a eu lieu sans aucune inflammation. Le lambeau détaché et examiné le vingt-troisième jour n'offrait pas la moindre trace d'ossification (même chien que celui des obs. II et XII).

Obs. XX. Un lambeau du périoste est détaché du radius gauche dans une étendue en longueur de $0^{m},03$ sur une largeur de $0^{m},008$. La base ou pédicule adhérent est tourné en haut, et le lambeau enroulé par trois spirales autour d'un petit faisceau musculaire, au travers duquel une voie avait été frayée avec la pointe du bistouri. La réunion immédiate a eu lieu, et le quatre-vingt-huitième jour le lambeau périosté n'avait pas produit la moindre ossification (épagneul de trois à quatre ans de taille moyenne; un évidement sous-périosté avec résection longitudinale avait parfaitement réussi sur le même chien, voy. obs. XXVII).

Obs. XXI. Répétition de l'expérience du lambeau périosté fronta- (voy. obs. XIX), résultats également négatifs au soixante-dixième jour (même chien que celui de l'expérience précédente).

Obs. XXII. Lambeau périosté de $0^{m},04$ de longueur sur $0^{m},01$ de largeur, séparé du tibia d'un lapin, à l'exception du pédicule tourné en bas. Ce lambeau est enroulé deux fois autour d'un tendon voisin, et la plaie, fermée par deux points de suture, se cicatrise sans suppuration. Seize jours plus tard, on constate par le toucher une corde noueuse, dure, en forme de spirale, à l'endroit du lambeau. Au trente-deuxième jour on perçoit la sensation d'un corps dur, et la pointe d'une épingle rencontre du tissu osseux. Au quatre-vingt-troisième jour la dureté paraît moins considérable, et le cent cinquième jour, en mettant à nu les parties, on ne trouve plus qu'une petite bandelette fibreuse de $0^m,003$ de largeur, fixée par une de ses extrémités au tibia, par l'autre autour du tendon, et n'offrant pas la moindre trace d'ossification. Le dépôt osseux avait disparu (lapin, le même que celui de l'obs. VII).

Obs. XXIII. Lambeau périosté de $0^m,03$ de longueur sur $0^m,01$ de largeur complétement détaché du tibia et transplanté dans le tissu cellulaire sous-tégumentaire de la région dorsale. La plaie pratiquée sur ce dernier point est réunie immédiatement. Quarante-quatre jours plus tard on retrouve le lambeau périosté un peu épaissi et assez semblable à du tissu cicatriciel, sans aucune trace d'ossification (lapin).

Obs. XXIV. Même expérience que celle de l'obs. XXII, mêmes résultats négatifs au cinquante-quatrième jour (chien).

Obs. XXV. Même expérience que celle de l'obs. XXII sur un jeune lapin, avec cette différence qu'elle a été répétée le même jour sur les deux tibias. Le vingt-deuxième jour le périoste était reproduit sur les os. Les lambeaux périostés ne sont pas ossifiés, mais une petite saillie osseuse s'est formée d'un côté au point de jonction du pédicule avec l'os; on peut supposer que l'ossification, si elle avait été plus considérable, était en voie de décroissance (lapin).

Évidements sous-périostés par résections longitudinales.

Obs. XXVI. Évidement sous-périosté de la moitié inférieure de la diaphyse tibiale. La demi-circonférence interne de l'os, la moelle et une partie de la paroi interne du tissu compact sont enlevés avec la gouge, sans que l'instrument arrive jusqu'au périoste. La plaie, fermée par quelques points de suture, est cicatrisée le dix-septième jour. Trois mois après l'opération les portions détachées du tibia sont parfaitement reproduites. Le canal médullaire est rétabli, comme on s'en assure en sciant l'os selon sa longueur. Le nouveau périoste est plus rouge, plus épais et plus adhérent (même chien que celui de l'obs. III).

Obs. XXVII. Évidement sous-périosté par résection longitudinale de la moitié de l'épaisseur du tibia dans toute la longueur de sa diaphyse, avec ablation de la moelle et rugination du canal médullaire. L'os est complétement régénéré le quatre-vingt-huitième jour, et, comme dans l'observation précédente, on ne le distinguerait pas du tibia resté sain du membre opposé. Un trait de scie longitudinal montre que le canal médullaire n'était pas entièrement rétabli et qu'il se trouve rétréci vers le milieu de sa longueur par des couches osseuses de nouvelle formation déposées à la surface interne du tissu compact (même chien que celui des obs. XX et XXI).

Obs. XXVIII. Évidement sous-périosté par résection longitudinale des deux tiers de l'épaisseur de toute la diaphyse du tibia, avec ablation de la moelle et rugination du canal médullaire. Régénération complète de l'os le quatre-vingt-sixième jour. Le canal médullaire est seulement un peu plus étroit vers le milieu de sa longueur, par épaississement du tissu osseux déposé à la surface interne de la portion d'os conservée (même chien que celui de l'obs. IV).

Résection sous-périostée de la voûte palatine.

Obs. XXIX. Résection sous-périostée de 0m,02 de la voûte palatine. Le soixantième jour la résistance de la cicatrice était si forte que personne ne doutait de la régénération de l'os. Il n'en existait cependant aucune trace, et les deux périostes, le buccal et le nasal, quoique adossés et réunis sans inflammation suppurative, n'avaient rien produit (jeune chien de dix mois à un an).

Trépanation crânienne.

Obs. XXX. Rondelle osseuse de 0m,018 détachée du frontal, en arrière des sinus frontaux au moyen de la tréphine. Le périoste séparé de la surface osseuse est resté accolé à l'unique lambeau trijumentaire qui avait été pratiqué. La dure-mère n'a pas été incisée et a été conservée intacte. La plaie réunie par la suture était cicatrisée le dixième jour, après avoir très-légèrement suppuré. Le cinquante-troisième jour on trouve la circonférence de la résection osseuse arrondie, amincie et inclinée vers le centre de la perte de substance, en formant une sorte d'excavation de 0m,005 au moins. Cette excavation régulière est fermée en dehors par l'extension des bords osseux trépanés, et au centre par la dure-mère, que l'on a supposée ossifiée. Il est facile cependant de faire pénétrer un stylet au travers du tissu fibreux et lamelleux qui la représente et qui est très-incomplétement chargé de dépôts d'ossifications. Il est de toute évidence que l'os trépané n'a pas été reproduit, et que le périoste n'a été le siége d'aucun travail de régénération osseuse. La dure-mère, seule ou réunie à une légère couche de tissu cicatriciel périosté, a contribué à reformer en partie la continuité du frontal resté très-mince et même membraneux dans le point le plus central de la résection (même chien que celui de l'obs. XIII).

Considérations générales

Les expériences dont nous venons d'exposer les principaux détails portent avec elles de précieux enseignements ; nous essaierons de les résumer dans les propositions suivantes :

1° Les expériences entreprises sur le périoste et sur les os donnent des résultats très-variables, selon l'espèce, l'âge et même selon la race des animaux ; ainsi le périoste chez le lapin est épais et peu adhérent et les os se régénèrent facilement, tandis que le chien présente des conditions moins favorables. Il faudrait donc chercher des termes de comparaison pour la pathologie humaine dans les espèces les plus élevées, et accorder moins d'importance aux résultats offerts par des lapins, des pigeons, des cabiais, des grenouilles et autres animaux d'un ordre inférieur.

L'influence de l'âge est également très-considérable. Pendant la période de développement, l'activité cellulaire jouit de la plus grande énergie, puis se ralentit quand l'accroissement est devenu complet, et s'arrête presque entièrement dans les dernières années de la vie. Les phénomènes observés pendant l'enfance ne sauraient donc être justement imputables à la vieillesse. La plus ou moins grande vitalité de la race agit de la même manière, et ces différences méritent d'être prises en sérieuse considération.

2° Insuccès habituel des résections sous-périostées des diaphyses osseuses au point de vue de la régénération d'un nouvel os, comme le prouvent les exp. I, II, III, IV, V, VI, VII, VIII, IX, X. En ajoutant à ces expériences celle pratiquée sur la voûte palatine (n° 29) et la trépanation sous-périostée (n° 30), on aurait *douze* résections sous-périostées, parmi lesquelles on compterait *un* succès complet (voy. exp. X) sur un lapin, *un* succès presque complet (voy. exp. IX) sur un jeune chien, et *dix* insuccès. Ces résultats ne confirment pas ceux de Heine. Ce dernier opérait sur l'humérus et le fémur enlevés en totalité, tandis que M. Marmy s'est borné à réséquer des portions de radius, de cubitus et de tibia, dans leur diaphyse, et semblait réunir de plus grandes probabilités de réussite. Il y aurait à rechercher la raison de ces différences, dont la durée de l'expérience ne saurait être la principale cause, puisque dans les deux cas de régénération diaphysaire précédemment cités (exp. IX et X), les animaux avaient été sacrifiés, le premier (jeune chien), au bout de trois mois, et le deuxième, au trente et unième jour (lapin). Heine avait parfois attendu une année entière la régénération des os (réparation presque complète de l'omoplate, exp. 1re, *Gaz. méd. de Strasbourg* du 31 mai 1864). La question du temps nécessaire à de nouvelles ossifications reste soumise, comme nous l'avons fait remarquer (proposition I), à des conditions assez complexes. Chez l'homme une fracture simple exige un ou deux mois, selon l'âge, pour sa complète consolidation, et une fracture compliquée de plaie, avec suppuration du foyer, de trois à quatre mois à une année; mais ce ne sont là que des données approximatives.

3° Insuccès habituels, quoique moins nombreux, des régénérations osseuses, à la suite des résections diaphysaires partielles, sans conservation du périoste.

Contradictoirement à l'opinion générale et au plus grand nombre des faits observés par les expérimentateurs, les résections non périostées de M. Marmy ont donné plus de succès que les résections sous-périostées. L'exemple le plus remarquable de régénération diaphysaire a été offert par une résection simple (exp. XIII, chien), et trois autres fois la réparation osseuse était très-avancée (exp. XV, XVI et XVII). Quatre fois seulement l'on n'obtint pas d'os (exp. XI, XII, XIII, XIV). De sorte que les succès furent dans la proposition de moitié pour les résections non périostées, et de deux sur douze pour les résections avec conservation du périoste. Toutes expériences répétées sur les mêmes animaux et par conséquent comparables sous ce rapport. Ici l'importance de l'espèce se dégage très-clairement. Dans les deux expériences pratiquées sur le lapin, on obtint deux succès, et la régénération de l'os avait eu lieu, qu'on eût conservé ou sacrifié le périoste, quoique dans ce dernier cas la réparation du nouvel os fût un peu moins régulière.

4° Dans toutes les résections partielles des diaphyses du radius, du cubitus et du tibia, l'os congénère s'est ordinairement courbé ou fracturé pour contribuer au rétablissement des usages du membre, soit par un cal commun aux extrémités réséquées, soit en aidant au rapprochement de ces extrémités. Si la régénération osseuse manquait plus ou moins complétement, l'os conservé doublait ou triplait même de volume pour remplacer l'os enlevé. Cette tendance au rétablissement de la fonction par des voies diverses dans la forme, mais communes dans leur but, nous a paru des plus remarquables, et nous comptons en faire le sujet d'un travail particulier.

5° Insuccès constant de toutes les tentatives de reproduction d'un nouvel os par des lambeaux périostés détournés de leur situation première avec ou sans section de leur pédicule. Les exp. XIX, XX, XXI, XXIII, XXIV ont complétement échoué, et les lambeaux examinés au vingt-troisième, quatre-vingt-troisième, soixante-dixième, quarante-quatrième, cinquante-quatrième jour n'offraient aucune trace d'ossification. Il n'en fut pas de même dans l'exp. XXII : le lambeau périosté, muni d'un pédicule et enroulé autour d'un tendon voisin, était devenu résistant au seizième jour, et une épingle enfoncée dans son épaisseur y avait rencontré du tissu osseux au trente-deuxième jour. La dureté semblait encore augmentée le quatre-vingt-troisième jour, mais vingt-deux jours plus tard, toute apparence osseuse avait disparu, et le lambeau, étudié avec soin, avait perdu son ossification passagère. Dans l'exp. XXV, le lambeau ne s'était pas ossifié le vingt-deuxième jour, mais une petite exostose s'était produite à l'insertion du pédicule périosté. Faut-il en conclure que tous les essais d'ostéoplastie par des lambeaux détachés du périoste resteront frappés de stérilité? Nous n'oserions pas soutenir une opinion plus favorable, mais il y aurait peut-être une distinction à établir selon que ces lambeaux sont placés dans des points où n'existe pas normalement de tissu osseux, ou dans ceux où il s'en rencontre. Dans le premier cas, l'ossification, constituant un état étranger aux lois de l'organisation, tendrait à disparaître, tandis que dans le second l'ossification produite pourrait persister. Cette hypothèse, entièrement appuyée sur l'importance capitale de la forme dans les êtres vivants, est sans doute très-contestable, et nos expériences négatives sur la voûte palatine, dont le tissu ne s'est pas reproduit en deux mois, malgré la réunion immédiate des deux périostes naso-palatins, lui sont absolument contraires. On est donc en droit de soutenir, d'après les faits de M. Marmy, que l'ostéoplastie par les lambeaux de périoste manque habituellement ou ne présente que des résultats incomplets et sans persistance.

6° Succès constants de tous les évidements osseux sous-périostés, alors même que l'on a seulement conservé la moitié ou le tiers de la circonférence des diaphyses, avec rugination du canal médullaire. Les plus minces surfaces osseuses, doublées de leur périoste normal, réparent et reforment les os et ouvrent des voies véritablement nouvelles et d'une heureuse efficacité à la chirurgie. Les trois exp. XXVII, XXVIII et XXIX, consacrées à ce sujet, ont paru tellement concluantes, qu'on n'a pas jugé nécessaire d'en multiplier le nombre. Ces résultats sont entièrement conformes à ceux que nous avons obtenus, et confirment les observations cliniques déjà recueillies et publiées.

7° Insuccès complet au deuxième mois de la résection sous-périostée partielle de la voûte palatine. Nous ne concluons pas de ce fait et d'une expérience négative semblable, dont nous avons rapporté l'histoire, que toute réussite est impossible et qu'aucune régénération osseuse ne peut s'accomplir ultérieurement; c'est une question à discuter. Nous nous bornons à cette considération que l'exp. XXIX de

M. Marmy et la mienne montrent le peu de valeur de l'affirmation de quelques chirurgiens qui ont annoncé la régénération osseuse de la voûte palatine en un temps beaucoup plus court, à la suite de pertes de substance comblées par des lambeaux périostés. Une simple assertion de succès en présence de pareils faits négatifs reste nulle et non avenue.

8° La dure-mère est capable, dans certains cas de trépanation, de fournir des ossifications réparatrices, alors que le périoste n'a pas donné d'ossification.

Conclusion. Les expériences de M. Marmy, comme celles de Heine, montrent le peu de confiance que doivent inspirer aux chirurgiens les résections sous-périostées appliquées à la pathologie, dans le but de régénérer les os. Nous pouvons affirmer que les gaînes et les lambeaux de périoste, détachés des os subjacents et atteints de suppuration, deviennent absolument incapables de reproduire du tissu osseux, et les os qu'on a vus combler les pertes de substance et remplacer ceux qui avaient été enlevés, étaient nés du périoste sain adhérant aux extrémités osseuses conservées, et n'avaient rien emprunté aux gaînes périostées. Les fractures comminutives, avec esquilles et fragments isolés et extraits dans une longueur plus ou moins considérable en offrent de fréquents exemples, et la continuité de l'os se rétablit par le même mode de consolidation et sans que le périoste environnant y prenne aucune part, étant habituellement lui-même frappé de gangrène. L'ostéoplastie périostée est encore moins favorable, et n'a jamais produit et ne produira jamais d'os. L'évidement sous-périosté a seul réalisé les régénérations osseuses, que nos faits cliniques avaient, comme nous le prouverons, mises hors de doute, et que les expériences sur les animaux ont confirmées.

Les expériences de Heine, de M. Marmy et les nôtres nous ont conduit à formuler deux lois relatives à la régénération des os réséqués : l'une de reconstitution locale, l'autre d'équilibre ou de suppléance.

Loi de reconstitution locale. Les phénomènes de l'organisation humaine reçoivent un grand jour de l'étude des organismes inférieurs. Les lois biologiques sont aussi invariables que celles de la physique et de la chimie, et elles s'appliquent aussi bien aux fonctions rudimentaires qu'à celles de la plus haute complexité. Nous trouvons déjà dans les vertébrés des animaux capables de reproduire, comme la salamandre, des organes enlevés, tels qu'une patte, par exemple, avec ses doigts distincts, ses os, ses muscles, ses tendons, etc. Chez l'homme, rien de semblable ; mais cependant la même loi, affaiblie et à peine reconnaissable, existe toujours et nous explique comment un os brisé, réséqué, extrait est habituellement remplacé par un os nouveau. De là encore cette conséquence, que l'idée de créer des os dans des régions où il n'en existe par normalement est une idée irréalisable, parce qu'elle est contraire à la régularité typique de l'être.

La loi d'équilibre et de suppléance se relie à la première. Les organes, jouant un rôle dans le fonctionnement général et étant unis aux organes voisins et connexes pour un but déterminé, se suppléent et se remplacent en cas de destruction et d'affaiblissement partiels.

C'est ainsi que chez les chiens le péroné acquiert des dimensions quatre ou cinq fois plus considérables qu'il ne les a naturellement, lorsqu'il est appelé à remplacer le tibia brisé ou enlevé, et chose bien curieuse, ce diamètre exagéré tend à représenter celui du tibia, plus celui du péroné lui-même. Si le tissu de l'os est plus dense, le volume est moindre ; s'il est spongieux et peu résistant, le diamètre est augmenté.

Nous nous expliquons ces remarquables résultats par l'effort auquel doit résister l'os restant. Cet effort comprime, tasse et irrite le tissu osseux, l'hyperplasie et en développe et en continue les propriétés ostéogéniques. De là l'augmentation du volume de l'os. Quand l'effort rencontre une résistance proportionnelle ou d'équilibre, l'os n'est plus comprimé, tassé, irrité, c'est-à-dire modifié dans ses conditions normales, et il cesse de croître.

Les prodiges de mécanique spontanément offerts par les os incomplétement reproduits ou brisés et mal consolidés n'ont pas d'autres explications. L'action des muscles et les pressions extérieures dépendant des mouvements exécutés, ramènent les os, l'un contre l'autre, les arc-boutent, les barrent, les creusent, les amplifient, y ajoutent des tiges de support et tendent ainsi au rétablissement de la fonction.

Nous avons montré, en outre, que toute portion d'os revêtue de périoste devait être conservée, comme les anciens en avaient donné le précepte au sujet des esquilles, et nous avons pu donner l'explication doctrinale de cette curieuse remarque d'Hippocrate, si souvent niée et méconnue, qu'un appareil à fracture trop serré pouvait empêcher la formation du cal, tandis qu'un défaut de constriction du même appareil exposait à un cal exubérant et difforme.

CHAPITRE III.

De l'évidement sous-périosté des os.

Définition. L'évidement est une opération par laquelle on creuse et on excave un os, pour en séparer les parties malades et n'en laisser que les couches saines, périphériques, corticales ou sous-périostées médiates. Les formes du membre ne sont nullement compromises, les attaches musculaires sont ménagées, le périoste reste intact et la reproduction osseuse a lieu sous cette membrane et à l'intérieur de l'os évidé.

Pour mieux montrer la valeur de notre méthode d'évidement, nous exposerons successivement : 1° les enseignements fournis par : A. les expériences sur les animaux ; B. les faits préexistants dans la science ; C. les observations directement recueillies.

A. Expériences sur les animaux.

Les expériences sur les animaux confirment toutes la possibilité de la régénération des os après l'évidement, et ce résultat n'est pas contesté. M. Marmy et moi, nous avons pu réduire les os à des lamelles très-minces et les os se reproduisaient en totalité, en reprenant leurs formes et leurs fonctions. Cette démonstration était nécessaire pour inspirer aux chirurgiens la sécurité et la confiance.

Les recherches publiées dans le dernier siècle sur la nécrose semblaient établir que toute violence exercée sur le tissu osseux en amenait la mortification. L'introduction d'une cheville de bois ou d'une tige métallique dans le canal médullaire, l'application des caustiques potentiels, acides ou alcalins, celle du fer rouge avaient été les moyens les plus employés, et l'on aurait pu supposer, d'après ces assertions que l'évidement était dangereux et impraticable, et que la destruction de la moelle et des parties intérieures de l'os amènerait la nécrose de la totalité de la diaphyse.

M. Cruveilhier[1] est un des rares expérimentateurs qui se soit élevé contre cette opinion, et qui ait signalé la possibilité d'opérer la destruction de la moelle sans frapper de mort l'os environnant. « J'ai amputé, dit ce professeur, « plus de vingt fois la jambe à des lapins et à des pigeons. « Je broyais la moelle, et un mois plus tard elle était par- « faitement reproduite sans accident. Il fallait remplir le « canal médullaire de charpie pour en amener la nécrose. »

Toutes nos expériences sont venues confirmer ce résultat. L'on peut évider les os et même promener à leur surface intérieure un cautère actuel sans détruire les lames osseuses conservées, et on a l'avantage de développer et d'activer énergiquement la prolifération cellulaire et la régénération osseuse (voy. p. 93). Nos remarques sur l'ostéogénie chirurgicale (p. 37) établissent la rigoureuse exactitude de ces faits, dont on verra également la confirmation dans les observations cliniques rapportées à l'appui de notre méthode.

B. Faits antérieurs.

La nécrose offrait de précieux enseignements en faveur de l'évidement. Dans le cas où les séquestres occupent la partie centrale des os, ils y deviennent mobiles et leur extraction spontanée ou artificielle laisse une cavité dont les parois sont formées par une couche osseuse plus ou moins épaisse, dépendant en partie de l'os primitif et plus fréquemment encore de lamelles intérieures et périphériques de production toute nouvelle. Cette cavité, véritable évidement spontané résultant de la sortie du séquestre, se comble entièrement par un travail de régénération osseuse, et plus tard seulement la transformation des corpuscules osseux en graisse et l'absorption de cette dernière rétablissent le canal médullaire. L'os, ramené ainsi presque

[1] Cruveilhier, *Anat. pathol.*, t. II, p. 33. Paris 1816.

intégralement à ses dispositions normales, recouvre ses usages.

L'évidement est une imitation assez exacte de ces phénomènes. De même que la nature frappe de mort les parties centrales de l'os et les élimine après les avoir séparées des couches corticales ou périphériques, le chirurgien extrait de l'intérieur de l'os toutes les parties altérées. Dans les deux cas les insertions musculaires et ligamenteuses sont ménagées; le périoste reste intact, et la cavité produite se comble d'abord, puis se reproduit dans ses dimensions normales. Là où des cloaques existaient par destruction périostique, les téguments fixés profondément à l'os constituent des cicatrices adhérentes, comme on l'observe à la suite des plaies nécessitées par l'évidement. L'analogie est donc manifeste et très-favorable à la méthode que nous proposons.

Les opérations pratiquées depuis Celse contre la carie n'étaient pas une moindre recommandation en faveur de l'évidement. On attaquait les tissus altérés avec le scalpel, la gouge et le trépan, afin de pouvoir en modifier les surfaces par le fer rouge. On en changeait ainsi les dispositions morbides, soit directement, soit par l'intermédiaire d'une nécrose partielle; dans tous les cas on déterminait une perte de substance plus ou moins profonde, et on se confiait à la nature pour en amener la réparation. C'est également le but que nous avons poursuivi avec des indications plus précises, une intelligence des phénomènes plus éclairée, des procédés opératoires plus rationnels, une doctrine plus complète et une efficacité plus assurée.

Ces propositions méritent quelques détails : l'évolution des sciences est une véritable succession de découvertes, et toute généralisation suppose un certain nombre d'observations particulières sur lesquelles on l'établit. Chaque observation porte virtuellement en elle-même ses conséquences; mais il faut de longues années et de grands travaux pour les mettre en lumière et arriver à les appliquer. En appelant l'évidement une méthode nouvelle, nous n'avons pas ignoré les faits antérieurs qui l'avaient rendue possible; mais nous avons reconnu qu'elle n'avait encore été ni comprise, ni proposée. Une méthode repose sur un principe qui en dicte et en éclaire les applications. Elle s'étend à tous les cas qu'elle embrasse, porte en soi la raison de son emploi et en montre l'utilité. On ne possédait rien de semblable.

On a essayé de faire remonter l'évidement à Celse ; on l'a retrouvé dans d'autres auteurs, et on a même été jusqu'à dire qu'il constituait une pratique usuelle et presque familière aux chirurgiens de nos jours.

Nous voudrions pouvoir admettre la vérité de ces assertions, puisque notre but est de faire adopter une opération dont les avantages nous paraissent réaliser un véritable progrès. Mais en est-il ainsi? La question mérite d'être examinée.

M. le docteur Borelli (de Turin) attribue l'évidement à Celse, et il cite à l'appui de son opinion le passage suivant : « *Oportet autem ante omnia os nudare, ulcere exciso, et si* « *latius est ejus vitium, quam ulcus fuit, carnem subsecare,* « *donec undique os integrum pateat*[1]. » Si nous voulions élever une querelle de mots, nous serions en droit de soutenir que ces termes : *Os nudare* ne se rapportent pas à l'évidement, mais aux résections sous-périostées, dont Celse serait dès lors l'inventeur ; mais nous cherchons seulement la vérité, et Celse, de son temps, ne pouvait avoir aucune idée de l'importance ostéogénique du périoste, et le confondait évidemment avec l'os. Quant à l'évidement, Celse n'y songeait guère davantage, et nous verrons que son précepte, répété par Boyer, d'exciser l'ulcère et même les chairs voisines, de manière à mettre l'os à nu, au delà des points où il est altéré, n'exprime nullement les caractères de notre méthode. Il est vrai que M. Borelli, pour les besoins de sa cause, n'a pas hésité à fabriquer le mot *erodere*[2] creuser et l'a prêté à Celse, tandis que cet auteur

[1] Voy. aux notes additionnelles le passage entier de Celse avec la traduction de M. le docteur Des Étangs.

[2] *Abbrucare o di raschiare (eradere) l'osso.* Borelli, p. 23. Torino 1858.

s'est toujours servi du verbe *radere*, râcler, ce qui est fort différent : Les temps *radere*, *radenda*, *radendum*, *radit*, se succèdent dans ce chapitre de Celse et n'ont jamais signifié évider un os. Quelle indication Celse se proposait-il de remplir? Ce chirurgien voulait appliquer le cautère actuel sur les surfaces osseuses malades, comme on le conseille encore aujourd'hui, et dans ce but il s'ouvrait une voie par le trépan, la rugine et d'autres instruments appropriés. Il avait parfaitement compris l'importance d'enlever toutes les parties altérées et de les poursuivre le plus loin possible; mais il ne faut pas l'oublier, il s'agissait surtout de la carie, et sous ce nom la science, peu avancée de cette époque, comprenait la nécrose, le ramollissement, l'infiltration graisseuse et purulente, la tuberculisation et le cancer des os. Comment, en présence d'un diagnostic si obscur et si confus, pouvait-on fonder des méthodes de traitement bien déterminées? Une remarquable intelligence des indications curatives avait dicté à l'auteur latin ses règles de conduite, et dans l'ignorance où il était des conditions morbides et du diagnostic différentiel, il lui était impossible de formuler un précepte plus utile que celui d'enlever les parties malades et d'appliquer ensuite le feu. Nous montrerons que de nos jours on n'a pas été plus loin, et qu'on a recours comme Celse aux résections et aux amputations, en cas d'insuccès de la cautérisation.

M. Ollier a vu aussi l'évidement dans Celse. « On trouve, « dit-il, dans certains auteurs le précepte formel de creuser « les os, de fouiller dans leur profondeur avec la gouge et « le scalpel, et d'éteindre dans la plaie des fers incandes- « cents; il suffit de lire le troisième chapitre du huitième « livre de Celse pour s'en convaincre. » M. Ollier considère ici la rugination, l'incision, la trépanation et la cautérisation des os comme des procédés distincts, tandis qu'aux yeux de Celse les premiers n'étaient que des moyens préparatoires et auxiliaires pour l'emploi du feu. Celse, dans ce troisième chapitre, signale l'utilité de ces manœuvres dans les lésions des os du crâne, et il en étend l'application à tous les autres os, ce qui prouve bien qu'il n'avait aucune idée de l'évidement. « *Hæc quamvis maxime fiunt in* « *capite, tamen cœteris quoque ossibus communia sunt.* »

Les premières traces et le germe de notre méthode seraient-ils plus nettement encore indiqués dans Celse que nous nous en applaudirions. Loin de vouloir faire de l'évidement une création absolument nouvelle, nous cherchons à rattacher cette opération aux travaux de nos devanciers.

Notre ambition est de mettre hors de doute la valeur de l'évidement des os en le rattachant aux travaux de notre époque sur l'ostéogénie périostique, d'en étendre les applications et l'utilité et de fonder ainsi une méthode vraiment chirurgicale, qui ne fera que grandir avec le temps et restera, comme l'a dit M. Marmy, le seul progrès réalisé dans l'art, à la suite des belles expériences de M. Flourens.

M. Ollier a encore cité un certain Angelus Bologninus[1], dont nous rapporterons les paroles : « *Et si ossis corruptio* « *profunda usque ad sui medullam comprehendatur, curetur* « *ipsum os malleo et scalpello, seu aliis instrumentis conve-* « *nientibus*, concavendo *et* removendo *cum sui medulla.* »

De Celse à Bologninus la distance est grande, mais qu'importe ! Si l'évidement n'a pas été découvert plus tôt, Bologninus l'a décrit en disant qu'il fallait enlever l'os jusqu'à la moelle au moyen d'un marteau et d'un scalpel ou de tout autre instrument convenable. Si Bologninus a donné ce précepte pour la cure des caries syphilitiques (*morbi gallici curandi ratio*), il faut avouer qu'on a bien fait d'oublier un conseil aussi dangereux, et nous aurons l'occasion de rencontrer des exemples d'os creusés et excavés dans des conditions plus rationnelles. A. David avait été mieux inspiré en poursuivant avec hardiesse les séquestres enclavés dans l'épaisseur des os[2], et Moreau avait enlevé après la résection

[1] *De cura ulcerum*, *Lugduni 1736*, *in morbo gallico curandi ratio;* chap. XVII, p. 252.

[2] *Observation sur une maladie d'os*, *connue sous le nom de* nécrose. Paris 1782

de 0m,4 du tibia, 0m,054 des cellules médullaires en y insinuant une gouge[1].

Le professeur Malgaigne a également compris l'avantage de certains évidements partiels dans les résections : « La « première règle, dit-il, est d'emporter complétement tout « ce qui est atteint de carie. La seconde est de ménager au- « tant que possible les tendons et les attaches musculaires. « Pour cela, si la carie s'étend trop loin, on la poursuit avec « la gouge jusqu'à la substance saine. Il suffit de laisser « pour l'attache musculaire la plus mince couche de subs- « tance compacte[2]. »

L'excision de la substance spongieuse n'est, il est vrai, dans ce procédé, qu'une manœuvre secondaire, permettant d'éviter une trop grande perte de substance, par exception à la règle générale; mais l'indication n'était pas moins parfaitement saisie.

Nous avons entendu dire au professeur Textor qu'en pareil cas il suffisait d'enlever l'extrémité de l'os carié, et que les points affectés au delà des surfaces articulaires guérissaient spontanément. Le précepte de Malgaigne nous paraît préférable; mais il n'offre cependant aucun des caractères d'une méthode générale et mérite seulement d'être invoqué à l'appui de la rationalité et des avantages de l'évidement.

Nous ne contestons pas, on le voit, les faits particuliers de rugination, de trépanation, ni même d'excavation de certaines portions d'os atteintes de carie. Ces opérations renferment, comme nous l'avons fait remarquer, les germes de la méthode de l'évidement. L'habileté pratique et l'expérience avaient révélé dans diverses circonstances la possibilité de conserver les os, quand on se bornait à en détacher les portions malades. Une conception plus élevée et plus complète de ces résultats partiels devait naître plus tard

[1] *Observations pratiques relatives à la résection des articulations affectées de carie.* Thèse 1803.

[2] *Méd. opér.*, 1re édit., p. 230. Paris 1834.

des progrès de la pathologie et des belles expériences de la physiologie moderne. Toute méthode a nécessairement, comme nous l'avons dit précédemment, son origine et sa base dans les connaissances déjà acquises, et on peut en mesurer la valeur sur l'importance des faits qui l'ont précédée et ont marqué ses premiers termes d'évolution.

Des indications de l'évidement.

Les cas les plus favorables à l'application de cette méthode sont les ostéites suppurées, entretenues par la présence de quelques séquestres, ou consécutives à l'élimination ou à l'extraction de ces corps étrangers. Les os sont alors partagés ordinairement en plusieurs loges, dans lesquelles le stylet ne rencontre pas de lamelles ni de fragments de nécrose, mais où le doigt, lorsqu'on peut s'en servir, sent de fines saillies plus ou moins résistantes, sortes de granulations semblables à celles que l'on trouve si souvent dans la carie. Ce sont des espèces de noyaux fibrillaires, comme étoilés, qui s'écrasent facilement, malgré une certaine dureté. On ne saurait méconnaître, d'après ces caractères, l'existence de petits séquestres du tissu aréolaire, en voie de destruction par transformation graisseuse, et déjà plus ou moins séparés du tissu osseux enflammé et ramolli qui les entoure. Les procédés d'extraction habituellement conseillés contre les séquestres durs, volumineux et mobiles, ne sont pas ici applicables, et comme de nouvelles couches osseuses d'une épaisseur variable se sont déposées sous le périoste et ont augmenté le volume de l'os, dont le contour est devenu plus ou moins irrégulier, on croit l'amputation nécessaire. Dans d'autres circonstances, le malade a vu sortir, par les trajets fistuleux dont son membre est atteint, des portions d'os nécrosées; mais le chirurgien reconnaît de vastes cavités, dans lesquelles il ne constate pas de séquestres, et comme la suppuration ne tarit pas, et que la santé s'altère, il ne voit d'autre moyen de salut que l'amputation. Plus rarement, un véritable séquestre d'un certain volume existe dans l'intérieur de l'os, mais n'en occupe qu'une partie, tandis que l'ostéite, la suppuration et la déformation sont beaucoup plus étendus, et le chirurgien se décide, avec moins de raison encore que dans les cas précédents, au sacrifice du membre.

Ces suppositions sont loin d'être imaginaires et ne se rapportent pas à une pratique ancienne ou inexpérimentée. Les exemples nous en sont offerts par des hommes de notre époque, assez partisans des résections sous-périostées pour les avoir appliquées, dans de pareilles conditions, à l'humérus, au péroné, à la mâchoire inférieure et à d'autres os; les trois observations publiées par MM. Larghi et Borelli de résections sous-périostées humérales en fournissent la preuve. Ces chirurgiens avaient jugé l'amputation nécessaire, et s'étaient crus heureux de pouvoir la remplacer par l'ablation d'une portion assez étendue de la diaphyse osseuse, avec conservation du périoste. L'indication de recourir à l'évidement était beaucoup mieux fondée, comme nous le démontrerons.

Dans quelques cas, enfin, où un séquestre enclavé et continu avec des parties osseuses en contact, enflammées et cariées, détermine des accidents graves, et exige une intervention chirurgicale prompte et énergique, l'évidement offre une ressource précieuse et permet la conservation du membre.

Les ramollissements graisseux, avec suppuration partielle du tissu spongieux des os, et particulièrement de leurs extrémités, commandent aussi l'évidement. Le mal n'est pas susceptible de s'arrêter spontanément sous l'influence des topiques et du régime; l'aggravation est souvent rapide; les usages du membre sont compromis; les articulations voisines menacées et l'évidement peut seul remplacer l'amputation.

Les infiltrations purulentes, les caries profondes ou centrales, certaines ostéo-myélites, les ostéites aiguës ou chroniques, quelles qu'en soient les variétés et les complications, deviennent des indications d'évidement, dans le cas où la gravité des accidents imposait autrefois la mutilation des membres. Dès l'instant que l'on peut atteindre les tissus osseux malades et les enlever, en ménageant les couches saines et périphériques de l'os, le choix ne saurait être douteux.

La tuberculisation avec excavation et destruction partielles des extrémités osseuses, les tumeurs fibreuses, vasculaires, enkystées, réclament aussi l'évidement.

L'enchondrôme, borné à une partie de la longueur des os, rentre également dans les indications de notre méthode.

Les résections articulaires elles-mêmes, au lieu de porter sur toute la hauteur des jointures altérées, peuvent être réduites à des pertes de substance beaucoup moins considérables, si on les combine à l'évidement.

Nous avons eu recours à la même opération, en la combinant aux résections longitudinales pour éviter l'amputation de membres, dont les os frappés d'hypérostose avec destruction d'une grande partie de la peau n'auraient pu être autrement conservés. Les ulcères atoniques anciens, les ostéites très-étendues, les caries se prolongeant sur le côté d'une diaphyse offrent les mêmes indications.

Procédés opératoires.

Une première incision longitudinale, intéressant autant que possible les trajets fistuleux, est pratiquée dans le point où l'os est le plus superficiel, le plus accessible et le plus éloigné des troncs vasculaires et nerveux. On divise les parties molles et le périoste jusqu'aux limites de la lésion osseuse. Deux autres incisions, perpendiculaires aux extrémités de la première, servent à former deux lambeaux allongés et plus ou moins larges, selon les surfaces à découvrir. Ces lambeaux sont renversés de chaque côté, avec les portions attenantes du périoste, séparées avec soin de l'os subjacent, dans une étendue de $0^{m}.008$ à $0^{m}.010$.

Dans d'autres cas, nous formons un seul lambeau ovalaire (voy. l'obs. XVI), retombant sur la plaie par son propre poids, comme nous l'avons érigé en méthode pour les amputations. Nous nous sommes borné sur d'autres malades à une simple incision linéaire, légèrement coudée à ses extrémités, et nous devons ajouter que toutes ces formes d'incisions sont applicables à des indications exceptionnelles.

L'os mis à nu et déjà atteint d'ouvertures fistuleuses, avec pertes de substance plus ou moins grandes et plus ou moins nombreuses, séparées par des ponts intermédiaires, infiltré, ramolli, creusé par la suppuration ou la carie, est immédiatement attaqué avec la gouge, le ciseau et le maillet. La gouge sert particulièrement à l'évidement, et nous en avons fait construire en forme de tire-balles, de différents modèles et à manche de bois arrondi, pour nous en servir à la main et sans percussion. Les os offrent souvent si peu de résistance, à l'intérieur surtout des extrémités articulaires, dont nous avons dans certains cas opéré l'excavation au travers de la perforation osseuse, que l'emploi de cet instrument est très-commode et suffit quelquefois pour achever l'opération. Le ciseau est réservé pour la section des ponts osseux et la régularisation des bords de la plaie. Les scies en crête de coq, la scie versatile de Scultet, celle de Heine, de Charrière etc., pourraient rendre également de bons services. On pénètre dans le canal médullaire, on le creuse, on l'évide. en enlevant toutes les parties altérées, et on réduit l'os à ses couches périphériques saines, qui en conservent la forme, les dimensions et les rapports. Le périoste d'enveloppe, les tendons, les muscles et les ligaments sont complétement ménagés.

Les artères sous-tégumentaires et celles beaucoup plus nombreuses du périoste, ont rarement besoin d'être liées. Le premier jet de sang est abondant, mais une légère compression l'arrête d'une manière définitive, en raison de l'élasticité des tissus, dont la rétraction fronce les vaisseaux et en facilite l'oblitération. Les doigts des aides, ou l'application de morceaux d'agaric nous ont paru suffire pour suspendre l'hémorrhagie, et lorsqu'on cesse un peu plus tard l'action de ces moyens, tout écoulement sanguin a disparu. Il n'en est pas toujours de même à l'intérieur de l'os. L'artère nourricière et ses ramifications, rendues plus volumineuses par l'ancienneté de l'inflammation, coulent avec force, et nous ont souvent forcé d'avoir recours au tamponnement, avec des boulettes de charpie imbibées d'eau de Pagliari. Nous avons, par fois, touché avec un fer rouge les ouvertures vasculaires, et, contrairement à ce que l'on observe souvent sur les animaux, nous n'avons pas provoqué de nécrose par l'emploi de ces procédés. Si le tissu osseux est très-dur (ostéite condensante), ce que nous avons observé dans des cas de nécroses encore adhérentes et non circonscrites, siégeant à l'extrémité du tibia ou d'autres os, et compromettant l'articulation voisine par continuité inflammatoire et suppurative, il faut se servir des ciseaux et de la gouge, et évider peu à peu l'os jusqu'auprès des surfaces articulaires, en se rapprochant plus haut du périoste. Ce temps opératoire peut être fort difficile et fort long, mais c'est le seul moyen d'enlever les portions osseuses malades, dont la présence entretiendrait les accidents déjà produits et rendrait l'opération insuffisante et inutile.

Pansement.

L'évidement achevé, nous remplissons de charpie molle la cavité de l'os et la plaie extérieure, et nous nous efforçons d'éviter la rétention des liquides et les terribles complications qui en résultent. En effet, par suite de la rétention du pus et de la sérosité, les tissus s'étranglent, s'enflamment, s'infiltrent de matières putrides, et l'on voit survenir, localement, des érysipèles, des angioleucites, des phlébites, des phlegmons diffus et même la gangrène, et en même temps, par suite de l'infection générale de l'économie, des frissons, de la fièvre, de l'accablement, une teinte ictérique, des nausées, les douleurs pleurétiques et articulaires, heureux quand ces premiers accidents sont arrêtés et ne se transforment pas par la continuité et l'aggravation des mêmes causes en pyohémie et en septico-pyohémie, presque constamment mortelles. En nous abstenant de toute tentative de réunion et en laissant la plaie béante, au moyen de quelques boulettes de charpie, nous évitons de pareils dangers, et les pansements se font ensuite avec la plus grande facilité. La suppuration entraîne les parcelles osseuses et les petits fragments de séquestre qui se détachent fréquemment de la paroi osseuse, et la guérison s'accomplit par la réunion des téguments aux bords de l'os, dont l'ouverture est formée par une cicatrice inodulaire, adhérente et déprimée. On ne saurait songer à ramener primitivement sur l'os le périoste détaché et les lambeaux tégumentaires attenants, à moins d'enlever les trajets fistuleux et les tissus suppurés. C'est une expérience que l'on pourrait faire dans certaines conditions d'intégrité exceptionnelle des parties molles ; autrement il serait dangereux de tenter un pareil traitement. Nous craindrions les accidents de rétention des liquides dont nous avons fait l'énumération, la persistance de trajets fistuleux et l'altération même de l'os. C'est une question toutefois susceptible de solutions différentes, selon les climats et la constitution des blessés. Nous plaçons un point de suture ou une bandelette agglutinative sur les extrémités de la plaie periosto-tégumentaire, lorsqu'elle est très-étendue, de façon à ne garder qu'une ouverture centrale pour l'écoulement du sang et du pus. Une tente, une sonde, une canule, un tube à drainage en caoutchouc servent à des injections détersives et modificatrices et contribuent à rendre les cicatrisations plus régulières et plus promptes. Il ne faudrait pas oublier que les régénératious osseuses, à la suite des traumatismes extérieurs (plaies exposées) s'opèrent comme les reproductions organiques par développement et transformations cellulaires, et que les surfaces suppurantes exigent les mêmes conditions de traitement. Si le bourgeonnement d'une plaie est fongueux, exubérant, les tissus connectif, fibreux, osseux avortent, et la plaie devient ulcéreuse ou gangréneuse. Il est donc indispensable de surveiller les surfaces évidées et d'y maintenir les conditions de vitalité nécessaires à la cicatrisation. Le libre écoulement du pus doit être constamment assuré, et le membre placé dans une situation assez élevée pour prévenir toute congestion sanguine passive.

Mécanisme de la guérison.

L'os évidé se comble et se reproduit de la même manière qu'à la suite de l'extraction des séquestres. Des couches osseuses de nouvelle formation sont déposées par le périoste à la périphérie de l'os conservé, dont l'épaisseur s'accroît ainsi extérieurement, travail qui est déjà commencé ordinairement depuis un temps plus ou moins long, et qui a même produit, dans quelques cas, la coque osseuse ménagée par l'évidement, de sorte qu'il pourrait ne rien rester de l'ancien os. L'intérieur de la cavité centrale diminue et se remplit par une double régénération osseuse, combinée ou distincte. Les cellules médullaires et plasmatiques se multiplient et se répandent à la surface et au milieu de l'os, mêlées à des globules de sang, à de la graisse et à de la sérosité fibrineuse. La transformation osseuse s'opère tantôt par couches adhérentes à la surface de l'os, tantôt par noyaux isolés, qui grossissent, s'étendent, s'unissent par leurs prolongements, et finissent, comme dans les cals récents, par remplir la cavité de l'évidement (voy. fig. 1 et 2). L'os ainsi reformé est plein et n'offre plus de cavité médullaire; mais cette dernière se creuse bientôt, comme on l'a si souvent constaté, par transformation graisseuse et absorption, et la restauration devient complète (voy. *Ostéogénie chirurgicale*, p. 37).

La régénération de l'os ne s'opère pas toujours d'une manière aussi favorable. Si des trajets fistuleux existent encore dans la coque osseuse, leur suppuration devient un obstacle à l'ossification, et la guérison est retardée. Il en est de même si l'intérieur de l'os continue à suppurer pendant un temps considérable. La régénération osseuse s'accomplit alors au-dessous des granulations pyogéniques, dont une partie représente des cellules fibreuses et l'autre des cellules plasmatiques transformées en globules purulents, comme on le remarque dans les fractures compliquées de plaies.

Accidents.

Nous n'avons pas à nous occuper particulièrement des accidents auxquels les plaies de l'évidement sont exposées. Le traitement est celui de toutes les solutions de continuité plus ou moins graves. Les principales indications sont de maintenir l'inflammation à un degré convenable et de recourir aux sédatifs ou aux excitants, selon qu'elle est trop forte ou trop faible. Dans le premier cas, les fomentations émollientes, les cataplasmes simples ou opiacés, les embrocations huileuses, quelques sangsues, des ventouses, la diète, les purgatifs sont la médication habituelle; dans le second, les fomentations aromatiques, les onguents digestif, styrax, la cautérisation ponctuée, les vomitifs, l'air, la lumière, le calme de l'esprit et une alimentation tonique deviennent les meilleurs moyens de traitement. Ce sont là au reste des indications générales, dont la difficulté égale l'importance et qu'on ne saurait avoir la prétention de traiter incidemment.

Dès les premiers jours de l'évidement, les lambeaux un peu étranglés à leur base s'engorgent souvent, se tuméfient, sont douloureux, présentent une teinte grisâtre, comme pultacée, se renversent en dehors et offrent quelques caractères de phagédénisme, sorte de pourriture d'hôpital très-affaiblie et peu dangereuse. Comme tel est l'aspect, à Strasbourg, de la plupart des plaies non réunies au début, ce que nous attribuons à l'humidité et à l'élément paludéen de notre atmosphère locale, nous ne généralisons pas ces remarques et nous pensons qu'on n'aura pas occasion de les répéter dans des conditions de plus grande salubrité. Les cataplasmes légèrement aromatiques, les opiacés et les éméto-cathartiques triomphent assez vite de cet état passager. Si un érysipèle, une lymphite, une inflammation phlegmoneuse circonscrite se déclaraient, il faudrait en chercher la cause dans quelque étranglement partiel, avec rétention et altération des liquides, ou dans la présence d'un corps étranger, donnant lieu aux mêmes accidents. Dans tous les cas dont nous avons été témoin, il n'est survenu ni nécrose complète des couches osseuses conservées, ni inflammation du périoste et des parties molles. De très-petits séquestres étoilés, en dentelle, en noyaux irréguliers, se sont seulement séparés parfois de l'os et ont été éliminés à des époques plus ou moins éloignées de l'opération, comme on devait s'y attendre. Aucune hémorrhagie n'est survenue, et, en général, les malades ont vu leur guérison s'accomplir avec une grande régularité.

Observations cliniques.

Nous avons dit autrefois, en paraphrasant une citation célèbre : *Ars tota in indicationibus ;* mais le mot de Baglivi, *vraie d'une manière absolue, puisque, pour juger, il faut des termes de comparaison,* doit reparaître lorsqu'il s'agit de l'adoption d'une méthode ou d'un procédé opératoires, dont toute la valeur et les moyens d'appréciation sont réellement dans les faits : *Ars tota in observationibus.* Nous ne déclinerons pas ce genre de preuves, source nécessaire de toute démonstration scientifique, et nous allons rapporter les observations qui nous sont propres et celles que d'habiles confrères ont eu la bonté de nous communiquer. Nous y joindrons les cas d'évidement qui ont été publiés.

Obs. I. *Ostéite et carie du calcaneum. Évidement pour prévenir la nécessité de la résection du calcaneum ou l'amputation de la jambe.* Observation communiquée à la Société de médecine, séance du 6 mars 1862 (*Gazette médicale de Strasbourg,* avril 1862, p. 75).

M. Sédillot présente une petite fille sur laquelle il a excavé une partie du calcaneum pour enlever toute la partie cariée de cet os, opération qui a guéri la malade. En voici l'observation, recueillie par M. Pingaud, interne du service :

La malade blonde, très-impressionnable et d'une *constitution délicate* (pas de traces de scrofules) offre les attributs du tempérament *lymphatico-nerveux.*

Au dire des parents, il y a six ans elle fut affectée d'une entorse au pied droit, qui amena un gonflement considérable de toute la région calcanéenne et une gêne notable dans les mouvements du pied, en raison de la douleur qu'ils occasionnaient. La jeune fille n'en continua pas moins à marcher pendant deux ans; mais à cette époque la douleur modérée qu'elle avait éprouvée jusqu'alors prit une telle acuité que tout mouvement devint impossible, et elle fut obligée de s'aliter. Bientôt le gonflement augmenta, la peau devint rouge, luisante, tendue; toute la région malade était douloureuse, surtout à la pression; des collections purulentes se formèrent et s'ouvrirent spontanément, laissant après elles des trajets fistuleux dont nous parlerons plus bas.

On institua, mais en vain, un traitement révulsif; aussi la malade se décida-t-elle à entrer à l'hôpital le 11 juillet 1861.

Voici ce que l'on constata : un gonflement uniforme, peu douloureux à la pression, ne porte manifestement que sur la région du talon, mais sur elle tout entière; l'existence de trois trajets fistuleux, dont deux externes, situés au niveau de la malléole péronéale, et un interne, en arrière et au-dessous de la malléole correspondante; par la palpation on put s'assurer que le gonflement du talon est dû à l'augmentation de volume du calcaneum, les parties molles y entrent pour une part fort légère; les mouvements communiqués du pied sont possibles, mais un peu douloureux; en portant le stylet dans les trajets fistuleux, on pénètre assez facilement dans l'épaisseur du calcaneum, dont la substance spongieuse est diminuée de consistance, facile à rompre, raréfiée, et offre en un mot les signes d'une ostéite suppurée.

Le 17 juillet 1861, M. Sédillot procéda à la clinique à l'évidement du calcaneum. A cet effet on pratiqua sur la moitié postérieure du bord externe du pied, un peu au-dessous de la malléole, une incision semi-circulaire à convexité dirigée en bas, longue de quatre centimètres environ et intéressant les deux fistules qui occupaient cette région. Après avoir pris garde à ne point toucher aux tendons des péroniers latéraux, on mit à nu la surface du calcaneum, que l'on trouva rugueuse et perforée ; puis, à l'aide d'une gouge, on excava peu à peu l'os, que l'on réduisit ainsi à sa coque extérieure. Les produits de cet évidement étaient constitués par du pus, du sang, des portions osseuses ramollies et de petits séquestres très-friables. On remplit l'excavation intra-osseuse avec des boulettes de charpie.

Pendant la journée l'enfant éprouva peu de douleur et dormit aussi bien qu'à l'ordinaire ; le surlendemain la douleur cessa complétement et l'état général fut très-satisfaisant. On prescrivit alors une alimentation réparatrice, de l'huile de morue et du fer.

Le quatrième jour on enleva une portion de la charpie, laissant à la suppuration le soin d'entraîner celle qui restait. Celle-ci se détacha bientôt, et dès lors on s'appliqua à maintenir béante la plaie des parties molles. On employa d'abord de grosses mèches de charpie ; mais ce moyen ayant été reconnu insuffisant, on remplaça, le 21 août, les mèches par un gros tube de caoutchouc, qui assurait ainsi un libre écoulement au pus et qui maintenait la plaie des parties molles dans un degré d'écartement convenable.

Tout allait au mieux ; le bourgeonnement osseux avait considérablement réduit l'excavation du calcaneum, lorsque, dans les premiers jours d'octobre, la malade fut retirée de l'hôpital, et les parents négligèrent de maintenir en place le tube de caoutchouc ; aussi lorsque l'enfant revint on trouva la plaie des téguments réduite à de très-petites dimensions. On se hâta de l'élargir, et on ne l'abandonna à elle-même qu'au moment où la réparation osseuse sembla complétement effectuée, c'est-à-dire dans les premiers jours de novembre. A la fin du mois de décembre il ne restait plus qu'une petite plaie superficielle et fournissant une quantité de pus très-minime. Pour hâter la guérison, on voulut faire prendre de l'exercice à la malade, et on lui appliqua un appareil inamovible le 29 janvier 1862. Promptement souillé par la suppuration, on le leva le 3 février et on en appliqua un second. La malade garda celui-ci jusqu'au 6 mars, jour où elle fut présentée à la Société de médecine, marchant librement sur le talon et les plaies étant complétement fermées.

Je sais, ajoute M. Sédillot, que mon collègue, M. le professeur Rigaud, a obtenu de très-beaux succès de l'extirpation du calcaneum avec conservation du reste du pied. Ses malades ont pu marcher ultérieurement, et l'on aurait eu de la peine à deviner qu'ils avaient subi une si grave opération. C'est une brillante ressource dans tous les cas où le calcaneum est entièrement détruit ; mais dans ceux où les parois osseuses n'ont pas été complétement atteintes par la carie, et où les parties molles environnantes ne sont pas gravement altérées par des suppurations diffuses et de nombreux trajets fistuleux, l'évidement est indiqué, et la petite malade que nous avons l'honneur de présenter à la Société montre clairement la valeur et l'importance de la méthode à laquelle nous avons eu si heureusement recours.

OBS. II. *Coup de feu au tiers inférieur du fémur droit. Érosion et perte de substance de l'os. sans fracture. Carie et nécrose. Arthrite du genou. Infection purulente. Épanchement thoracique. Évidement du fémur, comme moyen de prévenir l'amputation. Guérison.*

Je fus prié de visiter, à Besançon, en 1861, M. de ***, blessé à la cuisse, dans une chasse au sanglier, par une balle qui s'était aplatie sur la partie interne du fémur, à 0^m,10 au-dessus du genou.

La balle avait été extraite, ainsi que plusieurs esquilles ; mais la plaie était restée fistuleuse ; le membre offrait un gonflement énorme; un épanchement douloureux occupait le genou, et à la suite de frissons et d'autres symptômes de pyohémie, le poumon et la plèvre s'étaient enflammés et avaient rendu la respiration très-laborieuse.

Le malade souffrait extrêmement, avait la fièvre, était privé de sommeil et d'appétit; et la suppuration de la cuisse était encore très-abondante plusieurs mois après la blessure. L'amputation avait été proposée et paraissait la dernière ressource.

Je me décidai à évider le fémur, et ayant mis l'os à découvert, je le creusai de manière à en détacher toutes les parties cariées ou déjà ramollies par une ostéite occupant le canal médullaire et se prolongeant dans l'étendue de trois travers de doigt environ.

MM. les docteurs Gaujot, actuellement professeur agrégé au Val-de-Grâce, et Besançon, médecin-major de l'hôpital militaire, m'assistaient dans cette laborieuse opération.

A partir de ce moment, tous les accidents diminuèrent, la plaie se ferma, et le malade, grâce aux soins éclairés de M. le docteur Besançon, finit par se rétablir, en conservant une fausse ankylose du genou.

J'ai revu l'année dernière (1865) M. de *** à Besançon et je l'ai trouvé parfaitement portant. Le genou présente encore beaucoup de raideur; mais le membre a repris toute sa solidité, et le malade fait de longues courses sans douleur et sans fatigue.

OBS. III. *Ostéite compliquée de carie et de nécrose de l'extrémité supérieure du tibia. Évidement comme moyen d'éviter l'amputation de la cuisse, guérison*, par M. Eug. Bœckel, professeur agrégé de la Faculté de médecine de Strasbourg.

Dominique Maurer, ouvrier en chaises, âgé de soixante-sept ans, entre, le 23 mai 1863, à l'hôpital de Strasbourg, salle 103. Il est d'une bonne constitution, d'un tempérament mixte, et ne se rappelle pas avoir fait de maladie grave.

A la suite de fatigues, il y a un an à peu près, le malade a vu survenir une tuméfaction de la partie supérieure et externe de sa jambe gauche, sur le condyle tibial. La tumeur a augmenté lentement, sans grande douleur et sans gêne notable des fonctions du membre. Puis la peau a rougi, et depuis huit mois il existe à ce niveau une fistule qui fournit un pus séreux, grumeleux.

En avril 1863, on constate l'état suivant : la tête du tibia n'est pas augmentée de volume, ni le périoste épaissi; mais à l'endroit indiqué plus haut il existe un orifice fistuleux, entouré d'une peau amincie, blafarde. Le stylet s'y engage et rencontre d'abord une surface osseuse; après quelques tâtonnements il pénètre dans l'os, et à une profondeur de 0m,02 ou 0m,03 il touche un point évidemment nécrosé, qui présente une mobilité obscure. Aux alentours on constate également la crépitation caractéristique des lamelles cariées, qui se brisent sous l'effort du stylet.

Le malade, du reste, n'a point de fièvre; il souffre peu et l'appétit est conservé. Il peut marcher sur sa jambe malade, et s'en sert même trop, malgré les recommandations du chirurgien. Injections iodées.

En mai, l'état du malade s'empire, probablement par suite des imprudences qu'il commet. Il y a un mouvement de fièvre; la jambe devient douloureuse et sécrète un pus abondant et fétide. On découvre sur le condyle interne du tibia, vis-à-vis de l'ouverture fistuleuse, un point rouge, empâté. En y pressant avec le doigt, on croit sentir une légère dépressibilité de l'os et l'on fait fluer le pus par la fistule du côté opposé.

Il est évident que si l'art n'intervient pas, il se produira là une autre ouverture et peut-être même plus tard une perforation dans l'articulation du genou. On propose donc une opération au malade qui l'accepte en raison des douleurs qu'il éprouve. M. Bœckel se décide à pratiquer un *évidement* de la tête du tibia, d'après la méthode de M. Sédillot. Une résection ne serait pas possible, puisqu'il faudrait emporter une trop grande étendue de l'os, et l'amputation de la cuisse serait une ressource trop extrême. Ces deux opérations seraient d'ailleurs bien graves, à l'âge où est arrivé le sujet.

Le 28 mai, on procède à l'évidement. Une incision en croix de 0m,05 à 0m,06 passe par la fistule, et la dissection des quatre lambeaux met le condyle externe du tibia à nu, en respectant le ligament rotulien et la capsule articulaire. A l'aide de la gouge et du maillet on élargit l'ouverture de l'os jusqu'à lui donner l'étendue d'une pièce de deux francs. Par là on arrive sur un séquestre noirâtre et vermoulu, gros comme une petite noisette. Les parois de la cavité qui le contenait sont elles-mêmes malades et ne résistent pas à la pression du doigt. On y porte la gouge et l'on enlève successivement toutes les parties friables, jusque sous les cartilages articulaires. L'excavation qui en résulte a 0m,055 de profondeur dans son grand axe, qui est dirigé transversalement en dedans et un peu en arrière. La hauteur est moindre. Une hémorrhagie en nappe est la suite de cet évidement. Pour l'arrêter autant que pour modifier les parois osseuses, on applique dans la cavité des bourdonnets trempés dans le perchlorure de fer; puis on panse avec une simple compresse mouillée.

Le 30 mai. Le malade n'a éprouvé ni douleur ni gonflement à la suite de l'opération. Le pouls n'a pas dépassé 92. L'eau froide est remplacée par des cataplasmes tièdes.

Le 1er juin. Va bien; l'eschare produite par le perchlorure commence à se détacher. Injections détersives. Pansement au digestif.

Le 7, on trouve au fond de la plaie un fragment nécrosé, gros comme une noisette, dont l'extraction agrandit encore la cavité. Celle-ci est couverte presque partout de bourgeons roses et fermes.

Le 14, il ne reste plus que deux petits points osseux non recouverts de bourgeons. L'orifice externe commence à se rétrécir; on le maintient béant en y introduisant un très-gros tube en caoutchouc vulcanisé.

Le 25, l'excavation osseuse est réduite à un cylindre du calibre du tube en caoutchouc. On remplace ce dernier par un tube plus petit et plus court.

Le 12 juillet. La cavité se rétrécit de plus en plus; depuis quelques jours, le malade se lève dans la journée et va même dans la cour.

En août, je perdis le malade de vue, et je fus très-étonné, en mai 1864, de le rencontrer dans la cour de l'hôpital, sciant du bois. Il avait été admis à titre de pensionnaire, et comme il était valide, on l'employait aux travaux de la maison.

En l'examinant, je trouvai encore un trajet fistuleux de 0m,025 de profondeur, au fond duquel le stylet rencontra une petite surface nécrosée. C'est probablement l'os régénéré, dont une parcelle s'est mortifiée. Du reste, le haut de la jambe a parfaitement la forme et le volume normal; les mouvements du genou sont entièrement libres, et le malade se sert de ce membre comme de l'autre. L'ouverture cutanée de la fistule étant fortement rétrécie par le tissu de cicatrice, je la dilate avec de l'éponge et j'engage le malade à y maintenir un bout de tube en caoutchouc, jusqu'à l'oblitération du trajet.

C'est dans cet état que je le présentai à la Société de médecine de Strasbourg dans sa séance du 2 juin 1864.

En publiant cette observation, j'appellerai l'attention sur deux points: sur le choix du procédé opératoire et la régénération osseuse.

1° Il me semble évident que ce vieillard, abandonné à lui-même, aurait succombé dans un court délai, soit à des accidents de suppuration, soit par l'extension de la carie aux surfaces articulaires. La seule opération qui pouvait, dans les circonstances données, lui sauver le membre et la vie, c'était l'évidement. Aucun autre genre de résection n'eût été raisonnablement applicable. En évidant l'os comme nous l'avons fait, nous n'avons pas enlevé une de ces caries superficielles qu'on attaquait de tout temps avec la gouge; mais nous avons réellement évidé, c'est-à-dire creusé et aminci la tête du tibia par une ouverture aussi petite que possible, de façon à la réduire à une coque mince; appliquant en cela la nouvelle méthode créée par M. Sédillot et qui mérite le nom d'*évidement sous-périosté*.

2° Cette cavité, mesurée en présence des élèves de la clinique, avait 0m,055 de profondeur dans un sens et probablement 0m,03 à 0m,04 dans l'autre sens, qui n'a pu être mesuré directement. Eh bien ! malgré les soixante-sept ans du sujet, cette énorme perte de substance osseuse s'est régénérée presque totalement, puisqu'il n'en reste plus qu'une fistule insignifiante, au fond de laquelle on rencontre de l'os. Ici le périoste n'a été pour rien dans la régénération, il ne s'est pas même épaissi; mais tous les frais de la reproduction ont été faits par l'os lui-même, et grâce au moule osseux qu'on a pu conserver, le résultat a été plus parfait qu'après la résection sous-périostée la mieux réussie.

Nota. Le malade opéré le 23 mai 1863 par M. Bœckel m'a été présenté de nouveau cette année (1866) parfaitement guéri. La jambe, dont l'extrémité supérieure du tibia avait été si complétement et si heureusement évidée, est restée aussi forte que l'autre, et le vieillard appelle très-justement M. le professeur Bœckel son sauveur. Dans son mémoire adressé à la Société de chirurgie (séance du 12 décembre 1866) et destiné à prouver la nullité radicale des resections sous-périostées et les avantages de la méthode de l'évidement, M. le professeur Bœckel a rappelé l'histoire de son malade et déclaré que cet homme, parfaitement guéri, continuait, malgré son grand âge, la profession si fatigante de scieur de bois. On lira plus loin les deux belles opérations d'évidement pratiquées par M. le professeur Richet, avec un remarquable succès, dans le but de combattre des ostéites locales dégénérant autrement en tumeurs blanches.

OBS. IV. *Ostéite et carie du grand trochanter et du col du fémur. Évidement, guérison*, par M. le professeur Desgranges (de Lyon), avec notes de M. le professeur Sédillot. (*Gazette médicale de Strasbourg*, décembre 1864, p. 220.)

Depuis la publication de notre mémoire sur l'évidement sous-périosté des os (in-8° avec figures, Paris 1860), dans lequel nous rapportions dix-sept observations de notre pratique et de celle de plusieurs de nos confrères, la même opération a été répétée un très-grand nombre de fois par de nombreux chirurgiens et par nous-même, et le dernier numéro de ce journal contenait le récit de l'une des plus brillantes exécutée par M. Bœckel, professeur agrégé de notre Faculté.

Nous en rapportons aujourd'hui un nouvel exemple que M. le professeur Desgranges (de Lyon) a eu la bonté de nous communiquer, et la netteté des indications, la gravité de la maladie, l'heureuse hardiesse du chirurgien nous paraissent mériter une attention toute particulière et nous offriront le sujet de quelques considérations sur la valeur comparative de l'évidement et des résections sous-périostées.

Voici d'abord l'observation de M. le professeur Desgranges :

Jeune garçon de quinze ans, scrofuleux, pâle, amaigri, entré à l'Hôtel-Dieu de Lyon pendant l'été de 1863.

La maladie remonte à deux ans environ ; elle s'est développée sans cause bien apparente.

Pas de signes de tubercules pulmonaires, pas d'engorgement abdominal. L'appétit est conservé, les digestions sont assez bonnes.

La marche est gênée, douloureuse et ne s'exécute qu'avec un mouvement de claudication assez marqué.

État local. Sur le grand trochanter gauche existe une ouverture fistuleuse étroite, limitée par une peau rouge, adhérente aux parties sous-jacentes, ouverture à travers laquelle s'écoule une suppuration abondante.

Le stylet introduit par l'orifice pénètre dans une cavité cylindrique profonde de 0m,03 environ et large de 0m,015 à 0m,020.

Elle est fermée du côté de la peau par une lamelle osseuse assez mince, percée au centre par l'orifice fistuleux. L'instrument, appuyé contre les parois, pénètre dans le tissu osseux en déterminant une crépitation propre à la carie.

Le grand trochanter est tuméfié sans avoir perdu ses formes extérieures. Pas de tuméfaction bien prononcée autour de l'articulation coxo-fémorale.

La percussion exécutée sur le grand trochanter éveille une sensation pénible, mais qui ne va pas jusqu'à la douleur ; les mouvements communiqués s'accomplissent assez largement et sans douleur ; les mouvements naturels sont beaucoup plus limités. Le membre est amaigri dans son ensemble.

Le diagnostic peut donc se formuler ainsi : carie limitée au grand trochanter et à une partie du col fémoral, intégrité de la lame compacte périphérique ; bon état de l'articulation coxo-fémorale.

En conséquence, après quelques jours de préparation, il est décidé qu'on pratiquera l'évidement.

Opération. Anesthésie ; incision longitudinale sur une longueur de 0m,05 ou 0m,06, laquelle intéresse la peau et les tissus sous-jacents, et passe sur l'orifice fistuleux. A chaque extrémité, incision perpendiculaire à la première, de façon à tailler deux petits lambeaux quadrangulaires. Ces lambeaux sont disséqués *sans qu'on s'inquiète du périoste*, et alors, avec la gouge et le maillet, on fait sauter la couche osseuse qui bouche la caverne. On met ainsi à découvert une cavité capable de loger la pulpe du doigt, c'est-à-dire qui mesure, ainsi qu'on l'avait supposé, 0m,03 en profondeur et 0m,02 en largeur.

Les parois de cette cavité sont formés par du tissus osseux à larges auréoles à pointes plus ou moins saillantes, tissu friable qui cède à la pression du doigt.

A l'aide de la rugine et de gouges de diverses formes, on attaque l'os altéré et l'on pousse l'évidement jusqu'à réduire le grand trochanter à une simple coque osseuse, et à pénétrer dans le col du fémur au moins jusqu'à la moitié de sa longueur.

Toute cette opération s'exécute sans accident, sans hémorrhagie. Le membre conserve sa liberté.

Pour *pansement*, de la charpie sèche dans la cavité, des compresses longuettes et le spica de la hanche.

Suites simples. Un peu de fièvre et d'inappétence les premiers jours, phénomènes réactionnels qui bientôt s'apaisent pour faire place au calme et au rétablissement des grandes fonctions. Suppuration abondante pendant le premier mois qui suit l'opération, mais diminuant graduellement au fur et à mesure que la cavité osseuse se rétrécit.

Le travail de cicatrisation marche régulièrement et avec rapidité, si bien qu'à la fin du troisième mois la guérison est complète.

Les forces sont revenues, la marche est facile, le malade a repris de la solidité. Les seules traces qui restent du traitement sont une cicatrice et une dépression sur le grand trochanter.

La connaissance de pareils résultats, dont sa pratique lui offrait déjà des exemples, explique comment M. le docteur Marmy, médecin principal à Lyon, s'est constitué le défenseur convaincu de l'évidement au dernier congrès médical de cette ville, et a pu soutenir que cette méthode est le seul progrès réalisé dans la voie des régénérations osseuses par le périoste.

Si l'on réfléchit aux guérisons annoncées par quelques rares auteurs à la suite des résections sous-périostées, on constate très-vite que les opérations entreprises étaient complétement contre-indiquées et en opposition formelle avec le but de ceux qui les pratiquaient.

Que se proposaient-ils ? La production d'un nouvel os à la place de l'os malade, et pour arriver à ce résultat, ils commençaient par enlever le nouvel os déjà formé ! Une opération de ce genre n'est-elle pas illogique et contraire à tous les enseignements de l'expérience ?

Dans les cas de réussite des résections sous-périostées, on avait affaire à des nécroses, et on enlevait en même temps le séquestre et l'os périphérique en voie de régénération. L'explication et l'excuse de semblables tentatives reposent sur des erreurs de diagnostic, car la véritable indication consistait à extraire les os malades ou frappés de mort et à ménager avec le plus grand soin l'os nouveau.

Il est sans doute permis de se tromper dans la poursuite de la vérité, mais aujourd'hui que les faits ont été mieux étudiés et sont mieux connus, les résections sous-périostées n'ont plus de raison d'être et nous semblent devoir être constamment remplacées par l'évidement. Cette dernière méthode, dont les bases, l'évolution et l'enchaînement se rattachent aux plus anciens et aux meilleurs principes de l'art, n'est en réalité qu'une résection sous-périostée médiate, et elle a pour avantages :

1° La conservation du périoste, principal agent de la régénération des os, auquel on ne touche pas et qu'on laisse moulé et intact sur la couche osseuse subjacente.

2° L'intégrité des nouvelles couches d'os périphériques, capables, comme nous l'avons démontré, de fournir d'actifs éléments au travail d'ossification intérieur ou intra-osseux.

3° La forme des parties n'est pas altérée, et les cellules osseuses se multiplient dans un véritable moule, qui assure les dimensions et la régularité de l'os reproduit.

4° Les attaches musculaires, ligamenteuses et aponévrotiques, sont ménagées.

5° Les extrémités articulaires sont également évidées sans danger, et l'opération, considérée dans son ensemble, est assez simple et exempte en général de graves accidents.

Si nous examinons, d'un autre côté, les résections sous-périostées que l'on pourrait appeler *immédiates* ou *complètes*, nous leur reprochons des inconvénients trop sérieux pour ne pas les rejeter et en proscrire l'usage.

1° On dénude, on blesse et on altère plus ou moins profondément le périoste, quand il est possible de le conserver, et on le place dans des conditions de régénération très-affaiblies et parfois nulles ou excessivement retardées, si la suppuration n'est pas prévenue.

2° On enlève sans motifs et illogiquement des os sains.

3° On s'expose fatalement, au bras et à la cuisse, à des raccourcissements, que nous pouvons affirmer devoir être très-considérables dans l'immense majorité des cas.

4° Les os reproduits sont petits, irréguliers et difformes.

5° En définitive, on obtient mal ou l'on n'obtient pas les résultats qu'offre, avec des chances infiniment supérieures, la méthode de l'évidement, surtout si l'on ajoute à ses procédés les résections longitudinales, qui sont appelées à modifier profondément la pratique de l'art dans le traitement des lésions diaphysaires des os et à conduire à des ressources inespérées.

Nous n'insisterons pas plus longuement sur la démonstration de ces vérités, qui nous semblent dès aujourd'hui sanctionnées par l'expérience, et qui ne rencontreront bientôt plus ds contradicteurs. Des faits aussi probants que celui de M. le professeur Desgranges contribueront à rallier toutes les convictions, et nous sommes heureux de saisir cette occasion de le remercier de son habile et brillant concours.

Obs. V. *Carie étendue du tibia sans nécrose; fistules multiples et suppuration abondante; imminence et nécessité de l'amputation; évidement; guérison;* par M. le professeur Herrgott.

Le nommé Beckmann, cultivateur, né à Gunstett, âgé de cinquante ans, entra à la clinique le 26 octobre 1865 et fut placé au n° 10, dans le service de M. Herrgott.

Au mois d'avril dernier, douleurs vagues et intermittentes dans la jambe droite, puis gêne dans la marche, qui devient de plus en plus pénible et douloureuse.

Quelque temps après, gonflement du tiers moyen de la jambe, avec localisation de la douleur en ce point. Il fut alors atteint d'une maladie qu'on caractérisa du nom de *fièvre typhoïde*, et qui dura quelques semaines; pendant la convalescence, le gonflement prit une nouvelle recrudescence, la rougeur devint plus intense et les douleurs plus continues.

Une première incision fut faite sans résultat; cinq ou six autres, pratiquées à différentes reprises, donnèrent issue à une quantité notable d'un pus mêlé d'un sang noirâtre. Ces ouvertures ne purent se cicatriser, et le malade se décida à entrer à l'hôpital le 26 octobre 1865.

Constitution moyenne, tempérament lymphatique, absence de pannicule graisseuse, aucune trace de scrofules ni d'affections osseuses anciennes en d'autres points que le tibia droit. Pas d'antécédents syphilitiques. Sur la face interne de la jambe droite se trouvent trois ulcères, dont le plus inférieur est situé à quatre travers de doigt au-dessus de l'articulation tibio-tarsienne, et d'un diamètre d'environ $0^m,05$ à $0^m,06$. L'autre, placé à l'union du tiers moyen et du tiers inférieur de la jambe, est moins étendu que le précédent. Il en est de même du troisième.

Ces ulcères sont ainsi disposés qu'ils occupent seulement les deux tiers inférieurs du membre, mais ne dépassent pas, à la partie externe, le niveau de la crête du tibia.

Les bords sont irréguliers, mais peu élevés au-dessus du fond de l'ulcère, dont la surface est mamelonnée et recouverte de bourgeons charnus vasculaires, d'où s'écoule un pus séro-sanguinolent très-abondant.

De semblables ulcères sont rarement primitifs; ils peuvent tenir à des varices; mais le malade n'en présente aucun indice; une lésion osseuse est plus probable. A la palpation, la crête du tibia paraît assez normale; mais la face interne, très-irrégulière, est de plus très-douloureuse à la pression.

En explorant les ulcères avec un stylet, on tombe facilement dans des trajets fistuleux qui conduisent dans un tissu friable, et on obtient facilement la sensation de petites parcelles osseuses se brisant sous le stylet.

Le diagnostic, ostéite avec carie, étant posé et l'amputation semblant la dernière ressource, M. Herrgott proposa l'évidement.

Le 31 octobre, le malade étant endormi, on fait une incision longitudinale passant sur le milieu des ulcères, et à ses deux extrémités on fait deux incisions perpendiculaires en T. On a ainsi une incision en H d'environ $0^m,25$ de longueur.

Il s'écoule une assez grande quantité de sang; les deux lambeaux sont disséqués et l'os malade est mis à nu. On peut alors vérifier de plus près la sensation donnée par le stylet. Le tibia se trouve malade dans la moitié environ de sa longueur.

M. Herrgott enlève soigneusement toutes les parties affectées, en se servant d'abord de la gouge et du maillet, puis des rugines, après avoir pénétré dans le canal médullaire, qui est ouvert sur une longueur de $0^m,15$ à $0^m,20$. La rugination ne fut suspendue que lorsqu'on fut arrivé sur du tissu sain, de couleur rosée, ne donnant plus au toucher aucun indice de carie.

MM. Cochu et Bouchard assistaient à l'opération, et ils purent constater que toutes les parties malades avaient été parfaitement enlevées, ainsi que l'indiquaient les copeaux blancs obtenus en dernier lieu. Aussi ne jugea-t-on pas nécessaire de cautériser les portions restantes.

L'opération fut un instant suspendue par un écoulement de sang assez abondant, que l'on parvint à arrêter à l'aide de la compression de l'artère crurale et d'application d'eau de Pagliari.

Cet écoulement devint moins abondant dès que l'on arriva au tissu sain. Le pansement se fit avec des boulettes de charpie placées dans la solution de continuité, et une légère compression fut établie à l'aide d'une bande.

Le 1er novembre, les pièces du pansement sont teintes de trop peu de sang pour être enlevées.

Le 2, levée de l'appareil; légère tuméfaction de la plaie, dont le fond paraît en bon état.

Le 3, la suppuration commence à s'établir; aucun accident.

Le 4, les bords de la plaie se rapprochent; l'aspect en est très-satisfaisant; le malade ne souffre nullement. Le pied se meut facilement sur la jambe.

Le 5, suppuration assez abondante.

Le 6, les bourgeons qui se forment au fond de la plaie saignent facilement lorsqu'on les touche; on continue à faire le pansement avec des boulettes de charpie imprégnées d'onguent digestif.

Le 10, rien de nouveau dans l'état du malade. La plaie continue toujours à se remplir vers la profondeur; mais les bords présentent encore l'aspect ulcéreux et grisâtre qu'ils avaient avant l'opération.

Le 12, la suppuration se fait avec abondance; les bourgeons prennent un nouvel accroissement et donnent à la plaie un aspect rose très-satisfaisant; un seul point situé à la partie inférieure permet encore d'arriver aux surfaces osseuses.

Le 15, commencement de cicatrisation très-apparent vers les parties inférieures et supérieures de la plaie. Le malade, assuré de sa guérison, dont les progrès sont rapides, sort de l'hôpital le 20.

Le 30 janvier, il va bien; la plaie est complétement cicatrisée, et il commence à marcher sans aucune douleur. L'os est solide, épais, régulier, et la cicatrice lisse et adhérente.

Réflexion. Cette observation d'évidement sous-périosté du tibia est avec celle de M. le professeur agrégé Bœckel une des plus remarquables que nous possédions. La jambe frappée de carie dans une étendue de 0m,25 de la longueur du tibia, couverte d'ulcères et de fistules donnant une abondante suppuration chez un homme de cinquante ans, aurait dû être sacrifiée, si l'évidement n'avait pas offert la possibilité de la conserver. Cette opération arrêta tous les accidents et l'os se reproduisit facilement, et dans un temps relativement très-court.

Nota. M. le professeur Herrgott nous a informé qu'à la date du 23 avril 1866, son malade (Beckmann) travaillait aux champs et restait parfaitement guéri.

OBS. VI. *Ostéite tuberculeuse de l'olécrâne; pronostic des plus graves pour la conservation du membre; évidement; guérison.* Observation inédite de M. le docteur Marmy, médecin principal des hôpitaux de Lyon.

Pierre-François Léouté, soldat au 65e de ligne, âgé de vingt-deux ans, né dans le département de la Vendée, entre à l'hôpital militaire des Colinettes à Lyon, le 26 mars 1862, présentant un abcès au coude droit. Tuméfaction du cubitus dans son tiers supérieur. Constitution faible. État scrofuleux. Quelques cicatrices d'abcès froids au cou.

Traitement général : Alimentation substantielle, sirop d'iodure de fer, vin de quinquina.

Le 8 avril, ouverture de l'abcès au moyen du caustique de Vienne. L'eschare se détache vers le 25 et permet d'apercevoir une cavité creusée dans l'os, du volume d'un œuf de pigeon. Toutes les parois de cette cavité sont formées par du tissu osseux carié.

Pansements avec des bourdonnets de charpie enduits de styrax.

Le pus contenu dans l'abcès est séreux et offre des matières granuleuses semblables à du tubercule ramolli.

Le tissu osseux crépite sous le doigt et s'écrase avec facilité.

Nous espérions, sous l'influence de l'excitation produite par les pansements, obtenir l'élimination des parties altérées. Il n'en fut pas ainsi. Les tissus restèrent fongueux et l'aspect du fond de la plaie ne fut pas modifié.

Dans cette grave situation et pour éviter les progrès de l'affection et la perte consécutive du membre, nous nous décidâmes, au commencement de juin, à évider complétement l'olécrâne avec la gouge. Tout le tissu osseux aréolaire fut enlevé en dépassant en bas les limites du mal.

L'opération n'a entraîné aucun accident. La cicatrisation s'est faite ensuite très-régulièrement et a été seulement entravée quelques jours par un érysipèle compliqué d'embarras gastrique.

Au mois d'août, une cicatrice profonde, adhérente et solide, s'était formée. Les mouvements de l'articulation étaient à peu près intacts, et la faible gène qu'ils présentèrent pendant quelque temps tenait à l'immobilité à laquelle nous avions été obligé de condamner l'articulation huméro-cubitale durant le traitement.

Le 14 décembre, nous revîmes le malade, dont le coude était resté parfaitement guéri.

OBS. VII. *Arthrite du coude gauche. Fractures traumatiques intra-articulaires. Accidents graves. Suppuration. Carie. Résection de la troklée humérale. Évidement de l'extrémité inférieure de l'humérus; plus tard arthrite scapulo-humérale; épanchement pleurétique. Mort.*

A. Mantzer, d'Appenzell (Suisse), âgé de trente et un ans, fut reçu à la clinique le 12 février 1858. Ce malade, d'une constitution moyenne, avait fait une chute un an auparavant sur le coude gauche, et avait continué à travailler, quoique les mouvements d'extension forcée de l'avant-bras sur le bras fussent gênés et douloureux.

Le 8 février, Mantzer ayant glissé de son lit pendant la nuit avait cherché à se retenir de la main gauche, et avait senti un craquement dans le coude du même côté. Il se mit néanmoins au travail dès le matin; mais l'enflure du membre et la douleur augmentant, il fut conduit quelques jours plus tard, de la ferme où il travaillait dans le voisinage de Strasbourg, à notre clinique.

Une arthrite aiguë succédant à une arthrite chronique était évidente; on constata qu'il n'existait ni luxation ni déplacements osseux.

La tuméfaction augmenta, des abcès s'ouvrirent, des portions de l'humérus furent senties à nu au fond des plaies. Le malade réclamait la désarticulation du bras dont l'endolorissement s'étendait à l'épaule, et il assurait que c'était le seul moyen de le sauver.

Cependant la partie supérieure du membre et l'épaule n'avaient pas changé de couleur ni de volume, et l'on ne pouvait s'arrêter un instant à l'idée d'une pareille opération. Nous nous décidâmes, le 6 mars 1858, à pratiquer la résection du coude avec l'aide de nos confrères Herrgott, Bœckel, Coignard, Colonna etc.

Une première incision longitudinale passant sur le sommet de l'olécrâne et coupée à angle droit par une deuxième incision partait du milieu de la première, au milieu de l'interligne articulaire, et s'étendait transversalement un peu au delà de l'épitroklée.

L'olécrâne abattu d'un coup de scie, je détachai, avec une scie à chaîne, la trocklée humérale, dont le milieu était fracturé de haut en bas sans rupture complète du cartilage. Le tissu osseux est hyperhémié et ramolli; un noyau osseux, comprenant sur une de ses faces une portion du cartilage, flotte librement dans la jointure remplie de pus, et offre encore la facette de jonction par laquelle il tenait primitivement au reste de l'os. Nous évidons la partie postérieure de l'humérus, dont le tissu aréolaire est infiltré de pus, et nous enlevons presque entièrement l'épitroklée et l'épicondyle. Les parties molles de la face antérieure du membre sont complétement ménagées.

Peu de réaction; aucun accident; pansements simples.

Le 9 avril 1858, le malade va très-bien, et tout fait espérer une heureuse guérison. Nous eussions été obligé de sacrifier une plus grande étendue de l'humérus, si nous n'en avions pas opéré l'évidement, qui nous a permis de ne pas toucher au périoste de la circonférence antérieure de l'os; comme conséquences, moins de délabrements articulaires, plaie plus étroite, rapports des parties molles mieux conservés et moins de diminution de la longueur du membre.

Tels étaient les détails que nous exposions dans une communication à l'Académie des sciences du 12 avril 1858. Dans une nouvelle communication à l'Académie des sciences du 1er mars 1859, nous complétions l'observation.

L'espoir de la guérison ne s'était pas réalisé, et Mantzer avait succombé, le 17 juin de la même année, aux suites d'une ostéite avec nécrose de la tête de l'humérus, suppuration de la cavité scapulo-humérale et double épanchement pleurétique, accidents dépendants du traumatisme primitif et peut-être de la constitution infectieuse de nos salles, mais en aucune façon de l'évidement, resté manifestement étranger à de si graves complications.

OBS. VIII. *Enchondrôme de la première phalange de l'indicateur gauche. Évidement comme moyen de prévenir l'amputation. Guérison.* Observation recueillie par M. Schlæfflein, interne.

Sébastien Ottmann, de Zimmerbach, près Colmar, fut reçu à la clinique le 8 décembre 1859. Ce malade, de constitution moyenne, est âgé de dix-neuf ans et jouit d'une bonne santé habituelle. A la suite d'un coup sur la première phalange de l'indicateur gauche, reçu sept ou huit ans auparavant, ce segment du doigt devint le siége d'une tumeur longtemps stationnaire, qui s'était beaucoup accrue depuis dix-huit mois, sans dépasser encore le volume d'une petite noix. Cette tumeur, légèrement bosselée ou mamelonnée, est indolore, dépressible sans fluctuation, élastique, et occupe tout le côté externe de la phalange jusqu'aux articulations. La forme est celle d'un ovoïde irrégulier, dont le plus grand diamètre répond au milieu, et la moindre épaisseur aux extrémités de la phalange, dont les faces antérieure et postérieure et le côté interne sont restés sains. Les mouvements de la phalange et de la phalangine sont peu gênés, et tout le doigt paraît incurvé en dehors, ce qui dépend de la disposition de la tumeur.

M. le professeur Sédillot, se fondant sur les caractères symptomatiques, diagnostique un enchondrôme, et passe en revue les moyens de traitement auxquels on pourrait avoir recours. Les résolutifs et les fondants seraient impuissants ; la vésication et des cautérisations superficielles aggraveraient le mal ; des cautérisations profondes exigeraient une cure fort longue et seraient d'un emploi difficile et par conséquent dangereux ; amputer le doigt tout entier dans l'articulation métacarpienne entraînerait la perte de la phalangine et de la phalangette, que l'on doit chercher à conserver ; la résection totale de la phalange serait beaucoup mieux indiquée, et en ménageant avec soin les tendons extenseurs et fléchisseurs, et évitant de les dénuder, on aurait quelque chance de voir l'extrémité de la phalangine ramenée au contact de la tête du métacarpien ; mais cette opération, très-précieuse au pouce, n'aurait pas les mêmes avantages à l'indicateur, dont les segments resteraient faibles, trop courts et difformes ; réséquer la phalange avec conservation du périoste serait une de ces tentatives irrationnelles plus propres à montrer l'irréflexion et l'ignorance du chirurgien que l'étendue des ressources de l'art.

Le seul moyen réellement utile et applicable était l'évidement, qui fut pratiqué le 13 décembre en présence des médecins et des élèves réunis à la clinique. Une incision longitudinale, coupée à angle droit par deux petites incisions perpendiculaires aux extrémités, permit de former deux lambeaux périostés tégumentaires, qui furent renversés de chaque côté. L'os fut excavé avec un fort scalpel, et réduit à une sorte de coque à l'aide d'une petite rugine. Les articulations furent ménagées et restèrent intactes. On n'aperçut pas les tendons, dont l'écartement fut opéré par des spatules. Les portions enlevées de la phalange étaient assez dures extérieurement, d'une moindre consistance à l'intérieur, où existait une masse molle et comme graisseuse. M. Morel, professeur agrégé chargé du service des autopsies, confirma le diagnostic, et eut la complaisance de remettre à M. Sédillot un dessin caractéristique des éléments cartilagineux trouvés dans la tumeur.

Un écoulement de sang assez abondant eut lieu à la surface de l'os évidé et fut suspendu par le tamponnement de la plaie. Pansement simple ; position élevée de la main ; gonflement les premiers jours ; légère inflammation érysipélateuse et commencement d'angioleucite, arrêtée par la cautérisation ponctuée ; aucun accident à partir de ce moment. La plaie osseuse se remplit avec une grande rapidité de bourgeons charnus mous et irritables, dont le contact était douloureux. M. Sédillot y porte le fer rouge pour prévenir toute crainte de récidive, et plus tard il engage le crayon de nitrate d'argent au fond de l'excavation osseuse dans le même but. Quelques bourgeons charnus excisés et examinés au microscope n'offrent que les éléments habituels d'une plaie en voie de consolidation.

La solution de continuité se rétrécit, et ne présente plus bientôt qu'une fente linéaire, dont la guérison était achevée à la fin du mois. La phalange est restée un peu plus grosse qu'à l'état normal, facilement mobile, indolore, et le malade quitte l'hôpital, se servant très-librement de sa main, qu'on lui recommande de ménager pendant quelque temps.

Obs. IX. *Coxalgie droite datant de quatre ans. Luxation spontanée du fémur avec carie, abcès et trajets fistuleux multipliés depuis vingt-six mois ; résection de l'extrémité supérieure du fémur, au niveau du petit trochanter, par dissection et conservation du périoste ; évidement de la diaphyse osseuse dans l'étendue de près de 0m,10 ; aucun accident primitif. Mort dix mois plus tard de suppuration intra-pelvienne.*

Wilhelm Perrin, âgé de trente et un ans, soldat au 4e bataillon de chasseurs à pied, fut atteint en Afrique (1854) d'un commencement de coxalgie droite, dont il attribua la cause à des refroidissements de bivouac.

Ce militaire, d'une constitution moyenne, fut obligé d'entrer plusieurs fois dans les hôpitaux, par suite de rechutes et d'aggravations successives de son affection. Des abcès et des trajets fistuleux se formèrent dans toute la moitié supérieure du membre, la cuisse se luxa, et depuis vingt-six mois Perrin, traité à l'hôpital militaire de Strasbourg, n'avait plus quitté le lit. Le raccourcissement du membre était de cinq travers de doigt. Révulsifs, vésicatoires, cautères, moxas, injections iodées, iodure de potassium, restèrent sans succès. Le malade semblait dans une position désespérée, s'affaiblissant chaque jour par l'abondance de la suppuration, l'insomnie, l'innapétence, lorsque je me décidai, comme dernière chance de salut, à lui pratiquer l'ablation et l'évidement des parties cariées et ramollies du fémur. Perrin accueillit cette opération avec empressement, et nous y procédâmes, le 18 mars 1858, en présence de MM. les médecins principaux Leuret et Haspel, de MM. les autres médecins de la garnison, de MM. Aronssohn, Herrgott, Morel, Bœckel, professeurs agrégés de la Faculté, et de quelques autres confrères.

Une première incision de 0m,26 de longueur, dépassant en haut la saillie du grand trochanter, fut dirigée en avant et un peu en dedans de cette apophyse, et fut terminée dans l'épaisseur du muscle vaste externe. Deux autres incisions perpendiculaires tombèrent sur les extrémités de la première et servirent à former deux lambeaux, qui furent renversés l'un en avant et l'autre en arrière. Les attaches musculaires, si nombreuses et si épaisses, du grand trochanter et de la portion attenante du fémur furent ainsi ménagées et le périoste incisé dans toute l'étendue de la plaie.

La tête du fémur était atrophiée et à nu. Le périoste trochantérien épaissi, induré et peu adhérent; je le détachai facilement avec le manche d'un scalpel et une rugine. Je coupai le fémur, tuméfié et devenu assez friable, au-dessous du grand trochanter, en me servant d'un ciseau et d'un maillet. De nombreuses et larges esquilles furent détachées; le périoste de la diaphyse fémorale fut renversé à droite et à gauche, et l'évidement osseux poursuivi jusqu'à l'extrémité inférieure de la plaie.

L'os était hypertrophié, très-vasculaire, percé d'ouvertures fistuleuses larges et multiples, mais était resté dur et résistant dans les portions intermédiaires. Le canal médullaire était élargi, offrait moins de consistance qu'à l'état normal et était rempli de graisse, de végétations fongueuses et de pus.

Aucune artère ne fut liée. La compression digitale suffit contre les volumineuses artérioles répandues à la surface et dans l'épaisseur du périoste, et de larges plaques d'agaric appliquées et maintenues sur la plaie prévinrent une trop grande perte de sang par les capillaires.

La cavité cotyloïde était dénudée, sans traces de cartilage, et réduite à une surface inégale et peu profonde; je la ruginai avec soin, et la plaie fut pansée avec un linge fenêtré, dans lequel j'engageai fortement de gros tampons de charpie pour en écarter les bords.

Peu de réaction; aucun accident; la suppuration est très-abondante et on fait les pansements en plaçant le malade sur le bord de son lit pour que les chairs s'entr'ouvrent spontanément et sans douleur. Des injections aromatiques tièdes entraînent le pus. Les surfaces traumatiques, qui présentent 0m,26 de hauteur sur 0m,13 de largeur et 0m,24 de profondeur au niveau de la cavité cotyloïde, prennent rapidement un très-bon aspect. Le malade ne souffre plus, reprend de l'appétit et du sommeil, et se trouve au bout de trois semaines dans les conditions les plus favorables.

Nous nous occupâmes avec M. le docteur Leuret, médecin principal, qui présidait aux pansements et au traitement journalier du malade, des moyens de ramener le membre blessé à une direction convenable et à une complète immobilité pour faciliter la régénération osseuse. Nous comptions avoir recours à un système d'attelles appropriées, et les suites de l'opération devaient être, au point de vue de la reconstitution du fémur, d'un grand intérêt. Tels étaient les termes d'une première communication à l'Académie des sciences, à la date du 12 avril 1858.

Nous eûmes l'honneur de compléter cette observation, en présentant à l'Académie des sciences, en 1859, les dessins originaux des figures que j'ai jointes à ce travail.

Le malade a succombé dix mois plus tard (janvier 1859), après avoir donné de grandes espérances de guérison. La plaie extérieure était entièrement fermée, à l'exception de quelques trajets fistuleux entretenus par une carie du bassin. Le fonds de la cavité cotyloïde, aminci et détruit par les progrès de l'inflammation, avait déterminé une suppuration intra-pelvienne fort considérable, une péritonite partielle consécutive et un épanchement de pus dans le petit bassin. Le malade, dont la constitution était épuisée par l'ancienneté et la gravité de son affection, avait été enlevé rapidement par ces dernières et terribles complications.

La régénération osseuse avait eu lieu très-régulièrement pendant les dix mois écoulés depuis l'opération, et l'évidement était manifestement resté étranger aux accidents et eût amené la guérison du malade sans la carie pelvienne.

L'examen du membre, fait avec le plus grand soin par M. le docteur Morel, professeur agrégé de la faculté, chargé du service des autopsies, et par nous, fournit la rare occasion de comparer les effets de la régénération des os à la suite des opérations si différentes des résections sous-périostées et de l'évidement.

Là où la tête du fémur et le grand trochanter (voy. 1, fig. 1) avaient été enlevés en conservant la capsule articulaire et le périoste d'enveloppe, aucun travail de régénération osseuse n'avait eu lieu. On remarquait seulement une masse compacte arrondie, située au-dessus de l'extrémité de la diaphyse fémorale, et présentant : 1° quelques parcelles et un fragment plus gros du grand trochanter (voy. 2, fig. 1), auquel adhéraient les attaches de l'obturateur externe ; 2° des insertions musculaires en voie de dégénérescence graisseuse.

L'extrémité évidée du fémur offrait, au contraire, la preuve d'une régénération très-active, mais très-différente, selon qu'on l'étudiait à l'extérieur ou à l'intérieur de l'os ; à l'extérieur et particulièrement en arrière de l'extrémité de la diaphyse fémorale, le périoste avait donné naissance à de véritables stalactites osseuses, qui s'élevaient assez haut et envoyaient des prolongements irréguliers en divers sens, sous forme de pointes et d'aspérités.

Ces saillies se continuaient directement avec des couches osseuses (voy. 8, 8, fig. 1) déposées à la surface de la diaphyse (voy. 9, fig. 1), déposées sous le périoste, qui était considérablement épaissi et ramolli et presque gélatiniforme dans ses couches les plus profondes, que l'on pouvait dire en voie de transformation.

Les stalactites étaient, comme on le voit, le produit du périoste resté adhérent à l'os et n'avaient rien de commun avec le périoste détaché du grand trochanter, cette membrane n'ayant été le siége d'aucun travail d'ossification.

Le fémur fendu par une coupe longitudinale ne présentait plus de traces de la cavité de l'évidement. La portion excavée de l'os était remplie de dehors en dedans par une couche osseuse de nouvelle formation (voy. 3, 3, fig. 1) de $0^m,009$ maximum d'épaisseur, aussi régulière du côté de l'os ancien (voy. 11, fig. 1) qu'à l'intérieur, où existait un dépôt gélatiniforme (voy. 4, fig. 1) sillonné de nombreux capillaires et parsemé d'une foule de noyaux osseux (voy. 5, 6, fig. 1), séparés les uns des autres et variant entre le volume d'un grain de millet et celui d'un petit pois.

Au-dessous de l'évidement le canal médullaire était occupé par une moelle rouge (voy. 12, fig. 1), dont les caractères normaux devenaient d'autant plus évidents qu'on se rapprochait davantage des condyles du fémur.

L'inspection microscopique confirma les travaux de M. le professeur agrégé Morel sur le développement des os, et fit voir les métamorphoses de la cellule fibro-plastique ou plasmatique en cellules osseuses, sans intervention d'une membrane médullaire ou d'un fibro-cartilage intermédiaire, dont l'existence ne paraît pas démontrée.

Le périoste, séparé du fémur et renversé de chaque côté dans les lambeaux musculo-tégumentaires, s'y était uni et comme perdu sans avoir donné lieu à aucun travail d'ossification.

OBS. X. *Ostéite avec fistules et hypérostose entretenue depuis dix-neuf ans par un séquestre de la moitié inférieure de la cuisse; suppuration de l'articulation du genou, avec plaie fistuleuse, communiquant largement à l'extérieur ; érosion de la rotule et des condyles du fémur.*

Le malade, âgé de trente-neuf ans, a été envoyé à la clinique pour y subir l'amputation de la cuisse. Évidement le 6 février 1858 et extraction d'un séquestre. La plaie de l'os a $0^m,22$ de longueur. Pas d'accidents primitifs; plus tard, érysipèle gangréneux; mort du malade le 24 avril suivant.

L'opéré, Alexandre Heymann, se levait et marchait avec des béquilles quinze jours après l'évidement; la fistule du genou est déjà fermée. Tels sont les termes d'une communication que j'ai eu l'honneur de faire à l'Académie des sciences le 1er mars 1858. La guérison du malade paraissait assurée, et nous avions même cessé de nous en occuper d'une manière spéciale, le voyant reprendre de l'embonpoint et se promener dans les cours, lorsque, vers la fin de ce mois et sous l'influence d'une sorte d'intoxication épidémique, provenant soit de nos salles, soit de celles du service d'accouchement, nous eûmes tout à coup un grand nombre de malades frappés d'infections purulentes et d'érysipèles. Notre opéré fut victime de cette dernière affection. Toute la surface du corps fut successivement envahie; la peau du scrotum, complétement gangrénée, laissa les glandes séminales à nu; de vastes abcès se formèrent aux bras et aux membres inférieurs, et le malade succomba à ces accidents, le 24 avril suivant, dans le service de M. le professeur agrégé Held, où je l'avais fait transporter en quittant la clinique, le 1er avril.

L'examen cadavérique, fait avec beaucoup de soin par M. le professeur agrégé Morel, montra le fémur en voie de réparation régulière, ce qui, dans de pareils cas, n'offre rien de particulier ni de nouveau.

Le périoste, détaché de la surface de l'os et formant la couche la plus profonde des lambeaux tégumentaires, n'avait été le siége d'aucun travail d'ossification.

Le fait le plus curieux et le plus rare de cette observation fut la parfaite indolence de la perforation du genou. Les injections pratiquées par la plaie de la cuisse, ou par celle qui siégeait en dehors du ligament rotulien, ressortaient librement par l'ouverture opposée, et les sondes et le doigt pénétraient dans la jointure et permettaient d'y reconnaître l'érosion de la face postérieure de la rotule et celle des condyles du fémur, comme je le fis constater à plusieurs confrères, et particulièrement à M. Bœckel, professeur agrégé de la Faculté. Cependant aucune complication grave n'était survenue; le genou était resté sans tuméfaction et sans douleur, les mouvements n'y étaient pas complétement abolis, et les cartilages n'étaient détruits que dans les points correspondants de la rotule et du fémur. Nous avons insisté plusieurs fois dans nos cliniques sur les caractères exceptionnels d'une pareille lésion, dont nous n'avions jamais rencontré d'exemple.

Obs. XI. *Ostéite, nécrose et carie de l'extrémité inférieure du fémur droit. Extraction d'un volumineux séquestre. Évidement osseux; aucun accident.* (Communication du 12 avril 1859 à l'Académie des sciences.)

Joseph Schwartz, d'Ebersheim, âgé de vingt-sept ans, me fut adressé à la clinique, le 18 mars 1858, par M. le baron Tavernier, médecin à Schlestadt. Le malade, d'une constitution faible et appauvrie, avait depuis onze ans l'extrémité inférieure du fémur droit tuméfiée et douloureuse. De nombreux abcès s'étaient ouverts aux faces interne et externe de la cuisse, et l'extrémité d'un séquestre traversait la peau dans ce sens, à $0^m,10$ environ au-dessus du genou, et s'y trouvait complétement immobilisée. L'extraction en fut faite avec évidement, le 20 mars 1858, en présence de MM. Herrgott, Bœckel, Coignard, Colonna, Leroux et de quelques autres confrères. Le séquestre s'étendait en arrière du membre jusqu'auprès des condyles, où il offrait beaucoup d'épaisseur et de largeur. Il dut être dégagé par une incision convertie en double lambeau, et ensuite extrait. La cavité fémorale fut ouverte, évidée et débarrassée d'un second séquestre, comparativement très-petit ($0^m,02$ de longueur). Pansement simple, peu de réaction, aucun accident. Le malade va très-bien (9 avril 1858), et sa plaie marche franchement vers la guérison.

Ce malade quitta en effet l'hôpital quelques mois plus tard, et M. le docteur Tavernier nous écrivit, le 17 octobre 1858, la lettre suivante : « Le sieur Joseph Schwartz, que vous avez opéré par évi-
« dement, sort à l'instant de mon cabinet. J'ai constaté sa guérison
« complète. Il ne lui reste plus qu'une cicatrice profonde et adhé-
« rente à la partie externe de la cuisse. Son état général est très-sa-
« tisfaisant et la solidité de son membre est telle qu'il a pu porter des
« sacs de grains sur ses épaules. Le sieur Schwartz m'a chargé de
« vous exprimer sa reconnaissance pour les excellents soins que
« vous avez bien voulu lui prodiguer et dont il se souviendra toute
« sa vie. »

OBS. XII. *Hypérostose suppurée de tout le tibia ; nombreuses fistules communiquant avec le canal médullaire ; amputation de la cuisse proposée comme dernière ressource ; évidement ; guérison.*

Hovillers, de Bischheim, âgé de quatorze ans, fut reçu à la clinique le 16 octobre 1855, pour y subir l'amputation de la cuisse, déclarée indispensable. Ce jeune homme souffrait depuis trois ans d'une grave affection de la jambe, survenue sans causes connues. Le membre, très-gonflé et douloureux, était percé d'ouvertures fistuleuses donnant issue à une suppuration fétide, et conduisant à la surface et à l'intérieur du tibia, sans qu'on pût néanmoins constater la présence d'aucun séquestre. Le tissu osseux était dur, rugueux, résistant à la pénétration du stylet, à l'exception des deux extrémités spongieuses de l'os, que l'instrument traversait sans peine.

Des végétations fongueuses occupaient les trajets fistuleux et saignaient au moindre contact. L'os semblait avoir plus que doublé de volume, était inégal et comme bosselé, et les souffrances causées par les nouveaux abcès qui se succédaient, l'abondance de la suppuration et l'immobilité à laquelle le malade était condamné, ayant fait juger l'amputation de la cuisse nécessaire, Hovillers avait été envoyé à la clinique pour la subir.

Depuis longtemps déjà j'avais traité des cas de ce genre par l'évidement; le danger était moindre, la conservation du membre assuré; je résolus d'avoir encore recours à cette méthode.

Je m'expliquais la succession des accidents par une ostéite, probablement compliquée de séquestres lamellaires déjà résorbés. Le périoste s'était ulcéré au niveau des surfaces nécrosées; des abcès s'étaient ouverts au dehors, et de nouvelles couches osseuses avaient amené l'hypérostose, en laissant des cloaques là où le périoste avait été détruit. Peut-être aussi qu'un travail d'absorption avait concouru à ces perforations, que compliquaient le ramollissement et l'infiltration graisseuse des deux extrémités spongieuses de l'os.

La constitution du malade affaiblie réclamait de prompts secours, et l'opération fut pratiquée le 26 décembre 1855, en présence de plusieurs de nos confrères et des élèves de la clinique.

L'action du chloroforme ayant amené la résolution musculaire la plus complète, une longue incision fut pratiquée sur la face interne du tibia, depuis le condyle correspondant jusqu'auprès de la malléole. Deux autres incisions, perpendiculaires aux extrémités de la première, formèrent des lambeaux longitudinaux, qui furent renversés avec le périoste subjacent, et mirent à découvert le tissu osseux et quelques-unes des ouvertures dont il était percé. Le ciseau, la gouge et le maillet aidèrent à enlever une bande osseuse assez large pour permettre la libre introduction du doigt dans la cavité médullaire. Celle-ci était remplie de fongosités et de saillies irrégulières, qui la cloisonnaient, particulièrement vers les condyles, où se remarquaient des excavations très-analogues à celles que laissent les dépôts tuberculeux.

Je continuai l'évidement jusqu'au moment où le tibia, réduit à une sorte de coque, offrait partout à l'intérieur des parois saines et régulières.

Le sang provenant des lambeaux avait été facilement arrêté par les doigts des aides et au moyen de morceaux d'agaric pressés contre les orifices vasculaires.

Lorsque l'opération fut terminée, le sang ne coulait plus des lambeaux, mais s'échappait encore des vaisseaux nombreux et d'un assez gros calibre de l'intérieur de l'os. On les cautérisa avec le fer rouge, ainsi que les trajets fistuleux de l'os, et l'on établit un léger tamponnement avec des boulettes de charpie imprégnées d'eau de Pagliari.

Les lambeaux rabattus vers la plaie furent soutenus par une compresse et quelques tours de bande. Le membre fut posé sur un coussin un peu élevé, et préservé de toute pression par un cerceau.

L'opération avait duré près d'une heure; le malade reprit lentement connaissance; une vive réaction se manifesta; les douleurs, dont il avait été complétement exempt pendant l'opération, commencèrent à lui arracher des plaintes, et l'on prescrivit des fomentations froides pour les modérer.

Le traitement fut très-long et dura près de dix-huit mois. La plaie présenta à plusieurs reprises des signes d'étranglement et se couvrit de matières pultacées. Une irritabilité très-douloureuse, des ulcérations répétées furent combattues par les émollients ou les toniques, selon le degré de l'inflammation. De petites esquilles très-minces, produites par la cautérisation, se détachèrent; l'intérieur de l'os se combla; la plaie se ferma par une cicatrice profonde et adhérente. La constitution s'améliora, et le malade, après avoir été employé comme infirmier, finit par sortir de l'hôpital le 29 octobre 1857, parfaitement guéri et se servant de son membre sans douleur et sans fatigue.

Nous avons revu plus tard le malade, dont la guérison ne s'était pas démentie. La cicatrice était restée large, lisse, sèche, continue de chaque côté avec les lambeaux, et le périoste conservé à la face profonde de ces derniers n'avait pas produit de traces de tissu osseux.

OBS. XIII. *Hypérostose du tiers inférieur du tibia, datant de cinq ans, compliquée de plusieurs trajets fistuleux ouverts dans le canal médullaire; suppuration abondante.*

Le malade, âgé de dix-sept ans, nommé Berras, fut opéré par évidement à la clinique, le 8 décembre 1857, et quitta l'hôpital après avoir recouvré les usages de son membre et une excellente santé.

L'évidement, pratiqué comme dans le cas précédent, donna lieu aux mêmes résultats. La perte de substance, beaucoup moins étendue et moins profonde, porta sur le tissu compact extérieur et sur les spongiosités purulentes du canal médullaire, où n'existait aucun séquestre, mais seulement de petites masses de tissu spongieux, à peine de la grosseur d'un pois, et dont les filaments aréolaires s'écrasaient sous les doigts sans résistance.

Le périoste, détaché du tibia et formant la face profonde des lambeaux, ne devint le siége d'aucun travail d'ossification. La plaie, pansée à plat avec des boulettes de charpie, se remplit peu à peu, de manière à combler la cavité médullaire, et se ferma par une cicatrice mince, lisse, déprimée et adhérente, d'une largeur à peu près égale à celle de la perte de substance de l'os.

A la fin du troisième mois, les fonctions du membre étaient rétablies, et le malade marchait librement; mais la cicatrice tarda encore beaucoup à devenir complète, et ce fut seulement après plusieurs mois que l'opéré put quitter l'hôpital tout à fait guéri.

OBS. XIV. *Ostéite et carie de l'extrémité inférieure du tibia gauche; sept trajets fistuleux ouverts dans le canal médullaire; articulation tibio-tarsienne gonflée et douloureuse; cinq mois d'invasion. Évidement. Guérison.*

Le malade, âgé de dix-huit ans, a été envoyé à la clinique pour y subir l'amputation de la jambe; évidement le 12 janvier 1858. Sorti guéri de l'hôpital six mois plus tard.

Ce malade, employé à la manufacture de glaces de Saint-Louis, avait eu le pied et la jambe brûlés par ses vêtements, sur lesquels était tombé du verre fondu. On avait plongé les parties blessées dans de l'eau très-froide; de la tuméfaction, puis des abcès restés fistuleux étaient survenus, et le jeune homme insouciant, peu éclairé et n'écoutant aucun avis, avait fini par être obligé de cesser de travailler par l'impossibilité de se servir de son membre.

Le stylet, porté dans les ouvertures fistuleuses, tombait partout sur du tissu osseux friable et ramolli, sans rencontrer de séquestres, et pendant ces explorations, l'instrument confié à un élève parut avoir traversé l'articulation et avoir pénétré dans l'astragale.

L'affection nous parut assez grave pour nous faire hésiter sur le traitement à employer, et nous gardâmes le malade en observation pendant quelques jours, discutant et comparant les avantages et les périls de l'amputation et de l'évidement. Nous nous décidâmes cependant en faveur de cette dernière opération, après avoir constaté l'amélioration apportée à l'état du malade par le repos, la position élevée du membre, le régime et des applications locales toniques et résolutives.

L'évidement, pratiqué le 12 janvier 1858, n'offrit rien de particulier. L'extrémité du tibia, ramollie et infiltrée de pus, fut aisément excavée au moyen de notre gouge à main, avec la précaution de ménager les parois articulaires. Aucun vaisseau ne fut lié; l'excavation tibiale fut remplie de charpie et la plaie laissée béante et pansée à plat.

Il n'y eut pas de complications. Quelques points intra-osseux furent frappés de nécroses superficielles et peu étendues. La plaie se remplit de bourgeons charnus; les lambeaux, d'abord très-tuméfiés et blafards, s'affaissèrent; une cicatrice profonde et adhérente se forma sans traces d'ossification due au périoste détaché par dissection et conservé, et le malade quitta l'hôpital au bout de six mois de séjour. La plaie était fermée, la marche facile et sans douleur; mais l'articulation tibio-astragalienne offrait encore de la raideur, et le malade, d'après notre conseil, se servait d'un bâton pour ne pas se fatiguer.

Au mois d'août de la même année, j'ai présenté ce jeune homme à la Société de médecine de Strasbourg. Il avait fait plusieurs lieues à pied pour venir me voir; sa plaie s'était plusieurs fois ouverte et puis refermée à la suite de la sortie de petites esquilles. Le défaut de soins, les fatigues et la misère semblaient avoir affaibli la constitution, d'ailleurs vigoureuse, de ce jeune homme, et je l'engageai à entrer à l'hôpital, au moins pour s'y reposer quelques jours; mais, après me l'avoir promis, il quitta Strasbourg et nous ne l'avons plus revu.

Obs. XXV. *Ostéite et carie du tibia gauche, évidement;* par le docteur Brun-Séchaud[1].

Le nommé Guillaume Pragou, de la commune de Dournazac (Haute-Vienne), âgé de dix-sept ans, d'une constitution lymphatique, paraissant sous l'influence d'une diathése scrofuleuse, ayant pour occupation le travail des champs, supportait depuis vingt-deux mois, sans cause connue, une maladie du tibia gauche, laquelle se déclara au début par un gonflement douloureux de la partie moyenne de cet os. Huit ou dix mois après, il survint des ulcérations qui fournirent une grande quantité de pus, puis une perte de substance considérable de l'os, qui nécessita, un an plus tard, l'opération dont nous parlerons bientôt.

Ce malade étant venu nous consulter (janvier 1840), après avoir inutilement employé des topiques et une médication interne pendant six mois, se trouvait dans l'état suivant: la crête du tibia était détruite, ainsi que la peau, dans une étendue de 0m,10 dans le sens longitudinal, et de 0m,06 dans le sens transversal. On voyait une ouverture oblongue, irrégulière, profonde, qui ne laissait aucun doute sur la destruction de la partie moyenne antérieure du tibia.

Le malade, voyant que les diverses médications avaient échoué, se décida à se laisser opérer, le 10 janvier 1840. Voici le procédé opératoire qui fut employé: une incision de 0m,22 fut pratiquée dans toute la longueur de la crête du tibia; deux incisions transversales à chaque extrémité rencontrèrent la première en formant un angle droit; ces incisions transversales s'étendaient jusqu'au tiers de la circonférence du membre; la peau, ainsi que le périoste, fut séparée

[1] Extrait du compte rendu de la vingt-sixième session du Congrès scientifique de France, tenue à Limoges au mois de septembre 1859 (*De l'évidement des os*, in-8°, de 15 pages. Limoges 1860).

de l'os; deux traits de scie en haut et en bas pénétrèrent dans la moitié de l'os à peu près, et, avec une forte pince à mors larges, nous parvînmes à casser plusieurs portions d'os, que nous renversâmes de dedans en dehors. L'opération terminée, il ne resta plus qu'un plancher, c'est-à-dire la partie postérieure et externe du tibia.

Cette opération, qui est une des plus longues et des plus laborieuses que nous ayons faites, fut terminée d'une manière satisfaisante.

Dans cette opération, au lieu de nous servir de la gouge et du maillet, ainsi que le conseille M. Sédillot, nous nous servîmes d'une forte pince qui, en faisant l'office de levier, renversait chaque fois en dehors un fragment d'os dans cet évidement, qui dura à peine quelques minutes, et sans que l'ébranlement du tibia eût lieu d'une manière sensible. Le malade fut pansé, et il ne survint aucun accident sérieux à la suite de cette opération.

Trois mois après, le malade se présenta à nous avec une plaie centrale fournissant du pus d'assez bonne nature. En explorant l'intérieur de cette plaie, nous eûmes la sensation d'un corps mobile; nous en fîmes l'extraction : c'était la portion d'os restant après l'évidement, portion d'os qui avait fini par se séparer des parties vivantes.

Cette pièce appartient à la face postérieure et latérale du tibia gauche; elle mesure $0^{m},20$ environ. Elle a été déposée au musée du Val-de-Grâce par mon ancien camarade d'études M. H. Larrey.

L'intéressant malade qui fait le sujet de cette observation s'est toujours bien porté depuis l'époque de sa guérison, et sa jambe opérée n'offre la trace d'aucune difformité, si ce n'est une légère dépression d'une étendue de $0^{m},03$ environ, à la partie moyenne de la crête du tibia, à l'endroit même où existait une fenêtre ou perforation profonde avant l'opération.

Nous ne sommes pas très-convaincu de l'avantage de briser les bords de l'os, pour en agrandir l'ouverture, avec une forte pince faisant office de levier. Nous sommes également embarrassé de cette double assertion de M. Brun-Séchaud, que « *cet évidement dura à peine quelques minutes*, et cependant « *l'opération fut une des plus longues et des plus laborieuses* qu'il ait faites. »

En outre, le séquestre, dont l'extraction eut lieu trois mois plus tard, existait-il déjà au moment de l'évidement, ou en fut-il la conséquence? Ce serait, dans ce dernier cas, une circonstance exceptionnelle et dont aucun de nos malades n'a présenté d'exemple.

L'observation de M. Brun-Séchaud n'en est pas moins très-intéressante, puisque le membre a été sauvé et l'opéré parfaitement guéri.

OBS. XVI. *Carie et abcès fistuleux multiples de l'extrémité inférieure du fémur droit. Évidement d'une portion de la diaphyse et des condyles comme moyen de prévenir l'amputation de la cuisse. Guérison.*

Caroline Kauff, âgée de treize ans, élevée à l'hospice des orphelins, me fut adressée à la clinique par M. le docteur Wieger, professeur agrégé de la Faculté. Cette jeune fille, forte et grande pour son âge, s'était enfoncé deux ans auparavant une épingle dans la cuisse, et l'os parut avoir été atteint. Des symptômes d'ostéite se manifestèrent, des abcès furent ouverts et restèrent fistuleux. Une portion de l'épingle rouillée et érodée sortit avec le pus, mais l'affection continua à s'aggraver, et la malade présentait le long des faces externe et interne de la cuisse de nombreuses fistules, qui communiquaient avec la cavité médullaire et fournissaient une abondante suppuration.

L'évidement fut pratiqué le 15 mars 1858, en présence de MM. Herrgott, Coignard, Colonna etc. Un seul lambeau à bord libre postérieur et à extrémités arrondies fut pratiqué sur une hauteur de $0^m,17$, et mit à nu la face interne de l'os, tuméfié et semé d'ouvertures fistuleuses. Le tissu aréolaire était si friable que nous pûmes excaver les condyles fémoraux avec une simple gouge coudée, conduite à la main, après avoir largement ouvert la cavité médullaire avec un ciseau et le maillet. Aucune ligature, pansement simple avec des boulettes de charpie placées dans la plaie; pas de réaction, pas d'accidents.

La malade, après quelques jours passés à la clinique, retourna aux Orphelins, où l'appelaient ses affections et ses habitudes, et où elle a continué à se bien porter. Telle était notre communication à l'Académie des sciences, le 12 avril 1858, et nous la complétâmes en mars 1859 par les détails suivants :

Nous avons montré cette année (1859) à la clinique cette jeune fille parfaitement guérie. Je lui demandai, en présence de l'auditoire, si elle pouvait facilement ployer le genou et faire usage de sa jambe. Pour réponse et avec une naïveté, une grâce et un élan de touchante spontanéité, elle se jeta à genoux et remercia Dieu de sa guérison; puis elle se releva et vint baiser la main qui en avait été l'instrument.

M. le docteur Wieger, dont les soins avaient produit une si heureuse cure, a bien voulu nous remettre la note suivante :

Après le retour à l'infirmerie de la malade, le cinquième jour de son opération, la plaie, d'abord extrêmement profonde, se cicatrisa en partie successivement.

Le 5 juin, la solution de continuité présentait une fente étroite, dont les bords étaient couverts par la peau renversée en dedans de chaque côté jusqu'au fémur. Le fond de la plaie formait une rigole à bourgeons charnus peu saillants. Pansements avec le vin aromatique; trois bains sulfureux par semaine et un gramme d'iodure potassique tous les jonrs pendant deux mois; trois cautérisations au fer rouge, chaque semaine, de deux trajets fistuleux, dont l'un siégeait près du condyle externe, l'autre 0m,20 plus haut; vingt cautérisations avaient ainsi été pratiquées. La fistule inférieure se ferma en septembre 1858; la supérieure, en juin 1859. La cicatrice est adhérente à l'os et très-déprimée. Cette jeune fille marche librement et sans boiter; sa santé est parfaite.

Obs. XVII. *Exostose tibiale datant de trente mois ; excision de la tumeur et léger évidement de ses points d'insertion; réunion immédiate de la plus grande partie de la plaie, dont la guérison était complète le dix-septième jour.* Observation de M. le professeur Sédillot, lue à la Société de médecine de Strasbourg, le 4 août 1864.

Le malade, âgé de dix-sept ans et sept mois, d'une forte constitution et d'une excellente santé antérieure, avait commencé, en janvier 1862, à ressentir de la douleur au côté interne et supérieur du tibia gauche, et avait reconnu dans cette région un gonflement très-notable.

Pendant les huit mois suivants, ce gonflement augmenta rapidement, devint mieux circonscrit, et se dessina sous la forme d'une tumeur osseuse dure et immobile, du volume d'une noix.

Depuis ce moment, les progrès de l'exostose furent très-lents. Les douleurs, d'abord assez vives, se calmèrent; le malade pouvait marcher, mais au bout de peu de temps il éprouvait de la fatigue et souffrait assez pour être obligé de se reposer, et il avait dû renoncer à tout exercice un peu prolongé.

On essaya les sangsues, les cataplasmes, le repos complet, les résolutifs, l'onguent napolitain en friction, l'iodure de potassium à la dose d'un gramme par jour, pendant un mois; mais ces divers traitements étant restés sans effet, le jeune X. vint me prier de me charger de sa cure, décidé à subir une opération si nous la reconnaissions nécessaire.

Nous pensâmes, en raison des antécédents de ce malade, que l'ablation de l'exostose était indiquée, et nous pratiquâmes cette opération le 13 juillet 1864, à la maison de la Toussaint, avec l'aide de M. le docteur Cochu, médecin-major, répétiteur à l'École de santé, et de M. Elser, qui s'était chargé de la chloroformisation.

Une incision verticale de 0m,11 fut faite sur le côté interne et supérieur de la jambe, à partir du bord supérieur du condyle tibial.

La peau et le tissu cellulaire furent incisés au devant de l'expansion aponévrotique des muscles couturier, droit interne et tenseur fémoral, qui fut repoussée en dedans et en arrière. Nous écartâmes alors les bords de la plaie en les renversant de droite et de gauche, de manière à bien découvrir l'exostose, qui était blanchâtre, parfaitement lisse à sa surface et en apparence recouverte d'une sorte de revêtement cartilagineux, facilitant les mouvements de glissement de l'aponévrose tendineuse (patte d'oie).

En avant, nous trouvâmes au delà de la surface lisse de la tumeur une espèce de chatonnement fibreux ou périostique, que nous détachâmes avec une rugine, avec la précaution de ne pas blesser l'articulation, et étant arrivé sur le pédicule, je le divisai avec le ciseau et le maillet.

Je retirai alors l'exostose devenue mobile et libre, et j'évidai légèrement son pédicule d'insertion tibiale, dans le double but d'en prévenir autant que possible la récidive et d'obtenir une plaie mieux disposée pour la réunion.

Une étroite bandelette de linge fut placée sur l'os évidé, et la plaie réunie immédiatement, partout ailleurs, par huit points de suture entortillée.

La diète et le repos furent nos seules prescriptions. L'écoulement de sang avait été insignifiant et une seule artériole avait été liée.

J'enlevai les épingles le cinquième jour. La réunion était parfaite; la bandelette de linge adhérait encore. Je la retirai le lendemain, et l'espèce de cavité qui était résultée de cette résection donna très-peu de suppuration et n'avait pas plus d'un centimètre d'étendue.

J'en cautérisai deux fois la surface, et la plaie était entièrement fermée le quinzième jour.

Le malade n'eut pas un instant de fièvre ni de douleur, et je fus obligé de me fâcher et de le menacer de l'abandonner, pour l'empêcher de descendre au jardin et de courir la maison, comme il avait eu l'imprudence de l'essayer dès le dixième jour de son opération.

Aujourd'hui, 1er août, il marche parfaitement, n'a plus aucune douleur et obéit à peine à nos recommandations d'éviter tout effort et toute fatigue pendant quelque temps, comme précaution préservatrice indispensable.

Examen de la tumeur.

L'exostose enlevée présentait :

Longueur	0m,042
Largeur	0m,035
Hauteur ou saillie . . .	0m,025
Circonférence.	0m,115

Sa forme générale était ovalaire. Le plus grand diamètre et le pédicule d'insertion offraient 0m,035 de longueur et 0m,015 de largeur.

Le pédicule était formé de tissu spongieux régulier. Quant à l'exostose, M. le professeur Morel, qui eut la complaisance d'en étudier la composition histologique, n'y trouva aucune trace de cartilage.

Les surfaces lisses et d'un blanc jaunâtre que nous avions crues cartilagineuses, étaient osseuses, et leur poli était dû au frottement de l'aponévrose.

Une section transversale, au-dessus du pédicule, montra une cavité centrale, traversée par des lames fibreuses. Tout le pourtour extérieur de la tumeur était en partie compact.

On peut très-bien constater à l'œil nu la grande vascularité de l'exostose, son aspect mamelonné, spongieux, lamellaire; les nombreux sillons qui en creusent la surface et dans lesquels serpentaient les vaisseaux et les prolongements du périoste; l'épaisseur de cette dernière membrane, à la circonférence du pédicule, son amincissement et sa disparition sur les points les plus saillants et les plus exposés aux frottements.

Il est donc, jusqu'à un certain point, possible de reconstituer les phases de l'origine et du développement de la tumeur.

Une contusion quelconque, dont le malade n'a pas gardé le souvenir, a développé une activité ostéogénique anormale dans un point circonscrit du condyle tibial. Une tumeur osseuse s'est produite et par sa présence a gêné les mouvements et les a rendus d'autant plus douloureux qu'elle provoquait une plus grande irritation congestive dans les tissus environnants.

L'ossification a commencé par des dépôts irréguliers et distincts, qui se sont réunis et agglomérés en masses de plus en plus considérables, et finalement en une tumeur unique portant les traces de ses ormes primitives.

La proligération des cellules plasmatiques, après une période de rapide activité, s'est ralentie, et du tissu fibreux s'est produit là où la transformation osseuse ne s'était pas accomplie. On comprend dès lors pourquoi le sommet de l'exostose a pu être à nu, sous une expansion aponévrotique, lisse et mobile, tandis que le pourtour de la tumeur, moins comprimé et plus rapproché du périoste normal, a conservé une enveloppe fibreuse, épaisse et très-vasculaire, dans l'intervalle des ossifications partielles.

L'exostose ayant été ruginée dans son pourtour de manière à conserver la portion encore persistante du périoste, et son pédicule ayant été légèrement évidé, nous avions, dans les limites de la possibilité, opéré par la méthode de l'évidement sous-périosté, et nous devions espérer voir la surface osseuse se transformer facilement en tissu fibreux et contracter des adhérences avec le périoste conservé et les parties molles environnantes, puis reconstituer une couche définitive de tissu compact et rétablir un tibia normal.

La réunion immédiate de la plaie a eu pour but de prévenir une cicatrice adhérente, résultat constant des suppurations osseuses accompagnées de trajets fistuleux tégumentaires. En ce moment, la peau ne paraît pas adhérer à l'os; mais il faudra revoir le malade beaucoup plus tard pour porter un jugement définitif sur cette importante question.

J'avais eu un moment l'intention de réunir immédiatement la totalité de la plaie : faits de réunion primitive à la suite des amputations, et mes expériences sur les animaux me donnaient quelques chances de succès; mais la crainte de voir survenir des accidents inflammatoires, par rétention des liquides, m'avait arrêté.

Ce serait cependant à essayer, et la guérison si prompte de notre malade semble un encouragement dans cette voie.

Ceux qui croient à la production de couches osseuses par le périoste détaché des os nous approuveront d'avoir provoqué la suppuration de cette membrane, afin de transformer ses couches profondes en tissu fibreux non ossifiable. Quant à nous, cette crainte nous paraît trop hypothétique et trop contraire à tous les enseignements de l'expérience pour mériter d'être prise en sérieuse considération.

Obs. XVIII. *Coup de feu à la partie supérieure du tibia gauche. Perte de substance, nécrose et inflammation avec hypertrophie considérable de l'extrémité osseuse. Évidement comme moyen de prévenir l'amputation de la cuisse. Guérison.* (Observation communiquée par M. le docteur Ehrmann, médecin en chef de l'armée expéditionnaire du Mexique.)

Hadj-Hamoun-ben-Mohamed, civil indigène, âgé d'environ soixante ans, d'une bonne constitution, reçut, il y a une quinzaine d'années, un coup de feu à la partie antérieure et supérieure de la jambe gauche, à $0^{m},06$ au-dessous de la tubérosité du tibia. La balle, après avoir traversé les parties molles, brisa l'os incomplétement en produisant plusieurs esquilles, qui furent éliminées peu à peu, ainsi que le projectile, qui, aplati et divisé en deux fragments, était resté dans la blessure.

A plusieurs reprises la plaie a été complétement cicatrisée.

Il y a environ cinq ans, le malade s'aperçut que l'os de la jambe augmentait de volume, des abcès se formaient successivement et donnaient passage à des esquilles détachées par la suppuration; un séquestre de la grosseur du doigt fut retiré par le malade et laissa une cavité à peu près circulaire, intéressant toute l'épaisseur de l'os jusqu'au canal médullaire.

Depuis plusieurs mois le malade ne peut plus marcher, est obligé de garder le lit, s'inquiète et semble menacé de marasme.

Le 12 août 1858, jour de son entrée à l'hôpital de Constantine, il se présente dans l'état suivant :

La cuisse gauche est parfaitement saine. La jambe gauche présente un gonflement appréciable des parties molles; le tibia a subi une hypertrophie considérable de la partie supérieure, et a environ trois fois le volume de celui du côté opposé.

En avant et en haut, à 0m,06 au-dessous de l'épine du tibia, existe une cavité de forme circulaire un peu allongée vers le bas, formée aux dépens de l'os. Les bords de cette cavité sont constitués par un séquestre adhérent au tissu osseux environnant, séparé des téguments et du périoste, et l'on voit à nu le tissu osseux blanc et rugueux. Le fond de la cavité est tapissé par une membrane pyogénique, fournissant une suppuration peu abondante.

Le malade ayant été observé pendant quelques jours, nous nous décidons à pratiquer l'évidement du tibia pour éviter la nécessité d'une amputation.

L'opération a lieu le 20 août 1858, à neuf heures du matin.

Le malade, couché sur la table d'opérations, est soumis aux inhalations de chloroforme. L'anesthésie est parfaitement obtenue.

Procédé opératoire. Une incision de 0m,10 est pratiquée sur la ligne médiane dans le sens de l'axe du membre; elle passe par le milieu de la plaie osseuse, qu'elle dépasse en bas de 0m,04; en haut elle avait commencé à 0m,01 au-dessus.

Toute l'épaisseur de la peau est traversée ainsi que le périoste; deux incisions perpendiculaires à la première sont pratiquées aux points où celle-ci s'arrête en haut et en bas.

La dissection de ces lambeaux, faite au moyen du bistouri et d'une rugine plate, permet de détacher de l'os toute la partie du périoste qui les double.

Ces lambeaux renversés en dehors présentent chacun la forme d'un parallélogramme, adhèrent par un de ses côtés, long et échancré à son bord libre, à l'endroit où une perte de substance existait à la peau en face de la cavité osseuse.

L'os étant mis à découvert, on s'assure que le séquestre adhérent et irrégulier ne s'étend pas plus loin que la plaie, et on procède à l'évidement du tibia au moyen de la gouge et du maillet.

Une excavation à peu près ovalaire ayant près de 0m,10 de long sur 0m,05 de large et 0m,05 de profondeur, est pratiquée dans l'os; la surface intérieure de cette cavité est constituée par du tissu osseux sain donnant du sang en égale quantité dans tous ses points.

Les bords de l'excavation sont régularisés dans certains endroits par la lime, et se présentent en somme très-nets et même un peu tranchants.

Les lambeaux sont ramenés sur ces bords, après que la cavité de l'évidement eut été remplie de charpie. Le pansement est simplement contentif.

Position horizontale du membre. Régime léger. Le premier appareil fut levé le troisième jour après l'opération; la suppuration est abondante, sanieuse et fétide; la plaie est en assez bon état, sauf à l'angle supérieur du lambeau interne, où elle présente une coloration grisâtre. Le cinquième jour, la plaie offre dans presque toute son étendue la même coloration; l'odeur de la suppuration est très-fétide; une matière pultacée recouvre la surface de la plaie : c'est la pourriture d'hôpital.

Cette complication est combattue par l'isolement du malade, la cautérisation au fer rouge et les pansements avec le suc de citron.

Un autre malade du service, portant un bubon en suppuration, avait été atteint quelques jours auparavant de pourriture d'hôpital; il avait été isolé dans un cabinet à part, à l'autre extrémité de l'hôpital, et traité par la cautérisation au fer rouge et les pansements au jus de citron.

L'opéré est également transporté hors des salles dans un second cabinet voisin de celui où se trouvait le malade précédent.

La plaie s'est étendue et a considérablement changé de forme sous l'influence de la pourriture d'hôpital et des applications de fer rouge. Ces deux agents ont détruit en grande partie les lambeaux qui avaient été taillés avec beaucoup de soin sur les côtés, et qui renfermaient le périoste intact.

A la partie inférieure de la plaie une nouvelle portion du tibia, longue de 0m,03, a même été mise à nu et s'est détachée sous forme d'esquille triangulaire et très-mince.

A la fin du mois de septembre, l'état général du malade se montre de nouveau satisfaisant; il a toujours fait preuve d'un courage et d'une résignation remarquables.

La plaie a repris un bon aspect, ses bords sont roses, de nombreux bourgeons charnus s'élèvent à sa surface et détachent, en les soulevant, de petites lamelles nécrosées.

La cicatrisation, quoique très-lente, marche dès lors régulièrement de bas en haut, pendant les mois d'octobre, novembre et décembre.

Après la disparition de la pourriture d'hôpital, la plaie étant très-grande et la suppuration abondante, nous nous sommes bien trouvé de faire asseoir tous les jours pendant plusieurs heures le malade sur le bord de son lit, la jambe appuyée verticalement sur une chaise; l'écoulement du pus a été ainsi favorisé, et l'état général du malade, chez lequel, comme chez tous les vieillards, le décubitus prolongé n'était pas sans danger, a été amélioré.

Au mois de janvier 1859, léger embarras gastrique.

En février, eczéma aux environs de la plaie; cette éruption cède aux pansements avec le sous-acétate de plomb.

Le malade impatient demande sa sortie à plusieurs reprises. La régénération osseuse s'est faite très-complétement dans les deux tiers de la profondeur de la cavité tibiale; une cicatrice régulière s'est formée et laisse seulement à découvert un point de $0^m,01$ carré, qui fournit encore un léger suintement séro-purulent. Le malade marche et se sert librement de son membre, et quitte l'hôpital le 6 mars 1859.

Obs. XIX. *Ostéite avec fistules du tiers inférieur du tibia droit. Évidement comme moyen de prévenir l'amputation; guérison.* (Communication à l'Académie des sciences, du 12 avril 1858.)

Rose Gangloff, âgé de treize ans, d'une constitution délicate et peu développée, entre à la clinique le 10 mars 1858. Le tiers inférieur du tibia droit est tuméfié, ramolli, friable et facile à traverser avec un stylet. La maladie, sans causes connues, date de sept mois. Trois petits fragments osseux de tissu aréolaire, ont été entraînés par la suppuration. Les ouvertures fistuleuses sont très-nombreuses. L'articulation n'est pas douloureuse et paraît intacte.

Évidement le 18 mars. Le canal médullaire est ramolli, et on constate une sorte d'érosion, de perte de substance de la grandeur d'une pièce d'un franc, dans la portion du tibia correspondant au péroné. Gonflement consécutif de la plaie. Irritabilité et endolorissement des tissus. Huit jours plus tard, la plaie se déterge, s'affaisse, prend un meilleur aspect, et la malade, depuis ce moment, jusqu'au 9 avril suivant, n'a plus offert d'accidents. Cette jeune fille put quitter l'hôpital le 3 août 1858, parfaitement guérie.

Obs. XX. *Tubercule enkysté dans les condyles du tibia droit. Évidement de l'os comme moyen de prévenir l'amputation de la cuisse; guérison;* par M. le docteur Marmy, médecin principal à l'hôpital militaire de Lyon.

Crozier, musicien, en congé temporaire dans sa famille, près de Lyon, entre à l'hôpital militaire de cette ville le 3 février 1858; il porte un ulcère à la face supérieure interne de la jambe droite. Autour de cet ulcère, qui a la largeur d'une pièce de cinq francs, se trouvent des ouvertures et des trajets fistuleux aboutissant tous à l'ulcère; la peau est amincie, décollée. L'affection remonte à quatre ou cinq mois, et est survenue sans cause connue : d'abord une douleur fixe, profonde, puis une tumeur; puis, plus tard, une ulcération. En promenant l'extrémité d'un stylet boutonné au fond de l'ulcère, on arrive sur le condyle du tibia dénudé, et on pénètre dans le tissu spongieux à une profondeur de 0m,03 ou 0m,04; çà et là des bourgeons charnus saignants.

Ce militaire, âgé de trente ans, né à Saint-Symphorien-de-Coize (département du Rhône), a une constitution très-détériorée; il est amaigri, se plaint d'une toux fréquente, opiniâtre, sans expectoration autre que du mucus spumeux; sueurs nocturnes, râles bronchiques dans toute la poitrine, dont la sonorité est augmentée; eczéma sur diverses parties du corps.

Bains sulfureux tous les cinq jours; sirop d'iodure de fer, 20 grammes le matin; huile de foie de morue, 15 grammes le soir; incision de tous les décollements autour de l'ulcère; cautérisation profonde avec le fer rouge, telle a été la base du traitement général et local suivi depuis l'entrée à l'hôpital jusqu'au 1er mai.

Sous l'influence de ce traitement, l'état général s'est amélioré. Quant à l'ulcération, elle a augmenté d'étendue, puis elle est restée stationnaire, sans tendance à la cicatrisation. Le tissu spongieux du condyle tibial interne se montre à nu.

Le 1er mai, application de la pâte de Canquoin sur tout l'ulcère et dans sa profondeur. L'eschare se détache le dixième jour. Pansement avec la pommade au styrax. Les bourgeons charnus se montrent d'abord en abondance au fond de l'ulcère, puis sur toutes les surfaces; mais bientôt on voit les bourgeons les plus profonds se flétrir; la cicatrisation ne se fait pas. Vers la fin de mai, le stylet arrive encore sur des surfaces osseuses, d'un aspect grisâtre, qui forment le fond de l'ulcère.

C'est dans ces conditions que nous avons pensé devoir recourir à l'évidement de la partie supérieure du tibia, suivant les règles tracées par M. le professeur Sédillot.

Le 3 juin, au matin, le malade est soumis aux inhalations d'éther; à la seizième minute, l'anesthésie est complète; deux longues incisions, se coupant à angle droit, sont pratiquées au milieu des tissus fongueux qui environnent l'ulcère. Les lambeaux tronqués qui résultent de ces incisions sont disséqués jusqu'à leur base, et toute la partie interne du condyle tibial est mise à nu; puis, avec la gouge et le maillet de plomb, nous creusons sans difficulté une large cavité, dont le diamètre dans tous les sens peut être évalué à $0^m,04$ ou $0^m,05$. L'écoulement du sang est peu considérable. Quelles limites devions-nous donner à l'évidement? Voici les données que l'inspection des tissus osseux nous a fournies: au début, les cellules osseuses étaient réduites à un véritable squelette, très-friable, sans membranes pour tapisser leurs parois. Mais à mesure que nous sommes arrivé plus profondément, nous avons trouvé d'abord une teinte jaune rosé de ces mêmes cellules, puis plus profondément encore une teinte d'un rouge vif, une sorte de liquide sanguin baignant tout l'intérieur des cellules, une résistance plus grande du tissu osseux, dont les fragments détachés sont retenus par des filaments celluleux, que nous arrachons. A ce moment, ayant cru reconnaître tous les caractères du tissu osseux spongieux à l'état sain, nous cessons d'avancer, il n'y a pas lieu d'aller au delà: nous sommes séparés de la surface articulaire par une épaisseur de $0^m,02$ au moins. La quantité de sang écoulé pendant l'opération est presque nulle. La jambe étendue est maintenue immobile au moyen d'une attelle postérieure mise à demeure. Toute la cavité osseuse que nous avons creusée est remplie de charpie sèche.

Le quatrième jour après l'opération, la suppuration s'est formée. Dans les pansements suivants, nous humectons la charpie avec de l'eau sulfureuse: 1 gramme de sulfure de potasse pour 1000 grammes d'eau. Bientôt on voit le fond de la plaie et les parois se couvrir de bourgeons de bonne nature. Le 20 juillet, la cicatrisation est complète, sans aucun accident. La cicatrice est adhérente, lisse, un peu déprimée dans son centre; l'énorme cavité que nous avions creusée semble s'être comblée.

L'usage de l'huile de foie de morue est continué.

Vers le 26 août, le malade éprouva deux hémoptysies abondantes; potion avec solution de perchlorure de fer, 12 gouttes. Le 29 août, les crachements de sang cessèrent; formation d'abcès ganglionnaires sous l'aisselle droite. Tant que la suppuration exista, l'état de la poitrine s'améliora; mais avec la diminution de cette suppuration, les accidents pectoraux reparurent. Alimentation lactée. Infusions pectorales. Établissement d'un large cautère au bras droit. On reprend l'usage de l'huile de foie de morue.

A partir du 6 septembre, l'état général se maintient dans de bonnes conditions. La cicatrice de la jambe est toujours solide, et la marche de la tuberculisation pulmonaire semble suspendue.

En définitive, bien que guéri d'une manière relative de ses affections morbides diverses, ce militaire n'était plus en état de continuer son service; aussi nous l'avons présenté pour la réforme, qui a été prononcée. Le 5 octobre, il est rentré dans ses foyers, s'appuyant parfaitement sur la jambe qui avait subi l'opération de l'évidement.

La lésion osseuse primitive avait résisté à la cautérisation profonde par le feu et par la pâte de Canquoin; dans un temps plus ou moins long, on eût été amené nécessairement à proposer au malade l'amputation de la cuisse. Cette opération eût été pratiquée dans des conditions très-désavantageuses, à cause de sa gravité et de l'état général du malade. C'est dans ces circonstances que nous avons cru devoir recourir à l'évidement de l'os, opération préconisée par M. le professeur Sédillot, et qui avait déjà réussi un assez grand nombre de fois entre ses mains. L'opération de l'évidement chez notre malade a été remarquable par sa simplicité, par l'absence d'accidents primitifs ou consécutifs, enfin par le résultat qui a été très-heureux. La cicatrisation a été rapide et s'est maintenue parfaitement, puisque nous avons pu observer le malade pendant trois mois après sa guérison.

De quelle nature était l'altération de l'os? L'aspect du tissu osseux, les limites de la lésion, la diathèse tuberculeuse du malade nous portent à croire que nous avons eu affaire à une tuberculisation osseuse, limitée à une portion du tissu spongieux des condyles tibiaux. Aussi nous n'avons pas demandé la guérison du malade à l'opération seule, et le traitement interne auquel nous avons soumis ce militaire est venu satisfaire aux indications posées par l'état général.

OBS. XXI. *Ostéite tibiale articulaire déterminant les symptômes d'une tumeur blanche et devant progressivement amener la perte du membre. Évidement. Guérison*, par M. le professeur Richet.

Un jeune homme de quatorze ans, neveu de M. le docteur Gougenheim, ancien interne des hôpitaux de Paris, consulta M. le professeur Richet pour un de ces cas d'ostéite avec carie et séquestre, appelés improprement, dit ce savant chirurgien, des *tumeurs blanches* et qui ne sont, selon lui, que des *ostéites articulaires*, ainsi qu'il les a nommées. L'habile professeur évida l'os avec une gouge tranchante, assez profondément pour y loger une grosse noix.

L'opération pratiquée au commencement de l'année 1865 eut un plein succès, et aujourd'hui (1867) ce jeune homme porte une cicatrice déprimée, et il n'est plus question de tumeur blanche.

OBS. XII. *Ostéite articulaire avec carie et nécrose simulant une tumeur blanche occupant la partie supérieure du tibia droit sur un jeune homme de vingt-cinq ans. Évidement. Guérison*, par M. le professeur Richet (novembre 1864).

L'évidement pratiqué à l'hôpital de la Pitié dans le service de M. Richet fut complet, et il ne restait de l'extrémité tibiale supérieure qu'une coque osseuse très-mince. Après cinq mois, le malade quitta le service presque entièrement guéri, sauf un pertuis fistuleux, d'où s'écoulait de temps à autre un peu de matière puriforme épaisse.

M. Richet avait perdu ce malade de vue, lorsqu'il le reçut de nouveau dans son service durant les premiers jours de l'année 1866, atteint cette fois d'une tumeur dans le pli de l'aine du côté opposé.

C'était un abcès par congestion provenant de la colonne vertébrale. Le malade était phthisique au dernier degré et mourut peu de temps après. M. Richet enleva avec le plus grand soin la partie opérée du tibia, la fit dessiner et la possède encore aujourd'hui (1867). Cette pièce, très-curieuse, montre le mode de la régénération du tissu osseux après cette opération d'évidement.

On voit partir de toute la circonférence de la coque tibiale conservée des aiguilles osseuses, se rendant vers le centre de la cavité à la manière des stalactites, et on reconnaît au milieu d'elles une petite excavation du diamètre d'un pois, d'où suintait la matière épaisse qui avait déjà été signalée, et qui continua à s'écouler à de rares intervalles jusqu'à la fin de l'existence du malade.

Ces deux observations offrent des enseignements de la plus haute valeur sur la véritable découverte faite par M. Richet d'ostéites articulaires, devenant le point de départ et le siége initial d'un certain nombre de tumeurs blanches, dont le traitement par l'évidement est une très-heureuse et nouvelle indication des applications de cette méthode.

OBS. XXIII. *Ostéo-myélite du tibia. Abcès aigu de l'épiphyse supérieure de cet os. Arthrite purulente du genou. Évidement. Drainage. Guérison*, par M. le docteur Monteils (de Mende).

M. le docteur Després a lu à la Société de chirurgie, à la séance du 17 octobre 1866, un rapport sur l'observation de M. le docteur Monteils, dont le titre indique les points principaux. Les accidents éprouvés par le malade avaient offert la plus grande gravité, et la complication d'une infection purulente avait compromis la vie. Cependant l'évidement du tibia et l'ouverture de l'articulation pour en évacuer l'épanchement purulent eurent le plus heureux succès, et le malade finit par guérir avec kylose de la jointure.

La conclusion de M. le docteur Monteils était ainsi formulée :

Au point de vue clinique cette observation démontre l'importance de la méthode de l'évidement de M. le professeur Sédillot, comme moyen de traitement des lésions osseuses. Elle démontre, en outre, l'utilité et l'urgence de l'ouverture des abcès épiphysaires pour en prévenir l'épanchement dans les articulations voisines, et le succès du drainage.

L'observation de M. le docteur Monteils (de Mende) pourra être rapprochee de celles de M. le professeur Richet, de M. le docteur Marmy (de Lyon), médecin principal, de MM. les professeurs Bœckel, Desgranges (de Lyon), et elle confirme la doctrine des abcès épiphysaires locaux et de l'utilité de l'évidement pour en combattre les terribles conséquences.

OBS. XXIV. *Carie raréfiante de la diaphyse tibiale datant de deux années, avec fistules, suppuration abondante, gonflement considérable du membre, douleurs excessives et abcès pulmonaires dépendant probablement d'infection pyohémique déjà ancienne. Évidement facile, sans accidents consécutifs ; cessation des douleurs et marche régulière de la plaie vers la cicatrisation;* par M. le docteur Vedrenes, médecin-major à l'hôpital militaire de Besançon.

Pendant mon inspection de l'hôpital militaire de Besançon, en 1865, M. le docteur Vedrenes, médecin-major chargé de la direction des blessés, me fit voir un malade dont la jambe, atteinte depuis près de deux années d'un gonflement très-considérable, présentait de nombreuses fistules et une suppuration abondante. Les moindres contacts étaient excessivement douloureux, et la faiblesse, des sueurs nocturnes, une eschare lombaire et une affection pulmonaire survenue à la suite de frissons répétés et d'accidents pyohémiques, avaient semblé contre-indiquer l'amputation, jugée la dernière ressource si les conditions en avaient été moins défavorables.

Un stylet permettait de reconnaître, dans presque toute la longueur de la diaphyse tibiale, des portions osseuses cariées, au travers desquelles l'instrument pénétrait sans peine, en produisant la sensation d'une multitude de petites fractures lamellaires.

Les articulations fémoro-tibiale et tibio-tarsienne étaient saines, et je conseillai à M. le docteur Vedrenes de pratiquer sans crainte l'évidement, en lui affirmant que cette opération suspendrait les douleurs, diminuerait la suppuration et assurerait la conservation du membre, si l'affection pulmonaire et les larges eschares lombaires n'entraînaient pas une terminaison funeste.

Quelques jours plus tard, M. Vedrenes ayant réuni les médecins de l'hôpital et quelques-uns de ses confrères civils en consultation, procéda à l'évidement par le procédé que j'ai décrit, et eut la complaisance de m'envoyer les portions d'os extraites et détachées de la coque osseuse périphérique, sans lésion ni séparation du périoste.

Ces pièces osseuses étaient formées de masses aréolaires (carie raréfiante), représentant la plus grande partie de la diaphyse et plusieurs portions d'os nouveaux qu'il avait fallu enlever pour pénétrer dans l'intérieur du tibia et en exécuter l'évidement.

Dans aucun point on n'avait trouvé de séquestre, et nous ferons remarquer à cette occasion qu'en opposition avec les idées reçues, on constate dans quelques cas de carie un puissant travail de régénération des os par les parties restées intactes du périoste.

La masse aréolaire ou spongieuse, libre dans le canal médullaire, qui avait disparu et qu'elle remplissait, avait 0m,12 de longueur sur 0m,085 de circonférence dans les points les plus volumineux, et 0m,08 dans les plus minces. Les lamelles d'os nouveau étaient irrégulières, composées d'une foule de petits mamelons adhérents, réunis d'une manière assez confuse et séparés çà et là par du tissu connectif, au milieu duquel s'accomplissaient la proligération cellulaire et la transformation osseuse.

Une de ces plaques avait 0m,06 de longueur sur 0m,04 de largeur. Une autre, plus étroite, mais aussi étendue, se continuait avec les portions saines du tibia. Plusieurs, encore plus minces, se moulaient sur quelques petites masses spongieuses du tissu osseux aréolaire, carié et frappé de mort par isolement, et semblaient tendre à les entourer entièrement.

Ces dispositions ne laissaient aucun doute sur la puissance de travail d'ostéogénie qui s'était accompli dans un but curatif et aurait rapidement régénéré et reproduit le tibia, si l'évidement avait été opéré plus tôt.

M. le docteur Vedrenes n'eut qu'à s'applaudir de sa décision. Le malade fut soulagé immédiatement. La plaie resta simple et marcha régulièrement vers la cicatrisation. Malheureusement l'affection pulmonaire continua à faire des progrès et entraîna la mort deux mois plus tard; mais M. Vedrenes et tous les autres médecins furent convaincus des avantages de l'opération, dont le succès eût été assuré, si elle avait été pratiquée moins tardivement et dans des conditions moins défavorables.

OBS. XXV. *Carie avec fistules multiples de l'extrémité du tibia gauche; gonflement de l'articulation tibio-tarsienne. Évidement comme unique moyen de prévenir l'amputation; guérison.* (Communication à l'Académie des sciences, du 12 avril 1860.)

Caroline Franck, d'Epfig (Bas-Rhin), âgée de dix-huit ans, d'une constitution un peu lymphatique, me fut adressée à la clinique par M. le docteur Aronssohn, professeur agrégé de la Faculté. Cette jeune fille avait été atteinte d'une entorse trois ans auparavant, et en avait toujours souffert. Depuis huit mois, l'affection s'est aggravée et la malade a été condamnée, par la violence des douleurs et la tuméfaction du membre, à garder le lit. Des abcès fistuleux se sont ouverts aux deux malléoles, et le stylet traverse sans obstacle, et de part en part, toute l'épaisseur du tibia.

L'amputation semble indispensable pour remédier à de tels désordres. Cependant nous croyons pouvoir y substituer l'évidement, et nous pratiquons cette opération le 16 mars 1858, en présence de MM. Aronssohn, Herrgott, Bœckel, Coignard, Colonna et de quelques autres confrères. Le tissu osseux est ramolli, friable et comme converti, surtout intérieurement, en tissu graisseux. Il suffit d'une légère pression sur une gouge coudée pour excaver la malléole , trémité articulaire de l'os et une portion de la diaphyse, dans une étendue de 0m,08 à 0m,10. L'os est ramolli beaucoup plus haut; mais nous ne pensons pas nécessaire de prolonger l'évidement, dans l'espoir que la régénération osseuse triomphera de ces modifications morbides, puisque la lésion produite par l'entorse aura été combattue dans son siége primitif. Pansement simple avec des boulettes de charpie introduites dans l'intérieur de l'os et entre les lambeaux comprenant le périoste détaché de la face interne du tibia. Réaction très-vive; gonflement considérable et endolorissement de la plaie (l'hôpital subit en ce moment l'influence d'accidents épidémiques); cependant la détersion de la plaie s'opère, et le 9 avril, la malade ne souffre plus et va bien.

Cette jeune fille a quitté la clinique le 3 août suivant, dans de bonnes conditions de guérison. La cicatrice était adhérente à l'os, mais les mouvements du pied étaient gênés et l'emploi des béquilles nécessaire. Nous avons revu plusieurs fois cette malade en 1859. Le membre était resté en bon état et aucun abcès ne s'y était formé ; cependant l'articulation tibio-tarsienne offrait encore de la raideur. En 1861, nous constatâmes une guérison complète.

Obs. XXVI. *Entorse négligée de la jambe droite, datant de quatre ans. Ostéite et nécrose. Évidement incomplet. Persistance des accidents. Refus de la malade de se soumettre à une nouvelle opération locale. Amputation de la jambe. Guérison ;* par M. le docteur Kien, premier interne du service de clinique chirurgicale de M. le professeur Sédillot.

La nommée Frédérique Togt, âgée de trente-sept ans, fut reçue à la clinique de M. Sédillot dans les premiers jours d'avril 1866. Cette femme, mariée et mère de plusieurs enfants, se montre très-inquiète de ses accidents et de son éloignement de sa famille. Constitution nerveuse; grande maigreur; teint jaune paille; absence de sommeil et d'appétit ; douleurs très-vives et persistantes dans l'extrémité inférieure de la jambe et dans l'articulation tibio-tarsienne.

La malade, atteinte d'une entorse il y a quatre ans, a dû prendre le lit à plusieurs reprises, et a recommencé à marcher et à vaquer à ses affaires aussitôt que les accidents diminuaient. Il y a dix mois, abcès en avant de la malléole interne, qui est resté fistuleux. Impossibilité de marcher depuis quatre mois. Le stylet ne pénètre pas dans l'épaisseur du tibia et rencontre partout des surfaces osseuses très-dures, sans trace de ramollissement. L'articulation est légèrement tuméfiée, endolorie, sans craquements pendant les mouvements, qui sont gênés et pénibles. Un nouvel abcès, développé en arrière de la malléole externe, est reconnu et ouvert.

M. Sédillot, ayant dès le premier examen de la malade diagnostiqué une ostéite chronique suppurée de l'extrémité inférieure du tibia, avec nécrose probable de quelques portions osseuses péri-articulaires, procède le 16 mai à l'évidement. Une incision de $0^{m},10$ de longueur est pratiquée sur la face interne du tibia et coupée à angle droit à ses extrémités par deux autres petites incisions. Les deux lambeaux sont renversés latéralement et l'os évidé avec des gouges, des ciseaux et un maillet. On enlève une assez grande masse de tissu osseux, hyperhémié et très-dur (ostéite condensante), et on ne découvre nulle part d'os ramolli ni de séquestre. Le pansement est fait à plat, avec quelques boulettes de charpie.

Après une douzaine de jours, on aperçoit au fond de la plaie une surface osseuse sèche et grisâtre, qui ne laisse aucun doute sur la présence d'un séquestre, dont la période d'élimination n'est pas encore commencée.

L'indication de poursuivre l'évidement à une plus grande profondeur est manifeste et on en avertit la malade, qui ne veut se résoudre à aucun prix à une opération qui ne la guérirait pas dans un temps très-court. Aussi réclame-t-elle l'amputation, que plusieurs femmes de sa salle ont subie sans aucun accident, et qui est pratiquée le 30 mai et suivie d'un succès complet.

État des os. Le membre enlevé fut examiné avec un grand soin et offrit de remarquables altérations. Les parties molles du cou-de-pied étaient indurées et séparées des os subjacents dans les points où ces derniers étaient en voie de suppuration.

L'articulation tibio-tarsienne était rougeâtre; l'astragale sain; le cartilage articulaire tibial très-aminci et presque entièrement corrodé en arrière et en dehors (E, fig. 12).

Le tibia était parsemé, dans son tiers inférieur, d'ostéophytes irréguliers très-durs (A, fig. 11), preuves d'une ostéite chronique. Sa face postérieure offrait une cavité fistuleuse (B, fig. 11) ou cloaque, conduisant dans la profondeur de la diaphyse; un autre cloaque (E, fig. 11), revêtu de fongosités saignantes, atteignait le bord externe de l'os et s'étendait jusqu'à la surface articulaire (E, fig. 12).

Le tibia ayant été fendu longitudinalement, permit de reconnaître: une couche osseuse de nouvelle formation (J J, fig. 13 et 14) placée au-dessus de l'ancien os (I I, mêmes figures), la vaste excavation K, fig. 13) produite par l'évidement, en voie de régénération et offrant aussi des surfaces (L, fig. 13) fongueuses atteintes d'inflammation éliminatrice. Un séquestre encore fixe et immobile, mais très-distinct (Q, fig. 14), occupait la partie externe et inférieure de la diaphyse, et était devenu presque superficiel en dehors (M, fig. 13). Ce séquestre, presque sphérique, offrait $0^{m},04$ de largeur, et se trouvait entouré par une masse osseuse hyperhémiée, très-mince du côté du péroné, épaisse en avant, où elle avait été en partie détruite par l'évidement, et d'un centimètre environ du côté de l'astragale. L'espèce de sillon qui a été représenté dans les fig. 13 et 14 s'est creusé et a été rendu plus distinct par la macération de la pièce osseuse.

Réflexions de l'auteur. Cette observation est d'un grand intérêt pour l'histoire de l'entorse et celle de l'évidement, dont le succès a été compromis par notre manque de hardiesse et l'oubli des règles générales, que nous avions cependant posées.

Il est certain que la formation du séquestre n'a été qu'une suite et une période ultime de l'ostéite tibiale, provoquée par l'entorse. Pendant plusieurs années, l'inflammation reste latente, et ne se révèle, par des accidents passagers, qu'à la suite de fatigues exagérées. La répétition des mêmes causes aggrave l'état de la malade. Des ostéites aiguës, entées sur des tissus anciennement affectés, provoquent des abcès; le tissu osseux se résorbe par places, se creuse, baigne dans le pus, et est frappé d'une nécrose, étendue jusqu'aux surfaces épiphysaires de la jointure. Toute guérison spontanée devient dès lors impossible, et une opération est indispensable.

Si l'évidement eût été pratiqué avant la destruction de la paroi tibiale et de la surface articulaire, et qu'on eût enlevé tout l'intérieur de l'os, le séquestre s'y fût trouvé compris, et la guérison était assurée. Malheureusement, l'extrême dureté du tissu osseux nous fit douter de l'exactitude de notre diagnostic, et nous ne poursuivîmes pas l'évidement d'une manière complète; peut-être, en outre, était-il déjà trop tard. De là, la continuation des accidents et la nécessité d'une amputation.

Les fautes, comme nous l'avons souvent répété, doivent servir d'enseignemeat, et il n'est pas dans la nature humaine d'arriver sans épreuves et sans peine à la vérité.

L'observation d'ostéite et de nécrose du tibia que nous venons de rapporter nous paraît d'une grande valeur pratique, et elle nous démontre une fois de plus la confiance que mérite, au double point de vue de la théorie et de l'expérience, notre méthode de l'évidement.

Nous ne doutons pas que cette opération, pratiquée plus tôt et avec plus de hardiesse, n'eût amené la guérison.

OBS. XXVII. *Carie du calcanéum nécessitant une amputation. Évidement; plus tard suppuration, abcès. La malade, impatiente de sa guérison, réclame l'amputation qui est pratiquée avec succès. Guérison.*

La nommée Louise Hollerung, de Strasbourg, âgée de cinquante et un an, ménagère, entre à la clinique le 27 novembre 1865, et est placée au nº 7, dans le service de M. le professeur Herrgott.

Cette femme, d'une constitution grêle et d'un tempérament lymphatique, n'a pas été mariée et est restée sans enfants. Habituée à un travail pénible, passant la plus grande partie de ses journées debout, elle vit, il y a sept mois, sans cause connue, un gonflement douloureux survenir à tout le côté externe et inférieur du talon gauche, remontant au-dessus de la malléole et s'étendant en peu de temps sous la plante et au côté interne du talon.

La marche très-douloureuse devint bientôt impossible. Il y eut rougeur des parties, surtout au point le plus externe de la tumeur. Avant cette époque la malade n'avait eu aucune affection osseuse ou ganglionnaire. Le seul accident scrofuleux qu'elle ait jamais présenté avait été une blépharite ciliaire chronique datant de plusieurs années.

Louise Hollerung entra au milieu du mois de juin à l'hôpital de Mayence; pendant quatre mois elle y fut soumise à un traitement consistant en application de teinture d'iode, de cataplasmes, d'onctions graisseuses. Le 1er novembre on ouvrit un abcès formé à la partie externe du pied, immédiatement au-dessous de la malléole. Du pus s'écoula en assez grande abondance, puis à cet écoulement purulent succéda un liquide sanieux, sanguinolent, mal lié.

La malade ayant quitté Mayence fut reçue à l'hôpital de Strasbourg.

27 novembre 1865. A ce moment on constate un gonflement douloureux assez considérable du pied, surtout en dehors et au-dessous du calcanéum. Une ouverture fistuleuse siégeait au côté le plus externe de la tumeur, là où la rougeur était le plus considérable; un stylet y pénétrait à une profondeur d'environ $0^m,06$, traversait un trajet rugueux et osseux, et arrivait à une substance résistante en certains points, plus poreuse en d'autres.

Une éponge préparée, portée dans la fistule pour la dilater, fut douloureuse et mal supportée. Toutefois le gonflement sembla diminuer.

Le même état persista pendant les quinze premiers jours du mois de décembre. On continua à appliquer des cataplasmes sur le pied et à introduire des morceaux d'éponge dans la fistule.

Le diagnostic de carie du calcanéum ayant été posé, on devait se décider à amputer le pied ou la jambe, à réséquer le calcanéum ou à pratiquer l'évidement de l'os. Cette dernière opération ayant été préférée fut exécutée par M. Herrgott le 22 décembre 1865. Une incision de $0^m,03$ à $0^m,04$ fut faite au côté externe du pied. Cette incision comprenant la fistule permit en peu de temps de mettre l'os à nu. Celui-ci était carié dans une assez grande étendue. On y introduisit une rugine et on put extraire une grande quantité de tissu osseux friable. L'intérieur du calcanéum fut ruginé dans toute son étendue, et une coque osseuse, très-mince, dont MM. Herrgott, Sarazin et

Cochu constatèrent avec le doigt la parfaite intégrité, fut seule conservée. Pansement simple.

Le 24 décembre, un peu de douleur, pas de gonflement des parties. Le pansement est renouvelé tous les jours.

Le 23, l'état local reste le même; mais il survient de l'embarras gastrique et une toux assez intense.

Du 26 au 30, un vomitif agit avec la plus grande énergie, et les vomissements persistent pendant plusieurs jours. Une potion kermétisée prescrite contre la bronchite semble les entretenir; anorexie; langue blanche, humide; fièvre.

Le 1er janvier, les vomissements sont arrêtés à l'aide d'eau gazeuse; l'anorexie est combattue par des pilules de gentiane; on donne à la malade une alimentation substantielle.

L'état local s'améliore; on pratique dans la fistule des injections de vin aromatique. L'ouverture fistuleuse est maintenue béante à l'aide d'une grosse mèche.

Le 12 janvier, la bronchite s'amende peu à peu sous l'influence de loochs et de potions opiacées. On continue les pilules de gentiane; on donne à la malade une alimentation substantielle. L'état local devient également meilleur. Un tube de drainage introduit dans la fistule y pénètre à une assez grande profondeur. Cautérisation ponctuée pour diminuer le gonflement; cataplasmes.

Le 26. Du 12 au 26 janvier, l'amélioration s'accroît. L'état général est beaucoup plus satisfaisant. Une recrudescence de la blépharite ciliaire est traitée à l'aide de pommade au précipité rouge. Même traitement local.

Le 4 février, les parties sont toujours tuméfiées; de temps en temps surviennent des douleurs, de la fièvre, des accidents gastriques.

On continue les cautérisations ponctuées, les cataplasmes et l'introduction du drain. Une amélioration lente, mais graduelle, se remarque.

La malade ne se plaint plus, paraît heureuse de sa situation.

Le drain reste en place pendant tout le mois de février et le commencement de mars.

Le 15 mars, on le retire, la fistule commençant à se cicatriser.

L'introduction d'un stylet fait constater la diminution successive de la cavité évidée, qui se remplit de tissu osseux. Aucun accident.

Le trajet fistuleux se rétrécit de plus en plus. Toutefois la malade ne peut encore supporter une pression considérable sur le talon. L'état général est excellent, et on cesse tout traitement.

Je trouvai la malade dans ces conditions en reprenant la clinique le 1er avril 1866, et je crus à une prochaine et complète guérison. Il n'en fut rien. La malade, qui se levait et marchait avec des béquilles, commença à se plaindre vers le commencement de juin. Le pied enfla, devint douloureux; un abcès sous-plantaire se manifesta et fut ouvert; l'amélioration fut passagère, mais les plaies restaient fistuleuses; l'écoulement du pus était difficile. On fit de nouveau des injections et quelques cautérisations ponctuées, sans modifier le gonflement ni appaiser les douleurs. Le stylet, porté dans l'intérieur du calcanéum, rencontrait des surfaces ramollies, saignantes, et quelques points d'une assez grande dureté pour faire supposer un séquestre. Il eût fallu recommencer l'évidement, et la malade, fatiguée de son long traitement, voulut absolument être amputée de la jambe, opération qui fut pratiquée le 28 juillet et fut suivie d'une complète guérison.

État pathologique du calcanéum. Il était du plus haut intérêt d'étudier avec soin les altérations du calcanéum, pour savoir quelles avaient été les causes des accidents et comment on aurait pu y remédier.

Toute la surface extérieure de l'os était saine, à l'exception de l'ouverture (E, fig. 16) pratiquée au côté externe du calcanéum pour l'évidement, et d'une autre ouverture fistuleuse (F, fig. 15), située à la face plantaire et communiquant avec l'excavation (D, fig. 15 et 16), produite par l'opération elle-même. L'abcès plantaire avait été le résultat de ce trajet osseux, dont la cause devait être justement attribuée à la rétention du pus à l'intérieur de l'os.

Des couches osseuses régénérées, compactes et d'une grande épaisseur (B, B, B, fig. 15 et 16) remplissaient plus de la moitié de la cavité de l'évidement. Elles parurent au microscope constituées par des cellules osseuses en voie de réparation lente, mais régulière.

L'ancien os conservé (A, A, A, A, fig. 14 et 16) était très-reconnaissable, et sa minceur et sa coloration grisâtre le faisaient distinguer des dépôts osseux, de formation plus récente, qui y étaient intimement liés par fusion.

La cause immédiate des accidents provenait d'un séquestre en voie d'élimination (C, fig. 16), qui occupait la portion la plus antérieure du calcanéum et semblait dépendre plus encore de l'ancien os que du nouveau.

Réflexion. Voici comment nous nous expliquons l'évolution et la marche de la maladie. L'évidement, malgré les cinquante-sept ans de l'opérée, était en voie de parfaite guérison, et $0^m,02$ à $0^m,03$ d'épaisseur d'un nouvel os se voyaient déjà dans la cavité évidée, lorsque la station verticale et la fatigue du pied, pendant la marche, ramenèrent une congestion passive de la plaie, qui arrêta la proligération osseuse, en augmentant l'abondance du pus. Ce dernier, retenu dans l'excavation calcanéenne, altéra les surfaces de la plaie, les ramollit, et détermina une nécrose partielle. La présence d'un séquestre devenait une obstacle insurmontable à la guérison, et avait provoqué l'abcès plantaire.

A cette époque, le seul remède eût été d'évider l'os de nouveau, de faire l'ablation du séquestre, de maintenir la plaie ouverte, d'en modifier les surfaces par des topiques légèrement excitants, et de mener à fin la régénération osseuse, en la favorisant par le repos, la situation élevée du pied, des injections aromatiques et vineuses, la cautérisation ponctuée et l'issue permanente et facile du pus.

La malade s'étant refusée à tout autre moyen curatif que l'amputation, afin d'arriver plus tôt et plus sûrement à une guérison définitive, nous avions dû nous résigner, non sans regret, à pratiquer cette opération.

L'enseignement général à tirer de cette observation est que les plaies des os doivent être traitées comme toutes les plaies en général, et personne n'ignore que la station verticale et la marche sont des obstacles presque absolus à toute cicatrisation des ulcères des jambes, et à plus forte raison de ceux du pied.

OBS. XXVIII. *Contusion du talon; carie du calcanéum; évidement; fracture méconnue; physiologie du pied opéré*, par le docteur Lach (*Gaz. méd. de Strasbourg*, 24 mai 1860).

Le 29 avril 1858, Nicolas Kuntzmann, de Katzenthal, âgé de cinquante-deux ans, constitution robuste, carrier et vigneron, fuyant trop tard une avalanche de pierres, fut atteint, surtout au talon gauche, par l'une d'elles, du poids d'environ 30 kilogrammes. Appelé immédiatement, je constatai, au-dessous de la malléole interne, une petite plaie, presque un trou, à bords irréguliers et violacés. D'autres lésions, sans importance, situées plus haut, me firent penser que la pierre, rasant la face interne de la jambe gauche, avait porté par une pointe directement sur le talon, et qu'en somme nous n'avions rien de sérieux à traiter.

Cependant les jours suivants, au lieu de bourgeons charnus, nous vîmes la plaie du talon offrir d'abord comme une moisissure blanchâtre, formée par une couche étroite de tissus désorganisés, puis rester fistuleuse. Le stylet pénétrait profondément, et un peu obliquement en bas il touchait l'os, le calcanéum dénudé. En même temps, une tuméfaction modérée de la totalité du pied se manifesta à sa face dorsale, des douleurs nocturnes vives trahissaient une lésion profonde, l'ostéite.

En interrogeant avec soin le blessé sur la manière dont il avait été frappé, en voyant le soulier, resté intact et remontant sur le pied jusqu'à une hauteur de $0^{m},10$, nous fûmes forcé d'admettre que la plaie du talon avait été faite, non directement, mais à travers le cuir épais du soulier déprimé violemment par le corps contondant. Quoiqu'il n'y eût aucune réaction générale, notre sécurité avait disparu.

Le 15 mai, le stylet pénètre dans un tissu osseux ramolli. Nous voilà donc en face d'une carie du calcanéum, et de quelle partie du calcanéum? Selon toute apparence, de sa face interne. Que tenter contre cette carie protégée par une épaisse couche de parties molles? Il est probable que les antiphlogistiques locaux, les injections modificatrices du genre des injections iodées ne donneront pas grand résultat, puisque les applications résolutives employées depuis quinze jours, concurremment avec le régime le plus sévère, n'ont pas amené le moindre changement dans l'état du malade; mais la prudence commande de les continuer encore quelque temps, avant de recourir à une opération.

Le 4 juin, point d'amélioration. Loin de là, la constitution du sujet s'est altérée, la fièvre le mine. Consultation avec notre confrère, M. le docteur Marquez, qui partage notre avis sur la nécessité de débrider largement pour mettre le mal à découvert, et de pratiquer l'évidement si la nature et l'étendue du mal le réclament.

Le 5, après nous être encore adjoint M. le docteur Belin, nous procédons à l'opération. Le malade est chloroformé, selon notre habitude, sans autre appareil que le mouchoir plié et roulé en entonnoir. Première incision allant de l'ouverture fistuleuse (située, comme nous l'avons dit, au-dessous de la malléole interne) jusqu'au milieu de la plante du pied, au point de jonction de ses deux tiers antérieurs avec son tiers postérieur; deuxième incision à partir de ce point jusqu'à l'extrémité postérieure du talon. Nous détachons le lambeau triangulaire résultant de ces incisions, pour pouvoir agir avec la gouge sur la portion interne et inférieure du calcanéum, présumée seule malade.

Mais quand nous mettons le doigt au fond de la plaie, quel n'est pas notre étonnement en rencontrant des fragments d'os mobiles?

Évidemment le calcanéum a été fracturé, écrasé même en arrière et en bas; cette fracture nous explique l'ostéite dont la partie supérieure est le siége. Nous enlevons d'abord les nombreux fragments adhérents au tissu fibreux qui entoure les faces inférieure et postérieure du calcanéum; ensuite nous attaquons la carie elle-même à l'aide de la gouge. Il nous faut creuser l'os profondément de bas en haut et d'avant en arrière, si bien que l'extrémité du tendon d'Achille reste libre au fond de la plaie. En avant, le bord externe et inférieur est sain; nous le respectons, pour conserver au talon, au moins de ce côté, sa hauteur; nous espérons que du tissu fibreux comblera le vide que nous avons fait. Ce double travail demande beaucoup de peine, de temps et de prudence, et nous sommes heureux d'avoir auprès de nous des confrères capables de nous aider de leurs lumières et de nous suppléer la gouge à la main. Nous nous arrêtons après avoir poussé l'évidement assez près des surfaces articulaires; nous nous arrêtons, craignant de ne pas avoir enlevé tout ce qui est ramolli, mais jugeant qu'il était prudent de ne pas aller plus loin. Trois points de suture à la plaie du talon seulement; pansement simple.

Le 8, point de réaction générale. On enlève les épingles. Les deux plaies, sauf l'ancien trajet fistuleux, sont réunies par première intention; une mèche dans la plaie latérale, qui a de la tendance à se fermer; nous regrettons de ne pas avoir maintenu ouverte celle du talon.

Le 12, sur le dos du pied le gonflement a diminué, mais le malade se plaint d'une vive douleur, surtout à la pression, au bas du tendon d'Achille, et lorsqu'on sonde la plaie dans la direction de ce tendon. Toujours douleurs nocturnes, qui empêchent le sommeil. D'ailleurs état général excellent. Prescription : injections émollientes lors des pansements, qui se font deux fois par jour; puis cataplasmes émollients. Une pilule de 5 centigrammes d'opium le soir. Jambe dans la demi-flexion, inclinée le plus possible sur le côté interne et relevée par un coussin.

Le 15, persistance des symptômes locaux mentionnés plus haut. En introduisant le stylet dans la direction de la face inférieure de l'os évidé, on croit toujours sentir un point osseux. Le malade ne supporte pas longtemps l'inclinaison de la jambe sur le côté interne, et le pus stagne dans la plaie. Contre-ouverture à l'extrémité postérieure du talon; séton par le trajet ainsi ouvert. Injections iodées à chaque pansement. Alimentation plus tonique.

Du 15 juin au 10 juillet, grâce à la contre-ouverture, au séton, continué pendant tout ce temps, et peut-être aussi aux injections iodées, la suppuration et les anfractuosités de la cavité qui la fournit ont diminué, ainsi que le gonflement du côté du tendon d'Achille. Toute douleur a en même temps disparu, et le malade demande l'autorisation de se lever. On supprime la mèche, la plaie supérieure étant très-rétrécie, l'inférieure offrant un passage suffisant au pus.

Le 15, le malade descend dans la rue et marche en s'appuyant sur une béquille.

Le 25 août, le malade a remplacé la béquille par une canne, et se passe déjà souvent de celle-ci; mais chaque fois qu'il fait des courses répétées, un petit abcès se forme et s'ouvre spontanément en dehors et au-dessus de l'extrémité du tendon d'Achille. Les plaies sont complétement cicatrisées.

Le 10 octobre, un sixième et dernier abcès s'était ouvert; il vient de se fermer. Lors des vendanges, qui se font à cette époque, Kuntzmann est capable de porter des hottes remplies de raisins.

Le 10 octobre 1859, nous avons voulu revoir notre opéré. Son pied gauche, à $0^m,02$ au-dessus du talon, en arrière, offre une saillie formée par l'extrémité du tendon d'Achille; il est long de $0^m,24$, tandis que le pied droit mesure $0^m,27$. La cicatrice latérale est cachée comme dans un pli, dû au renversement en dehors des lèvres de la plaie, par suite d'une cicatrisation lente et commencée par le fond; elle est dirigée très-obliquement en avant et est longue de $0^m,09$. La cicatrice de la plante du pied est linéaire, sauf au point de la contre-ouverture, qui est marqué par une dépression. Celle-ci a une longueur de $0^m,08$.

De l'extrémité supérieure de la cicatrice latérale, ou à partir de la malléole interne jusqu'à la plante du pied, il y a $0^m,045$. La distance qui sépare les mêmes parties sur le pied non opéré est de $0^m,047$.

Point de différence entre les deux pieds mesurés depuis la malléole externe et la plante du pied.

La distance qui sépare la pointe de la malléole externe de la malléole interne, en passant comme un étrier sous la plante du pied, est sur le pied opéré de $0^m,17$; sur le pied sain, de $0^m,205$.

Les deux pieds posés sur le sol, le pied gauche touche celui-ci partout par son côté interne, comme un pied plat; il est comme légèrement renversé sur ce côté. Le pied non opéré est, au contraire. parfaitement cambré et pose bien d'aplomb.

Quand notre opéré marche sans s'observer lui-même, il boite modérément, *fauche un peu*, il peut se livrer à ses occupations de vigneron et même de carrier; mais lorsqu'il marche ou travaille d'une manière suivie, pendant plusieurs heures, il ressent d'abord de la fatigue et ensuite des douleurs dans l'articulation tibio-tarsienne. Ni la cicatrice profonde, du côté interne, ni celle du talon ne causent la moindre gêne. L'opéré porte ses anciens souliers. Les douleurs de l'articulation tibio-tarsienne résultent manifestement du renversement en dedans du pied, renversement qui résulte lui-même de l'évidement de la portion interne du calcanéum. Ceci fait que le poids du corps est supporté par l'articulation au lieu d'être transmis verticalement à la base formée par la voûte du pied.

De cet examen, enfin, de la physiologie du pied opéré, résulte que le vide creusé dans la face inférieure du calcanéum n'a été comblé ni par du tissu osseux ni par du tissu fibreux, et que nous avons eu sans doute tort de conserver la portion restée saine et saillante à la partie inférieure de cet os.

Réflexions. Les détails de cette observation sont fort incomplets, et les déductions que l'auteur en a tirées nous paraissent sur plusieurs points contestables. Il eût été nécessaire de signaler le nombre, la forme, le volume et le siége *des nombreux fragments du calcanéum* adhérents au tissu fibreux qui entoure les faces inférieure et postérieure de l'os, afin de savoir quelle était la perte de substance produite par l'extraction de ces fragments et de pouvoir la comparer à celle qui résultait de l'évidement; on ignore autrement quelle fut la part de chacune de ces causes, et l'on ne comprend pas pourquoi l'auteur a accusé l'évidement de la difformité consécutive du calcanéum, tandis qu'on serait plutôt autoriser à l'attribuer aux nombreux fragments retirés de la plaie. On se demande comment le stylet, porté dans la cavité du calcanéum, n'y avait pas rencontré les fragments d'os mobiles que l'auteur reconnut avec tant d'étonnement en y portant le doigt. Il est très-probable que l'extraction des esquilles ou des fragments écrasés du calcanéum, si elle eût été pratiquée plus tôt, aurait prévenu la carie et rendu la guérison plus rapide. On ne saurait approuver l'ablation des couches osseuses servant de points d'insertion au tendon d'Achille. « *Il nous faut creuser l'os profondément de bas en haut et d'avant en arrière, si bien que l'extrémité du tendon d'Achille reste libre au fond de la plaie.* » Ce n'était pas là un évidement, mais une résection complète de la face postérieure du calcanéum, et si l'on eût suivi les règles de la méthode, on aurait conservé une lame osseuse qui eût pu se doubler et se revêtir de couches de création nouvelle, et la forme du calcanéum eût été moins compromise. M. le docteur Lach a conclu de son observation que « *le vide creusé dans la face inférieure du calcanéum n'a été comblé ni par du tissu osseux ni par du tissu fibreux, et qu'il a eu sans doute tort de conserver la portion restée saine et saillante à la partie inférieure de l'os.* » Il semblerait résulter du récit de l'opération que l'os avait été creusé *de bas en haut et d'avant en arrière* et que les fragments siégeaient à la face inférieure du calcanéum. Comment cette partie de l'os avait-elle pu être creusée ? Ces considérations paraissent de nature à diminuer sans doute la valeur du fait rapporté par M. le docteur Lach, au point de vue de l'évidement ; mais l'opération n'en sauva pas moins en définitive le pied du malade, et l'on ne saurait qu'applaudir à cet heureux résultat.

Nous eussions pu multiplier les exemples d'évidement suivis de succès, mais nous avons pensé que notre démonstration de l'efficacité de cette méthode était suffisante. A quoi serviraient de nouvelles observations des résultats heureux d'une opération dont personne ne conteste l'efficacité, l'opportunité et les avantages ? Nous verrons, en étudiant les résections sous-périostées, qu'il n'y a pas à hésiter entre les deux méthodes, et nous croyons mettre en dehors de toute discussion la supériorité de l'évidement sur les résections sous-périostées, que nous condamnons abolument, et qui nous paraissent destinées, comme nous l'avons déjà dit, à rentrer dans l'oubli d'où elles ne méritaient pas de sortir.

Nous nous bornerons à citer encore quelques exemples d'amputations appliquées à des cas où l'évidement aurait permis avec la plus grande facilité la conservation de membres inutilement sacrifiés. De pareils faits doivent inspirer de sérieuses réflexions aux chirurgiens qui, malgré leur vaste experience et leur habileté, compteraient plus de succès et auraient la satisfaction de pouvoir éviter de cruelles mutilations, s'ils connaissaient mieux les ressources et la supériorité de l'évidement.

Obs. XXIX. *Nécrose invaginée du calcanéum. Amputation sous-astragalienne*, par le docteur Foucher (*Moniteur des hôpitaux* du 19 juillet 1860).

Le malade, âgé de quarante-sept ans, souffrait depuis plusieurs années et avait été traité sans succès à diverses reprises par MM. Laugier et Richet. M. Foucher l'amputa le 3 septembre 1858.

En examinant le pied que nous venions d'enlever, dit ce chirurgien, nous avons reconnu que *le calcanéum était seul malade*. Un trait de scie antéro-postérieur a montré à son centre une excavation irrégulièrement sphérique de 0m,03 de diamètre, tapissée par une membrane rougeâtre et fongueuse et remplie par un séquestre complétement mobile. *C'était donc une nécrose invaginée du calcanéum qui avait causé tous les accidents.*

Nous nous bornerons à cette citation pour ne pas mettre en cause d'autres confrères, auxquels nous n'aurions d'autres reproches à adresser que celui de ne pas avoir accordé assez d'importance à nos préceptes. Nous reviendrons longuement sur ce sujet en relatant l'histoire des résections sous-périostées.

Obs. XXX. *Balle cylindrique perdue dans l'épaisseur du calcanéum. Extraction et évidement; guérison.*

J'eus l'occasion de recevoir et de traiter dans les salles de l'hôpital militaire un soldat qui avait été blessé en Crimée d'un coup de feu au talon. La plaie était fistuleuse, malgré de nombreux traitements, et, après être resté quelque temps aux ambulances, puis à Constantinople, à Toulon et à Montpellier, le malade était arrivé à Strasbourg. Je reconnus, en sondant la plaie avec un stylet, la présence d'une balle vers la partie antérieure du calcanéum, dont tout le corps avait été traversé d'arrière en avant.

L'extraction du corps étranger fut pratiquée au moyen de pinces et de stylets d'acier, à extrémité brusquement recourbée, destinés à être engagés au delà de la balle pour la retirer au dehors, et nous évidâmes légèrement la perforation calcanéenne. Les autres os du pied et les articulations n'avaient pas souffert. On mit une simple mèche dans l'intérieur de l'os, où des injections furent faites, pour l'écoulement du pus, et le malade se sentit mieux. La plaie, néanmoins, n'était pas fermée au bout de deux mois, et nous envoyâmes le malade aux eaux des Pyrénées, dans l'espoir de hâter sa guérison.

Obs. XXXI. *Entorse compliquée de nécrose et de carie du calcanéum et du tibia ; projet d'évidement subitement contre-indiqué par des accidents infectieux ; amputation de la jambe ; guérison.* Observation recueillie par M. Schlæfflein, interne.

Jacques Pfleger, âgé de vingt-deux ans, vigneron, demeurant à Heiligenstein, entra à la clinique le 23 décembre 1859.

Ce jeune homme, d'une constitution lymphatico-sanguine, mais vigoureuse, s'était fait une entorse au pied droit, cinq mois auparavant, et n'avait pas quitté le lit depuis ce moment. Quoique aucune fracture n'eût été produite, et que le malade eût gardé le repos le plus complet, l'articulation tibio-tarsienne devint successivement le siége d'une tuméfaction très-considérable, d'abcès, de fistules ; la santé générale s'était altérée, et la nécessité d'une opération avait conduit le malade à la clinique.

M. le professeur Sédillot constata l'état suivant. Le gonflement occupait le tiers inférieur de la jambe et était surtout marqué au niveau des malléoles. La région calcanéenne était également tuméfiée. Plusieurs fistules entouraient l'article et permettaient de pénétrer avec un stylet dans l'épaisseur du tibia et du calcanéum. Ce dernier était ramolli et sans résistance. Le tibia, friable sur quelques points, offrait plus de consistance sur d'autres, mais ne présentait nulle part la dureté et la sécheresse d'un os nécrosé.

La douleur était nulle au repos, mais assez vive dès que des mouvements étaient imprimés aux parties malades. M. Sédillot voulut, avant de tenter aucune opération, soumettre quelque temps le malade à un examen plus complet, et il prescrivit de placer la jambe sur des coussins élevés ; de la couvrir de fomentations résolutives tièdes (infusion aromatique concentrée), et il prescrivit l'iodure de fer et un régime alimentaire peu abondant, mais tonique.

Ce traitement resta sans résultats apparents pour le membre affecté, mais les effets en furent très-favorables pour la constitution. Les forces et l'embonpoint reparurent ; l'appétit, le sommeil étaient excellents ; aucune douleur, aucune fièvre ; bonne disposition morale et désir d'être débarrassé d'un membre incommode.

M. Sédillot, rassuré sur le degré de force et de vitalité du blessé, s'était décidé à entreprendre l'évidement du tibia et du calcanéum. L'opération n'offrait pas d'obstacles pour le premier de ces os et l'expérience en avait déjà démontré l'heureuse efficacité. La même confiance ne pouvait exister pour le calcanéum, mais le professeur se réservait la ressource d'enlever cet os en totalité en cas d'insuccès, et si tout le pied était compromis, ne valait-il pas mieux recourir à l'amputation de la jambe, comme dernière ressource, que de la pratiquer avant d'avoir épuisé tous les moyens de conserver la totalité du membre ?

L'évidement avait été annoncé pour le 17 janvier, lorsque la veille le malade fut atteint sans causes connues d'un gonflement douloureux de la jambe, avec rougeur érysipélateuse, frissons, inappétence, nausées, fréquence du pouls, accablement et fétidité de la suppuration. Le lendemain 17, les accidents s'étaient aggravés : rougeur érysipélateuse étendue vers le genou ; insomnie ; prostration, teinte ictérique ; pouls à 120 ; trente inspirations ; sanie abondante, grisâtre et fétide.

M. Sédillot jugea l'état du malade trop grave pour persister dans son projet d'évidement. Le membre était devenu un foyer d'infection, et il était urgent de le faire disparaître, et de ne pas perdre de temps pour sauver la vie. Le professeur déclara l'amputation de la jambe indispensable et il la pratiqua par son procédé ovalaire (téguments coupés obliquement beaucoup plus haut en arrière qu'en avant etc.).

La plaie fut remplie de boulettes de charpie, au centre du moignon, mode de pansement que M. Sédillot préfère aux tentatives de réunion immédiate et qui a pour principal avantage de prévenir les hémorrhagies. Les accidents généraux cessèrent pour ne plus reparaître, et le malade, parfaitement guéri et marchant librement sur son pilon, quitta l'hôpital deux mois plus tard.

L'examen du membre amputé était d'un grand intérêt et offrit les particularités suivantes :

Une induration inflammatoire chronique avait donné aux parties molles une apparence lardacée. L'articulation tibio-tarsienne ne renfermait pas de pus, mais le cartilage d'incrustation du tibia était usé et détruit. L'extrémité inférieure de cet os, dans une hauteur de quatre travers de doigt, était ramollie, jaunâtre et à l'état d'infiltration purulente. Au-dessus de ce point, l'intérieur de l'os était occupé par un très-gros séquestre, noirâtre, comme spongieux et rempli de sanie putride dans ses lames superficielles, plus dur au centre, sans aucune mobilité et entouré de couches osseuses de nouvelle formation, dont les points de contact avec le séquestre étaient en voie de dégénérescence graisseuse. Les trajets fistuleux contenaient de la sanie semblable à celle qui s'en échappait avant l'amputation. Le périoste était sain et épaissi, à l'exception des ouvertures ulcérées (cloaques), où il manquait, et vers les malléoles le tissu osseux subjacent était un peu ramolli et grisâtre. L'astragale était sain.

Le calcanéum, fendu par une coupe verticale, était partout jaunâtre et comme infiltré de pus. On y apercevait plusieurs petits séquestres spongieux du volume d'un grain de chénevis jusqu'à celui d'un pois, jouant plus ou moins librement dans des excavations en voie d'agrandissement par un double travail de dégénérescence graisseuse et de résorption, exercé d'un côté sur le séquestre, et de l'autre sur le tissu osseux en contact. Le périoste du calcanéum n'était pas sensiblement altéré, à l'exception des pertuis fistuleux, et les ligaments des jointures voisines, ainsi que le tendon d'Achille, paraissaient intacts.

M. Sédillot fit remarquer, en appelant l'attention sur ces altérations, qu'elles offraient un exemple très-curieux et assez complet des lésions observées dans un grand nombre d'entorses.

La violence de la chute et des contusions éprouvées par les os est telle que des écrasements partiels du tissu aréolaire ou spongieux en sont la conséquence. Des séquestres de volume variable se produisent. Le périoste en contact s'enflamme, s'ulcère et disparaît, des cloaques se forment, des dépôts osseux sous-périostés se superposent au pourtour, et font paraître les séquestres superficiels plus profonds. Quant aux séquestres interstitiels, comme ceux que renfermait le calcanéum, ils amènent des excavations plus ou moins vastes, s'absorbent ou jouent le rôle de corps étrangers, et sont éliminés par un travail d'ulcération progressive, qui les amène de l'intérieur au dehors. Beaucoup de caries sont ainsi produites, et on a pu dire, jusqu'à ces derniers temps, avec raison, que de toutes les causes de l'amputation de la jambe, l'entorse est la plus fréquente. Espérons que l'évidement, appliqué d'une manière opportune et habile, permettra de conserver quelques-uns des membres qui étaient auparavant sacrifiés, et que les heureux exemples donnés par M. le professeur Sédillot trouveront d'habiles imitateurs.

Obs. XXXII. *Ostéite et carie du cuboïde; imminence d'une résection ou d'une amputation du pied; évidement; guérison sans accidents.* Observation inédite de M. le docteur Marmy, médecin principal des hôpitaux de Lyon.

Bouteiller, âgé de vingt-trois ans, né dans le département du Gard, fusilier au 27e de ligne, en garnison à Lyon, entre à l'hôpital militaire des Colinettes le 22 février 1861, portant un abcès à la partie dorsale du pied gauche. Ce militaire, dont la constitution est bonne, ignore la cause de son affection. Il éprouve depuis trois semaines une douleur vive à la face dorsale du pied, où une tumeur s'est manifestée.

Cataplasmes; repos au lit.

Le 1er mars, fluctuation évidente; ouverture de l'abcès au moyen du bistouri. Continuation des cataplasmes.

Le 6, en explorant l'intérieur de l'abcès, on arrive sur le cuboïde, qui est à nu au fond de la plaie; le tissu osseux se laisse pénétrer par l'extrémité mousse d'une sonde de femme. Il y a carie, et l'altération du tissu osseux ne paraît pas dépasser les surfaces du cuboïde.

L'incision ayant été prolongée en avant et en arrière, l'os est complétement mis à nu et on constate une profonde carie du tissu aréolaire. Deux crochets érygnes servent à écarter les lèvres de la plaie, et avec une petite gouge l'os est complétement évidé, sans dépasser ses surfaces articulaires. La cavité évidée nous paraît comprendre tout le tissu spongieux de l'os.

Cette première partie de l'opération terminée, nous portons sur ses surfaces osseuses deux petits cautères rougis à blanc, dans le but de modifier la vitalité des parties. Un bourdonnet de charpie enduit de styrax est introduit dans la plaie. Pansement simple, lotions avec l'eau froide.

Le 7, le malade ne souffre pas.

Le 11 seulement, nous renouvelons le pansement. Suppuration de bonne nature.

Régime : Côtelette et légumes.

Prescriptions : Huile de foie de morue ; repos au lit.

Aucun accident ne se produit. Nous voyons la végétation des chairs se faire dans le fond de la plaie, et à la fin du mois de mai la cicatrisation est complète.

Le militaire présente sur la partie dorsale du pied une cicatrice légèrement déprimée vers le centre de l'os qui s'est reproduit. La marche est facile, et l'on recommande à ce militaire d'éviter pendant quelque temps encore les exercices trop prolongés.

Résultats de l'évidement sous-périosté des os.

Les avantages et la supériorité de l'évidement sont d'une appréciation facile. Les portions osseuses altérées sont seules enlevées. Les plaies des parties molles sont simples, les insertions musculaires et ligamenteuses restent intactes ; on conserve les portions osseuses qui n'ont pas été affectées, et on ménage celles de nouvelle formation, qui ont déjà été reproduites et sur lesquelles on peut compter pour le succès de la régénération osseuse. Les parties malades sont seules détachées avec précision et facilité ; l'os excavé est encore assez solide pour résister aux efforts extérieurs et à ceux des muscles et pour garder sa forme et ses dimensions. Le périoste, auquel il n'a pas été touché dans la plus grande étendue de sa circonférence, offre des conditions favorables à la formation d'un nouvel os, dont les couches déjà régénérées sont ménagées; les hémorrhagies ne sont pas à craindre; les liquides trouvent un écoulement facile, et les étranglements, la putridité, les érysipèles, les angioleucites, les phlébites, les inflammations diffuses, les infections purulentes et putrides sont peu à craindre. Les amputations et les résections sont prévenues et remplacées par une opération infiniment moins dangereuse et d'une supériorité incontestable, puisque les membres peuvent être sauvés.

Toute l'histoire de l'évidement se rattache aux grandes lois de la pathologie, et particulièrement à celles des traumatismes du tissu osseux. Les os évidés se régénèrent et se reforment par les mêmes moyens que les os fracturés, entamés, divisés, avec ou sans perte de substance. Le pronostic est nécessairement en rapport avec la gravité des lésions, l'étendue et la profondeur des plaies, l'âge des sujets, les complications et l'état de la constitution. Nous nous efforçons constamment de ramener à des principes généraux tous les faits pathologiques. Les sciences, dont les découvertes s'accroissent sans cesse, deviendraient inabordables et ne seraient que confusion et obscurité, si elles n'avaient pour point de départ, pour règle et pour lois, des généralités de plus en plus élevées et précises, contenant tous les phénomènes particuliers et servant à les éclairer et à les classer. L'évidement se lie à toutes nos connaissances antérieures, en profite et les étend.

Il n'est pas une seule observation relative à la consolidation des fractures, simples ou compliquées, au traitement des pseudarthroses, à la pratique des résections, à l'étude de l'ostéogénie, qui ne serve à éclairer l'histoire de l'évidement et ne lui apporte d'utiles secours. Quel témoignage plus frappant de l'importance de cette opération que ses rapports constants et nécessaires avec toutes les lésions du système osseux. Les résultats si avantageux des résections longitudinales, la reproduction des os à tout âge, la conservation osseuse des membres lorsque les indications sont bien remplies sont des faits de la plus haute valeur.

L'on demandera sans doute comment l'évidement pourra remédier d'une manière complète et définitive aux lésions qu'il aura été employé à combattre. L'évidement, dira-t-on, enlève des tissus malades, mais il n'a pas d'action sur les causes du mal, et les causes persistant, la récidive ne sera-t-elle pas à redouter? Cette objection n'est pas particulière à l'évidement, et il n'est pas une seule opération chirurgicale qui n'y soit exposée. Toutefois nous répondrons que nos affections ne sont pas constamment constitutionnelles, puisqu'on en compte beaucoup de traumatiques et de locales, et qu'en faisant disparaître des états pathologiques, devenus causes d'accidents à leur tour, et en ne conservant que des tissus sains ou légèrement lésés, mais placés dans des conditions favorables à leur retour à la normalité, on use de toutes les ressources de l'art et l'on obtient avec le secours des influences hygiéniques et médicales les seuls succès qu'il soit donné à la chirurgie de réaliser.

CHAPITRE IV.

Examen critique des résections sous-périostées, sous-capsulo-périostées et de l'ostéoplastie par déplacement des lambeaux périostés.

Des résections sous-périostées.

Les résections sous-périostées constituent des opérations absolument nouvelles, sans lien avec le passé, sans tradition, sans faits précurseurs, sans appui clinique. On interrogerait en vain les annales de la science et la longue série des observations recueillies pendant des siècles par les praticiens les plus attentifs et les plus sagaces, on n'en trouverait pas de traces.

Si l'on réfléchit qu'aucune loi biologique ne permet encore à la médecine de devancer l'expérience et de procéder par le calcul ou le raisonnement à des découvertes complétement imprévues, l'on serait déjà tenté de repousser et de proscrire *a priori* une méthode surgie tout à coup et par une sorte de création spontanée de l'imagination de ses auteurs. Comment supposer que depuis Hippocrate jusqu'à nos jours, sous les yeux d'une foule d'hommes d'un génie incontestable et d'une perspicacité merveilleuse, la régénération des os par le périoste, isolé et détaché du squelette, ait pu avoir lieu sans exciter la moindre attention et sans être aperçue par personne? Chaque jour des lambeaux de périoste adhérents aux parties molles sont accidentellement séparés de portions d'os plus ou moins considérables, extraites sous forme d'esquilles ou réséquées comme fragments volumineux et irréductibles. Des manchettes de périoste ont été conservées autour des os amputés, d'après le précepte de Brunninghausen, pour les recouvrir et en prévenir l'exfoliation, et dans aucun cas cependant on n'avait vu un nouvel os apparaître et se former. La question semblait donc épuisée et définitivement résolue.

Malgré ces conditions négatives et quelques essais infructueux tentés dans la seconde moitié du dernier siècle, et renouvelés avec aussi peu de succès il y a une vingtaine d'années, de nombreux chirurgiens ont de nos jours proclamé avec enthousiasme des guérisons impossibles, multiplié le miracle des régénérations osseuses qu'eux seuls constataient, et sont parvenus à entraîner l'opinion et à faire considérer comme certains des faits extraordinaires, prodigieux, mal observés, mal interprétés, contraires à toutes les règles de l'art, et qui n'avaient de surprenant que la crédulité de ceux qui y ajoutaient foi, tant il est vrai qu'on pourra encore répéter longtemps ces vers de notre grand fabuliste :

> L'homme est de glace aux vérités,
> Il est de feu pour le mensonge.

Nous avons déjà arrêté le flot des observations de résections sous-périostées qui menaçait d'envahir toutes les Académies et les Sociétés savantes et qui semblait irrésistible. Il nous reste à poursuivre cette tâche, et à montrer aux esprits le plus prévenus dans quelles ridicules et déplorables erreurs la chirurgie s'est momentanément laissé entraîner.

Nous arriverons ainsi à un double résultat également avantageux : des opérations irrationelles, inefficaces et dangereuses seront abandonnées, et la supériorité absolue de l'évidement ne sera plus méconnue.

Définition, divisions et origines des résections sous-périostées.

Les résections sous-périostées reposent sur cette hypothèse que le périoste seul et isolé des os subjacents, dont on a pratiqué l'extraction, suffit à les régénérer de toutes pièces et à en reproduire les formes et les fonctions.

M. Larghi (de Verceil) paraît être l'auteur du nom de *résections sous-périostées* donné à ce genre d'opérations. C'est également à ce chirurgien que l'on doit la dénomination de *résections sous-capsulaires* ou *sous-capsulo-périostées* appliquée aux résections articulaires.

L'*ostéoplastie par déplacement de lambeaux périostés* est une définition de M. Ollier ; mais cette création est restée une affaire de mots, sans aucune valeur d'application à la chirurgie.

Nous ferons ici une remarque d'une importance capitale pour tous ceux qui veulent se rendre un compte exact de cette grande question de la régénération des os par le périoste. Chaque fois que l'on cherche à démontrer l'inanité des résections sous-périostées, on répond en prouvant que le périoste produit de l'os. Ce fait est incontestable et est si peu contesté, que nous le considérons comme le fondement de notre méthode de l'évidement, dont le but est de conserver le périoste dans les conditions les plus favorables à la régénération osseuse.

La véritable question n'est pas de savoir si le périoste produit de l'os, puisque tout le monde est d'accord à ce sujet depuis Du Hamel ; mais si des gaînes et des lambeaux périostés, isolés et séparés des os subjacents, reproduisent sans danger, avec succès et mieux que l'évidement un os véritable, capable de remplir les fonctions de celui qui a été enlevé. Tel est l'objet du litige, car il ne suffit pas en chirurgie qu'une opération réusisse, il faut qu'elle réusisse mieux que les autres pour leur être préférée, c'est-à-dire qu'elle donne des résultats plus favorables comme sécurité, rapidité et guérison complète et définitive. C'est à ces divers points de vue que nous repoussons absolument les résections sous-périostées. Nous ne disons pas qu'à leur suite on n'a jamais vu apparaître de l'os ou des os, mais nous soutenons que ces os reformés ne l'ont pas été par les gaînes et les lambeaux périostés isolés des os subjacents, et nous les accusons d'exposer aux accidents les plus graves, d'exiger un traitement d'une grande lenteur, d'être insuffisantes ou inefficaces, et nous les déclarons illogiques, parce qu'elles sacrifient des os sains, normaux ou déjà régénérés sous le vain prétexte de les reproduire dans des conditions plus parfaites, ce qui nous paraît en opposition manifeste avec la pathologie et la clinique, comme nous croyons facile de le démontrer.

Expériences sur les animaux.

Les résections sous-périostées n'ayant d'autre base ni d'autre origine que les expériences sur les animaux, nous commencerons par exposer les faits d'expérimentation qui en ont donné l'idée et en ont motivé l'application à l'homme par analogie.

Le professeur Heine (de Würzbourg) paraît avoir entrepris le premier sur des animaux, vers l'année 1832, une série d'expériences sur la régénération des os, afin de mieux étudier le rôle du périoste dans les phénomènes de la formation du cal. Heine présenta à l'Académie des sciences une collection de pièces extrêmement curieuses, représentant les os régénérés par le périoste, à côté de ceux qu'il avait enlevés, et il remporta le grand prix de physiologie. Malgré de nombreuses imperfections de régularité, d'épaisseur, de longueur et de résistance, quelques-uns des nouveaux os avaient été fort remarquablement reproduits. Heine ne s'était pas borné à ces expériences, il avait réuni à sa collection les mêmes os réséqués avec leur périoste d'enveloppe et remplacés par des os moins réguliers[1] (voy. la description des pièces préparées par Heine et conservées au musée de Würzbourg, p. 107).

La plupart des chirurgiens donnèrent une grande attention à ces expériences et préconisèrent depuis ce moment la conservation du périoste dans tous les cas où elle leur parut possible. Notre célèbre physiologiste, M. Flourens, dont les travaux sur cet important sujet ont eu le retentissement le plus mérité, ne laissa aucun doute sur la réalité des fonctions ostéogéniques du périoste, et le déclara la

[1] *Journal de Græfe et Walther*, t. IV, liv. II.

source unique de toutes les régénérations osseuses. Les planches de son ouvrage sur la formation des os offrent des exemples multipliés et à différents degrés de perfection, selon la durée de l'expérience, des os reproduits, soit dans leurs corps, soit dans leurs extrémités. De là ces formules : « On peut enlever au périoste une portion d'os, et il rend « cette portion d'os ; on peut lui enlever une tête d'os, et « il rend cette tête ; on peut lui enlever un os entier, et il « rend cet os entier. Le périoste reproduit donc et rend « toutes les portions d'os qu'on lui ôte (p. 69) ; le périoste « est la matière, l'organe, l'étoffe qui sert à toutes ces « productions merveilleuses. Le périoste est l'organe qui « produit les os et qui les reproduit » (p. 71). M. Flourens ne s'est pas borné à ces résultats ; il a compris la possibilité de l'ostéoplastie au moyen d'os créés de toute pièce, et a imprimé le passage suivant : « Puisque, me suis-je dit, c'est « le périoste qui produit l'os, je pourrai donc avoir de l'os « partout où j'aurai du périoste, c'est-à-dire partout où je « pourrai conduire, introduire mon périoste. Je pourrai « multiplier les os d'un animal, si je veux ; je pourrai lui « donner des os que naturellement il n'avait pas. »

Après ces citations il serait inutile de parler des expériences que divers auteurs ont répétées sur le même sujet, avec des revendications injustifiables de priorité, en face d'ouvrages depuis longtemps publiés comme ceux de M. Flourens (voy. *Ostéogénie chirurgicale*, p. 37); nous devons cependant faire connaître un fait curieux dû à M. Ollier, et qui nous paraît mériter d'être signalé, quoiqu'il n'appartienne qu'à la physiologie et qu'il soit en réalité la conséquence, pour ainsi dire forcée, des observations de M. Flourens. M. Ollier, au lieu de se borner à séparer et à introduire dans des perforations osseuses ou dans des tubes métalliques des languettes de périoste, les détacha complétement des os d'un lapin et les introduisit sous la peau d'une région différente du même animal ou sous celle d'un autre animal de la même espèce, et il vit ce lambeau continuer à vivre (ente animale), et fournir, temporairement par fois, une véritable ossification.

M. le docteur Marmy, médecin principal, dans son mémoire déjà cité sur les régénérations osseuses (voy. p. 118), a répété la plupart des expériences de Heine et de M. Ollier, et il a prouvé (voy. p. 123) que les os se reproduisaient très-bien avec ou sans périoste, comme l'avaient déjà indiqué Heine et M. Flourens (« enlevez l'os et le périoste, le périoste se reproduira et reproduira l'os »), lorsque les animaux étaient jeunes et bien portants. Quant aux productions osseuses par déplacement de lambeaux périostés, cet habile expérimentateur a démontré qu'on ne les observait guère que sur les lapins, et qu'elles restaient exceptionnelles et temporaires sur des animaux d'un ordre plus élevé, comme le chien.

Klencke[1], Syme[2] (d'Édinbourg), Steilin[3], Ried[4], Wagner Albrecht[5] avaient aussi étudié la question de la régénération des os sur les animaux, et, dans ces derniers temps, M. Ollier a entrepris de nombreuses expériences sur le même sujet. Vermandois[6], Chaussier[7], Wæchter[8] avaient démontré que les extrémités osseuses se reproduisaient parfaitement à la suite des résections articulaires qu'ils avaient expérimentalement pratiquées (voy. p. 42); mais leurs travaux étaient restés incomplets et en grande partie étrangers au point de vue dont nous nous occupons.

Conclusions. Les résultats des expériences sur les animaux relatives aux *résections sous-périostées* peuvent être résumés dans les propositions suivantes :

[1] Klencke, 1842.
[2] Syme (d'Édinbourg), même époque.
[3] Steilin, 1842.
[4] Ried, *idem*.
[5] Wagner Albrecht, *Du travail réparateur qui se produit après la résection et l'extirpation des os* (*Arch. générales de médecine*, t. II, 1853 ; t. III, 1854 ; t. V, 1855 ; traduit par Broca).
[6] Vermandois, *Journal de Vandermonde*, 1786.
[7] Chaussier, *Mag. encyc.*, t. IV, an V.
[8] Wæchter, 1810.

1° Le périoste détaché des os dont on opère l'ablation, et abandonné sous la forme de gaînes dans l'épaisseur des membres chez des animaux jeunes et sains, placés dans de bonnes conditions hygiéniques, reproduit assez rapidement du tissu osseux, lorsqu'on a pu éviter l'inflammation et la suppuration de la plaie.

2° Dans l'immense majorité des cas, les os reproduits sont irréguliers, lamellaires, et leurs extrémités articulaires sont plutôt rudimentaires que complètes. Ces os donnent assez souvent naissance à des prolongements, à des saillies, à des jetées de tissu osseux, sortes de stalactites intra-fibreuses ou intra-musculaires, qui en altèrent les formes et peuvent gêner et compromettre les mouvements.

3° Toutes les fois que l'os reproduit est unique, comme au bras ou à la cuisse, on le trouve raccourci de la moitié ou des deux tiers de sa longueur, courbé sur lui-même, aplati et toujours difforme.

4° Si l'os réséqué appartient à l'avant-bras ou à la jambe, et qu'il ait un os congénère formant atelle ou support, la régénération est beaucoup plus régulière et devient complète et propre au rétablissement des fonctions locomotrices au bout de quelques mois.

5° Les mêmes phénomènes s'observent dans le cas où l'os et le périoste ont été enlevés en même temps, mais ils exigent un temps plus prolongé, et les difformités du nouveau fémur et du nouvel humérus sont beaucoup plus considérables. Quant aux os de la jambe et de l'avant-bras, leur reproduction dans les conditions que nous avons citées (un seul os enlevé), est tout aussi parfaite, mais un peu plus lente.

6° L'omoplate s'est constamment mieux régénérée avec le périoste conservé que sans périoste.

7° L'âge de plus en plus avancé et l'état de maladie des animaux en expérience rendent la différence des résultats entre les résections, avec ou sans conservation du périoste, encore moins apparente. Si l'animal est vieux ou gravement malade, la reproduction osseuse manque avec ou sans périoste.

8° On doit conclure de ces faits que les expériences sur les animaux ne sont nullement favorables à l'application à l'homme des résections sous-périostées, qui doivent être absolument proscrites au bras et à la cuisse, et remplacées par une meilleure méthode opératoire aux autres segments des membres.

9° Nous avons, en outre, démontré l'impossibilité d'attribuer aux gaînes périostées, détachées des surfaces osseuses subjacentes, la régénération des os, puisque celle-ci se produisait également après l'ablation du périoste. Il fallait donc de toute nécessité reconnaître que ce n'étaient pas des gaînes et des lambeaux périostés enlevés et n'existant plus qui avaient été la cause des nouvelles ossifications, et toute cette doctrine de la régénération des os par le périoste isolé et détaché sous forme de gaînes et de lambeaux se trouvait frappée d'une nullité radicale et sans appel.

Nous avons admis comme fait certain et irréfutable que les régénérations osseuses étaient le résultat de la proligération des cellules plasmatiques et médullaires se transformant en cellules osseuses (voy. *Ostéogénie*, p. 37 à 45 etc.), et que les gaînes périostées avaient pour principal avantage de servir de moule à la matière osseuse reformée (p. 69).

Ce moule est constitué par les parties molles environnantes, lorsque le périoste a été enlevé, et les principales sources de la régénération des os se trouvent dans les cellules du périoste resté adhérent et dans celles de la moelle, auxquelles se joignent encore les interstitielles dégagées de l'os conservé et ramenées à l'état de cellules fœtales, par l'état d'hyperplasie produit par le traumatisme (voy. p. 41).

Résections sous-capsulo-périostées.

Les expériences de Heine, de MM. Flourens, Marmy et les nôtres montrent le peu de valeur de ces opérations. Les extrémités osseuses peuvent se rétablir dans des conditions utiles avec ou sans conservation du périoste, comme le prouvaient de nombreuses observations anciennement recueillies, et particulièrement les expériences de Chaussier déjà citées (p. 42).

Les portions de diaphyse enlevées n'offrent pas d'autres conditions que celles des résections sous-périostées, et nous n'avons pas à y revenir. Quant aux parties sous-capsulaires proprement dites, toujours dépourvues de périoste et revêtues d'un fibro-cartilage, nous n'avons pas à nous en occuper, puisqu'elles rentrent dans l'étude des résections ordinaires, et qu'on connaît maintenant le mécanisme de leur guérison et celui du rétablissement des mouvements (voy. p. 70).

Dans nos expériences, les résections scapulo-humérales, huméro-cubitales, coxo-fémorales, réussissaient habituellement, tandis que toutes celles faites sur le genou ont été suivies d'accidents mortels après un temps plus ou moins prolongé.

La question des résections articulaires chez l'homme n'a donc pas été modifiée par la connaissance des prétendues résections sous-capsulo-périostées, qui ne méritent aucune confiance comme moyen de régénération des os par des lambeaux isolés de périoste.

Avec l'évidement on obtient du tissu osseux, tandis que la suppuration, toujours très-étendue et abondante après les résections sous-périostées articulaires, atteint nécessairement les gaînes périostées, et en détruit les propriétés ostéogéniques.

Les résections sous-capsulo-périostées n'ont donc réalisé aucun progrès : erronées dans leur conception clinique, elles ne sont pas moins redoutables dans leurs résultats.

Dans le cas où une partie de la diaphyse serait restée saine, avec son périoste, il serait irrationnel, comme nous l'avons dit, de l'enlever dans l'espoir téméraire de la reproduire, puisque l'évidement donne la possibilité de la conserver et de régénérer avec plus de rapidité et de sécurité les portions osseuses détruites ou altérées.

De l'ostéoplastie par déplacement de lambeaux périostés.

Ce procédé serait sans contredit, s'il pouvait réussir, le plus remarquable et le plus brillant de tous ceux qu'a fait naître l'idée de M. Flourens, de faire des os partout où l'on transporterait un lambeau de périoste. Cet espoir était fondé sur les résultats des expériences de cet illustre physiologiste. C'était une de ces inspirations que la science abstraite met en avant et livre à la sagacité et à l'étude des hommes pratiques. L'observation clinique n'a pu, jusqu'à ce jour, tirer aucun parti utile des lambeaux détachés et isolés du périoste, comme nous l'avons déjà démontré.

Dans la conception de l'ostéoplastie par déplacement de lambeaux périostés, on ne pouvait rien espérer des lamelles de périoste complétement séparées du corps. Nous savons combien sont rares chez l'homme les exemples de réunion des parties complétement enlevées, telles qu'une portion du nez, des lèvres, des joues, de la peau. Le périoste qui ne donne pas d'os sur les animaux dans ces conditions, ou en donne seulement sur les lapins, en reproduirait-il chez l'homme, où les phénomènes de la reconstitution organique sont si difficiles et si bornés? C'était un rêve auquel il a fallu renoncer.

Il devait sembler moins extraordinaire de refaire de l'os avec du périoste encore adhérent par un de ses côtés, et transporté, par déplacement latéral, torsion ou renversement, sur un autre point. Il était difficile qu'on ne l'essayât pas, malgré les résultats négatifs de pareilles opérations, sur les chiens. L'ostéoplastie par déplacement de lambeaux périostés a donc été pratiquée. Une première tentative de l'application de ce procédé a échoué entre les mains de M. le professeur Langenbeck. Dans un second cas, M. Ollier a cru restaurer l'arête du nez avec du périoste emprunté au front, mais il restait un os du nez; l'autre ayant été renversé et mis bout à bout avec le premier.

L'observation était fort obscure. Ceux qui ont vu le

malade n'ont pas été convaincus de la création d'un nouvel os. Notre collègue, M. Legouest, à la séance du 12 février 1862 de la Société de chirurgie, fit remarquer qu'on trouvait un creux sur le moule en plâtre à l'endroit où avait été mis le périoste frontal. Un os n'avait donc pas été produit. Le public a crié merveille, mais les chirurgiens ont été moins faciles à persuader.

C'est en 1861 que l'observation a été publiée, et depuis ce moment on n'a plus entendu parler d'aucun essai du même genre, ni par l'auteur, ni par aucun autre chirurgien.

Un pareil abandon d'un procédé, dont on avait vanté les merveilles, ne préjuge guère en sa faveur. N'eût-il pas été convenable de soumettre le malade à l'examen d'une réunion de chirurgiens? Au lieu de suivre cette voie si simple, on a présenté des moules, des photographies et des portraits à des gens incompétents, qui ont tout admiré sur parole, et le ministre de l'instruction publique a médaillé cette fabuleuse ostéo-rhinoplastie périostée.

Nous ajouterons un dernier mot.

L'ouvrage de M. Ollier, que nous venons de recevoir, nous a permis de mieux comprendre les détails de l'opération. Un lambeau triangulaire, commencé sur le front, à $0^{m},05$ au-dessus de la ligne bisourcilière, avait été taillé par deux incisions divergentes jusqu'au niveau des ailes du nez. Ce lambeau était doublé en haut par le périoste frontal, plus bas par l'os nasal droit, et plus bas encore par une portion de la cloison fibro-cartilagineuse. L'os nasal avait été séparé au moyen d'un ciseau de l'os nasal opposé, du frontal et de l'apophyse montante du maxillaire supérieur. La portion de la cloison restée adhérente à la peau avait été divisée avec des ciseaux (t. II, p. 469).

L'abaissement du lambeau amena sous l'os nasal gauche l'os nasal droit, qui fut fixé bout à bout à ce dernier, et occupa la petite excavation produite par l'excision du fibrocartilage.

La figure représentée dans l'ouvrage (t. II, p. 416) a été

dessinée sur une photographie prise sur un moule en plâtre. Sur cette figure le nez est très-régulier et on n'y aperçoit aucune trace de cicatrice.

« On eut de cette manière un nez plus long que l'an- « cien de $0^m,04$ faisant saillie de $0^m,02$ de la lèvre supé- « rieure. »

Ce résultat est aussi extraordinaire que celui de la reproduction de l'os du nez par le périoste frontal. Les os du nez étaient « atrophiés ou plutôt avaient subi un arrêt de développement. » On doit donc supposer qu'ils offraient $0^m,01$ environ de longueur ou moitié moins qu'à l'état normal.

Comment dès lors un abaissement de $0^m,01$ de la totalité du lambeau a-t-il donné un allongement total de $0^m,04$? cela paraît impossible. On devait nécessairement avoir un écartement de $0^m,03$ entre les deux os du nez.

Il n'est pas moins étonnant qu'un os du nez, uni seulement à la peau par sa face antérieure et séparé avec le ciseau des os voisins ait pu être maintenu en équilibre sur le cartilage de la cloison, et se continuer par un cal avec l'extrémité inférieure de son congénère. Les deux surfaces mises bout à bout étant, l'une très-mince, effilée et presque pointue, l'autre recouverte des dentelures d'une articulation par suture brisées par l'action du ciseau, ne pouvaient pas se consolider.

La hardiesse de cette étonnante opération s'explique, quand on voit M. Ollier prendre sur le tibia sain d'un jeune homme un lambeau de périoste de $0^m,08$ de longueur sur $0^m,02$ de largeur, et le transporter dans une plaie pratiquée au front, dans le but de l'ossifier et de l'employer plus tard à une restauration nasale. Dans ce cas le lambeau fixé par des points de suture apparut le huitième jour à l'extrémité inférieure de l'incision sous l'aspect d'un bourbillon. Il fut saisi avec des pinces et arraché brusquement. Le malade cria, et il s'écoula du sang. Ces preuves suffirent au chirurgien pour ne plus douter (t. II, p. 439) de la vitalité et de la continuité vasculaire de son lambeau avec les parties environnantes. Nous croyons pour notre part que personne ne sera de cet avis. Quand on extrait brusquement un bourbillon, un séquestre, un corps étranger de l'intérieur d'une plaie enflammée et douloureuse, les cris du malade et l'écoulement du sang ne démontrent en aucune façon que ces corps étaient vivants.

Nous citerons l'uranoplastie périostique comme un autre exemple de l'extrême réserve que commande l'adoption des faits nouveaux. Le professeur Langenbeck, s'inspirant des expériences de M. Flourens, s'était servi de lambeaux périostés empruntés à la voûte palatine, pour fermer, par leur déplacement, les fentes congénitales dont cette région est fréquemment affectée.

L'habile chirurgien de Berlin avait annoncé que les lambeaux s'ossifiaient et reconstituaient ainsi une voûte normale. Cependant M. le professeur O. Heyfelder, qui avait été voir ce résultat extraordinaire, n'était pas parvenu à le constater une seule fois sur plus de vingt succès qui avaient été annoncés. De mon côté, je n'avais pas obtenu d'os dans deux cas que j'ai publiés (*Gaz. hebdomadaire*, p. 18, et *Médecine opératoire*, 3e édit. Paris 1866, t. II, p. 57). M. le professeur Bilroth, M. le docteur Ehrmann, de Mulhouse, n'avaient pas vu plus que moi ces os se reproduire. Aussi, convaincu de l'impossibilité d'une pareille régénération dans les conditions où elle était supposée s'accomplir, j'adressai une lettre sur ce sujet à MM. Larrey et Giraldès, membres de la Société impériale de chirurgie (voy. *Comptes rendus*, p. 50 et 335, année 1864), et je montrai que le périoste, laissé à nu par sa face ostéogénique, dans l'intérieur des fosses nasales, en contact avec l'air et avec les mucosités, devait nécessairement suppurer et se transformer en tissu fibreux cicatriciel.

Je fis, en outre, quelques expériences sur des chiens, pour établir que des portions osseuses de la voûte palatine, séparées avec soin de leur double périoste buccal et nasal, ne se reproduisaient pas, malgré la réunion immédiate, et sans suppuration de ces deux lames périostées, dont les conditions ostéogéniques étaient cependant parfaites.

M. le docteur Marmy ne réussit pas mieux, en répétant mes expériences. Au bout de six semaines, la voûte palatine, réséquée dans $0^{m},015$ de largeur, ne s'était pas reproduite, et on se trouvait arriver à cette conclusion forcée, que le périoste, frappé de suppuration, laissé exposé à l'air, pouvait se changer en os en trois semaines chez l'homme, tandis que, préservé de toute inflammation, doublé d'un autre périoste, réuni immédiatement, il ne produisait pas d'os sur les chiens dans un temps deux fois plus long.

La raison et l'expérience s'élevant contre de pareilles impossibilités, il ne fut plus question, à partir de ce moment, de l'ossification des lambeaux déplacés de la voûte palatine, et les illusions se dissipèrent. Nous sommes donc amené à cette conclusion inévitable, que l'ostéoplastie par déplacement des lambeaux du périoste est jusqu'à présent une chimère, sur laquelle la chirurgie ne doit plus compter.

Nous avons expliqué (voy. *Ostéogénie chirurgicale*, p. 47) comment un nouvel os, si par exception on parvenait à en trouver un exemple, se reformerait. Ce ne seraient pas les lambeaux périostés détachés et suppurés qui serviraient à le produire : ce seraient les cellules plasmatiques des portions du périoste restées adhérentes aux os et conservant leurs propriétés ostéogéniques. Ces cellules s'étendraient par proligérations successives dans l'épaisseur des lambeaux. Ceux-ci pourraient encore se calcifier, c'est-à-dire s'incruster de plaques ou de dépôts calcaires. Double supposition, qu'on n'a pas encore eu l'occasion de constater ni, par conséquent, de vérifier.

Examen des faits antérieurs aux résections sous-périostées.

Les seuls enseignements favorables aux résections sous-périostées appartiennent à l'histoire de la nécrose, et sont encore si incertains et si obscurs qu'on ne saurait légitimement y rapporter l'origine de cette méthode, que la clinique seule n'aurait jamais révélée.

Dans la nécrose, les os se reproduisent avec leurs formes et leurs fonctions, mais dans des conditions sans analogie avec celles des résections sous-périostées. Les séquestres sont presque constamment bornés à une partie de l'épaisseur ou de la longueur des os; leur élimination exige beaucoup de temps, pendant lequel de nouvelles couches osseuses se produisent et acquièrent un volume plus ou moins considérable; les ligaments, les muscles et leurs tendons ne cessent pas de rencontrer des points d'insertion fixes et résistants; le périoste lui-même n'est pas altéré dans sa forme, et ne cesse pas de représenter une sorte de moule, dans lequel l'ossification s'accomplit. La vitalité du périoste, loin d'être compromise, est accrue, et on le trouve épaissi, fortement hyperhémié, et en pleine activité ostéogénique. Par une cause, que nous rapportons à notre loi des reconstitutions organiques (voy. p. 130), l'irritation des couches centrales d'un os suffit pour déterminer une ossification sous-périostique, et le même phénomène se manifeste, mais dans un ordre inverse, lorsque ce sont les lames superficielles de l'os qui sont blessées.

Dans ce cas, l'os nouveau apparaît au centre du canal médullaire, qu'il remplit entièrement, et il y est directement formé, sans intervention du périoste, de l'aveu de tous les observateurs. Plus tard, cet os, plein et sans cavité, commence à se creuser par un travail de régression graisseuse et d'absorption, dont nous avons signalé le mécanisme, et revient ainsi peu à peu à une configuration normale. De pareilles modifications d'origine, de siége et de structure, étaient loin de conduire logiquement à l'idée des résections sous-périostées.

Une autre considération, très-grave, devait sembler encore plus contraire à ce genre d'opération. Quelques auteurs admettaient que l'inflammation pouvait détruire le périoste, et devenir ainsi un obstace à la production d'un nouvel os. Weidmann avait dit : « *Ut succrescat novum os, opus est,* « *ut periosteum vel quæ aliæ nutriendis ossibus inserviunt* « *membranæ, illæsæ supersint; etenim in longis ossibus, in* « *quibus oborta tubi totius necrosi, periosteum ipsum in-* « *flammatione vel alio modo destructum est, novi ossis rege-* « *neratio deficere videtur*[1]. »

On pourrait même, d'après cette citation, faire remonter à cet auteur quelques-unes des opinions mises en lumière par des expériences récentes.

Cependant ce mot d'*inflammation* n'avait pas été compris de la même manière par tous les auteurs, et nous voyons, à une époque très-rapprochée de nous (1836), un médecin dont l'ouvrage sur les maladies des os jouit d'une grande notoriété, regarder l'inflammation et même la suppuration des os comme des éléments de la régénération.

« *Regenerationis ossium hæcce prima lex est : ut partes* « *osseæ, quæ vivæ manserunt, inflammentur; ut nova subs-* « *tantia organica ex osse inflammato partim mera exsuda-* « *tione, partim pus secernendo formandisque granulatio-* « *nibus effingatur; ac denique ut ea, quæ inflammatione* « *producta sunt, in substantiam vere osseam commuten-* « *tur*[2]. »

Il est positif, malgré ces dernières assertions, que là où le périoste suppure, la régénération osseuse n'a pas lieu, ou se trouve retardée et incomplète, et cette remarque est également vraie pour la moelle et les autres organes susceptibles de prendre part à la reproduction du tissu osseux. Nous en avons déjà donné la raison, en montrant que les cellules plasmatiques du périoste et les cellules embryonnaires de la moelle etc. sont la véritable origine, par métamorphose et incrustation calcaire, des corpuscules osseux, et qu'elles sont modifiées et changées de destination par la

[1] Weidmann, *De necrosi ossium. Francofurti ad Mœnum*, p. 30, an. 1743.
[2] *De inflammatione ossium eorumque anatome generali. Exercitatio anatomico-pathologica, auctore Frederico Miescher*, in-4°, p. 235; an. 1836.

suppuration, puisqu'elles servent alors à former les globules du pus.

Les preuves cliniques suffisaient au reste à cette démonstration. Partout où les os nécrosés sont enveloppés de pus, on n'aperçoit pas la création de nouvelles lames osseuses. Ainsi, les os de la face, atteints de nécrose par les exhalations phosphorées, ne se reproduisent pas, et ce n'est point, comme on l'a soutenu, par suite d'un effet particulier et inconnu du phosphore, mais seulement en raison de la suppuration, étendue à toute la surface des séquestres, qui sont complets et ne se trouvent pas séparés du périoste par des lames osseuses, saines en totalité ou en partie. Les mêmes faits sont observés aux phalanges unguéales, frappées de nécrose dans le panaris, et nous les retrouvons encore dans les nécroses des membres, où les cloaques (ouvertures fistuleuses des os nouveaux par défaut d'ossification) n'ont pas d'autre cause. Les os du crâne sont dans le même cas, et la suppuration qui suit la trépanation et les autres pertes de substance, y explique l'absence habituelle de toute nouvelle ossification.

Il en est de même pour les gaînes périostiques détachées des os, dans la méthode d'amputation de Brünninghausen. Personne n'a vu ces gaînes reproduire un os, et nous n'en avons jamais été témoin.

La nécrose atteint rarement le tissu spongieux, les extrémités articulaires et les os courts, qui tiennent une si grande place dans l'ensemble du squelette. Il est assez commun, sans doute, de rencontrer, au milieu du tissu aréolaire carié, de petites portions d'os isolées, étoilées, friables sous le doigt; mais ce ne sont pas des séquestres dépendant d'une nécrose primitive, et ces faits ne contredisent pas l'opinion généralement adoptée de la limitation de la nécrose au tissu compact, et particulièrement à certains os plats et aux diaphyses.

Nous citerons une communication de M. l'inspecteur médical, baron H. Larrey, à l'Académie des sciences (2 novembre 1840), qui confirme ces idées, en montrant le peu d'importance, ou même l'absence complète des régénérations osseuses articulaires.

« Une jeune fille avait été amputée du bras pour une « tumeur blanche. Les extrémités des trois os du coude « s'étaient nécrosées. Les séquestres de l'humérus étaient « déjà éliminés, et avaient été remplacés par une ossifi- « cation nouvelle, irrégulière et sans ressemblance avec « les condyles de cet os. Il y avait aussi ossification nou- « velle et irrégulière pour l'olécrâne nécrosé. Ici, les sé- « questres étaient encore au centre des ossifications nou- « velles, mais non recouverts par elles. La portion nécrosée « de l'extrémité du radius n'était point séparée. Aucun « travail d'ossification ne se remarquait autour de cette « dernière nécrose[1]. »

La *carie* n'étant pas accompagnée de reproductions osseuses, ne fournissait que des enseignements contraires à la méthode des résections sous-périostées. Si dans le voisinage des os cariés on observe quelquefois des stalactites et des couches osseuses de nouvelle formation, c'est le périoste resté sain et seulement hyperhémié qui les a produites. Dans aucun cas le périoste suppuré et ulcéré qui recouvre les os cariés ne présente d'ossifications. Les anciens avaient très-bien observé ces faits, et ils appliquaient le fer rouge à la carie pour la changer en nécrose et amener la régénération des os.

Les *fractures* compliquées de plaies et d'inflammation suppurative finissent par se consolider, et démontrent que le pus n'est pas un obstacle insurmontable à la production du cal. Toutefois les fragments sont alors dans un contact plus ou moins étroit, et c'est après la cessation de la période pyogénique que la consolidation s'opère, en entraînant souvent d'irrémédiables difformités. Les cellules plasmatiques du périoste, celles de la moelle, se sont alors repro-

[1] *Gaz. méd. de Paris*, p. 720, 1840.

duites et subissent leurs métamorphoses autour et dans l'intervalle très-limité des fragments; si ces derniers sont trop éloignés, une pseudarthrose peut en être la conséquence, et la continuité de l'os est perdue.

Les fractures non compliquées de plaies ni de suppuration consécutive fournissent aussi quelques considérations au sujet des résections sous-périostées.

Les os n'ont pas subi, dans la plupart des cas, de pertes de substance; on peut les rapprocher, les soutenir par des appareils; aucune inflammation ne survient; le périoste enveloppe les fragments et jouit de toute son activité régénératrice, et cependant les raccourcissements, les renversements, les rotations anormales, les non-consolidations des membres, sont des accidents assez communs. Comment n'aurait-on pas été effrayé de l'idée d'enlever une portion complète de diaphyse, et de provoquer une inflammation suppurative, analogue à celle d'une fracture compliquée, dans le but incertain d'une régénération osseuse, dont rien ne faisait entrevoir la possibilité?

L'*ostéite simple* détermine souvent des hypérostoses plus ou moins irrégulières, mamelonnées, stalactiformes, éburnées, raréfiantes, avec diminution et quelquefois même disparition du canal médullaire; mais aucun de ces phénomènes n'indiquait ni ne présageait les résections sous-périostées.

Les *résections ordinaires* et les pertes de substance de la continuité des os ne présentaient pas d'antécédents plus favorables à la nouvelle méthode. Des réparations s'étaient produites, sans qu'on eût conservé le périoste; dans les cas où des lambeaux de cette membrane étaient restés dans les plaies, on n'avait pas remarqué qu'ils y fussent devenus des éléments d'ossification.

On peut donc affirmer que les enseignements de la pathologie n'ont pas été la source des résections sous-périostées. dont la véritable démonstration devrait être cependant demandée aux faits cliniques seuls ou inspirés par les expériences sur les animaux.

Les résections sous-périostées, pratiquées sur l'homme, ont-elles réalisé les avantages qu'on en espérait sous le double rapport de la régénération des os et du rétablissement de leurs fonctions?

La fâcheuse et déplorable importance accordée, dans ces dernières années, aux résections sous-périostées, devait nous conduire à la recherche de leur apparition dans le domaine chirurgical. Nous examinerons ensuite la valeur des observations cliniques qui en ont été recueillies, et les conclusions qu'on en doit tirer.

Historique.

Nous avons reporté à Heine l'honneur des premières expériences instituées dans le but de régénérer sur place et par le périoste les os réséqués. Heine en a été manifestement l'auteur, mais il n'en avait pas compris, dès l'abord, les conséquences chirurgicales. Lors de la présentation de la scie qui porte son nom, à l'Académie des sciences en 1834, il rendait ainsi compte des résections entreprises par lui depuis l'année 1830 :

« J'ai fait, dit-il, des excisions en divers endroits sur la « continuité des os : aux côtes, à l'humérus, à l'avant-bras, « au fémur, au tibia, au bassin etc.; moins les parties « molles furent lésées, plus la reproduction fut complète « et plus rapide fut le rétablissement de la fonction de la « partie opérée. Aux articulations, par exemple à celle de « la mâchoire inférieure, à l'articulation coxo-fémorale, à « celles de l'omoplate, du cubitus et du genou, j'ai fait des « excisions, afin de pouvoir observer la formation de nou- « velles articulations. *L'excision de l'articulation coxo-fémo-* « *rale*, de la tête du fémur avec la cavité cotyloïde, la plus « importante de toutes, fut pratiquée par moi sur de grands « chiens avec le plus heureux succès. Il s'est formé une « espèce de nouvelle articulation, et les fonctions de l'ex- « trémité se rétablirent parfaitement[1]. »

[1] Heine, *Gaz. méd. de Paris*, numéro du 11 octobre 1834.

Il est évident qu'à cette époque Heine n'avait aucune idée de l'importance attribuée plus tard aux résections sous-périostées. Il ne dit pas avoir disséqué ni conservé le périoste, et l'on pourrait supposer par son silence, que ses résections (excisions) avaient été pratiquées selon les règles ordinaires de l'art.

Après un intervalle de trois années, il publia un nouveau mémoire, dans lequel il étudia la régénération des os. C'était à l'occasion de la théorie du cal qu'il avait pratiqué des résections sous-périostées, et il n'avait pas encore d'opinion bien arrêtée sur la puissance ostéogénique du périoste. Voici comment il s'exprimait à cet égard :

« Il règne, comme on sait, en physiologie et en patho« logie chirurgicale, quatre opinions principales sur la for« mation du cal.

« Certains auteurs, comme Duhamel, Dupuytren, Boyer, « Ribes, Schwenke, Bordenave, Kœhler etc., attribuent « au périoste la plus grande part dans la formation du cal.

« D'autres, tels que Dethleef, Haller, Van Hekeren, Ri« cherand, Troja, Scarpa, Sœmmering, Aitken etc., ad« mettent que le cal est produit par les os lésés et en« flammés.

« Hunter, Mac-Donald, Meckel, Howship et autres le « regardent comme un produit immédiat du sang.

« Cruveilhier, Charmeil, Breschet, Willermé, Meding, « Weber etc. ont une opinion mixte et considèrent le cal « comme formé par les parties molles et les os.

« Afin de connaître de quel côté était la vérité, je me « suis livré à une série d'expériences dont le résultat m'a « conduit à attribuer aux parties molles enflammées la plus « grande part dans la formation du cal. Dans une partie de « ces expériences, la régénération des os s'est faite exclu« sivement par les parties molles ; dans d'autres, les parties « molles et les os ont également contribué à cette régéné« ration. Un fait intéressant à noter, c'est qu'en replaçant « la portion d'os excisée, on développe une force de régé-

« nération beaucoup plus active que si le fragment d'os « retranché n'est pas remis en position[1]. »

Nous trouverons la suite et les compléments de ces expériences dans un savant mémoire du professeur Textor, que nous citerons plus loin.

Le professeur Malgaigne avait déjà en 1834 reconnu et signalé l'indication de conserver le périoste. « Si la ré« section s'opère dans la continuité d'un os long, ou même « si l'on extrait l'os tout entier, il faut, autant que la ma« ladie le permet, conserver le périoste. Chez les enfants il « peut fournir la matière d'un os nouveau, et chez les « adultes il sert encore de base à un tissu fibreux, qui rem« place jusqu'à un certain point l'os ancien[2]. »

« Malgaigne, dit M. Ollier à l'occasion de ce passage, n'a pas, que nous sachions, prétendu innover en formulant ce précepte, il n'a fait qu'appliquer à la médecine opératoire les notions de physiologie pathologique vulgaires depuis Duhamel, et sur lesquelles les expérimentateurs avaient maintes fois, au sujet de la théorie du cal, appelé l'attention des chirurgiens[3]. »

Nous n'en devons pas moins faire remarquer la précision et l'exactitude des indications formulées par Malgaigne, un des premiers, si ce n'est le premier en France, qui ait aussi bien compris et posé les principes des résections sous-périostées.

Il est évident, cependant, qu'à cette époque on attachait peu de prix à la conservation du périoste et aux régénérations osseuses qu'on pouvait en espérer. Le professeur Gerdy avait pratiqué, durant cette même année, une résection sous-périostée de la totalité de la mâchoire, dont nous rapporterons plus loin l'observation, et il ne paraît pas s'être, en aucune manière, préoccupé de la possibilité de la reproduction d'un nouvel os. A l'exemple du pro-

[1] Heine, *Gaz. méd. de Paris*, p. 388, an. 1837.
[2] Malgaigne, *Manuel de méd. opératoire*, p. 230. Paris 1834.
[3] *Gaz. hebd.*, p. 575, an. 1859.

fesseur Malgaigne, nous insistions sur l'importance de la conservation du périoste dans les résections[1], et l'application de ces préceptes allait se multiplier dans les cliniques.

« M. le docteur Rklitsky, chirurgien en chef de l'hôpital « de Morskoy, à Saint-Pétersbourg, avait pratiqué, avant « 1839, au rapport du docteur Rivière, une résection sous- « périostée de la diaphyse du radius, sur un marin de « quarante-deux ans. Les extrémités de l'os réséqué s'ex- « folièrent, et la nouvelle diaphyse était interrompue dans « son milieu, en raison de l'altération du périoste en cet « endroit[2].

« M. le docteur Karawajew, médecin de l'hôpital de la « marine à Cronstadt, fit également une résection sous- « périostée de la neuvième côte cariée, sur un matelot âgé « de vingt-trois ans, pendant l'année 1840. La portion « d'os réséquée avait 0m,03 de longueur. Dix mois plus « tard, l'autopsie permit de constater qu'une lame osseuse « de 0m,002 d'épaisseur s'était reproduite[3]. »

Le professeur Textor s'était montré partisan de la conservation du périoste dans les résections, et sa première tentative dans cette voie remonte à 1838. La grande expérience et l'autorité des remarques de ce chirurgien nous engagent à citer textuellement la partie de son mémoire relative à ce sujet :

« A l'exception, dit Textor, de l'indication de M. le « conseiller de Walther[4] et de Brünninghausen[5], de con- « server le périoste à l'extrémité des os amputés, il n'est « venu dans l'idée de personne de respecter dans les opé- « rations cet organe, sécréteur principal du tissu osseux, « même dans la trépanation. Pour en finir plus vite, on « l'excisa souvent avec l'os.

[1] Sédillot, *Traité de méd. opératoire*, 1re édit. Paris 1839, *loc. cit.*

[2] *Gaz. méd. de Paris*, p. 212, an. 1840.

[3] *Gaz. méd. de Paris*, p. 189, an. 1841.

[4] *Medicinisch-chirurgische Zeitung*, t. IV, p. 427 an. 1814.

[5] *Erfahrungen und Bemerkungen über die Amputation.* Bamberg und Würzburg 1818.

« J'avoue que dans la plupart de mes résections je n'ai « guère pensé à la conservation du périoste ; mais ce sont « les excellentes recherches de M. le professeur Bernhard « Heine et ses expériences sur les animaux qui me ren- « dirent attentif à l'importance de cet objet, et depuis je « prends toutes les précautions pour conserver, autant que « possible, le périoste dans chaque opération. Il paraît dé- « montré, par les recherches de Heine, que les os longs, « ainsi que toutes les parties du squelette, se reproduisent, « lors même qu'on les enlève en entier ; il n'en est pas de « même des os courts et de la partie spongieuse des os, « principalement des extrémités articulaires. M. le docteur « Caspari a donc été trop loin, lorsqu'il a dit, dans son « ouvrage, que les extrémités articulaires se reproduisent « aussi. D'une apophyse saillante, qui se forme par l'action « des muscles sur la portion restée de l'os amputé, il y a « loin jusqu'à une extrémité articulaire. Les nombreuses « préparations de Heine, ainsi que mes propres recherches « sur les cadavres de quelques individus morts, quelques « années après que je les ai eu opérés, prouvent que les « extrémités articulaires ne se régénèrent pas du tout, ou « du moins très-incomplétement. Cette règle semble du « moins s'appliquer aux têtes articulaires vraies, car sur « un chien, où l'on a vu le grand trochanter se reproduire « complétement, la tête du fémur a été à peine indiquée « par une légère saillie, et la tête de l'humérus par une « plus forte. Par contre, il paraît que chez l'homme il se « forme souvent, et peut-être habituellement dans les grandes « articulations, surtout dans celle de l'épaule, un ménisque « prononcé (cartilage interarticulaire).

« Ce n'est qu'une fois que j'ai eu l'occasion d'examiner « une articulation genglymoïdale, longtemps après l'opé- « ration. Conrad Hanft, âgé de cinquante ans, ayant servi « dans les chevaux-légers bavarois, fut opéré pour une « blessure du coude droit, reçue trente ans auparavant et « négligée depuis. On fit la résection de la poulie de l'humé-

« rus, de la tête du radius et de l'olécrâne. L'opéré re-« couvra l'usage de son membre et se livrait à l'escrime. « Six ans après l'opération, il succomba à la phthisie. *Un « examen superficiel* du bras fit voir un prolongement du « radius de trois lignes, sur lequel tournait le cubitus comme « dans l'état naturel; la poulie de l'humérus était aussi com-« plétement reproduite que si rien n'en avait été enlevé etc.

« Dans les côtes, reproduites en entier sur les chiens « opérés par le professeur Heine, la tête, le col et le tuber-« cule articulaire manquent dans la nouvelle côte; il n'en « existe que des rudiments. Chez l'homme, les côtes sem-« blent aussi pouvoir se reproduire plus facilement et plus « complétement que d'autres os.

« Dans un cas de résection sous-périostée d'une portion « de la dixième côte cariée, le 9 juin 1838, les parties « molles furent divisées jusqu'à l'os. On essaya de repous-« ser le périoste vers les deux extrémités de la côte avec « une rugine, ce qui ne fut possible qu'à la face externe; à « l'intérieur on ne put aussi bien ménager le périoste, au « moins aux deux extrémités où l'on porta la scie. A la « mort du malade, arrivée quatre mois plus tard, 20 oc-« tobre, on trouva que la plaie, qui ne s'était pas encore « fermée, ressemblait à un ulcère scrofuleux; une pièce « osseuse s'était reproduite, mais elle n'égalait ni en lar-« geur ni en épaisseur les dimensions de la partie rése-« quée[1]. »

Textor a cité un cas semblable publié dans le journal de Fricke et Oppenheim, t. XVI, chap. II[2].

Blandin pratiqua, à la fin de l'année 1844, une résection partielle de la clavicule dont on s'est beaucoup occupé. La précision de cette date ressort du passage suivant, extrait du *Bulletin de la Société anatomique* (janvier 1845): « M. Ferra présente une clavicule presque tout entière en-

[1] Textor, *Gaz. méd.* p. 184, an. 1843.

[2] *Ueber die Wiedererzeugung der Knochen nach Resectionen beim Menschen.* Würzburg 1842 (*Gaz. méd. de Paris*, 1843).

« levée sur un élève en médecine affecté d'une nécrose « très-étendue de cet os. Le malade était depuis un an « à l'hôpital, sans qu'on eût pu obtenir d'amélioration. « M. Blandin se décide alors à tenter la résection d'une « partie de l'épaisseur de l'os; mais la maladie ayant été « trouvée beaucoup plus profonde qu'on ne l'avait espéré, « il se décida à désarticuler l'os à son extrémité externe et « à le scier en dedans, tout près de son articulation. » Ces détails présentent quelques points contestables; ainsi, M. le docteur Verneuil a établi que le malade se nommait H. V. Pothier, qu'il était âgé de trente-sept ans et exerçait la profession de chimiste. Il avait été opéré pour une nécrose; mais l'os ne s'était pas régénéré, ou du moins ne s'était reproduit que d'une manière très-imparfaite[1].

M. Chassaignac, ayant eu ce malade dans son service, avait reçu de lui les portions d'os réséqués, mais il les avait malheureusement égarées.

M. le docteur Ollier a cherché et retrouvé de son côté le blessé et a noté les particularités suivantes : « Au dire de « M. Pothier, Blandin attaqua d'abord la partie interne de « la clavicule, qu'il dénuda et scia à $0^m,03$ environ de l'ar- « ticulation. Ce premier fragment avait $0^m,03$ à $0^m,04$ de « longueur. La partie acromiale de la clavicule fut ensuite « désarticulée. Deux années plus tard, le malade étant « rentré dans le service de Blandin, celui-ci fit remarquer « aux élèves les productions osseuses destinées à remplacer « la clavicule. *Les mouvements du membre étaient encore « très-difficiles.* Le 18 juin 1858, jour de l'examen de « M. Ollier, le moignon de l'épaule est abaissé et rapproché « du tronc. Le malade a fait ouater son habit à ce niveau « pour masquer la difformité.

« Dans la région claviculaire, on voit une cicatrice com- « mençant à $0^m,015$ en dehors de l'extrémité sternale et se « terminant au niveau de l'acromion. La forme de la ré-

[1] *Gaz. hebd.*, p. 262, an. 1858.

« gion est sensiblement altérée; il y a une dépression pro- « fonde à 0m,05 en dedans de l'acromion. Si l'on suit la « clavicule avec le doigt, de dedans en dehors, on recon- « naît d'abord l'extrémité sternale avec sa forme et ses « rapports normaux; le faisceau claviculaire du sterno- « cléido-mastoïdien s'y attache.

« Plus en dehors, l'os devient rugueux, irrégulier, et à « 0m,07 de l'articulation sternale, il se continue avec une « portion fibro-cartilagineuse, qui se porte brusquement en « arrière; de sorte que, sur cette première partie de la cla- « vicule, les 0m,03 internes ont tout à fait les caractères « normaux; puis, à mesure qu'on s'avance en dehors, la « substance osseuse devient *inégale et informe*. Il n'y a, ce « nous semble, que cette dernière portion qu'on puisse sup- « poser produite par régénération.

« Après cette portion osseuse continue, vient un tissu « fibro-cartilagineux, recouvert par une cicatrice déprimée. « Plus en dehors, on sent encore des tubercules osseux, « irréguliers, mêlés probablement à du fibro-cartilage, car « ils cèdent un peu à la pression. Ils ne paraissent pas se « prolonger jusqu'à l'acromion. Avant d'arriver à cette « apophyse, on sent une dépression, au bord de laquelle « on ne distingue pas nettement de production osseuse[1]. »

Le peu d'importance du travail de la régénération osseuse, dans l'observation du malade de Blandin, n'a pas besoin d'être signalé : à peine quelques centimètres d'une ossification irrégulière et informe s'étaient produits.

Blandin lui-même, ayant revu son opéré deux années plus tard, en entretenait les élèves à sa clinique et prononçait ces propres paroles, (voy. la *Gazette des hôpitaux* du 30 mars 1847) : « Il y a une série de noyaux osseux, « le long de la bride périostique, que nous avions eu le « soin de détacher de la face postérieure de l'os qui était « carié. Ces noyaux se réuniront sans doute et reconsti-

[1] *Gaz. hebd.*, p. 573, an. 1858.

« teront la tige osseuse, quoiqu'il n'y ait pas eu de né-« crose. »

Ainsi, après deux années, Blandin espérait que les noyaux osseux se réuniraient pour former un os continu. L'ossification, il faut l'avouer, avait marché lentement, et l'espoir de Blandin ne devait pas se réaliser, puisqu'en 1858, M. Ollier a retrouvé ces noyaux osseux, et que la moitié externe de la clavicule ne s'était pas régénérée.

Les faits que nous venons de rappeler témoignent clairement de la tendance de la chirurgie à profiter des expériences exécutées avec succès sur les animaux, pour obtenir des résultats cliniques analogues, et M. Flourens était évidemment le promoteur de ce mouvement, lorsqu'il disait : « Et maintenant, après avoir mis dans tout son « jour, après avoir démontré par tant d'expériences diverses « la faculté surprenante, et jusqu'à moi si peu connue, « qu'ont les os de se reproduire, me sera-t-il défendu d'es-« pérer que cette merveilleuse puissance sera bientôt un « ressort nouveau entre les mains de la chirurgie ?

« Oh ! non, sans doute. Je m'adresse aux chirurgiens « qui observent, qui pensent et qui voient dans la chirurgie « une science, une grande science, et qui, au-dessus de « cette science même, voient l'humanité[1]. »

M. Larghi (de Verceil) est de tous les chirurgiens celui qui a le plus étendu la sphère des résections sous-périostées et qui les a appliquées avec le plus de hardiesse. Nous verrons plus loin jusqu'à quel point cette extension de la méthode était rationnelle et légitime, mais sous le rapport des opérations pratiquées, des résultats qu'on en attendait ou que l'on croyait en avoir obtenus, et de la variété des procédés, M. Larghi s'est placé en dehors de toute rivalité. Le professeur Textor avait entrevu et compris les ressources que la chirurgie pouvait espérer de la conservation du périoste, mais il avait dû faire appel à l'expérience,

[1] Flourens, *Théorie expérimentale de la formation des os*, p. 71, an. 1847.

ayant eu seulement l'occasion d'enlever deux segments de côtes, en ménageant les portions encore intactes de leur membrane d'enveloppe.

M. Larghi, venu beaucoup plus tard il est vrai, annonça des succès très-remarquables et très-nombreux, et le mémoire qu'il publia en 1847 [1], est trop curieux pour que nous n'en rapportions pas les passages les plus saillants :

« Dans le printemps de 1845, je fis, dit-il, à l'hôpital « de ma patrie, l'extraction de la partie osseuse de deux « côtes droites, la huitième et la neuvième, à un jeune « garçon d'une constitution très-délicate. Le malade guérit. « J'enlevai la presque totalité de l'humérus droit à un autre « malade, toujours en conservant le périoste ; l'opéré sortit « de l'hôpital, pouvant exercer les mouvements d'élévation « du bras. J'emportai chez un troisième une portion de l'os « iliaque du côté droit. Le membre correspondant, qui était « plus long que l'autre avant l'opération, fut ramené à « des dimensions égales, et la marche, qui était claudi- « cante, devint régulière. J'ai enlevé chez un autre malade « la portion inférieure du cubitus ; l'articulation et les mou- « vements restèrent intacts. J'ai, maintes fois, enlevé la « portion solide de la première phalange de l'orteil [2]. »

Il est regrettable que M. Larghi n'ait pas exposé des faits si extraordinaires avec le soin et les détails que réclame la science, lorsqu'il s'agit surtout d'observations nouvelles et insolites, dont il est difficile de se rendre clairement compte. Nous n'étonnerons donc personne, en disant que ces énonciations sommaires de M. Larghi frappèrent très-peu l'attention ; on en attendit la démonstration, et l'on se borna à les enregistrer dans l'histoire si incomplète encore des résections sous-périostées.

On distingua davantage les considérations théoriques et

[1] *Gaz. méd. de Paris*, du 5 juin 1847.

[2] *Loc. cit.*

les moyens d'exécution exposés par M. Larghi. « Dans les « résections pratiquées jusqu'à présent, disait le chirurgien « de Verceil, on a toujours emporté la matrice de l'os avec « l'os lui-même. Contrairement à cette manière d'agir, je « n'enlève que la substance osseuse, et je laisse religieuse- « ment en place le périoste, en tâchant de lui conserver sa « forme. Je dégaîne en quelque sorte l'os, comme on retire « la main d'un gant ou un busc d'un corset. Par l'ancienne « méthode, on extirpe l'os dans sa totalité. Par la nouvelle, « on n'enlève que sa partie solide, et on a le double avan- « tage d'en rendre l'extraction plus facile, beaucoup moins « grave et moins dangereuse, et de seconder le travail « naturel de la réorganisation. En un mot, cette méthode « seule est simple et rationnelle et conforme au plan de la « nature.

« Comment doit-on procéder ? Le but étant de conserver « le périoste, pour servir à la reproduction d'un nouvel os, « il faut s'attacher, en extrayant la partie solide de l'os, « à ne léser que le moins possible cette membrane. Pour « cela, on doit se borner à la fendre, seulement dans « l'étendue nécessaire, pour permettre l'enlèvement de l'os. « De deux choses l'une : ou la portion d'os à enlever est « courte, ou elle est longue. Si elle est courte, il suffira « de faire une incision longitudinale, parallèle au sens de « la longueur de l'os à réséquer, en faisant pénétrer l'ins- « trument jusqu'au plan de l'os qui fait face au chirurgien, « à travers un espace inter-musculaire, de manière à mé- « nager l'intégrité des muscles. Cette incision faite, on sé- « pare les deux bords du périoste divisé, ce qui est d'au- « tant plus facile, qu'il est déjà en partie détaché de l'os « par un liquide gélatineux. On fraie alors un chemin par « lequel on fait passer un ruban autour de l'os à l'aide « d'une aiguille flexible. Tandis qu'on opère des tractions « sur l'os au moyen de ce ruban, les muscles qui s'insèrent « au périoste, et dont la contraction est instinctivement « mise en jeu, agissent en sens opposé. Le résultat de ces

« tractions en sens contraire est la disjonction complète de « l'os d'avec son périoste. Si cette manœuvre ne suffisait « pas, on la seconderait, en injectant à propos de l'eau « tiède. Si la portion d'os à extraire avait une certaine lon- « gueur, on pratiquerait une rescision à chacune de ses « extrémités, et après l'avoir isolé et dépouillé du périoste, « on parviendrait sans peine à l'extraire à l'aide de quelques « tractions. Il serait même possible d'extraire un os d'une « certaine longueur, moyennant deux petites incisions à « ses extrémités, pénétrant de la peau jusqu'à l'os, en « conservant intactes, non-seulement la portion du pé- « rioste comprise entre les deux incisions, mais encore « toutes les parties intermédiaires sans en excepter la peau. « Si la portion d'os à enlever était déjà privée de son pé- « rioste, ou si celui-ci était altéré dans une partie de son « étendue, on réséquerait cette portion altérée à ses deux « extrémités, et on achèverait l'extraction de la partie « osseuse, divisée en deux ou plusieurs fragments comme « ci-dessus. Si le fragment osseux à extraire était bosselé, « inégal, d'une forme irrégulière, il faudrait fendre d'un « côté le périoste, sur toute la longueur du fragment à « extraire, sauf à en rapprocher les bords après l'extrac- « tion [1]. »

L'étrangeté des succès signalés par M. Larghi parut avoir ébranlé la confiance des chirurgiens dans les résections sous-périostées, dont on ne cita plus d'observations pendant un assez grand nombre d'années, et il faut arriver en 1855 pour en voir reparaître des exemples.

Baudens proposa de recouvrir l'extrémité de l'humérus avec le périoste détaché de la partie enlevée dans les résections de la tête de cet os par une incision unique. C'était un retour à la pratique de Brünninghausen, dans un autre but, mais cette modification opératoire n'a pas, que nous sachions, été appliquée.

[1] *Loc. cit.*

M. Chassaignac[1] publia l'histoire d'une malade à laquelle il avait pratiqué la résection sous-périostée de la moitié interne de la clavicule. Soixante-quinze jours plus tard, la plaie était guérie, et l'on sentait un cordon fibreux ou plutôt une masse fibreuse, qui semblait relier au sternum la clavicule réséquée, dont rien n'indiquait la reproduction.

M. Larghi, en 1856, proposa les résections sous-capsulo-périostées sans les avoir encore appliquées.

M. Maisonneuve présenta à l'Académie des sciences (1853, 12 mai 1856, 10 août 1857) trois observations de résections sous-périostées de la mâchoire inférieure; mais il n'avait pas constaté de régénérations notables de ces os, et il n'y comptait pas. « S'il persistait, disait-il, dans sa « manière de faire, c'était autant pour circonscrire le trau« matisme dans les limites du périoste que pour obtenir la « régénération de l'os, sur laquelle ses observations per« sonnelles lui avaient appris qu'il ne fallait pas trop compter[2].

M. Barrier, ex-chirurgien en chef de l'Hôtel-Dieu, pratiqua plusieurs résections sous-périostées, entre autres l'ablation d'une côte, en 1849, sur un négociant âgé de quarante ans. On ménagea autant que possible le périoste, qui se trouva fongueux et tellement altéré qu'on fut obligé de le modifier par le cautère actuel. Deux ans plus tard, il existait encore entre les deux bouts de la côte une dépression, au fond de laquelle on ne sentait pas de substance osseuse[3].

MM. Nélaton et Richard enlevèrent successivement, en 1856 et en octobre 1857, les deux moitiés de la clavicule droite, à l'hôpital des cliniques, en prenant les plus grandes précautions pour conserver le périoste. L'os était fracturé et carié. A l'autopsie faite en juin 1858, la clavicule était

[2] *Gaz. hebd.*, p. 421, an. 1855.
[1] *Gaz. hebd.*, p. 735, an. 1858.
[2] *Gaz. hebd.*, p. 735, an. 1858.

très-imparfaitement régénérée et en grande partie remplacée par du tissu fibreux[1].

M. Verneuil[2] fit voir à la Société de chirurgie un malade, auquel il avait pratiqué avec succès une résection sous-périostée du coude, en conservant une partie seulement du périoste, dont le reste était détruit. « Le fait ma-« jeur dans le cas actuel, dit M. Verneuil, consiste dans la « présence de renflements osseux bien marqués, qui ter-« minent les os réséqués. L'extrémité inférieure de l'hu-« mérus offre au moins $0^m,03$ dans ses différents diamètres, « quoique la section ait atteint la diaphyse. Le même épais-« sissement se retrouve sur les os de l'avant-bras. *Les os « ont également recouvré un peu de leur longueur*. En effet, « quoique $0^m,11$ du squelette aient été retranchés, si on « mesure les deux bras dans une position symétrique, le « membre réséqué n'offre que $0^m,06$ de raccourcissement. « Si l'on tient compte de l'écartement qui existe encore entre « les extrémités de la pseudarthrose, on peut encore éva-« luer à plus de $0^m,03$ la longueur récupérée depuis le « moment de l'opération. »

M. Ollier avait adressé à l'Académie des sciences l'observation de ce malade, et avait cru que l'allongement des os avait été de $0^m,11$. C'était évidemment une erreur, puisque M. Verneuil, qui avait pratiqué la résection, suivi les progrès de la cure, constaté par la mensuration l'état du membre, et soumis le malade à l'examen de la Société de chirurgie, n'avait constaté qu'une augmentation de longueur de $0^m,03$. Une différence aussi considérable n'aurait pu lui échapper, et les détails dans lesquels il est entré, sont beaucoup plus conformes à tout ce que l'on connaît des suites des résections.

Il arrive, en effet, très-souvent que le périoste, adhérent aux os conservés, produit de nouvelles couches osseuses, qui se traduisent, comme l'a signalé M. Verneuil, à propos

[1] *Gaz. hebd.*, p. 735, an. 1858.
[2] *Gaz. des hôp.*, du 23 juin 1859.

de son malade, en renflements osseux, dont les prolongements plus ou moins irréguliers dépassent fréquemment les surfaces réséquées, et en augmentent ainsi la hauteur. Ce sont là les résultats habituels des résections pratiquées par l'ancienne méthode, et il n'est pas nécessaire de les attribuer à des lambeaux détachés du périoste, qui, déjà altérés et frappés plus tard de suppuration, n'ont en rien contribué à la régénération des os.

Nous avons observé des productions osseuses absolument semblables, à la suite d'une résection sous-périostée de la tête du fémur, et le périoste séparé de l'os conservé n'avait aucunement concouru à la régénération, comme on pourra s'en assurer en jetant les yeux sur la planche que nous publions (voy. fig. 1).

Viennent enfin les faits de MM. Larghi, Borelli et Paravicini, et la proposition de M. le docteur italien de Christoforis, consistant dans la résection partielle ou totale des os pubis, de ses branches horizontales et des branches ischio-pubiennes, *pour faciliter l'accouchement*[1].

Les observations de M. Larghi sont au nombre de quatorze, en comprenant celles que nous avons déjà citées et qui étaient seulement indiquées dans la *Gazette médicale de Paris*, 1847 ; toutes ces observations ont été publiées avec plus de détails, à Turin, en 1855, et dans la *Gazette médicale*, en 1859, avec les autres cas de résection propres à l'auteur.

Ces observations ayant été exposées et discutées par M. le docteur Eissen dans un article que nous reproduisons[2], nous nous bornerons à les rappeler sommairement.

Obs. I. Résections sous-périostées de trois côtes nécrosées. Dix ans plus tard, sorte de plastron osseux senti sous les adhérences de la peau.

Obs. II. Résection sous-périostée de l'os iliaque, carié et ramolli.

[1] *Gaz. méd.*, du 24 décembre 1859.
[2] Voy. notes additionnelles.

Sept ans plus tard on constate une ossification nouvelle, irrégulière, sur le malade qui a été revu.

Obs. III. Résection sous-périostée de la plus grande portion de la diaphyse humérale. Nécrose. Au soixantième jour, guérison parfaite. La longueur du membre était la même que celle du côté opposé.

Obs. IV. Résection sous-périostée du péroné. Nécrose. Mort le vingtième jour. Il n'est fait aucune mention de l'état du périoste, et le silence gardé sur la régénération osseuse montre assez qu'elle n'existait pas.

Obs. V. Abcès circumtibial. Mort. Régénération osseuse nulle.

Obs. VI. Résection sous-périostée de la partie moyenne du cinquième métacarpien. Au bout de trois mois, aucune régénération osseuse. Cordon dur et fibreux.

Obs. VII. Résection ordinaire par l'ancienne méthode d'une portion de métatarsien.

Obs. VIII. Résection sous-périostée de l'humérus droit. La plaie n'était pas fermée au bout de trois mois. Même longueur du membre. On ne parle pas de la possibilité des mouvements. M. Larghi est disposé à admettre que dans ce cas, comme dans celui de l'obs. III, il a coupé le nerf radial, en mettant la diaphyse à nu, au-dessus de l'épicondyle de l'humérus.

« Dans ces deux cas, dit-il, j'ai incisé les parties molles « le long du bord externe de l'os, et dans ces deux cas, je « crois avoir coupé le nerf radial. »

Obs. IX. Résection sous-périostée du maxillaire supérieur gauche et de la plus grande partie du maxillaire supérieur droit, sans régénération osseuse. Mort probable au dire de l'auteur.

Obs. X. Résection sous-périostée de la mâchoire inférieure. Régénération nulle.

Obs. XI. Nécrose de la dernière phalange du pouce. Extraction du séquestre.

Obs. XII. Résection sous-périostée du maxillaire inférieur. Régénération nulle.

Obs. XIII. Résection sous-périostée du tibia gauche. Enfant de douze ans. Sorti de l'hôpital au bout de cinq mois. Le tibia n'est pas encore très-résistant. Le malade n'a pas été revu.

Obs. XIV. Nécrose de la dernière phalange du pouce droit.

M. Ollier[1], alors grand partisan des résections sous-périostées et favorable par conséquent aux faits de M. Larghi, les jugeait ainsi : « Tous ne présentent pas le même intérêt. « Quelques-uns ne sont guère que des extractions de séquestre. La plupart, cependant, paraissent se rapporter à « des ostéites avec productions osseuses nouvelles. »

M. Borelli, chirurgien de l'hôpital Saint-Maurice et Lazare, a publié une observation de résection sous-périostée de l'humérus, pratiquée le 29 novembre 1856 sur un enfant de quatorze ans, pour une simple carie compliquée de nécrose[2]. Deux ouvertures fistuleuses conduisaient dans l'intérieur de l'os. La séparation du périoste fut très-difficile et incomplète. Le malade quitta l'hôpital quatre mois plus tard. La cicatrisation de la plaie était achevée. L'os nouveau, plus volumineux que celui du côté sain, cédait encore un peu dans son quart supérieur. Les mouvements de l'épaule étaient obscurs.

M. le docteur Paravicini[3] a publié une observation de résection sous-périostée complète de la moitié gauche de la mâchoire inférieure. Une première opération, dans laquelle on avait voulu enlever une tumeur de la branche horizontale, avait nécessité l'application du fer rouge sur les deux surfaces de l'os. Récidive au bout d'un mois; cette fois on écarte le périoste du maxillaire par l'intérieur de la bouche et sans incisions extérieures. Les doigts et un davier suffisent pour séparer l'os du périoste et des muscles masséter, ptérygoïdiens et temporal. Le condyle fut détaché de son cartilage, qui resta dans l'articulation. Au bout de trois semaines, on sentait avec le doigt la formation d'un nouvel os assez avancé.

M. Jordan, chirurgien de l'hôpital de Manchester, appliqua au traitement des pseudarthroses la méthode des ré-

[1] *Gaz. hebd.*, p. 853, an. 1858.

[2] *Una simplice carie complicata da qualche porzione di osso necroticio*, p. 30, *Cenni storico patologici interno alle resezioni sotte-periostee*. Torino 1858.

[3] *Gaz. méd.*, 16 juillet 1859.

sections sous-périostées. Nous empruntons à un article de M. le docteur Am. Forget la description de ce procédé et les deux faits cités à l'appui. « On commence par découvrir la fausse articulation au moyen d'une incision très-large et de préférence cruciale. Cette incision devra autant que possible arriver de suite jusqu'à l'os, dans le but de ne pas détruire les adhérences naturelles des parties molles au périoste. Il faut que cette membrane ne soit pas dénudée par sa face externe, son union aux tissus périphériques paraissant indispensable à la réussite de l'opération. Après ce premier temps, le périoste est incisé dans le fond de la plaie sur le fragment supérieur seulement et au niveau de la pseudarthrose, de sorte que l'on a une incision périostique, en forme de T renversé. Cela fait, avec une pince à dents de souris peu large, on saisit doucement l'angle de l'incision. Puis, avec un corps anguleux, mais mousse, comme par exemple l'extrémité arrondie du manche d'un scalpel, on détache par percussion le périoste que l'on tend, c'est-à-dire en pratiquant de petits coups entre lui et l'os.

« Cette dissection de chacun des lambeaux doit avoir lieu dans une étendue convenable, selon la longueur du bout à réséquer. Il ne faut pas, pour ce temps de l'opération, se servir de l'instrument tranchant, parce qu'alors on coupe infailliblement une partie des vaisseaux de la membrane périostique, que l'on s'expose d'ailleurs ainsi à perforer. Après cette dissection, on a une espèce de manchette formée par le périoste et ouverte latéralement comme la manche d'un habit. On enlève $0^{m},01$ ou $0^{m},02$ de tissu osseux, sur chacun des fragments. On rapproche ensuite les surfaces osseuses avivées par cette double résection. Les fragments se touchent et la manchette périostique engaîne l'inférieur. Les deux côtés de celle-ci sont alors ramenés dans la direction de l'axe de l'os et sont fixés entre eux au moyen de deux points de suture placés à $0^{m},01$ de distance l'un de l'autre.

« Les parties molles sont réunies et le membre doit être

placé dans un appareil contentif qui maintienne les fragments en rapport et permette les pansements journaliers.

« L'appareil plâtré ou l'appareil en gutta-percha ferré seront ici d'une incontestable utilité.

« L'opération a été faite deux fois. La première fois, en 1854, sur un homme âgé de cinquante ans, affecté de pseudarthrose de l'humérus, consécutive à une fracture datant de six ans. Le malade sortit de l'hôpital, trois mois après son opération, sans avoir rien obtenu de l'intervention chirurgicale. Dans ce cas, M. Jordan avait disséqué le périoste sur les deux fragments, qu'il avait ensuite excisés dans une étendue de $0^{m},02$ environ.

« La seconde opération fut pratiquée, pour une pseudarthrose des deux os de la jambe, datant de deux ans, sur une jeune fille de quatorze ans. Le tibia seul fut réséqué et le fragment supérieur dépouillé de son périoste. Au bout de trois mois, la guérison était complète, et la jeune malade pouvait marcher un mois plus tard sans béquilles et sans boiter d'une manière très-apparente. »

Cette nouvelle méthode de traitement des pseudarthroses se confond avec celle de White, qui, le premier, en 1760, conseilla la résection des fragments et le rapprochement des surfaces osseuses avivées. Le procédé de M. Jordan exercerait-il une influence favorable, qu'il n'en faudrait pas moins reconnaître que, dans un assez bon nombre de cas, celui de White a suffi à la guérison. L'importance et l'efficacité du rôle du périoste seraient bien plus évidentes, si, en se conformant aux prescriptions de la physiologie expérimentale, le chirurgien maintenait écartées l'une de l'autre les extrémités osseuses, s'en remettant à la propriété ostéogénique du périoste, du soin de combler, par une production osseuse de nouvelle formation, le vide laissé à dessein entre les deux fragments. De cette manière on obtiendrait la guérison sans raccourcissement du membre ainsi opéré.

Cette remarque n'a pas échappé à l'esprit judicieux et pratique de notre très-distingué collègue, M. Adolphe Richard; et c'est sur elle qu'il s'est fondé pour modifier la méthode de M. Jordan, en l'appliquant précisément dans les conditions spéciales sur lesquelles j'ai insisté. Ainsi, en 1854, ayant à traiter une pseudarthrose ancienne de l'humérus droit, chez un homme de cinquante-deux ans, M. Richard disséqua un manchon de périoste offrant environ $0^m,02$ sur l'un et sur l'autre fragment avivé par la résection. Il réunit cette sorte de gaîne sans mettre les extrémités osseuses en contact, comptant sur le périoste pour combler l'intervalle qui les séparait. Mais la régénération osseuse n'eut pas lieu, et le malade attend encore la guérison de sa pseudarthrose[1].

Ceux qui seraient tentés de reprocher à M. Richard une expérience fâcheuse, dont les chances étaient incertaines, doivent se rassurer, en considérant qu'il a été impossible d'empêcher le rapprochement et le contact des fragments, et que l'insuccès a dépendu beaucoup plus de l'âge du malade et de la mobilité probable du foyer de l'ossification que du procédé mis en usage.

Dans le cas où l'on réussirait, le cal se serait formé de la même manière qu'après les fractures, et le périoste isolé en forme de gaîne n'y serait certainement pour rien.

Tels sont les trente faits de résections sous-périostées que nous avons recueillis. On pourrait certainement y ajouter plus d'une opération du même genre, si toutes les observations étaient connues; mais personne n'ignore le peu d'intérêt que l'on prend aux insuccès, et l'on s'explique en partie de cette manière le silence gardé par leurs auteurs.

On devrait s'étonner du petit nombre de résections sous-périostées pratiquées depuis une vingtaine d'années, puisque la première opération de ce genre, faite sciemment, en vue de la reproduction des os par le périoste, fut exécutée, par M. le professeur Textor, en 1838. Mais n'est-ce pas la preuve de la rareté des indications, de la

[1] *Union méd.*, 27 mars 1860.

difficulté des procédés, des dangers supposés ou réels que l'on redoutait, et de la médiocrité des résultats?

Une pareille appréciation manquerait cependant de justice et serait contestable. L'examen et la discussion des faits doivent conduire à un jugement mieux fondé, et les exemples de résections sous-périostées que l'on possède sont assez nombreux pour en fournir les éléments.

Indications.

La carie et la nécrose paraissent avoir été les seules affections contre lesquelles on ait eu recours aux résections sous-périostées. L'ostéite était une circonstance accessoire et inévitable. Dans la carie, le périoste est en partie altéré et détruit[1], et la régénération osseuse nulle ou incomplète. Pour obtenir la reproduction de l'os, il faudrait arriver à des portions saines du périoste, et celles-ci recouvrent nécessairement des surfaces osseuses également saines. Pourquoi dès lors en ferait-on le sacrifice, dans l'espoir très-douteux de voir renaître un os qu'il est rationnel de conserver, et qu'on ne pourra jamais refaire mieux qu'il n'est déjà? Dans un point plus rapproché du mal, là où la suppuration existe sans ulcération, l'ossification ne sera pas impossible, mais sera très-lente et restera incomplète. Au siége même de la carie le périoste aura disparu et aucun os nouveau ne sera produit.

Dans les nécroses[2], le séquestre est superficiel ou profond. Dans le premier cas, le périoste en rapport avec l'os nécrosé, qui joue le rôle de corps étranger, est détruit ou frappé de suppuration. De nouvelles ossifications peuvent avoir lieu, mais elles se font avec une extrême lenteur, partiellement, sans continuité, sans épaisseur, ne semblent pas capables d'acquérir la forme et la solidité de l'os primitif, et ne dépendent pas des gaînes périostées.

[1] Voy. les observations de Textor, de Blandin, de Larghi, de Nélaton, de Verneuil etc.

[2] Voy. les observations de Gerdy, Maisonneuve, Larghi, Borelli etc.

Dans le second cas, c'est-à-dire si le séquestre est intérieur ou profond, des couches osseuses d'ancienne ou de nouvelle formation l'entourent et sont destinées à remplacer spontanément les portions osseuses nécrosées, après l'extraction de ces dernières, et à rendre au membre tous ses usages. Pourquoi, dès lors, détruire, par la résection sous-périostée, un travail réparateur dont la nature prévoyante et conservatrice a fait tous les frais? N'est-il pas illogique d'enlever un os déjà régénéré dans le but de le faire reproduire encore et de recommencer, au prix de chances très-graves, et avec moins de probabilités de succès, une ossification déjà avancée et complétement exempte de dangers? Telle a été cependant la conduite de MM. Larghi et Borelli dans leurs résections de l'humérus, dont nous aurons l'occasion de nous occuper plus loin.

Procédés opératoires.

Les os ont été mis à nu par une incision, courbe, ou droite et simple, ou terminée par deux petites sections perpendiculaires, de manière à obtenir deux lambeaux longitudinaux renversés de chaque côté pour découvrir les parties profondes. Ce procédé est applicable à la clavicule, aux côtes, à la mâchoire inférieure, à l'avant-bras et à la jambe, partout, en un mot, où les os et les parties molles environnantes ne peuvent être tirés en sens inverse et séparés, par conséquent, par traction, condition qui ne s'observe qu'au bras et à la cuisse. M. Larghi avance, il est vrai, que par deux petites incisions, faites aux deux extrémités de l'os à enlever, on parvient quelquefois à le diviser et ensuite à l'attirer au dehors, par l'une ou l'autre ouverture, sans même toucher aux parties intermédiaires. Cette manœuvre serait bonne pour l'extraction d'un séquestre, mais elle aurait peu de chance de succès dans tout autre cas, en raison de la résistance des adhérences [1].

[1] Voy. les observations et particulièrement celle de M. Borelli.

Lorsqu'on est arrivé sur l'os, on fend le périoste avec précaution, et on le détache avec un corps mousse, le manche d'un scalpel, un stylet, une aiguille concave ou tout autre instrument du même genre. M. Larghi a conseillé un ruban, passé autour de l'os et porté de haut en bas ou de bas en haut, le long de l'incision, pour rompre les adhérences périostiques. La section de l'os est pratiquée avec la scie à chaîne, les scies de Heine, Haitken, Charrière, la scie en crête de coq, et on facilite l'extraction de la portion réséquée avec le tire-fonds de Vidal (de Cassis), ou simplement des pinces, une spatule et un levier.

Dans le cas où l'on enlèverait la diaphyse de l'humérus ou du fémur, on aurait recours au procédé de M. Larghi, qui consiste à pratiquer deux incisions peu étendues, l'une supérieure, l'autre inférieure, aux extrémités du membre, à sectionner l'os et à le retirer par celle des plaies qui offre le plus de facilité au succès de cette manœuvre, en repoussant les chairs d'un côté pendant qu'on les tire fortement du côté opposé, ce qui n'est pas toujours d'une très-grande difficulté, puisque les parties molles, privées de soutien, pourraient être ployées et renversées en tout sens sans beaucoup d'obstacles.

On a signalé, au nombre des complications opératoires, des adhérences périostiques intimes et résistantes; des ruptures, blessures et lésions diverses du périoste; des hémorrhagies, par l'artère nourricière de l'os; des sections de nerfs; des inflammations très-vives; une grande abondance de suppuration; des accidents généraux et la mort survenue chez trois des malades de M. Larghi, parmi lesquels était un jeune homme simplement atteint d'une nécrose du péroné.

Pansement. Dès que la résection est terminée, il faut absolument poursuivre la réunion immédiate des plaies, sans laquelle la régénération osseuse manque ou menace d'être très-incomplète, et de se faire attendre indéfiniment[1].

[1] Voy. l'observation de Blandin etc.

Mais comment espérer la cicatrisation primitive d'une plaie, qui réunit les conditions les plus défavorables pour ce résultat ? Les parties molles sont enflammées, au moins partiellement, et percées de trajets fistuleux remplis de pus. Le périoste est dans le même cas, et a subi en outre des lésions plus ou moins graves pendant les manœuvres opératoires. Deux extrémités osseuses, d'une certaine épaisseur, divisées par la scie, font saillie au milieu des parties molles, dont le contact intime est impossible, du moins au niveau des os. Le périoste représente une gaîne ouverte, dans laquelle s'accumulent le sang, le plasma et le pus; aussi serait-on presque en droit de contester même la possibilité de la réunion par première intention, si l'on songe surtout à l'extrême rareté de ce mode de cicatrisation, dans les fractures compliquées de plaies, les amputations, et même après l'ablation de simples tumeurs. Comment s'imaginer que des os coupés en deux endroits n'irriteront pas les parties en contact, et n'en empêcheront pas l'adhésion ? Il faudrait vraiment n'avoir jamais pratiqué la chirurgie, pour se bercer de pareilles illusions. Comparer une gaîne périostique, ouverte dans toute sa longueur ou à ses deux extrémités, à celle du tendon divisé par une section sous-cutanée, et le reproduisant sans inflammation est une erreur inexcusable, puisque les condition de ces deux opérations sont non-seulement différentes, mais opposées.

La suppuration est donc inévitable; nous en avons indiqué les dangers. Les nécropsies, faites à la suite de résections sous-périostées, ne laissent aucun doute à ce sujet.

Quelle est la valeur des résections sous-périostées, dont on a publié les observations ?

L'utilité d'une méthode se prouve par ses résultats. Quels ont été ceux des résections sous-périostées ? C'est la question que nous allons examiner.

Parmi les trente observations dont nous avons fait mention, quatre publiées par M. Larghi ne sont pas des *résections sous-périostées.*

La première (obs. V de l'auteur, voy. p. 244), a trait à un abcès circum-tibial, auquel le malade succomba.

Dans la deuxième (obs. VII de l'auteur, voy. p. 244), il s'agit de la résection d'une portion du métatarsien, enlevé avec son périoste d'enveloppe.

Le troisième et le quatrième (obs. XI et XIV, voy. p. 244) sont des extractions de séquestre à la suite de panaris.

Restent vingt-six observations, que nous partagerons en deux classes. Dans la première, nous plaçons dix-neuf faits négatifs, qui portent avec eux leur démonstration. Dans la deuxième, nous rangeons les sept derniers cas, présentés à tort comme exemples de succès.

1° *Faits négatifs.* Le premier en date remonte au professeur Gerdy, qui pratiqua une résection sous-périostée de la totalité de la mâchoire inférieure. Nous en empruntons le récit au traité de notre ancien et regrettable collègue, Vidal (de Cassis), dont les ardentes sympathies pour les sentiments élevés et généreux, l'amour de la science et du travail, l'esprit brillant, le talent de critique et d'écrivain, n'ont pas été justement appréciés pendant sa courte et douloureuse carrière.

Obs. I. *Ablation sous-périostée de la totalité de la mâchoire inférieure. Nécropsie dix ans plus tard*[1]. *Reproduction partielle du tissu osseux.*

Le professur Gerdy eut l'occasion, le 4 juin 1834, d'enlever le corps de la mâchoire inférieure, nécrosé jusqu'aux masséters à la suite d'une fracture compliquée de plaie, produite le 10 décembre de l'année 1833 sur un nommé Martinetti. « Le périoste, dit Gerdy, « s'était détaché et épaissi, de manière à former en dedans de l'os un « demi-cercle concentrique d'une résistance et d'une fermeté presque « cartilagineuse, adhérent par ses deux extrémités au bord antérieur « de la face interne des branches, où le périoste reprenait ses rapports « de continuité avec l'os. Les muscles génio-hyoïdien, génio-glosse, en

[1] Vidal (de Cassis), *Traité de pathol. ext.*, t. III, p. 512, 3e édit. Paris 1851.

« un mot tous les muscles qui s'attachent en dedans de la mâchoire « étaient fixés sur le plan cartilagineux, et dès lors nous n'avions pas « à craindre la rétraction de la langue.» Le corps de l'os fut donc enlevé sans toucher au périoste ; mais la nécrose continua, et pendant l'année 1835 on dut détacher les branches du maxillaire, « dont on ne laissa que les condyles.» Cet homme vint mourir à l'Hôtel-Dieu le 6 janvier 1843, atteint de colique de plomb. On examina la mâchoire et l'on vit qu'elle était remplacée par trois portions osseuses, mobiles, unies entre elles, bout à bout, par un tissu fibreux. Elles aboutissaient de chaque côté aux environs de la cavité glénoïde. La plus considérable occupe le côté droit ; elle est aplatie, mince, offre une saillie qui semble un vestige de l'apophyse coronoïde, et une partie plus étroite, surmontée d'un renflement qui représente assez bien le condyle dépourvu de surface articulaire. Cette partie adhère en haut par un tissu fibreux, au niveau de la cavité glénoïde. En bas le nouvel os s'étend jusqu'auprès de le ligne médiane, où il s'unit à une autre portion osseuse. Il existe aussi en ce point plusieurs petits noyaux osseux réunis par du tissu fibreux. La portion gauche, plus petite, représente aussi la branche de la mâchoire inférieure ; mais elle est moins volumineuse et descend moins bas que celle du côté opposé.

Enfin la troisième portion intermédiaire n'occupe pas symétriquement la région moyenne ; elle se prolonge beaucoup plus à gauche qu'à droite. Elle est moins aplatie que les autres et présente une légère convexité en avant. A sa face interne existent deux éminences osseuses, où viennent s'insérer les génio-glosses, disposition qui rend bien compte des mouvements exercés par la langue. Cette pièce intermédiaire est mobile, quoique fortement unie aux deux autres par du tissu fibreux.

Ces trois portions osseuses reçoivent des insertions musculaires dans toute leur longueur.

« *Pendant la vie elles n'avaient pas été reconnues*, *sans doute à cause de leur mobilité et de leur peu d'épaisseur*.»

Cette observation vient confirmer la plupart des considérations que nous avons exposées au sujet des résections sous-périostées.

On y voit une application très-réelle et très-complète des principes et des procédés de la méthode par un des habiles professeurs de clinique de la Faculté de Paris, qui conservait le périoste, comme on l'a fait en tout temps dans des cas semblables, sans se douter qu'il pratiquait une opération qu'on appellerait plus tard nouvelle, et sans se préoccuper aucunement de la régénération de l'os. Gerdy conservait le périoste, et il agissait de même pour les muscles, obéissant à l'indication d'enlever les parties malades et de ménager les tissus sains. La reproduction de l'os, à ses yeux douteuse et indifférente, ne l'occupait pas, parce que la science ne lui révélait rien de semblable, et que de minces lamelles osseuses, sans continuité et sans résistance, lui paraissaient de trop peu de valeur pour y attacher une importance sérieuse.

Des faits semblables à celui de Gerdy se sont présentés aux chirurgiens de toutes les époques, et la régénération d'un os complet eût vivement frappé les esprits, si on l'avait réellement observée. On peut donc en conclure, avec une sorte de certitude, que ces régénérations, dont le hasard eût offert mille exemples dans le courant des siècles, n'ont jamais eu lieu, et que telle est la véritable raison du silence des auteurs à cet égard.

Nous ferons une autre remarque. L'état rudimentaire et la fragmentation des lamelles osseuses reproduites confirment le peu de tendance et la lenteur de l'ossification dans les cas de suppuration périostique, et le défaut de tout travail de ce genre aux points où les ulcérations ont existé. L'articulation temporo-maxillaire avait disparu, et était remplacée par une pseudarthrose par continuité fibreuse sans trace de condyle. Qu'était devenu ce dernier, dont une petite tige osseuse nouvelle occupait la position ? L'absorption s'en était emparée, et l'immobilité de la jointure en avait causé la déformation.

Les lamelles osseuses, méconnues pendant la vie, n'avaient été d'aucune utilité, et il eût paru exorbitant de conclure d'une pareille observation à l'indication d'enlever l'humérus ou le fémur, avec chances problables d'en rétablir les usages par la régénération des os.

Obs. II. Dans le cas de M. Rklitsky (voy. p. 232), la diaphyse radiale était interrompue, par défaut de continuité, vers la partie moyenne du membre, où l'os ne s'était pas reproduit.

Obs. III. M. le docteur Karawajew (voy. p. 232) trouva, dix mois après la résection d'une portion de côte de $0^m,03$ de longueur, une lame osseuse de $0^m,002$ d'épaisseur.

Obs. IV. Le professeur Textor (voy. p. 234), ayant pratiqué la résection sous-périostée d'une portion de côte, la trouva incomplétement remplacée, quatre mois plus tard, par une pièce osseuse, qui n'égalait ni en largeur ni en épaisseur les dimensions de la partie enlevée, et la plaie, qui ne s'était pas fermée, ressemblait à un ulcère scrofuleux.

Obs. V. M. Textor a également cité une observation semblable, publiée dans le journal de Fricke et Oppenheim (voy. p. 234, *loc. cit.*).

Obs. VI. Le malade de Blandin avait perdu, en partie, les mouvements de l'épaule (circonstance, au reste, indifférente au point de vue qui nous occupe, puisqu'on a des exemples de persistance de ces mouvements, malgré l'absence de la clavicule), et l'os réséqué s'était très-incomplétement reproduit, et ne présentait au bout de deux ans que des noyaux osseux développés le long de la bride périostique laissée en place. « *Ces noyaux se réuniront sans doute un jour* » (disait Blandin). M. Ollier, qui a examiné le malade dix ans plus tard, a constaté que cette espérance ne s'était pas réalisée (voy. p. 235).

Obs. VII. La moitié interne de la clavicule réséquée par M. Chassaignac semblait remplacée par un cordon fibreux, le soixante-quinzième jour de l'opération, alors que la plaie était guérie, et « rien n'indiquait la reproduction de l'os » (voy. p. 241).

Obs. VIII, IX et X. Dans trois cas de résections sous-périostées du maxillaire inférieur, M. Maisonneuve n'avait pas constaté de régénérations osseuses notables (voy. p. 241).

Obs. XI. Deux années après la résection d'une portion de côte, faite par M. Barrier, on ne sentait, au fond de la dépression de la plaie, aucune substance osseuse (voy. p. 241).

Obs. XII. La totalité de la clavicule enlevée par MM. Nélaton et Richard ne s'était pas reproduite en huit mois, et l'autopsie fit voir que du tissu fibreux l'avait remplacée en grande partie (voy. p. 241).

Obs. XIII. Le silence gardé par M. Larghi sur l'état du périoste d'un jeune homme, mort le vingtième jour des suites d'une résection du péroné, doit faire supposer qu'aucun travail de régénération n'avait eu lieu (voy. p. 244).

Obs. XIV. Un cordon dur et fibreux remplaçait, au bout de trois mois, la partie moyenne du cinquième métacarpien, enlevé par M. Larghi sur un enfant de quinze ans (voy. p. 244).

Obs. XV. Aucun travail d'ossification n'avait eu lieu sur un malade auquel M. Larghi avait enlevé le maxillaire supérieur gauche et la plus grande partie du maxillaire supérieur droit (voy. p. 244, obs. IX).

Obs. XVI. Même résultat, à la suite d'une résection du maxillaire inférieur pratiquée par M. Larghi (voy. p. 244, obs. X).

Obs. XVII. Dans un autre cas de résection du même os, par M. Larghi, la régénération de l'os n'eut pas lieu (voy. p. 244, obs. XII).

Obs. XVIII. M. Jordan pratiqua sans succès une résection sous-périostée de l'humérus dans un cas de pseudarthrose (voy. p. 246).

Obs. XIX. M. Ad. Richard ne fut pas plus heureux, et son opéré conserva sa pseudarthrose humérale (voy. p. 248).

Ces dix-neuf observations n'offrent pas un seul exemple de reproduction osseuse complète, et on n'y rencontre même aucun cas de régénération assez régulière, pour représenter approximativement la forme et les rapports de l'os réséqué et en assurer les fonctions. Les autopsies sont positives à cet égard, et n'ont montré que des ossifications rudimentaires.

2° *Faits présentés à tort comme exemples de succès.* Les sept observations suivantes ont été considérées comme des preuves authentiques de la régénération des os, au double point de vue des formes et des fonctions. Nous les ferons précéder de quelques remarques relatives aux difficultés de l'appréciation d'un si grave problème. Quels regrets n'éprouverait pas le chirurgien qui, sur la foi de succès imaginaires, impossibles ou complétement exceptionnels, ferait perdre à un malade les usages d'un membre qu'il eût pu conserver par une autre méthode opératoire!

La prudence n'exige-t-elle pas que l'on ne néglige aucun moyen de se mettre à l'abri d'une si grave erreur?

Le tissu inodulaire acquiert parfois une consistance et une solidité assez grandes pour faire croire à la présence de couches osseuses de nouvelle formation. Dupuytren, qui ne conservait pas le périoste dans ses résections du maxillaire inférieur, citait des malades dont les tissus cicatriciels avaient acquis assez de dureté pour remplacer en partie la mâchoire et en remplir les fonctions ; on n'a rien constaté de plus dans la plupart des résections sous-périostées dont l'histoire a été publiée. Il eût fallu rechercher, au moyen d'aiguilles à acupuncture, quel était le véritable état des parties, et s'il existait réellement un nouvel os, dont il eût été en outre nécessaire d'indiquer la dimension et les rapports.

Des portions plus ou moins étendues des os de la jambe, de l'avant-bras et même de la cuisse [1], ont pu se reproduire sans que le périoste en ait été conservé. Ainsi, dans des fractures comminutives, avec perte de substance comprenant toute l'épaisseur de l'os dans une certaine étendue, la consolidation s'est opérée par une ossification intermédiaire.

Comment dès lors apprécier le rôle actif du périoste disséqué, en manchette ou autrement, dans les phénomènes de la réparation des os? N'est-on pas en droit d'en affirmer la nullité?

Dans les cas de nécrose, ne pourrait-on pas être abusé par la forme et les dimensions du séquestre, et s'imaginer avoir enlevé la totalité de l'os, tandis que l'on n'aurait extrait qu'une portion frappée de mort, en laissant en place les nouvelles couches osseuses, confondues avec les parties indurées environnantes ?

N'est-on pas encore exposé, par les difficultés de la mensuration des membres, à supposer l'existence d'un nouvel os, là où il y aurait seulement rapprochement des extrémités réséquées?

A ces objections très-fondées on ne saurait répondre que par des faits. Les malades auxquels des résections sous-périostées ont été pratiquées (avec succès, dit-on) , ne

[1] Voir la note c.

sont pas sans doute immortels, et l'expérience les montre au contraire sujets, par leur mauvaise constitution, à des récidives, à des diathèses et à des accidents malheureusement capables d'abréger leur vie. Il devrait donc être facile de présenter simultanément l'os enlevé dans des conditions telles qu'il ne pourrait se reproduire sans les gaînes périostées, et l'os régénéré, pour en permettre la comparaison et prouver scientifiquement, c'est-à-dire d'une manière certaine et positive, que le nouvel os est identique à l'ancien, ou qu'il s'en rapproche assez, sous le rapport de la forme, des dimensions et de la solidité, pour en remplir les usages. On attend encore cette démonstration, et les observations connues sembleraient plutôt en infirmer qu'en établir la réalité.

Le rétablissement des usages généralement attribués à un os ne suffit pas toujours pour en prouver la régénération, puisqu'on a vu la clavicule remplacée par la première côte, à laquelle adhérait très-fortement un cordon dur et fibreux, représentant la clavicule enlevée. A l'avant-bras et à la jambe, le radius ou le cubitus et le péroné suffisent pour l'exécution des mouvements de la totalité du membre, et l'on ne saurait en tirer la conséquence que la continuité de l'os voisin est rétablie.

Lorsqu'une ossification nouvelle peut être expliquée par d'autres causes que par l'activité du périoste, détaché sous forme de gaîne ou de lambeaux, on doit donc les tenir pour vraies, puisque les probabilités sont jusqu'à présent contraires à la régénération des os par le périoste conservé, dans de pareilles conditions.

Nous aborderons maintenant les faits dont il nous reste à parler, en connaissance de cause et sans illusions sur les difficultés et l'importance de cet examen.

OBS. XX. Nous avons déjà rapporté, avec quelques détails, la résection sous-périostée du coude de M. Verneuil. Cet habile collègue avait annoncé à la Société de chirurgie que les os avaient éprouvé un allongement de $0^{m},03$. M. Ollier (séance de l'Académie des sciences du

21 novembre 1859) avait porté de son côté cet allongement à $0^m,06$. Un tel désaccord témoignait suffisamment de la nécessité de revoir le malade et d'étudier l'articulation avec tout le soin nécessaire pour constater quelle était l'origine des ossifications périphériques, que nous sommes disposé à attribuer au périoste intact et sain des extrémités osseuses, plutôt qu'aux lambeaux altérés du périoste.

J'ai exposé ces doutes[1], et une commission composée de MM. Verneuil, Larrey et Morel Lavallé a été nommée, et a été chargée d'un rapport à ce sujet ; mais la disparition du malade a empêché d'arriver à la vérité.

Les six autres observations proviennent de chirurgiens italiens.

Obs. XXI. *Extraction et reproduction sous-périostées d'une portion de trois côtes*, par M. Larghi (de Verceil).

César Bianco, âgé de douze ans, jeune enfant vif et spirituel, venait me consulter chez moi, le 6 février 1843, pour une tumeur qu'il avait à la partie latérale inférieure droite de la poitrine, située au-dessous de l'angle inférieur de l'omoplate. La maladie était survenue à la suite d'un choc violent qu'il avait éprouvé dans cette région l'année précédente.

Il fut reçu à l'hôpital de Verceil le 12 février 1845, sous le numéro d'ordre 1034 et sous le numéro de lit 131.

Le petit malade ne présente aucun signe de rachitisme ; il est agile de corps, d'une taille élevée, d'une constitution grêle ; et cependant il n'avait pas souffert de maladies antérieures. Je soupçonnai aussitôt que, outre les dégâts des parties molles, il y avait aussi lésion de quelques côtes. Je m'appliquai à l'étude de leur résection, et m'étant transporté au théâtre anatomique, je mis à découvert les côtes d'un cadavre, au-dessous de l'angle de l'omoplate. Je coupai quelques fibres des muscles intercostaux superficiels et profonds, selon les méthodes décrites pour la résection des côtes, et je ne poussai pas plus loin l'étude des méthodes indiquées ci-dessus. Je coupai le périoste sur le milieu des côtes, et j'éloignai les deux lambeaux jusqu'à la marge supérieure et à la marge inférieure ; je fis passer une aiguille de Dechamps, munie d'un cordon de soie, et je vis aussitôt qu'avec le secours du cordon on dépouillait facilement de leur périoste un long espace des côtes, porté en avant et en arrière. Cette épreuve me dé-

[1] Voy. ma lettre à la Société de chirurgie, note c.

montrait que pour faire la résection des côtes, je n'aurais plus à couper les muscles intercostaux, évitant ainsi le danger de blesser les plèvres, l'artère et les nerfs intercostaux. Le procédé opératoire était plus simple et moins dangereux que l'ancienne extirpation; j'étais donc autorisé à le mettre en pratique. J'en crus l'exécution facile à cause de l'augmentation d'épaisseur du périoste et de sa moindre adhérence à l'os. Je comptais sur la reproduction des os; mon attente ne fut pas trompée.

Lorsque j'eus pourvu aux soins préliminaires, je pratiquai avant tout une ponction sous-cutanée, puis je fis des injections iodées, après lesquelles je tâchai de faire adhérer les parois de l'abcès par une pression convenable, mais je n'obtins pas l'adhérence.

Le 24 avril, je fis une exploration par l'ouverture, et je sentis que deux côtes étaient découvertes. Je résolus donc de faire une large incision elliptique à la région inférieure de la tumeur, et de me régler d'après l'état des parties.

Après que j'eus fait cette incision elliptique à convexité inférieure, un vaste abcès enveloppé de la membrane ordinaire se trouva mis à découvert; il y avait une grande excavation faite aux dépens des muscles dentelé et dorsal; je trouvai dans le fond de la cavité, après l'avoir nettoyée, trois côtes nécrosées sur l'espace d'un pouce environ. Les côtes nécrosées présentaient, au centre de l'affection, une dilatation en guise d'une fleur, avec une cavité d'une certaine profondeur. Je fis une incision au périoste, en deçà et au delà de la corrosion qui se présentait sur la côte supérieure; je la détachai avec le levier dans l'étendue d'un demi-pouce de chaque côté; cela fait, je détachai tout doucement le périoste jusqu'aux marges, vers la surface interne tournée vers la plèvre; je passai au-dessous l'aiguille de Dechamps entre le périoste et la marge supérieure, et je la fis sortir entre le périoste et la marge inférieure de la côte. Alors il me sembla que j'avais presque achevé l'opération. En tirant le cordon de l'un et de l'autre côté, je détachai complétement le périoste de la côte.

La portion dépouillée avait une longueur de deux pouces. Je pus, en la soulevant, pousser au-dessous la scie à chaîne, avec laquelle je sciai la côte du sternum; du côté du dos, je coupai la côte avec le sécateur.

J'opérai de la même manière successivement pour les deux côtes, et je fis l'extraction d'une partie osseuse de la même longueur.

Je retrouvai le périoste converti en membrane rouge et épaisse; il manquait dans l'endroit où les côtes présentaient l'excavation indiquée ci-dessus; et il n'y avait là que la face antérieure de l'étui périosté, du côté de la plèvre. Il n'y eut pas d'hémorrhagie; je fis un pansement simple; l'opération ne présenta pas la moindre difficulté. Il n'y eut pas une vive réaction, et je ne fis aucune saignée ni aucune application de sangsues; mais l'enfant, peu docile, ne voulut jamais permettre qu'on lui appliquât un bandage pour fixer le bras contre le tronc; c'est pour cette raison, et aussi à cause des désordres qu'avaient éprouvés les muscles grand dentelé et grand dorsal, que la cicatrisation fut très-lente. Cependant le malade quittait le lit un mois après l'opération.

Au mois de juillet, il ne restait qu'un très-léger sinus fistuleux que l'enfant ne voulut jamais laisser cautériser. Ce sinus se ferma ensuite spontanément.

Comme le petit César n'était pas pressé de reprendre son état de menuisier, il resta à l'hôpital jusqu'au 27 décembre 1845, s'utilisant dans le service de l'infirmerie. Je ne le renvoyai pas, pensant qu'il reprendrait toujours assez tôt son pénible métier.

J'examinai, dans les premiers jours de 1855, le jeune César : il présente une large cicatrice inférieurement à l'angle de l'omoplate. Les mouvements du bras sont libres, mais l'angle inférieur de l'omoplate, quand le bras s'élève, reste fixe. L'endroit où fut pratiquée l'extraction est couvert par la peau tendue, sans plis et non mobile sur les os. Les côtes de l'angle de l'omoplate en bas sont rapprochées l'une de l'autre et adhérentes; il n'y a pas d'espace intercostal, mais seulement un léger abaissement. Le sillon est aussi ossifié. Les côtes présentent un tout continu, comme serait une cuirasse; elles ont conservé l'ensemble de leur convexité et de leur configuration.

M. Larghi, en 1857 [1], n'avait parlé que de l'extraction de deux côtes, mais nous n'insisterons pas sur ce détail.

Voici les réflexions de M. Eissen, à l'occasion de ce fait, et nous n'avons rien à y ajouter :

« D'après le récit de M. Larghi, l'on ne saurait admettre « l'indication légitime d'une résection sous-périostée. Un « nouvel os s'était déjà produit autour des séquestres, et il « a été inutilement sacrifié.

« La régénération du tissu osseux est incontestable, mais « rien ne prouve qu'elle ait été due à l'action de la gaîne « périostique conservée. On peut très-bien supposer que « l'intervalle de 0^{m},06 (2 pouces), résultant de l'ablation « d'une portion des côtes, a été comblé par les jetées os-

[1] *Gaz. méd.* du 29 janvier 1859.

« seuses développées sous le périoste adhérent aux extré- « mités des os, comme l'observation directe l'a déjà montré.

« Comment comprendre que trois gaînes périostiques, « isolées et séparées par les muscles intercostaux, aient pu « régénérer un os continu et comme lamellaire ? Le rap- « prochement des extrémités réséquées des côtes n'a-t-il « pas plutôt permis un cal commun ?

« L'examen direct des parties pourrait seul lever ces « difficultés, et le fait de M. Larghi ne saurait être proposé « comme exemple, et ne prouve nullement l'action régé- « nératrice des gaînes périostiques, complétement séparées « des os réséqués. »

Obs. XXII. *Résection sous-périostée de l'os iliaque droit. Régénération du tissu osseux,* par M. Larghi (de Verceil).

Jacques Pagano, de Ronceno, province de Verceil, scrofuleux, âgé de quinze ans, fut reçu à l'hôpital de Verceil, dans la salle chirurgicale placée sous ma direction, le 30 mars 1845, sous le numéro d'ordre général 801, et sous le numéro de lit 140. Le malheureux enfant se présente avec l'extrémité inférieure droite plus longue de quatre doigts en travers que la gauche. Il avait déjà passé, il y a maintenant sept ans, plus d'une année à l'hôpital, dans une autre section.

La crête iliaque droite est plus basse que celle de gauche ; le trochanter droit est aussi beaucoup plus bas que le gauche. Il y a un sinus antérieur au grand trochanter ; la compression, faite avec les doigts, tout autour de l'os iléon et sur lui, donne une sensation distincte d'élasticité. Je jugeai qu'il y avait luxation de l'iléon sur le sacrum. C'est l'os iléon qui a glissé en bas. Le sinus et la compression font voir que l'os est devenu mou, ce qui est aussi prouvé par l'exploration faite par le sinus fistuleux qui conduit à l'os.

Le 22 avril, je me déterminai à entreprendre l'extraction de la portion iliaque de l'os innominé.

M. le docteur Gallifanti, chirurgien distingué de l'hôpital, est présent à l'opération. J'introduis une branche de forts ciseaux dans le sinus situé antérieurement au grand trochanter, et je la conduis en haut en incisant d'un seul trait ses parois. Arrivé à l'épine antérieure supérieure de l'os iliaque, je porte autour du bord supérieur de l'os l'instrument tranchant jusqu'à l'épine iliaque postérieure. L'incision comprend non-seulement le périoste, mais encore la table externe et une portion de la substance réticulaire de l'os, devenues molles. J'abaisse le grand lambeau cutanéo-périosté ; après quoi j'extrais, avec des tenailles en forme de double cuiller, toute la substance de l'os iliaque ; j'évide en dedans le bord antérieur de l'os, en laissant à sa place la substance corticale externe. Il faut plus de temps pour décrire l'opération que pour la faire ; en procédant toujours avec d'autant plus de lenteur que j'approchai davantage de la face postérieure du périoste vers le péritoine, j'évidai toute la paroi osseuse de l'iléon jusqu'auprès de son articulation avec le sacrum, et jusqu'auprès de la portion qui s'approche de la cavité cotyloïdienne. Les viscères du ventre se mouvant par la respiration comprimaient et poussaient en dehors la face interne du périoste. C'était une chose émouvante, même pour un opérateur de sang-froid. L'énorme cavité périostée, dont on avait évidé une partie si considérable d'os, était formée par le périoste changé en une membrane forte, épaisse et rouge écarlate. Je relevai le lambeau cutanéo-périosté, et le fixai à la place qu'il devait occuper, au moyen de six points de suture entrecoupée faite avec un petit ruban. Je plaçai le membre sur un plan incliné ascendant. Il n'y eut das de réaction. J'enlevai les points de suture le cinquième et le sixième jour. Je ne pratiquai aucune saignée. Il ne survint ni phlegmon ni érysipèle.

Dans les premiers jours, la plaie sécrète une humeur sanguinolente copieuse, suivie d'une humeur jaunâtre albumineuse. Il n'y eut d'hémorrhagie ni pendant l'opération ni pendant le traitement. L'énorme cavité se ferma peu à peu.

Le 30 août, le malade quitta le lit et marcha à l'aide de béquilles. Le 23 septembre, il sortit de l'hôpital sans béquilles.

Je revis le malade au commencement de l'année 1852. Il rentra à l'hôpital, où il resta depuis le 17 février jusqu'au 3 mars 1852, affecté, sur le trochanter droit, d'un abcès froid, qui s'ouvrit spontanément par une petite ouverture, et guérit rapidement.

Voici dans quelles conditions je retrouvai le malade à cette époque, et les réflexions que me suggéra son état :

La mollesse extrême de l'iléon nécessita l'extraction. On ne pouvait remédier à la triste condition de l'os iléon qu'en le renouvelant, c'est-à-dire en en provoquant la reproduction ; on ne pouvait cependant élever l'os de nouvelle formation jusqu'au niveau naturel de l'os iléon gauche correspondant. Quand le malade partit de l'hôpital, on sentait qu'à l'os ancien avait succédé un os nouveau ; mais voici quel est son état actuel :

L'os iliaque nouveau a repris en grande partie la forme de l'ancien. Le bord supérieur de l'os nouveau est plus bas de $0^m,02$ que celui de l'os iliaque gauche.

Il y avait déjà abaissement total de l'os avant l'opération, étant causé par l'ancienne luxation de l'iléon avec le sacrum. L'épine iliaque antérieure supérieure s'incline vers l'épine antérieure inférieure ; ce qui est un effet de la formation irrégulière et déprimée de l'os nouveau. L'os entier incline aussi un peu antérieurement, ce qui, je crois, dépend aussi de l'irrégularité de l'ossification nouvelle.

Le trochanter droit est moins saillant que le gauche, et il est plus bas que ce dernier de $0^m,07$, par conséquent le malade a l'extrémité droite plus longue d'une quantité égale à celle que nous venons de nommer.

L'incision cutanéo-periostée fut exécutée tout autour de la crête de l'iléon ; maintenant la cicatrice est devenne antérieure, longitudinale et oblique de devant en arrière.

Cette observation offre trop d'obscurités et trop d'assertions extraordinaires ou contradictoires, pour présenter les caractères d'une démonstration scientifique. On paraît avoir espéré se créer quelque droit à la conception et à la pratique de l'évidement, en dénaturant la signification du mot *évider*, et en l'employant dans le sens d'*extraire*, ce qui est fort différent. Nous ne comprenons pas comment le périoste iliaque a pu être soulevé par les intestins, puisque le fascia iliaca et le musque iliaque n'avaient pas été détruits. Cette assertion, qu'il a fallu plus de temps pour décrire l'opération que pour la faire, est d'une exagération sans nom, quand on pense qu'il a fallu mettre à découvert l'os des iles, et l'enlever en presque totalité. Si l'on se rappelle qu'en 1847 (voy. p. 237), M. Larghi annonçait que le membre plus long que l'autre avait repris ses dimensions normales, et que la claudication avait disparu quatre mois après une aussi terrible opération, on est frappé de surprise, et on réclame des détails plus véridiques et plus acceptables.

Obs. XXIII. *Résection sous-périostée de l'humérus droit. Guérison*, par M. Larghi (de Verceil).

Bernard Frolfa, cordonnier de Parone, province d'Ivrée, âgé de vingt ans, fut reçu à l'hôpital de Verceil, sous le numéro d'ordre général 1842 et sous le numéro de lit 55, le 20 juin 1845 ; il fut opéré le 28 et sortit guéri le 30 août.

Il est d'une constitution éminemment scrofuleuse. Le volume de l'humérus a au moins augmenté du double dans sa partie moyenne. Il existe le long du côté externe du bras trois trous d'où s'écoule une sérosité infecte ; les mouvements de l'articulation avec l'épaule sont libres, ainsi que les mouvements de l'articulation avec l'avant-bras. Les articulations que nous venons d'indiquer sont également saines.

Le tissu laminaire est devenu gros et dur autour du bras, et les muscles sont raidis.

La maladie dure depuis six mois. D'après ce que raconte Frolla, il sortit, les années précédentes, plusieurs esquilles osseuses. Le malade insiste pour être délivré de son mal, et il est même disposé à subir l'amputation conseillée par quelques chirurgiens. La dureté qu'avait prise l'humérus, et que l'on reconnaissait principalement dans la région externe du bras, me fit croire que la surface externe de l'os était affectée d'*éburnisation*. L'exploration par le moyen de la sonde faisait connaître que l'on entrait dans une grande cavité. Je pensai aussitôt qu'on devait recourir à l'extraction sous-périostée. Voici le plan que je suivis sur le cadavre :

Incision cutanéo-inter-musculaire, qui s'étend des proximités de l'épine de l'omoplate au voisinage du condyle radial de l'humérus. L'incision doit comprendre la peau, le tissu laminaire, l'aponévrose; elle doit être très-ample, afin de vaincre la résistance des masses musculaires. Elle côtoie supérieurement avec le lambeau supérieur le bord postérieur du deltoïde, avec le lambeau inférieur le bord du triceps. Elle côtoie inférieurement avec le lambeau supérieur les bords externes des muscles brachial antérieur et biceps, avec le lambeau inférieur, le bord externe de la partie inférieure du triceps.

Il faut écarter, s'il se peut, le nerf radial, puis inciser au delà même de la maladie le périoste dans la direction de l'incision cutanéo-intermusculaire. Il ne faut pas blesser les vaisseaux et les nerfs circonflexes, et pour cela on doit les éviter en les écartant et en les tirant en haut, s'il est possible; il faut détacher les bords du périoste de l'os avec le levier, avec la lame triangulaire etc., et ainsi isoler la partie de l'os qu'il est nécessaire d'amputer.

Je fis une longue incision intermusculaire entre le deltoïde et le triceps, entre le brachial antérieur et le triceps qui s'étendait de la proximité de l'épine de l'omoplate jusqu'auprès de la tubérosité radiale de l'humérus. D'un seul coup, je fis l'incision de la peau et de l'aponévrose.

Incision périostée. J'incisai le périoste au bas du col chirurgical de l'humérus, et je continuai à couper jusqu'à quatre doigts en travers au-dessus de la tubérosité radiale de l'humérus. Voilà la voie tracée et ouverte pour l'isolement et l'extraction de l'os.

Je commençai à détacher avec le levier et avec la lame triangulaire les bords du périoste, et comme ils étaient adhérents à l'os autour du sinus, leur détachement fut très-lent; à mesure que la dissection s'avança, elle devint plus facile, attendu que je pus faire une plus grande prise avec le levier, avec l'index et avec la lame courbe introduite entre l'os et le périoste. Ayant poussé plus loin la dissection du périoste, je fis passer les angles réunis d'une longue pièce de toile, avec laquelle, en tirant les deux extrémités dans différents sens, je parvins à isoler entièrement l'os. Je fis la section de l'os avec la scie à chaîne. Il n'y eut pas d'hémorrhagie, et je ne pratiquai aucune ligature. La cavité périostée fut conservée dans sa totalité, et elle ne fut pas du tout blessée. Le périoste était comme du velours rouge épinglé.

Je fis sept points de suture entrecoupée, dans laquelle je ne compris que la peau et le tissu adipeux, évitant surtout d'y comprendre le périoste. Lorsque j'eus terminé les sutures, le membre n'étant plus retenu par les assistants se contracta énormément. Après lui avoir laissé un moment de repos, je le couvris avec un voile humecté d'onguent réfrigérant, puis je l'entourai de deux couches épaisses de compresses et de deux cartons; je contins le tout avec un bandage circulaire. Je plaçai le membre légèrement courbé sur un coussin. Il n'y eut aucune réaction. Je fis le premier pansement le cinquième jour, en commençant par enlever les points extrêmes de la suture; puis j'enlevai les moyens le sixième jour. Il n'y eut pas de séparation, et au dixième jour, il avait sa forme cylindrique. Ayant vu cela, et la suture et l'incision étant déjà cicatrisées, je faisais chaque jour une légère extension et contre-extension aux extrémités du membre, afin qu'il ne restât pas plus court qu'il ne devait l'être dans son état naturel. Je ne palpai jamais le membre dans l'endroit où l'os avait été extrait jusqu'au trentième jour; à ce moment, je mis la main au-dessous; je l'embrassai, le soutins, et je sentis la continuité de l'os.

Peu à peu le malade commença à relever son bras; il a la même longueur que l'autre qui est sain, mais il est plus gros.

Le 10 août, j'explorai de nouveau, et je sentis décidément avec les doigts l'os nouveau. Le malade lève facilement le bras pendant les jours suivants. Il voulut absolument sortir le 30 du mois d'août, quoique je désirasse le retenir pour observer les modifications qui surviendraient dans l'os nouveau.

Quand le malade sortit de l'hôpital, il remuait aisément le membre; car il s'en servait pour porter les aliments à sa bouche, pour s'habiller etc. Le succès de l'opération fut très-heureux, parce que la réunion eut lieu par première intention; que non-seulement l'os renaquit, mais qu'il conserva la longueur naturelle; et que la main, l'avant-bras, le bras conservèrent l'intégrité de leurs mouvements[1].

Remarques. D'après cette observation, la régénération osseuse serait évidente. La guérison aurait été rapide, exempte de complications et d'accidents; la longueur normale du membre aurait été conservée, et les mouvements et les usages du membre n'auraient pas souffert.

Faut-il s'incliner devant ces assertions? Les égards confraternels nous le commandent; mais la science est plus exigeante, et nous impose le devoir de montrer tout ce qu'un pareil fait a d'étrange, d'exceptionnel et d'exorbitant. M. Ollier, partisan et défenseur des résections sous-périostées, admet le fait, mais le déclare impossible dans la pratique de nos hôpitaux.

Voici quelques considérations sur lesquelles nous appellerons l'attention.

La résection sous-périostée de l'humérus était-elle indiquée? A nos yeux, rien ne la motivait, et nous la regardons comme une faute.

Le malade souffrait depuis plusieurs années d'une nécrose de l'humérus. Des séquestres étaient sortis spontanément ou avaient été extraits; trois cloaques, c'est-à-dire trois ouvertures fistuleuses existaient au côté externe du membre, et conduisaient dans une vaste cavité de l'humérus, dont les couches externes étaient dures, comme éburnées et augmentées de volume.

Que s'était-il produit? L'art est chaque jour témoin de phénomènes semblables et les explique.

A la suite de la nécrose, un nouvel os, plus ou moins irrégulier et plus volumineux que l'ancien, puisqu'il l'entourait, s'était formé. Les séquestres n'avaient été qu'incomplétement enlevés, et les portions qui en restaient entretenaient la suppuration, altéraient le tissu osseux en contact et empêchaient la guérison. Le traitement le plus

[1] *Gaz. méd.*, 29 janvier 1859.

simple et le plus efficace était l'évidement. On eût réuni les ouvertures fistuleuses, en les agrandissant, pour aller à la recherche des portions osseuses nécrosées ou cariées et en pratiquer l'extraction. En agissant ainsi, on conservait le membre sans courir aucun danger. Les couches saines périphériques conservées ; le périoste intact ; les insertions musculaires ménagées ; la plaie réduite à de très-faibles dimensions ; la longueur et la résistance du membre laissées normales ; la cavité médullaire se comblant spontanément par une ossification centrale, tels auraient été les avantages obtenus.

La question des indications opératoires est toutefois incidente, et ce sont les résultats de la résection qu'il importe d'apprécier.

La diaphyse humérale avait été excisée depuis le col chirurgical de l'os jusqu'à quatre travers de doigt, au-dessus de l'épicondyle. L'humérus avait été coupé perpendiculairement dans ces deux points au moyen de la scie à chaîne. La gaîne périostale était nécessairement maintenue béante au niveau des deux sections osseuses. Cependant la réunion se fit sans suppuration ! Si l'on pense à l'extrême rareté des cicatrisations primitives, à la suite des amputations, rareté telle que, pour notre part, nous n'en avons jamais vu qu'un seul exemple, on aura quelques motifs d'étonnement, puisque, au lieu d'un os saillant, au centre des chairs d'un moignon, il y en avait deux, et que les chances défavorables étaient par conséquent doublées.

On sait, en outre, que les trajets fistuleux résistent avec une opiniâtreté désespérante à la cicatrisation, alors même que la cause qui les entretenait a disparu. Aussi proposons-nons de les exciser de prime abord, pour n'avoir pas à en poursuivre, pendant des mois entiers quelquefois, l'occlusion par des injections irritantes, la cautérisation et des incisions. Cependant ces trajets fistuleux, au nombre de trois, se réunirent immédiatement, et il n'y eut pas de suppuration. C'est un fait absolument nouveau en chirurgie, et personne, jusqu'ici, n'avait cru à l'adhésion primitive des parois fistuleuses. On connaît les travaux de Dupuytren sur les muqueuses accidentelles qui tapissent les conduits et qui font comprendre les difficultés de leur oblitération.

On sait encore, et toutes les observations le prouvent, que là où le périoste a été détruit par la suppuration, les points altérés de cette membrane continuent à fournir du pus, et ne sauraient concourir à l'ossification, du moins pendant fort longtemps.

Rien de semblable chez le malade de M. Larghi. Le périoste manquait dans une certaine étendue, puisque l'on pénétrait par trois ouvertures dans la vaste cavité de l'humérus. Les bords périostés de ces cloaques présentaient un assez grand diamètre, et cependant, non-seulement la suppuration cessa sur-le-champ, sans qu'on puisse en indiquer la cause, mais l'os se reproduisit parfaitement. N'y a-t-il pas lieu de s'étonner encore davantage ?

Que se passa-t-il après l'opération ? *Le membre se contracta énormément*. Il ne pouvait en être autrement, puisque la résection de l'os laissait aux muscles toute liberté de se raccourcir, et que cet effet constant est d'une extrême puissance, comme on le voit si souvent à la suite des fractures. Aucun chirurgien prudent n'ose promettre à un adulte de le guérir d'une fracture simple de la cuisse, sans déplacement.

L'*énorme raccourcissement*, signalé par M. Larghi, n'est donc pas surprenant, mais ce qui l'est beaucoup plus, c'est qu'au dixième jour, la plaie étant guérie et le membre ayant recouvré une forme cylindrique, on commença à le soumettre tous les jours à *une légère extension et contre-extension*, pour qu'il ne restât pas plus court, et on y réussit. Au trentième jour, il y avait continuité de l'os, et le *bras opéré avait la même longueur que le membre sain*. Ce résultat nous paraît si prodigieux et si contraire à l'expérience, que nous en essaierons plus loin une explication.

Malgré les mouvements imprimés au membre, malgré

l'affaissement inévitable de la gaîne périostique, malgré l'absence du périoste au niveau des trois ouvertures fistuleuses, un nouvel os se reforma avec une augmentation notable de volume. Au trentième jour, la continuité en était établie; vers le quarante-cinquième jour, le malade levait commodément le bras, et au bout de deux mois il quittait l'hôpital, en se servant très-bien de son membre, dont tous les mouvements étaient libres et complets.

Ce fait doit-il être considéré, malgré toutes les objections qu'il suscite, comme une preuve positive et irrécusable de la régénération d'un nouvel os, sous le double rapport de la forme et des usages, et démontre-t-il l'importance et l'utilité des résections sous-périostées, pratiquées dans de pareilles conditions? Nous ne le pensons pas, et si nous étions dans la nécessité d'expliquer la guérison du malade, nous nous rattacherions aux suppositions suivantes en raison de leurs moindres improbabilités.

M. Larghi n'ayant pas indiqué les dimensions de la portion de l'humérus qui fut enlevée, nous la fixerons approximativement à $0^m,08$ ou $0^m,09$ de longueur. Ne serait-il pas possible que, sous l'influence de la contraction musculaire, l'intervalle correspondant se fût comblé, du moins en partie, par le rapprochement des extrémités osseuses, dont la consolidation aurait eu lieu d'après le mode habituel des fractures?

On comprendrait alors l'augmentation de volume du nouvel os, puisque le cal offre ordinairement cette disposition. La conservation des usages du membre n'aurait plus rien de surprenant, et la rapidité de la solidification, quoique encore fort remarquable, n'aurait rien d'absolument contraire aux lois de la pathologie.

On nous objectera l'assertion de M. Larghi: que le bras avait recouvré sa longueur normale; mais une erreur de mensuration est-elle si rare? Nous avons vu MM. Verneuil et Ollier être en désaccord sur un point de fait de ce genre; le premier trouvant $0^m,03$ où le second en signalait $0^m,06$

et même $0^{m},11$; un pareil écart ne rend-il pas notre supposition admissible, lorsqu'elle fournit l'explication la moins invraisemblable de l'observation de M. Larghi ?

Quelle que soit l'opinion que l'on adopte, on reconnaîtra la nécessité de nouvelles preuves, et un fait exceptionnel, en opposition avec les enseignements de l'expérience, contestable et susceptible d'être compris autrement que par la régénération d'un nouvel os par gaîne périostée, ne saurait avoir la valeur d'une démonstration scientifique. Que M. Larghi ne perde pas de vue son malade, déjà opéré depuis quinze ans ; qu'il le signale à tous les médecins jaloux du progrès de notre art, et lorsqu'on présentera l'os enlevé à côté de l'os nouveau, et qu'on leur trouvera la même longueur, toute incertitude disparaîtra.

Obs. XXIV. *Résection sous-périostée de l'humérus droit. Guérison incomplète*, par M. Larghi (de Verceil).

Dominique Mascia, de Pettinenzo, cordonnier, âgé de quinze ans, entra à l'hôpital le 28 octobre 1851, où il fut reçu sous le numéro général 2696, et sous le numéro de lit 68. Il fut opéré le 10 novembre et il sortit le 16 mars 1852.

Le jeune homme est scrofuleux, il a des ulcères sous le menton ; il y a deux ans qu'il ne peut plus exercer sa profession à cause d'un mal qu'il a au bras droit, pour lequel il consulta, dans divers endroits, les médecins les plus distingués, qui proposèrent l'amputation.

L'humérus de ce bras présente, dans la région externe et un peu plus bas que la moitié du membre, une ouverture qui conduit dans un vaste sinus situé dans l'intérieur de l'os ; l'odeur qui s'en exhale donne la certitude d'une nécrose des parois de la caverne ci-dessus indiquée. La suppuration est assez abondante. Je résolus d'opérer l'extraction sous-périostée de l'humérus, afin de ne pas recourir à l'amputation du membre, certain que j'étais de la reproduction de l'os extrait. Je suivis la voie tracée par le bord externe de l'humérus, en faisant une incision de l'extrémité inférieure de l'os jusqu'auprès du bord supérieur du deltoïde, de la manière suivante :

J'introduisis une branche de ciseaux à pointe mousse dans la commissure supérieure de l'ouverture indiquée ci-dessus, entre le périoste et l'os, et je coupai profondément tout ce que je pus du trou, en haut, dans la direction du bord externe de l'os ; en procédant et en coupant plus en haut, je fis l'excision plus superficielle; afin de ne pas blesser, par l'incision, les nerfs et les vaisseaux circonflexes postérieurs, je prolongeai l'incision cutanéo-musculaire jusqu'auprès de l'extrémité supérieure du bord postérieur du deltoïde. En bas, je fis une incision cutanée jusqu'auprès de la tubérosité radiale de l'humérus, avec des ciseaux, inférieurement à l'ouverture indiquée plus haut. Je séparai avec un bistouri les adhérences cellulaires de la portion courte du triceps avec le bord supérieur du deltoïde.

L'incision cutanéo-musculaire fut beaucoup plus étendue que l'incision périostée, mais je crus cela nécessaire pour que la contraction musculaire ne mît pas d'obstacle au détachement du périoste. Celui-ci fut lent au commencement; mais lorsqu'il fut un peu avancé, il devint plus facile; je commençai à détacher le périoste tout autour dans la partie inférieure, et arrivé près de la tubérosité radiale de l'humérus, je passai la scie à chaîne entre l'os et le périoste et je sciai l'os inférieurement; ensuite j'élevai le tronc supérieur de l'os, et je le détachai des adhérences du périoste à l'os; arrivé près de l'insertion inférieure du deltoïde, je vis que l'os avait à peu près sa grosseur naturelle, et j'en fis la résection avec une scie commune. Il y eut une légère hémorrhagie en haut, qui s'arrêta par la compression temporaire pendant l'opération.

Je pratiquai huit points de suture entrecoupée pour fermer la cavité périostée. Je fis le pansement en plaçant deux plans de compresses aux côtés externe et interne du membre soutenu par un carton et un bandage circulaire.

Le docteur Allario, chirurgien de l'hôpital, et le docteur François Turina, praticien distingué de cette ville, assistaient à l'opération.

Hauteur de la portion de l'humérus extrait, $0^m,087$; circonférence centrale, $0^m,110$; hauteur de la caverne, $0^m,034$; largeur, $0^m,020$ à $0^m,025$; profondeur, $0^m,010$. Je laissai une portion de l'os nécrosé en bas, près de l'articulation inférieure de l'humérus; les opérations ultérieures et l'expérience me rendirent dans la suite plus hardi, et je ne craignais pas, quand la nécessité le réclamait, de pénétrer dans les cavités articulaires. La circonstance qui s'était rencontrée de laisser une portion de l'os attaqué de nécrose rendit le traitement imparfait dans ce cas.

Le 10 novembre, je prescrivis au malade vingt gouttes de laudanum dans l'eau distillée. Je le visitai à trois heures après midi; la réaction n'était pas encore développée; il était complétement apyrétique.

Le 11, le malade est sans fièvre; je prescrivis du *semen contra* en guise de préservatif.

Le 13, après avoir coupé les bandes circulaires et enlevé l'appareil, je trouvai la forme du bras naturelle ; aucun point de la suture n'était en voie de suppuration ; aucun de ces points n'était accompagné d'érysipèle. Je renouvelle le bandage.

Le 14, le calme continue.

Le 15, j'ordonne un quart de ration au malade.

Le 16, j'enlève le second, le cinquième et le septième fil ; il n'y a ni phlegmon, ni érysipèle, ni rougeur autour des fils ; la forme du membre est naturelle, presque comme s'il n'avait pas été opéré. Le malade n'eut pas de fièvre après l'opération.

Le 18, j'enlève les autres fils ; ils ont déjà autour d'eux un trou ample, mais il n'y a pas d'érysipèle, et je fais le pansement comme à l'ordinaire, en laissant le premier appareil pour n'imprimer aucun mouvement au membre. Le malade est toujours aussi calme.

Le 20, hier il me parut que le bras s'était un peu raccourci ; aujourd'hui je l'ai fait étendre par le malade jusqu'à sa longueur naturelle.

Le 23, à dire vrai il n'y eut jamais de suppuration par la cavité périostée ; seulement les trous des rubans donnèrent quelques gouttes de pus.

Le 25, je crus devoir changer l'appareil ; le bras me parut un peu raccourci ; je l'étends pendant qu'il est soulevé, et j'applique deux plans de compresses, l'un interne et l'autre externe, soutenus par une bande circulaire.

Le 27, j'enlève l'appareil, je fais étendre le membre et je le place sur un plan ascendant, avec une légère extension permanente au carpe

Le 30, cautérisation des chairs fongueuses qui surgirent du trou des fils et de l'incision longitudinale. On continue la légère extension permanente. Le bras s'étendit à la longueur naturelle ; sa forme et son volume sont à l'état normal.

Le 4 décembre, on sent au toucher une assez forte consistance, je dirais dureté, dans l'endroit où j'ai extrait l'os ; indice et signe certain de l'état avancé de la reproduction osseuse.

Le 7, je renouvelai l'appareil. Il sortit quelqnes gouttes de pus de l'ouverture qui correspondait à la caverne humérale. Ayant mesuré le bras opéré et le bras sain, je trouvai qu'ils avaient tous les deux la même longueur. Je ne fis exécuter aucun mouvement au membre malade.

Le 9, extension du membre.

Le 10, sentant que l'humérus était entièrement formé, je pliai légèrement l'avant-bras, et je cautérisai l'incision longitudinale avec le nitrate d'argent.

Le 12 et le 13, je renouvelle le pansement et je pratique la cautérisation de l'incision longitudinale, qui devint fongueuse dans toute sa longueur ; le malade lève le bras en mettant la main gauche sous la main droite.

Le 18, cautérisation superficielle de l'incision longitudinale. Au moment de la cautérisation, le bras se contracte et le nouvel os se courbe, la convexité en haut, pour retourner à son état primitif après la cessation de la contraction. On n'avait pas pratiqué d'extension au moment de cautériser. J'introduisis un instant, par l'ouverture de l'ancien ulcère qui correspondait à la caverne humérale, le cylindre de nitrate d'argent, et il heurta contre un corps résistant.

Le 27, l'os nouveau a fait une petite bosse qui se dirige en haut, là où il s'unit au vieil os. J'y plaçai un carton comprimant au-dessus, après avoir enlevé les deux cartons latéraux.

Le 29, la légère courbure a déjà disparu ; je cautérisai superficiellement les différents points le long de la plaie ; je cautérisai profondément le sinus ancien. Je fis plier à angle droit l'avant-bras sur le bras. Le malade, le bras suspendu en écharpe, se lève depuis quelques jours.

Le 6 janvier, l'ulcère longitudinal qui existe au bras s'approche de la cicatrisation. L'humérus est évidemment complété. Dans l'endroit où il fut extrait, on sent la continuation du corps dur de l'os, dans toute la longueur du bras ; le volume et la longueur du bras sont égaux à ceux de l'autre bras. L'ouverture reste dans l'os nouveau à la même place que l'ancienne. La main ne fait que des mouvements limités d'extension.

Le 24, je cautérisai encore profondément l'ouverture en y laissant un cylindre de nitrate d'argent. Je répétai deux fois les cautérisations pendant le mois de février. L'ouverture ne se ferma pas. Le malade sortit de l'hôpital le 16 mars 1852[1].

Réflexions. Le malade, opéré le 10 novembre, quittait l'hôpital, sans être guéri, quatre mois plus tard. L'auteur reconnaît que l'extrémité inférieure de l'humérus renfermait encore un séquestre, qu'il a eu tort de ne pas enlever. Le nouvel os, qui devait avoir $0^{m},087$ de longueur, pour égaler la portion de la diaphyse dont la résection avait été faite, présentait une cavité dans le point où l'ancien os en offrait une, et la suppuration n'y était pas tarie le 16 mars, epoque du départ du malade, qui fut perdu de vue. Les

[1] *Gaz. méd.* 1859.

usages du membre étaient fort compromis ; l'auteur garde le silence sur l'état de la mobilité de l'épaule, du bras et de l'avant-bras, soutenu par une écharpe, et il se borne à dire : *La main ne fait que des mouvements limités d'extension.* Il nous paraît inutile de multiplier les objections devant des résultats aussi fâcheux, auxquels s'appliquent plusieurs des remarques que nous avons exposées à l'occasion de l'observation précédente. La résection sous-périostée était une faute. Il eût fallu agrandir la cavité de l'humérus, en retirer les séquestres et les parties altérées, évider en un mot l'intérieur de l'os, et la guérison se fût accomplie sans le moindre risque pour les usages du membre. Pourquoi M. Larghi, dont l'opération date de 1851, n'a-t-il pas cherché à savoir ce qu'était devenu ce malheureux enfant, dont il a publié l'observation à Turin, en 1855, et dans la *Gazette médicale de Paris,* en 1857 ? M. Larghi croyait avoir coupé le nerf radial sur les deux malades dont nous venons de rapporter l'histoire (voy. p. 244), mais un doute cependant lui était resté, et il l'a exprimé en ces mots : *Le nerf radial pourrait avoir été détruit par la nécrose.* Un pareil fait serait encore plus prodigieux que tous ceux dont nous nous sommes à juste droit étonné.

OBS. XXV. *Résection sous-périostée de l'humérus droit. Guérison ;* par M. Borelli (de Turin).

Un jeune homme, âgé de quatorze ans, d'assez bonne constitution, avait reçu, quatre ans auparavant, sur le bras droit une forte contusion, qui fut suivie d'une inflammation violente. Malgré quatre saignées, l'usage des cataplasmes émollients et le repos, il y eut de la suppuration. L'abcès ayant été ouvert, il resta une ouverture fistuleuse vers la partie moyenne et externe du bras là où le coup avait porté; cette ouverture se ferma plus tard, mais au bout de quelques semaines il s'en ouvrit au tiers supérieur externe une autre, qui fut suivie d'une troisième au tiers inférieur. Ces deux ouvertures, distantes entre elles de 0m,10 environ, communiquaient cependant et conduisaient sur une surface scabreuse comme un os carié.

Entrée à l'hôpital vers la fin de septembre 1856. Après plusieurs traitements restés sans succès (injections de teinture d'iode et de nitrate d'argent), on en vint à la résection des deux tiers moyens de l'humérus.

Le malade ayant été chloroformé et le siége de la maladie exploré avec soin, l'opérateur fit une incision qui, partant de la partie inférieure du bord externe du deltoïde, fut continuée le long de l'interstice qui sépare le triceps du biceps et du brachial antérieur, en se rapprochant un peu plus de ces derniers muscles pour éviter la lésion du nerf radial; ce nerf fut en effet évité. L'incision prolongée profondément jusqu'au périoste, on eut une large plaie, dont on éloigna les bords avec des crochets mousses. On s'occupa alors de la dissection du périoste. Ce temps de l'opération présenta bien quelques difficultés, mais on parvint à les surmonter.

La maladie de l'os, qu'on avait pensé n'être qu'une simple carie compliquée de quelques portions d'os nécrosé, parut un peu différente. Deux vastes cavités séparées par un isthme de tissu sain de $0^m,02$ étaient profondément creusées dans l'intérieur de l'os; dans l'inférieure, qui était la plus large, faisait saillie un long séquestre, un peu mobile, parcourant le canal médullaire de l'os dans la direction de la cavité supérieure jusqu'à la tête de l'humérus. Le périoste était également altéré et épaissi dans diverses parties. Ici largement détruit, là sain et très-adhérent à l'os. Au-dessus et au-dessous des deux cavités, ainsi qu'à la face interne, l'os était tout à fait sain.

En présence de ces lésions, ne pouvant d'ailleurs extraire le séquestre central, je continuai à mettre en œuvre mon premier plan, c'est-à-dire la résection sous-périostée. La dissection du périoste, que je pratiquai en grande partie avec le tranchant ou le manche du bistouri, fut longue, difficile et assez incomplète, surtout au-dessus et au-dessous des deux cavités et à la partie interne de l'os. A l'extrémité supérieure, le périoste fut incisé autour de l'os sur l'étendue de $0^m,01$ environ. Emploi de la sonde de Blandin pour scier l'os en ménageant les parties molles et le périoste. Le fragment extrait mesurait $0^m,11$ et quelques millimètres, c'est-à-dire les trois cinquièmes de l'humérus.

Application de quelques points de suture entrecoupée, comprenant presque toute l'épaisseur des bords de la plaie. Pansement. Attelle de carton.

Hémorrhagie assez abondante provenant de l'artère nourricière de l'os. Cet accident, à mon avis, en troublant le premier travail réparateur qui devait servir de base à la régénération osseuse, et en occasionnant une suppuration abondante dans tout le foyer de la résection, dut nécessairement contribuer à retarder la reproduction de l'os

Elle fut cependant obtenue.

La réaction des premiers jours fut assez vive, allant jusqu'à amener du subdélirium; saignée et régime rigoureux. Au quatrième jour, douleurs et gonflement du bras. Premier pansement.

La suppuration est abondante et sanguinolente. Pansements journaliers. Au huitième jour, l'inflammation persistant, cataplasmes émollients et solution d'extrait d'aconit. Amélioration notable. Les points de suture tombent avec les pièces d'appareil et la vaste plaie se trouve en partie réunie sur ses bords.

Dans la semaine suivante, la suppuration reprend un meilleur caractère. De petits abcès se manifestent par les côtés de l'ouverture; on les ouvre à mesure.

Deux mois après l'opération, la vaste plaie était réduite à une ouverture de $0^{m},02$. La forme du bras se conserve régulière, grâce à des pansements soignés et à une position convenable. Le tissu reproduit acquiert chaque jour de la solidité, surtout dans les trois quarts inférieurs. Le malade commence à se lever.

Finalement, quatre mois environ après l'opération, l'acte reproducteur peut être considéré comme achevé; la cicatrice définitive est obtenue. L'humérus est reformé et légèrement plus volumineux que celui du côté opposé; seulement dans son quart supérieur le nouveau tissu cède encore un peu. Les mouvements de l'articulation du coude sont entièrement conservés; ceux de l'épaule plus obscurs, mais réels. Le malade est renvoyé dans son pays. Des renseignements ultérieurs nous ont confirmé le plein succès de l'opération [1].

L'observation de M. Borelli nous paraît confirmer, jusqu'à l'évidence, la principale objection que nous avions adressée à M. Larghi, au sujet de sa première résection humérale. Nous avions supposé que les deux extrémités osseuses, rapprochées par la contraction musculaire, s'étaient réunies par un cal volumineux, indépendant de toute régénération osseuse par la gaîne périostique intermédiaire. C'est ce que démontre le fait de M. Borelli. Ce chirurgien, partageant l'erreur de son collègue, au sujet du traitement de la nécrose, n'avait pas compris l'indication d'évider l'os pour en extraire les tissus altérés et les séquestres renfermés dans une double cavité de l'humérus, et il s'était dé-

[1] Borelli, Turin 1858 et *Gaz. méd. de Paris*, 1859.

cidé à l'entreprise périlleuse d'une résection sous-périostée. Deux ouvertures fistuleuses (cloaques) conduisaient à l'os (nécessairement formé de couches nouvelles, développées sous l'influence du séquestre central). Le périoste était ulcéré et largement détruit dans quelques points. Cette membrane fut en outre incisée circulairement dans l'*étendue de* 0^{m},01 *environ*, et la dissection en fut longue, difficile et *assez incomplète*, surtout au-dessus et au-dessous des deux cavités et à la partie interne de l'humérus. Il y eut en outre *une suppuration abondante dans tout le foyer de la résection*. On voit combien la régénération osseuse était compromise. Cependant, quatre mois plus tard, l'humérus était reformé, légèrement plus volumineux, mais sans solidité (« *Le nouveau tissu cède encore un peu* »), mais des « *renseignements ultérieurs ont confirmé le succès de l'opération.* » Que s'était-il passé? M. Borelli, qui paraît raconter avec beaucoup de bonne foi et d'exactitude l'histoire de son malade, avait soutenu le membre avec une attelle en carton, l'avait entouré, au huitième jour, de cataplasmes, et ne le soumit à aucun effort d'extension. Le raccourcissement était donc inévitable, et les deux extrémités de l'os durent nécessairement se rapprocher et diminuer d'autant l'intervalle qui les séparait.

Le cal, volumineux au quatrième mois, manquait encore de solidité et cédait un peu, mais se consolida définitivement plus tard. M. Borelli n'a pas signalé la longueur du membre. Une pareille cure n'a rien d'improbable ni d'extraordinaire sur un enfant de quatorze ans, et un raccourcissement de 0^{m},11 a été plus d'une fois la conséquence d'une fracture comminutive de l'humérus.

Le fait de M. Borelli ne saurait donc être invoqué parmi les preuves de la régénération des os par les gaînes périostées, et l'explication en paraît beaucoup plus simple. Un cal s'est produit d'après les lois connues de l'ostéogénie dans les fractures, et le périoste détaché et isolé n'y a nullement contribué.

OBS. XXVI. *Résection sous-périostée de la moitié gauche de la mâchoire inférieure. Guérison annoncée;* par le docteur Paravicini[1].

Une tumeur de la branche horizontale gauche de l'os avait été enlevée, et le fer rouge porté sur les deux surfaces de l'os. Un mois après la guérison, récidive. Cette fois on coupe le maxillaire au niveau de la première molaire, on sépare l'os du périoste avec les doigts et un levier mousse, par l'intérieur de la bouche, sans incisions de la peau, et on l'extrait en totalité avec l'apophyse coronoïde et le condyle dépouillé de son cartilage. Trois semaines après, le malade guéri sans difformité, mangeait des aliments solides, grossièrement triturés, et on sentait la formation d'un nouvel os assez avancée.

On cite de pareilles observations sans les discuter. Comment comprendre la facilité avec laquelle on sépara de l'angle de la mâchoire et de l'apophyse coronoïde, qui n'étaient pas altérés, le masséter, les ptérygoïdiens et le muscle temporal, dont les fibres tendineuses multipliées ont des insertions directes extrêmement résistantes, sans périoste intermédiaire! Un anatomiste, ayant l'os maxillaire entre les mains dans son cabinet d'amphithéâtre, ne réussirait pas à exécuter un tour de force de ce genre, et l'on ne saurait admettre la possibilité de le tenter heureusement sur l'homme vivant. Que dire de cette régénération osseuse en trois semaines, que démentent les observations de Gerdy et de MM. Maisonneuve et Larghi?

Nota. Les réserves dont nous avions fait suivre l'observation de M. Paravicini ont été suffisamment justifiées par une lettre qu'a bien voulu nous adresser M. le professeur Ghérini. Nous avons fait insérer cet important document dans la *Gazette médicale de Strasbourg* (p. 8, année 1862), et nous le reproduisons ici.

« J'ai vu, dit M. Ghérini (1er août 1862), l'opéré de « M. Paravicini le mois dernier. *Il n'y a pas un seul atome « de reproduction osseuse.* Si l'on promène les indicateurs, « l'un dans la bouche, l'autre sur la face de même côté,

[1] *Gaz. méd. de Paris*, 16 juillet 1859.

« on sent que la peau seule les sépare. Faut-il attendre en-« core cette reproduction. Je vous autorise, dans l'intérêt « de la science, si vous le croyez utile, à publier cette com-« munication avec mon nom. »

Examen de quelques observations de résections sous-périostées des membres, pratiquées depuis 1860, date de la publication de la première édition de notre traité de l'évidement des os.

Notre traité de l'évidement des os, publié en 1860, nous paraît avoir exercé une influence des plus salutaires sur la pratique de la chirurgie. Beaucoup de tentatives téméraires ont été prévenues, et les observations des résections sous-périostées des membres sont devenues de plus en plus rares.

Nous en citerons cependant quelques-unes, choisies de préférence parmi celles qui ont été exécutées par les chirurgiens les plus dignes de foi et les plus connus, et dont les résultats ont été les plus remarquables.

M. Giraldès, président actuel (1866) de la Société de chirurgie, nous paraît en avoir donné la plus importante. M. le professeur J. Creus y Manso (de Grenade) en a publié une autre, que nous rapporterons avec les judicieuses appréciations de M. le professeur Sarazin. Une troisième a été présentée au Congrès médical de Lyon (1864) par M. le docteur Aubert (de Mâcon).

C'est peu, sans doute, après l'annonce de tant de merveilles; mais cette pénurie de faits authentiques confirme nos critiques, et met hors de doute la rareté exceptionnelle, soit des tentatives de ce genre, soit des terminaisons favorables.

Nous pourrions raconter bien des catastrophes dont l'histoire est arrivée jusqu'à nous : des terminaisons funestes, des traitements interminables, des malades estropiés; mais nous ne nous reconnaissons pas le droit de parler des faits qui n'ont pas été publiés, et la science en possède d'ailleurs un si grand nombre d'exemples, qu'il est devenu inutile de les multiplier davantage.

Nous ajouterons aux observations de MM. Giraldès, Creus y Manso et Aubert, une autre résection sous-périostée, pratiquée par M. Ollier, et citée dans la thèse d'un de ses élèves, M. le docteur Bonnesœur[1].

OBS. XXVII. *Résection sous-périostée de la diaphyse de l'humérus droit dans une étendue de 0m,065 sur un enfant de quatre ans et demi. Guérison avec un très-léger raccourcissement;* par M. le professeur Giraldès.

Le jeune Breygner, âgé de quatre ans et demi, fut reçu à l'hôpital des enfants pour une nécrose du bras droit. M. Giraldès ne comptait pas pratiquer la résection de la diaphyse humérale et se proposait seulement d'extraire le séquestre et d'évider l'os en enlevant toutes les parcelles osseuses mortifiées et les débris altérés de la moelle.

Après l'incision des parties molles, le séquestre fut trouvé dans une vaste cavité remplie de pus, et après l'avoir extrait, M. Giraldès s'aperçut que l'humérus était comme brisé à sa partie inférieure et il se décida à enlever le cylindre osseux incomplet qui le constituait, après en avoir séparé le périoste.

Dans ce but, le périoste fut décollé, avec les doigts et une spatule, assez aisément en bas, plus difficilement en haut.

Dès que la séparation du périoste eut dépassé le canal osseux, où se trouvait logé un second séquestre beaucoup moins volumineux, on scia la partie supérieure de la diaphyse humérale, qui était épaisse et fortement échancrée. La gouge, avec la pince-gouge, suffirent à séparer l'extrémité inférieure de la diaphyse au-dessus de l'épiphyse épitrochléo-condylienne.

L'os enlevé était d'une seule pièce, de 0m,065 de longueur; de 0m,053 d'épaisseur en haut, et de 0m,050 au milieu. Sa concavité supérieure, dans laquelle avait été logée l'extrémité du séquestre, mesurait 0m,014 de profondeur.

Une couche osseuse, de formation nouvelle et très-appréciable, recouvrait l'os réséqué dans ses trois quarts supérieurs.

Après l'opération, on pouvait ployer le membre comme une manche de chemise, et la gaîne périostale, tendue entre les deux extrémités de l'humérus auxquelles elle adhérait, manquait au côté externe du membre, où elle avait été détruite par la suppuration, mais restait

[1] *Quelques mots sur le périoste et les résections sous-périostées dans le cas d'ostéite suppurée*, par M. le docteur Bonnesœur, p. 63. Paris 1866.

complète et continue à son côté interne; la tête et l'extrémité inférieure de l'humérus étaient intactes. La partie moyenne du membre était formée en dedans par le périoste conservé, tandis qu'en dehors s'ouvrait un large hiatus, produit par la disparition du périoste sous l'influence de la suppuration.

Pansement. Un appareil en gutta-percha formant gouttière soutint le bras dans une position presque horizontale et maintint les parties dans l'immobilité, et prévint la contraction musculaire et le raccourcissement en favorisant la consolidation. *Six mois plus tard, l'humérus ne s'était pas reproduit et la suppuration était encore très-abondante. M. Giraldès regrettait presque son opération*, lorsqu'enfin la consolidation s'effectua peu à peu et finit par être complète. Le petit malade fut envoyé aux bains de mer à Berck, et quatre ans après la résection M. Giraldès put le présenter guéri à la Société de chirurgie.

Le bras sain (gauche), mesuré de l'acromion à l'épicondyle, avait $0^m,22$ de longueur; le bras opéré (droit) $0^m,21$. La circonférence du premier était à sa partie supérieure, au pli de l'aisselle, de $0^m,18$, et à sa partie moyenne de $0^m,16$. Celle du bras opposé est de $0^m,17$ et $0^m,15$ aux mêmes niveaux, et la cicatrice avait $0^m,14$ de longueur.

L'exploration du membre faisait reconnaître la présence d'une jetée osseuse de forme aplatie qui en rétablissait la continuité et paraissait très-résistante.

L'enfant jouissait d'un bon état de santé et avait recouvré les usages de son bras.

Réflexions. Le succès de M. Giraldès est incontestable, mais ne nous paraît pas de nature à changer l'opinion de ceux qui, comme nous, déclarent les résections sous-périostées trop incertaines dans leurs résultats et trop dangereuses dans leur application pour être adoptées.

Il ne suffit pas, comme nous l'avons dit, qu'une opération réussisse pour être bonne, il faut qu'elle soit indiquée, nécessaire et supérieure aux autres moyens de traitement que nous possédons.

A l'époque où M. Giraldès entreprit cette remarquable résection (1859), il cédait à un entraînement général, et avait le mérite de réunir en sa faveur des conditions excellentes de succès : telles que le jeune âge du malade et la nature de l'affection, puisque personne n'ignore la facilité avec laquelle les os se reproduisent à la suite de la nécrose.

Nous serions cependant étonné que cet éminent chirurgien fût encore disposé à recommencer une pareille opération, et nous sommes persuadé qu'éclairé par l'expérience, il persisterait dans le premier projet qu'il avait formé de pratiquer l'évidement.

Le défaut de continuité de l'humérus à son extrémité inférieure, par l'effet d'une fracture ou de l'insuffisance de la régénération osseuse autour du séquestre, n'était pas une contre-indication. La consolidation des extrémités osseuses en contact était beaucoup plus facile à obtenir que la reproduction de la totalité d'un nouvel os de $0^{m},065$ de longueur.

Pourquoi enlever un os préexistant pour le reformer? Pourquoi sacrifier des couches osseuses de nouvelle formation dans l'espoir de les reproduire?

L'évidement ne permettait-il pas de rechercher et d'extraire tous les séquestres, toutes les parties ramollies, altérées et suppurées? Le périoste, resté intact et adhérent aux os subjacents, n'aurait-il pas présenté comme eux des propriétés ostéogéniques d'une puissance supérieure à celle de ce même périoste décollé, isolé et frappé de suppuration au moins fort étendue, si ce n'est totale?

Le membre n'aurait-il pas été plus facile à soutenir et plus apte à garder ses formes et sa longueur avec une solution de continuité très-étroite, qu'avec une perte de substance si considérable de la diaphyse, et la régénération osseuse ne se fût-elle pas opérée dans un temps beaucoup plus court, avec moins de danger et dans des conditions plus assurées?

Quels regrets pour un chirurgien habile et consciencieux que de causer la perte des usages d'un membre qu'il pouvait sauver, et M. Giraldès ne fait-il pas l'honorable aveu de ses anxiétés, lorsqu'il raconte qu'au bout de six mois de suppuration, sans apparence de régénération osseuse, il regrettait presque son opération? Si tous les praticiens apportaient la même bonne foi, la même droiture dans le récit de leurs tentatives, les progrès de l'art seraient plus rapides, et la marche n'en serait pas entravée par des erreurs si souvent difficiles à combattre et à faire rentrer dans l'oubli.

Est-il personne qui puisse s'imaginer que la gaîne périostique, détachée de l'humérus et exposée pendant six mois à la suppuration, a été la source réelle de la régénération osseuse? Nos expériences et les faits déjà recueillis montrent clairement que ce résultat est impossible. Sans doute, quelques points de cette gaîne ont pu concourir à la longue à la reproduction de l'os, mais les vrais éléments de l'ossification se sont trouvés dans les portions de périoste restées intactes et adhérentes. De là sont parties les proligérations cellulo-embryonnaires, dont les ramifications, étendues à la surface de la plaie, se sont rejointes, et ont créé la lamelle osseuse qui a rétabli la continuité de l'humérus. Les exemples de pertes de substance de 0^{m},06 et au delà, parfaitement comblées par un nouvel os, ne sont pas rares, et si l'on réfléchit qu'il fallait seulement, en haut et en bas, la formation d'un os de 0^{m},03 de longueur pour la guérison, on ne s'étonnera nullement d'un succès qui n'a rien d'extraordinaire ni de nouveau sur un enfant de quatre ans, soigné par un chirurgien des plus expérimentés.

Nous restons donc persuadé que le fait de M. Giraldès est plutôt la condamnation des résections sous-périostées qu'une preuve en leur faveur, et nous n'hésitons pas à proclamer, dans de pareils cas, la supériorité de l'évidement.

OBS. XXVIII. *Ostéite ulcéreuse du tibia gauche chez un homme de vingt-neuf ans. Résection sous-périostée d'un fragment osseux de 0^{m},16 de longueur à sa partie postérieure et de 0^{m},19 en avant. Régénération osseuse très-avancée au bout de six mois. Persistance de la carie à la partie supérieure de l'os. Évidement. Trois mois plus tard, nécroses partielles et séquestres. Guérison définitive après deux années*, par le docteur Creus y Manzo, avec réflexions de M. le professeur Sarazin[1].

Le professeur J. Creus (de Grenade) vient de faire paraître sous le

[1] *Gaz. méd. de Paris*, 1865, p. 80.

titre : *Essai théorique et pratique sur les résections sous-périostées*[1], la contre-partie, en quelque sorte, du livre de M. Sédillot sur l'évidement des os. Il suit à peu près la même marche, expose les mêmes faits, y ajoute ceux qui se sont présentés depuis 1860, les analyse, les discute, et arrive à des conclusions un peu différentes de celles auxquelles s'est arrêté le professeur de Strasbourg. Ce mémoire assez étendu se divise en quatre parties.

La première est consacrée à l'étude du rôle que joue le périoste à l'état physiologique dans le développement des os et dans les phénomènes de nutrition dont ils sont le siége. Les longues et savantes recherches de l'auteur l'ont conduit aux conclusions suivantes :

1° Le problème que nous présente la nutrition du tissu osseux est aussi ancien que la science, et déjà dès le commencement du seizième siècle on s'occupait du rôle du périoste dans le développement des os.

2° En 1741, Heister, sans s'appuyer toutefois sur des expériences, attribua au périoste les fonctions que M. Flourens vint démontrer en 1845.

3° Les os ont pour base le tissu conjonctif et, sauf au niveau des surfaces articulaires, ils sont recouverts par le périoste et par des tissus fibreux organisés comme lui.

4° L'ossification a pour intermédiaires des cartilages qui s'imprègnent de substance calcaire (ossification par substitution ou centrale), ou le blastème sous-périosté qui s'ossifie (ossification par invasion ou périphérique).

5° La nutrition des os est due aux artères nourricières (nutrition centrale) et à celles du périoste et des tissus fibreux qui se distribuent dans la substance compacte (nutrition périphérique). Il y a donc dans les tissus osseux un double mouvement nutritif, l'un qui a pour siége les parties profondes des os, et l'autre qui se produit à leur superficie.

6° Ce serait une erreur que de refuser au périoste un rôle important dans l'ostéogénèse, ou de lui attribuer une importance exclusive.

7° Les modifications que la nutrition imprime au squelette sont lentes à se produire dans la vieillesse et dans l'âge adulte ; elles y sont néanmoins incontestables. Nous ne saurions qu'approuver de pareilles conclusions, d'autant plus que l'auteur, dans le développement qu'il leur accorde, loin d'exagérer l'importance de Heister, rend justice à Duhamel, à Flourens, à Cruveilhier, à Ollier et à tant d'autres observateurs dont il analyse les savantes recherches.

[1] *Ensayo teorico practico sobre las resecciones subperiosticas*, por el dotore Juan Creus y Manso. Granada 1865.

La seconde partie du mémoire a trait au rôle du périoste dans la cicatrisation et la reproduction des os. L'auteur examine successivement les phénomènes de physiologie pathologique consécutifs aux plaies, aux dénudations, aux fractures et à la nécrose des os. Il a pris la peine de se résumer lui-même dans les lignes suivantes :

1° Dans la réunion et la cicatrisation des lésions traumatiques des os, le périoste joue un rôle important, qu'il doit à ses fonctions physiologiques. Moins il a souffert, plus la réparation du tissu osseux est rapide et régulière.

2° Le périoste, en partie détruit, peut se reproduire et conserver toutes ses fonctions physiologiques et pathologiques.

3° La réunion et la cicatrisation des os n'est pas toujours et uniquement due au périoste; toutes les parties de l'os, et surtout la moelle, peuvent y concourir.

4° C'est au périoste que l'on doit les reproductions régulières de tissu osseux après la nécrose. La moelle, le tissu compacte et le tissu spongieux peuvent y participer, mais les régénérations sont inconstantes, irrégulières et incomplètes lorsque le périoste a été détruit.

Toutes ces idées sont aujourd'hui acquises à la science; elles sont basées sur de nombreuses expériences, sur des faits pathologiques parfaitement observés, et M. le professeur Creus les expose avec netteté et précision. Il en est deux sur lesquelles, suivant nous, on ne saurait trop insister avant de passer à l'étude du rôle du périoste en médecine opératoire. Elles éviteront bien des mécomptes. *Plus le périoste a souffert, moins les réparations du tissu osseux seront complètes et régulières, et lorsque le périoste a été détruit, les régénérations osseuses sont inconstantes, incomplètes et irrégulières.* Ce sont les deux vérités qui sont de nature à beaucoup refroidir l'enthousiasme de ceux qui voudront y réfléchir un instant. N'est-il pas difficile de disséquer tout le périoste d'un os sans le faire souffrir? Ne doit-on pas craindre, lorsqu'on le laisse au fond d'une plaie qui suppure, de le voir se détruire, comme dans l'observation citée dernièrement par le professeur Desgranges au Congrès médical de Lyon (voy. *Gazette médicale de Lyon*, décembre 1864)?

A toutes ces conclusions, présentées par l'auteur espagnol et qui résument en quelque sorte la physiologie normale et pathologique du périoste, nous ne désirons en ajouter qu'une seule, sur laquelle M. Sédillot a insisté avec juste raison dans son mémoire sur l'évidement des os : c'est que l'on ne peut pas s'attendre à obtenir chez l'homme malade des résultats aussi heureux que ceux que l'on obtient par les vivisections chez de très-jeunes animaux. C'est encore là une vérité sur laquelle le professeur Desgranges a insisté avec autant d'esprit que de raison, et les dernières expériences d'Ollier prouvent que chez l'animal adulte et malade les régénérations osseuses dues au périoste seul peuvent être tardives, irrégulières, incomplètes ou même manquer d'une manière absolue.

Dans la troisième partie de son mémoire, M. Creus étudie les résultats obtenus par les résections sous-périostées et par les opérations d'évidement. Malgré le désir qu'il manifeste souvent de rester impartial, il est facile de voir dans sa discussion qu'il favorise d'une façon très-marquée la méthode sous-périostée dont il est partisan. Il accepte sans restriction tous les faits publiés par Larghi, aussi bien la résection sous-périostée de l'os des îles, suivie après quatre mois de reproduction complète, que la formation en deux mois d'une diaphyse humérale nouvelle. Il signale cependant de temps en temps le manque de détails suffisants. C'est un reproche que méritent sans exception toutes les observations qui nous viennent d'Italie, au sujet des résections sous-périostées, et bon nombre de celles qui sont publiées en France mériteraient peut-être un jugement plus sévère. Que dire par exemple de cette résection sous-périostée du maxillaire inférieur, où les dents laissées adhérentes à la muqueuse *seule* continuèrent à vivre et furent englobées dans l'os de formation nouvelle? C'est là bien certainement un fait assez extraordinaire pour soulever quelques doutes. Pour ma part, je ne conçois pas la possibilité d'une pareille opération. Faire l'extraction sous-périostée du rebord alvéolaire en ménageant les dents! Voir ces dernières rester en place et vivre grâce aux seules adhérences qu'elles ont conservées avec la muqueuse! Suivre une ossification nouvelle formant des alvéoles autour d'elles!... Ce sont là des miracles, et de nos jours les gens honnêtes n'en font plus.

N'est-il pas évident que dans cette observation, comme dans tant d'autres, il s'agit d'une simple extraction de séquestre?

Nous pourrions dire, avec tout autant de raison, que devant nos yeux un de nos collègues a fait, par la bouche et avec les doigts, la résection sous-périostée de la moitié droite du maxillaire inférieur, et quinze jours après le malade sortait guéri de l'hôpital, avec un maxillaire de formation nouvelle, un peu irrégulier, il est vrai, mais parfaitement solide et permettant la mastication? Qui ne reconnaît là l'extraction d'un séquestre mobile sous la muqueuse et déjà saillant dans la cavité buccale par de larges ouvertures fistuleuses?

Mais revenons à l'intéressant mémoire de M. le professeur Creus. Nous ne lui reprochons jusqu'ici qu'une partialité trop grande, que nous demandons à ne pas partager, sans être toutefois de ceux qui nient les avantages que l'on peut dans certains cas retirer de la conservation du périoste dans les résections. Les observations qu'il présente sont au nombre de quarante-quatre; elles comprennent presque tous les cas qui ont été publiés jusqu'ici. Nous en connaissons une qui date de Jean Scultet (*Arsenal de chirurgie*, Lyon 1672, p. 71). Elle mériterait sous tous les rapports de figurer en tête de celles que nous présente M. le professeur Creus. Nous ne relevons pas les remarques qu'il fait au sujet des résections sous-périostées, qui déjà ont été discutées en France. Les trois dernières observations qu'il rapporte sont d'origine espagnole; deux appartiennent à l'auteur, et la troisième à M. Olivarès. Cette dernière est une extraction de maxillaire inférieur carié et nécrosé, suivie d'une reproduction osseuse incomplète; il n'est pas fait mention du périoste; elle présente peu d'intérêt. La première observation de l'auteur est déjà connue; elle a été publiée dans divers journaux; c'est une des plus complètes et des plus intéressantes que nous connaissions. Elle a trait à une *ostéite ulcéreuse* du tibia gauche chez un homme de vingt-neuf ans; le périoste fut séparé de l'os, dont il fut enlevé un segment présentant une longueur de $0^m,16$ en arrière et de $0^m,19$ en avant. Du 10 juin 1861 au 31 décembre, il se développe un os de formation nouvelle, se rapprochant beaucoup de la rectitude normale. La plaie s'est cicatrisée, sauf à son extrémité supérieure, où se présentent deux trajets fistuleux, par lesquels le stylet arrive sur un point carié de l'ancien tibia. En janvier, des abcès se forment vers la partie inférieure de la jambe; en février et en mars, de nouvelles poussées inflammatoires décident M. Creus à attaquer la partie supérieure de l'os qui est carié. Il fait l'évidement des parties malades avec la gouge et le maillet. Après cette opération, la cicatrisation se fait encore attendre, et des séquestres sont éliminés en avril, en octobre, en novembre, en décembre. Enfin en juin 1863, c'est-à-dire après deux ans, la cicatrice est formée partout; l'état local est excellent. Les fonctions du membre sont rétablies; il y a, à la vérité, un peu de claudication tenant à une laxité trop grande de l'articulation fémoro-tibiale.

Ce qui frappe surtout dans cette observation, c'est la bonne foi très-grande avec laquelle elle semble avoir été rédigée et l'abondance de détails intéressants que l'auteur a bien voulu ne pas supprimer. Aussi est-elle plus intéressante à elle seule que les quarante-trois autres qui l'accompagnent. Ce sont là des qualités précieuses et rares, que nous ne sommes pas habitués à rencontrer dans les relations de résections sous-périostées. M. Creus n'a pas craint de s'exposer à la critique, et nous devons à sa loyauté une discussion que savent rendre impossible ceux qui cherchent à déguiser la vérité.

Malgré le diagnostic *ostéite ulcéreuse*, l'observation du chirurgien espagnol semble donner raison à ceux qui accusent les partisans des résections sous-périostées de s'adresser presque toujours à des cas de nécrose, et d'enlever inutilement, en même temps que le séquestre, l'os de formation nouvelle. L'histoire du malade semble indiquer en effet, comme point de départ de l'affection, une périostite aiguë du tibia, et l'on sait combien sont fréquentes dans les cas semblables les nécroses consécutives. La planche qui accompagne le mémoire représente des os nécrosés plutôt que des ostéites ulcéreuses; on y trouve des cloaques multiples, des surfaces chargées de stalactites osseuses, d'autres qui sont lisses et éburnées... S'il s'agit d'un cas de nécrose, n'est-il pas évident que l'intervention chirurgicale a été prématurée? Un peu plus tard le séquestre serait devenu mobile, et l'opération simplifiée aurait été suivie d'une régénération osseuse plus facile, plus rapide et probablement plus régulière, quoique celle qui a été obtenue laisse sous ce rapport très-peu à désirer.

Si nous renonçons à discuter le diagnostic porté par M. Creus, il nous reste néanmoins quelques remarques à faire, qui ne sont pas toutes favorables aux résections sous-périostées. Les trajets fistuleux qui ont persisté à la partie supérieure de la jambe nous montrent que tout le tissu malade n'a pas été enlevé par l'opération, et en effet ce n'est qu'après une *opération d'évidement*, et l'élimination consécutive d'un certain nombre de petits *séquestres* que la guérison a été complète. Ici faut-il accuser la méthode ou le chirurgien? En enlevant par les résections sous-périostées des segments plus ou moins étendus d'une diaphyse osseuse malade, on s'expose infailliblement à une double faute qu'il est souvent impossible d'éviter. Comme les lésions morbides ne frappent pas les os par segments réguliers, mais qu'au contraire elles peuvent atteindre une étendue plus considérable sur une face que sur l'autre, au centre qu'à la périphérie, en enlevant un segment osseux compris entre deux traits de scie, on peut à la fois sacrifier inutilement des parties saines, et laisser dans la plaie des parties malades. C'est ce qui, suivant nous, est arrivé, et si nous ne nous trompons fort, cette remarque n'a pas échappé à la sagacité du chirurgien espagnol, qui, pour compléter sa résection sous-périostée, a été obligé d'*évider* la partie supérieure du tibia.

Aussi nous ne comprenons pas le mauvais vouloir qu'il manifeste contre les opérations d'évidement, puisqu'il a été forcé d'y avoir recours lui-même et qu'il en a retiré un très-heureux résultat. Nous préférons remplacer ses conclusions peu favorables aux opérations du professeur Sédillot, par celles que nous trouvons dans la *Gazette médicale de Strasbourg* (décembre 1864), et qui résument en ces termes les avantages que présentent les opérations d'évidement et les résections longitudinales des os :

1° Conservation du périoste, principal agent de la régénération des os, auquel on ne touche pas, et qu'on laisse moulé et intact sur la couche osseuse subjacente.

2° Intégrité des nouvelles couches d'os périphériques, capables de fournir d'actifs éléments au travail d'ossification intérieure ou intra-osseuse.

3° La forme des parties n'est pas altérée, et les cellules osseuses se multiplient dans un véritable moule, qui assure les dimensions et la régularité de l'os reproduit.

4° Les attaches musculeuses, ligamenteuses et aponévrotiques sont ménagées.

5° Les extrémités articulaires sont également évidées sans danger, et l'opération considérée dans son ensemble est assez simple et exempte en général de graves accidents.

Quant aux résections sous-périostées, malgré l'excellent mémoire de M. Creus et malgré l'intéressante observation que nous venons d'analyser, on sera toujours en droit de leur reprocher de dénuder, de blesser et d'altérer plus ou moins profondément le périoste, et de le mettre ainsi dans de fâcheuses conditions pour la régénération que l'on attend de lui. On s'expose même, comme l'a prouvé Desgranges, à le voir se détruire par la suppuration. On enlève sans motif et illogiquement des os sains, surtout dans les cas de nécrose, et l'on s'expose à laisser dans la plaie des parties osseuses malades. Enfin on doit s'attendre à des déformations et à des raccourcissements, qu'il est possible d'éviter en conservant les couches osseuses subjacentes au périoste, afin qu'elles servent de moule à l'os de formation nouvelle.

Obs. XXIX. *Résection sous-périosté de l'extrémité inférieure du tibia. Conservation du péroné. Reproduction*, par M. le docteur Aubert (de Mâcon)[1].

Michel D..., vingt et un ans, est le huitième enfant d'une famille de cultivateurs; il eut à l'âge de sept ans un abcès à la partie inférieure de la jambe droite; cet abcès, dont la formation dura de sept à huit mois, fut ouvert par M. Bouchard (de Mâcon) et guérit complétement après une suppuration de quinze à vingt jours. Depuis nulle enflure, nulle douleur dans ce membre jusqu'à l'âge de dix-sept ans.

Dans les premiers jours de janvier 1860, D.... entra à l'hôpital de Mâcon, se plaignant, depuis une marche pénible pour aller faire du bois, se plaignant, dis-je, d'une fatigue générale avec douleur le soir dans le bas de la jambe droite.

On y constate la rougeur, la chaleur, le gonflement des parties dures et molles, indice d'une inflammation aiguë et profonde du tissu osseux. La peau s'ouvre en plusieurs points; le pied devient œdémateux.

[1] Voy. le Compte rendu du Congrès médical de Lyon, 1864, et la thèse de M. le docteur Bonnesœur, p. 60. Paris 1866.

Au commencement de février, je le vis avec mon confrère, M. Jambon, chirurgien en chef de l'hôpital. Plusieurs fistules de chaque côté du membre donnaient issue à une suppuration abondante; les douleurs étaient vives, la fièvre ardente, le sommeil nul. Le malade s'affaiblissait; une fin prochaine était à craindre; l'amputation semblait indiquée.

Pourtant les os du pied paraissaient sains; le stylet pénétrait facilement la substance du tibia, mais trouvait le péroné lisse et résistant, et ne sentait d'ailleurs de ce dernier os qu'une très-petite surface dénudée.

Voulant tout essayer avant d'en venir à l'amputation, nous résolûmes, mon confrère et moi, d'extraire la portion du tibia frappée de carie, de séparer, s'il était possible, le périoste en respectant le péroné, de conserver ainsi au membre toute sa longueur pendant le travail régénérateur que nous espérions, sans trop y compter, vu l'état inquiétant du sujet.

Michel D.... étant chloroformé, une première incision le long du péroné nous assura que nous pouvions conserver cet os.

La portion malade du tibia ayant été largement découverte, cet os fut d'abord divisé par la scie à chaîne sur la limite supérieure du mal, à $0^{m},10$ au-dessus de l'articulation.

Le périoste, enflammé et très-épaissi, se détacha partout facilement.

L'os carié dans toute son épaisseur se brisa sous nos doigts en deux morceaux, dont l'inférieur, représentant l'épiphyse, fut un peu difficile à détacher des os du tarse, qui furent trouvés entièrement sains.

L'hémorrhagie fut médiocre; il n'y eut point de ligature à faire, le membre fut mis dans une gouttière matelassée, la plaie pansée avec de la charpie humide.

Les suites de l'opération furent des plus heureuses. Après une abondante suppuration, les bords de la plaie, rapprochés sans suture, se réunirent par un travail cicatriciel venu du fond. Deux mois ne s'étaient pas écoulés que toute fistule avait disparu et que l'on sentait à la pression une dureté de bon augure.

Sous l'influence des toniques alimentaires et médicamenteux, le travail de réparation osseuse se fit avec rapidité. Moins de six mois après l'opération, D.... se promenait dans les cours à l'aide d'une seule canne, et après six mois de séjour à l'hôpital, il en sortait pour n'y plus rentrer.

Quatre ans se sont écoulés, et ce jeune homme n'a cessé de travailler comme cordonnier; la marche est facile, il fait souvent à pied vingt kilomètres dans sa journée et danse plusieurs heures de suite.

Le long séjour de la jambe dans un appareil inamovible, tel que la gouttière qui la comprimait un peu, a produit une légère atrophie du membre, comme on peut en juger sur l'opéré que je vous présente.

Toutefois, si le membre est moins long que l'autre, ses proportions n'ont pas changé ; la portion du tibia enlevée s'est reproduite avec toutes ses dimensions, sauf une dépression longitudinale correspondant à l'incision et à la plaie du périoste ; on voit même une légère saillie remplaçant la malléole.

Enfin, résultat inattendu, l'ankylose n'est point aussi complète qu'on aurait pu le redouter, et, soit mobilité réelle du pied sur l'os reproduit, soit facilité supplémentaire développée par l'exercice dans le jeu des articulations si serrées du cou-de-pied, celui-ci exécute de légers mouvements, ce qui explique la possibilité de marcher longtemps et de danser sans fatigue et presque sans claudication.

La portion d'os enlevée présente des particularités intéressantes ; elle s'est brisée, comme je vous l'ai dit, en deux fragments, au point de jonction de l'épiphyse avec l'extrémité inférieure de la diaphyse. L'os est là carié dans toute son épaisseur ; il est infiltré de sanie. Le tissu compacte altéré et en partie détruit ne présente plus que des lamelles friables, résultat du genre d'inflammation que Gerdy a qualifiée de raréfiante. Une mince enveloppe recouvre le tissu spongieux de l'épiphyse criblée de trous dus à cette même altération. Le fragment supérieur tranché par la scie est remarquable par l'absence presque complète du canal médullaire et par l'épaississement du tissu compacte, comme si dans cette partie l'ostéite avait produit un dépôt plus abondant de phosphate calcaire (ostéite condensante du même auteur). Enfin, sur les faces antérieures, interne et surtout postérieure de ce fragment, on remarque dans les seuls points où le périoste eût conservé quelque adhérence, une couche de production osseuse, rougeâtre, canaliculée, évidemment de formation récente, tendant à s'étendre comme une gaîne autour de l'os malade, et donnant à celui-ci l'apparence d'un séquestre sur le point d'être invaginé. D'où provient cette couche osseuse, vivante, étalée sur un os mort, si ce n'est du périoste qui les entourait tous deux et n'adhérait qu'à ce tissu nouveau ?

Et quel autre organe que le périoste a pu, après l'opération, sécréter cette colonne solide qui supporte le poids du corps, et réparer en six mois une brèche de 0m,10 de long intéressant le tibia dans toute son épaisseur ?

Réflexions. L'observation de M. le docteur Aubert (de Mâcon) est, sans contredit, une des plus importantes que l'on puisse citer en faveur des résections sous-périostées.

Le succès en a été des plus remarquables et des plus complets. Mais le succès d'une opération ne prouve nullement, comme nous l'avons déjà démontré, la justesse des indications ni la supériorité des procédés employés. Nous devons donc examiner si notre habile et honorable confrère, M. le docteur Aubert, était autorisé à agir comme il l'a fait et s'il n'aurait pas dû suivre une autre conduite moins dangereuse pour son malade et plus en rapport avec les enseignements de la science.

Un premier fait qui ressort de l'observation de M. Aubert est l'intégrité de l'articulation tibio-tarsienne. « L'ex-« trémité articulaire du tibia fut, dit l'auteur, un peu « difficile à détacher *des os du tarse, qui étaient entièrement « sains.* » Le péroné avait été également reconnu sain.

Nous pouvons déjà conclure de ces notions données en toute bonne foi, que la jointure n'était pas malade et que la surface articulaire tibiale était revêtue de son cartilage et n'était pas altérée. Tout le monde connaît la solidarité des cartilages articulaires avec les couches osseuses subjacentes, et dès que les premiers sont restés intacts, on peut affirmer que les portions de l'os qui le soutiennent et s'y lient le sont également. L'auteur lui-même a confirmé ces remarques en disant « qu'une mince enveloppe recouvre le « tissu spongieux de l'épiphyse articulaire. »

Dans ces conditions, nous croyons pouvoir soutenir avec assurance que l'ouverture de la jointure et l'ablation de l'extrémité articulaire du tibia ne devaient pas être pratiquées.

Les plaies des jointures sont trop redoutables pour être faites sans nécessité absolue, et ici cette nécessité n'existait pas. En évidant l'os, on conservait l'articulation et on évitait tous les dangers d'une large plaie articulaire, amenant fatalement l'ankylose et exposant aux plus terribles complications. Ces complications ont été évitées avec un rare bonheur, mais n'eût-il pas été plus prudent de se mettre à l'abri de leur imminence, et l'art n'est-il pas tenu de réunir en faveur des malades les plus grandes probabilités de succès en réduisant aux proportions les plus faibles les chances défavorables?

Il est fort curieux de voir M. Aubert douter de la réalité de l'ankylose. Dans le cas où la mobilité aurait persisté, il faudrait que l'os reproduit eût acquis une surface articulaire libre jouant sur l'astragale, ce qui mériterait d'être démontré par un examen direct.

Un second fait, aussi digne d'attention, est signalé par M. Aubert. « Le fragment supérieur de l'os réséqué est re- « marquable par l'absence presque complète du canal mé- « dullaire et par l'épaississement du tissu compacte, comme « si dans cette partie l'ostéite avait produit un dépôt plus « abondant de phosphate calcaire (ostéite condensante de « Gerdy). Enfin sur les faces antérieure, interne et surtout « postérieure de ce fragment, on remarque dans les seuls « points où le périoste eût conservé quelque adhérence, *une « couche de production osseuse, rougeâtre, canaliculée, évi- « demment de production récente, tendant à s'étendre comme « une gaîne autour de l'os malade et donnant à celui-ci l'ap- « parence d'un séquestre sur le point d'être invaginé.* Nous voilà bien loin, on le voit, d'une ostéite suppurée et des accidents comme des caractères de la carie. On avait sous les yeux une ostéite terminée par nécrose, et la vérité s'impose ici avec une telle évidence que l'auteur ajoute : « D'où « provient cette couche osseuse, vivante, *étalée sur un os « mort?* » On avait donc affaire à une nécrose commençant à s'invaginer dans un os nouveau, qui fut sacrifié contre toutes les règles que nous avons établies. Il aurait fallu attendre la mobilité du séquestre pour en pratiquer l'extraction simple, et dans le cas où des accidents de continuité inflammatoire eussent menacé le pied et exigé une opération, l'évidement eût été plus rationnel, plus sûr, beaucoup moins redoutable et eût donné une guérison plus rapide par régénération osseuse.

Nous n'insisterons pas davantage sur ces considérations. M. le docteur Aubert, avec un talent et une sincérité qui l'honorent, a raconté fidèlement l'histoire de son malade et les détails de sa résection, mais nous ne serions nullement surpris que, mieux éclairé, il ne condamnât lui-même, malgré son succès, l'opération qu'il a pratiquée, entraîné par les assertions erronées et les exagérations enthousiastes de tous ceux qui se sont fait un moment illusion sur le peu de valeur et le danger des résections sous-périostées.

OBS. XXX. *Résection sous-périostée de l'extrémité inférieure (quart inférieur) du tibia, pratiquée après une tentative infructueuse d'évidement. Reproduction de l'os. Persistance de quelques fistules par suite d'altération de l'astragale seulement évidé*, par M. Ollier[1].

André D..., âgé de vingt-cinq ans, de Saint-Pierre-de-Bœuf (Loire), entre à l'Hôtel-Dieu de Lyon, le 10 avril 1864, salle de Saint-Louis, pour une ostéite de l'extrémité inférieure du tibia, avec gonflement considérable et fistules multiples ossifluentes.

Il y a douze ans, ce malade se fit à l'articulation tibio-tarsienne gauche une entorse, qui fut mal soignée. A la suite de cet accident survinrent un gonflement et des douleurs qui empêchaient non-seulement la marche, mais encore tout mouvement du pied. Ces symptômes s'amendaient sous l'influence d'un traitement approprié, et la guérison semblait proche, quand D.... fit une nouvelle chute, six mois après la première entorse; la douleur perçue fut tellement vive que le malade en eut une syncope.

Réapparition de la douleur et de la tuméfaction, et enfin suppuration, qui se fit jour au dehors en plusieurs points. Ces abcès devinrent l'origine de fistules, qui ne se tarirent qu'après l'élimination d'un petit séquestre. Le malade reprit alors son travail. Il arriva ainsi, jusqu'à l'année dernière, sans voir l'affection se réveiller; mais, à la suite d'une marche forcée, les symptômes inflammatoires reparurent avec intensité et les trajets fistuleux se rétablirent.

Au moment de son entrée, les fistules suppuraient abondamment; le gonflement de l'extrémité inférieure du tibia était énorme; le cou-de-pied était aussi gros que le genou; l'atrophie générale du membre faisait encore ressortir cette tuméfaction; enfin le pied était maintenu en flexion sur la jambe.

Le membre gauche, d'ailleurs, est de $0^m,04$ plus court que le membre droit.

[1] Thèse de M. le docteur Bonnesœur, p. 63. Paris 1866.

Le péroné du côté droit mesure	0^m,365
« gauche	0^m,34
Le fémur droit.	0^m,43
« gauche.	0^m,415

La mensuration du tibia avec un fil est impraticable, en raison de la tuméfaction énorme de son extrémité inférieure.

Le stylet introduit par les fistules pénètre jusqu'à l'os et s'enfonce dans son tissu; on peut même le faire pénétrer de part en part dans son sens transversal.

État général assez bon; chloro-anhémie; pas de signes de tubercules pulmonaires.

Comme le malade ne souffrait pas et n'avait point de fièvre, on attendit jusqu'au 19 juillet avant d'intervenir; un traitement général antiscrofuleux fut seulement prescrit.

Opération le 19 juillet 1864. Incision en fer à cheval au niveau de la malléole interne pour pénétrer dans l'articulation tibio-tarsienne; les lambeaux écartés, on détourne les tendons avec des crochets mousses. M. Ollier pénètre alors avec la gouge dans l'articulation, et évide l'extrémité inférieure du tibia, ramollie et friable; on retire de la sorte un tissu spongieux, raréfié, mêlé de sanie et de fongosités violacées; le péroné ne paraît pas atteint; l'astragale malade est abrasé dans sa face supérieure; par cette dernière manœuvre, on détache les débris encore persistants des cartilages articulaires ulcérés. Au milieu des fongosités tibiales se trouvent quelques petits séquestres, encore en partie vasculaires. Après avoir évidé l'extrémité inférieure du tibia et y avoir creusé une cavité de 0^m,02 de diamètre, on en modifie les parois avec le cautère actuel.

Après cette opération, le malade eut une réaction assez modérée. Pansements d'abord à l'eau froide, puis avec un mélange à parties égales de poudres de charbon et de quinquina. Mais le gonflement ne disparut pas, et la suppuration ainsi que les fistules persistèrent. Trois nouveaux abcès se formèrent en septembre, en octobre, en décembre.

On essaie, en vain, de divers médicaments topiques excitants, de la compression avec des bandelettes de diachylon. L'état général se maintient assez bien.

On attend ainsi jusqu'au 12 janvier. Comme à cette époque la portion tuméfiée du membre ne revenait pas sur elle-même, que la cavité évidée ne se remplissait pas de tissu osseux, M. Ollier se décide à intervenir de nouveau et à pratiquer une résection sous-périostée de l'extrémité inférieure du tibia.

L'opération est pratiquée le 14 janvier 1865.

État local au moment de l'opération. Tuméfaction considérable du tibia au niveau des malléoles; le diamètre bi-malléolaire est double de celui du côté sain. Quatre fistules persistent et permettent de conduire le stylet de l'extérieur à la cavité creusée par l'évidement.

Opération. Incision verticale de $0^m,10$ à $0^m,12$, commençant à $0^m,01$ au-dessous de la malléole interne et remontant le long du tibia; du premier coup on arrive à l'os; M. Ollier prend alors sa sonde rugine, dont il se sert pour décoller les deux lèvres de l'incision périostique; le périoste est très-épaissi. A chaque extrémité de l'incision verticale, et perpendiculairement à son axe, M. Ollier pratique deux petites incisions de dégagement, qui n'intéressent que la peau. Les deux lèvres de la plaie cutanée sont alors réclinées et maintenues avec des crochets mousses[1]. Le chirurgien, toujours manœuvrant sous le périoste, détache cette membrane tout autour du tibia, en se servant de sondes rugines de courbures variées. Au niveau de la malléole interne, les ligaments articulaires sont détachés avec le périoste sur lequel ils s'implantent.

Ce fut le temps le plus laborieux de l'opération. Le tibia étant bien dénudé, au moyen d'une sonde-rugine à forte courbure passée sous l'os, M. Ollier conduit une scie à chaîne. Elle est placée à $0^m,07$ à partir de la pointe de la malléole; l'instrument retiré, on enlève la portion d'os excisé, n'ayant qu'à détacher de minimes adhérences laissées en quelques points.

On reconnaît alors, la pièce en main, que l'os a été complétement dépouillé de son périoste. Cela fait, on évide l'astragale carié en certains points à peu près de $0^m,01$.

Le péroné n'a pas été touché. On termine en cautérisant la face évidée de l'astragale. Trois points de suture, qui, à la partie supérieure, n'intéressent pas la gaîne périostique, diminuent l'étendue de la plaie, et l'on place le membre entre deux attelles réunies par des bandelettes de diachylon.

Irrigations intermittentes à l'eau froide.

Le 15 janvier, pouls à 120, douleurs assez vives.

Le 17, pouls à 128, les douleurs ont cessé depuis la veille; on change l'appareil.

Le 19, pouls à 116. Quelques spasmes musculaires dans la jambe ont interrompu le sommeil. Amélioration; le malade demande à manger.

Le 27 janvier, pouls à 108. Injections alcoolisées. Quelques parcelles d'os nécrosé sont éliminées. Le pouls tombe, le malade ne souffre plus, et l'appétit augmente.

[1] Il fait ensuite deux petites incisions de dégagement sur la gaîne périostique, afin de ne pas décoller le périoste trop haut en passant la scie à chaîne.

Le 1er février, la cavité de la plaie se rétrécit de plus en plus; des bourgeons charnus roses de bonne nature s'élèvent du fond et surtout de la partie supérieure de la plaie. La moelle du tibia bourgeonne abondamment.

Le 9, application d'un appareil amidonné, dans lequel on ménage des fenêtres au niveau de la plaie.

Le 14, menaces d'érysipèle; rougeur des lèvres de la plaie, engorgement des ganglions de l'aine, langue sale. Retour à l'état normal par l'administration d'un émétique.

Le 24, on lève l'appareil et on constate la reproduction d'une façon évidente. On sent, en introduisant le doigt, qu'on éprouve dans la gaîne périostique une résistance comme cartilagineuse; à la partie supérieure, la gaîne est tout à fait comblée; à la partie inférieure, les bourgeons charnus continuent à végéter et vont se durcissant. Pas de nécrose au niveau de la section.

Cette ossification devient de plus en plus évidente.

Le 6 mars, on sent manifestement que la continuité du tibia régénéré est rétablie.

Le 20 avril, la régénération est complète dans un espace de 0m,03. Le tibia nouveau est aussi gros que l'ancien. La portion osseuse semble effilée et se termine en pointe au milieu de parties encore fibreuses.

Comme le malade s'affaiblissait, comme la suppuration devenait séreuse, abondante, et que l'état général devenait mauvais, le malade est envoyé à la campagne jusqu'au 2 juillet.

A sa rentrée, on constate que la portion du tibia enlevée est complétement reproduite, sauf la portion malléolaire, où la reproduction est douteuse. Il n'y a pas d'erreur possible de la mensuration, puisque celle-ci est pratiquée comparativement sur le tibia et le péroné; ce dernier os, d'ailleurs, ayant servi d'attelle au membre pendant la reproduction, a empêché le tibia de se raccourcir. Cependant le malade a eu, dit-il, un érysipèle et un abcès. Amélioration de l'état général.

Des fistules persistent néanmoins, et le gonflement énorme qui existait avant l'opération n'a pas disparu; il a changé de place et est descendu au niveau de l'astragale; on peut juger par là que la maladie continue dans cet os.

Injections iodées. Bains sulfureux.

M. Ollier se décide alors à enlever l'astragale en totalité, et se propose de suivre le plan opératoire suivant : une incision curviligne contournant la malléole interne sera ramenée en avant, au niveau de l'articulation tibio-tarsienne; cette incision ne comprendra que la peau. L'aponévrose ouverte, des crochets écarteront les tendons, et avec de fortes pinces on fera l'extraction de l'os : la première incision permet de couper facilement le ligament calcanéo-astragalien.

Cette opération ne put être réalisée ; le malade atteint de dysenterie dut être envoyé à la campagne le 25 août. Il était dans l'état suivant : pied en situation normale, pas de flexion, pas d'extension, pas de déviation latérale ; le malade peut faire effort avec le pied contre la main du chirurgien.

Quelques mouvements de flexion et d'extension dans l'articulation tibio-tarsienne.

Réflexions. Nous signalons cette observation à l'attention des chirurgiens pour plusieurs raisons capitales au point de vue du jugement à porter sur les résections sous-périostées.

M. le docteur Bonnesœur était l'interne de M. Ollier, et a rédigé sa thèse sous les inspirations de son maître et dans le but de glorifier ses succès. Or tout esprit impartial sera douloureusement frappé des illusions regrettables qui ont été poursuivies pendant quinze mois, malgré les plus graves accidents. Le résultat définitif a été de laisser le malade dans une situation beaucoup plus fâcheuse qu'avant le commencement du traitement, et avec un membre impossible à conserver.

Ce fait est extrêmement instructif, et montre à quels entraînements et à quelles déceptions inévitables se laissent entraîner des hommes d'un mérite reconnu, lorsqu'ils s'abandonnent à leur imagination, et veulent imposer à la nature les exigences de leurs conceptions systématiques.

Que voyons-nous dans cette résection ? Une arthrite suppurée du cou-de-pied, avec nécrose, carie et ramollissement du tibia et de l'astragale chez un homme de vingt-cinq ans. La partie malade était aussi volumineuse que le genou, parsemée de plusieurs trajets fistuleux, versant une abondante suppuration et ayant donné issue à un petit séquestre. Un stylet traversait sans peine, de part en part, le tibia ramolli.

Le 19 juillet 1864, M. Ollier ouvre l'articulation au-dessous de la malléole interne, évide le tibia et fait l'abrasion de l'astragale. « Le tissu osseux était spongieux, ra-

« réfié, mêlé de sanie et de fongosités violacées, et renfer-
« mait de petits séquestres. On détache les débris encore
« persistants des cartilages articulaires. »

Nous ne pensons pas que l'évidement, dans de pareilles conditions pathologiques, pût être suivi de succès. Les résections simples de l'articulation tibio-tarsienne, pratiquées sur des parties saines, réussissent assez rarement pour que nous ayons cru pouvoir en présenter un bel exemple à l'Académie des sciences.

Comment espérer la régénération osseuse d'une extrémité tibiale profondément cariée et ouverte dans une articulation malade? (Le péronée n'était pas altéré.) On avait à subir toutes les complications des plaies articulaires, dont l'ostéite et la carie sont des accidents imminents. Nous n'avons pas conseillé l'évidement dans les jointures, et nous n'eussions pas osé l'exécuter.

Le résultat, facile à prévoir, fut un insuccès, et M. Ollier se décida, le 14 janvier 1865, six mois après sa première opération, à enlever $0^{m},07$ de l'extrémité inférieure du tibia, y compris la malléole, par une résection sous-périostée. Le périoste était très-épaissi.

Au bout de trois mois (20 avril 1865), la régénération, dit l'auteur, est complète dans un espace de $0^{m},03$; le tibia nouveau est aussi gros que l'ancien, *mais son extrémité semble effilée, et se termine en pointe au milieu de parties encore fibreuses.*

Que pourrions-nous ajouter à ces paroles? Un tibia, terminé en pointe effilée, à $0^{m},04$ au-dessus d'un astragale en suppuration, pourra-t-il jamais servir à la sustentation, à la marche et aux autres fonctions du membre inférieur? Cependant on invoque de pareils faits à l'appui des résections sous-périostées, dont ils sont l'évidente condamnation!

Que devenait la santé du malade pendant ce long martyre de neuf mois? M. Bonnesœur va nous le dire : « Comme
« le malade s'affaiblissait, comme la suppuration devenait

« séreuse, abondante et que l'état général devenait mau- « vais, le malade est envoyé à la campagne jusqu'au « 2 juillet. »

A cette époque, la portion enlevée du tibia est entièrement reproduite, sauf la portion malléolaire. « Les fistules « persistent, le gonflement énorme qui existait avant l'opé- « ration n'a pas disparu ; il est descendu au niveau de l'as- « tragale, que M. Ollier se décide à enlever en totalité ; « mais cette opération ne put être réalisée, parce que le « malade, atteint de dysenterie, dut être envoyé une se- « conde fois à la campagne le 24 août (treize mois après la « première opération). »

Nous avons rapporté, sans y rien changer, l'observation de M. le docteur Bonnesœur. On pourra facilement contrôler ainsi la justesse de nos citations et de nos critiques.

Nous nous imaginions n'avoir plus à revenir sur cette observation, dont M. Bonnesœur n'avait pas donné la fin en janvier 1866, date de sa thèse. Nous nous trompions, et nous devons signaler les nouvelles variantes qu'elle a présentées.

M. Tartivel, dans son compte rendu de la Société de chirurgie (voy. *Union médicale*, p. 486, 1866), citait les communications faite à cette séance du 6 juin par M. Ollier, et s'exprimait ainsi : « M. Ollier a pu chez un sujet enlever « 0m,07 du tibia, retrancher une portion de l'astragale et « être témoin d'une reproduction rapide des portions osseuses « enlevées. Le malade était si bien et si solidement guéri, « qu'il pouvait marcher et même se livrer à la danse pen- « dant plusieurs heures. L'évidement, préalablement em- « ployé, n'avait produit aucun résultat. »

Comment l'opinion publique n'aurait-elle pas été entraînée par des annonces si miraculeuses : un traitement de treize mois resté sans succès, transformé en guérison rapide et un malade sans tibia et sans astragale qui danse quatre heures sans se fatiguer !

M. Ollier ne s'est pas montré, dans son livre, à la hauteur de son panégyriste, et ne s'est pas inquiété de le contredire. « Nous avons eu des nouvelles de notre opéré (dit-il) « le 25 août 1866. Il marche avec une canne dans la maison « et appuie le pied par terre. De nouvelles fistules se sont « formées sur la malléole externe. Le gonflement persiste « au niveau de l'astragale. »

Il ne sera pas inutile de rappeler que l'extrémité inférieure ou articulaire du tibia ne s'était pas reproduite, et que l'astragale était tellement carié que M. Ollier en eût fait l'extraction sans la gravité de l'état constitutionnel qui avait nécessité l'envoi du malade à la campagne !

Nous ne parlerons pas de tous les cas d'insuccès qui pourraient être justement relevés dans la thèse de M. Bonnesœur; nous nous demanderons seulement quelles explications le chirurgien a pu donner aux malades auxquels une portion du tibia réséqué avec conservation du périoste, ne s'était pas reproduite. La perte de l'usage d'une jambe n'est pas facile à faire accepter, à moins de prétendre que le sacrifice du membre était indispensable, et que rien n'empêche, en tout cas, de recourir à l'amputation. Assertions très-probablement contredites par des promesses et des engagements antérieurs, et peu exactes, puisque l'évidement aurait souvent offert des chances de guérison plus sérieuses et plus assurées.

Notre but ici est de prémunir l'art contre de fausses espérances et des déceptions inévitables, dont l'observation suivante servira de témoignage.

Un de nos collègues, M. le docteur Bœckel, l'auteur de la traduction annotée du livre de M. O. Heyfelder sur les résections, fut appelé, il y a dix-huit mois, auprès d'une jeune fille de dix-sept ans, atteinte d'une nécrose du tibia gauche. Le séquestre, comprenant presque toute l'épaisseur de l'os, faisait saillie en dehors des téguments, mais n'était pas mobile ni entouré d'un nouvel os.

Entraîné par les affirmations si péremptoires des partisans des résections sous-périostées et confiant dans le jeune âge de sa malade et dans la facilité avec laquelle le périoste répare et reproduit les os nécrosés, M. Bœckel scia la partie saillante et dénudée du séquestre, repoussa en doigt de gant les chairs doublées d'un périoste épais, tomenteux, peu adhérent, et réséqua ainsi près de $0^{m},06$ de la diaphyse tibiale. Le membre fut placé dans un appareil à fracture; les accidents furent prévenus; la plaie se rétrécit et suppura peu, mais on attendit en vain la régénération de l'os. Au bout de dix-huit mois, le membre s'était raccourci par suite d'une sorte de luxation consécutive de l'extrémité supérieure du péroné; les deux fragments du tibia s'étaient rapprochés, mais laissaient à peine soupçonner entre eux une sorte de lamelle osseuse sans consistance et sans solidité. M. Bœckel, désabusé par l'expérience, eut recours (avril 1866) à l'emploi de petits clous d'ivoire enfoncés dans les extrémités tibiales, pour tâcher d'amener la consolidation de la pseudarthrose qui semblait définitive, et qui n'a été nullement modifiée par l'introduction et l'interposition temporaire de fils métalliques. De pareils insuccès sont la condamnation la plus absolue d'une méthode dont les résultats, comme l'a dit M. Giraldès, sont toujours incertains et douteux, même entre les mains de chirurgiens d'un mérite et d'une habileté incontestables, et on doit la repousser et la proscrire, malgré quelques réussites apparentes, dès qu'on peut la remplacer par des procédés plus efficaces, plus rationnels et moins dangereux.

M. Jarjavay a raconté à la Société de chirurgie (séance du 13 avril 1863) qu'une résection sous-périostée pratiquée par lui, dans les conditions les plus favorables, n'avait pas donné la moindre trace de reproduction osseuse au bout d'une année. M. Marjolin, à la séance suivante (22 avril), cita l'histoire d'un jeune malade de sept ans, auquel il avait enlevé, huit mois auparavant, la partie supérieure de la diaphyse humérale en conservant le périoste, et malgré la facilité de l'opération et le laps considérable de temps écoulé, l'os ne s'était nullement reproduit. M. Voillemier fit également connaître plusieurs faits, tirés de sa propre pratique, démontrant que les lambeaux de périoste séparés traumatiquement des os ne les reproduisaient pas.

M. Velpeau ajoutait : « Dans les cas de nécrose, il ne « faut pas être prophète pour prédire que l'os se repro- « duira ; mais la question n'est pas là, et aussi longtemps « qu'on fera une telle confusion, il ne sera pas possible « de l'élucider. Que faut-il prouver ? Que le périoste sain « peut reproduire un os enlevé et non malade par ses « faces. Or je ne crains pas de dire que cela n'a pas encore « été démontré » (*Bulletin de la Soc. de chir.*, p. 179, année 1863).

Ainsi le périoste suppuré perd ses propriétés ostéogéniques, de l'aveu des partisans des résections sous-périostées, et quand il est sain, il ne produit rien. La conséquence inévitable n'est-elle pas : nullité radicale dans tous les cas ? Les preuves en sont malheureusement devenues innombrables, et l'abandon des résections sous-périostées comme méthode de régénération directe des os par les gaînes périostées est devenu une question d'humanité.

Résections sous-capsulo-périostées.

A l'époque de la publication de notre traité de l'évidement des os (1860), les résections sous-capsulo-périostées, proposées par M. Larghi, n'avaient pas encore été appliquées sur l'homme, et nous avions pu supposer qu'elles avaient semblé contre-indiquées ou impraticables.

Les cas pathologiques qui pourraient en motiver l'emploi, ne paraissaient ni fréquents ni favorables. Lorsque les lésions sont bornées aux seules extrémités articulaires, comme chez un enfant de neuf ans, auquel nous avons réséqué la tête de fémur en 1865, sans aucun accident et avec un succès complet, il nous suffit d'ouvrir la capsule, sans toucher à ses attaches, pour enlever la tête osseuse, revêtue de son cartilage. Le point du col où l'on porte la scie n'a pas de périoste, ou en a un tellement mince et si rapproché du cartilage qu'il est impossible de l'isoler. On fait alors une résection sous-capsulaire, comme cela a eu lieu depuis que les résections sont connues, et personne ne croit avoir inventé une méthode nouvelle.

Si les capsules ou les ligaments sont altérés, en suppuration, détachés des os subjacents, et qu'on atteigne par la résection une portion plus étendue de l'os, on n'a pas encore à s'occuper du périoste, puisqu'il n'en existe pas aux points d'insertion des ligaments.

La véritable résection sous-capsulo-périostée est en réalité une résection double, comprenant : 1° les extrémités articulaires ; 2° une partie plus ou moins considérable de la diaphyse.

Dans ce dernier cas, les objections que nous avons adressées à ce genre d'opérations, restent entières, et nous pouvons nous dispenser de les répéter. Nous ajouterons toutefois que les résections longitudinales, dont nous avons fait connaître les avantages, seraient ici particulièrement indiquées. Les expériences sur les animaux (p. 94, 96 et 125) montrent la constance des régénérations osseuses, à la suite de ces opérations, alors même qu'on les pratique à un âge assez avancé, pour empêcher les autres procédés de réussir. La persistance d'une portion de la diaphyse et l'intégrité du périoste resté adhérent expliquent ce résultat.

Heine avait déjà remarqué l'utilité de laisser dans les gaînes périostées l'os isolé et détaché du reste du squelette. Cet os sert de moule à l'os nouveau, prévient l'affaissement et les plicatures des parties molles, et favorise la reproduction des nouvelles couches osseuses. Ces effets sont encore plus assurés lorsque l'os est vivant, adhérent aux parties environnantes et entouré d'un périoste sain, dont la proligération acquiert une grande énergie. Dans ce cas, l'os conservé continue à vivre ou est frappé de mort après un temps plus ou moins long.

Si l'os reste vivant, il devient la base et la tige centrale de l'os qui va se former. S'il est frappé de nécrose, il permet le dépôt et l'accumulation des couches périphériques, qui en couvrent rapidement la surface périostée, et acquièrent de l'épaisseur, de la force et de la résistance pendant la séparation et l'élimination du séquestre.

Ces considérations nous paraissent décisives, et ne nous semblent pas autoriser l'adoption des résections sous-capsulo-périotées de M. Larghi comme moyen de régénération des os. On n'en possède aucun exemple; car nous contestons le seul succès qui en est cité, et nous expliquons la reproduction d'une portion de l'os d'une manière toute différente et plus conforme aux lois ostéogéniques. Nous croyons qu'on aurait été exposé à moins de chances fâcheuses, et qu'on aurait guéri la malade plus sûrement, en substituant à la résection sous-capsulo-périostée un évidement simple ou combiné avec une résection longitudinale. Toutes nos expériences ont montré que les résections de cette nature, appliquées sur les animaux, à la tête et à la diaphyse humérales, guérissaient généralement bien, et, en réfléchissant au jeune âge de la malade (quinze ans), on comprend que l'os ait pu se régénérer, comme nous en avons rapporté des exemples à la suite de la résection du tibia (Aubert) ou de l'humérus (Giraldès), sans nous convaincre de la bonté ni de la supériorité de la méthode mise en usage.

Nous appellerons en outre l'attention sur une dernière remarque peu favorable aux partisans des résections sous-capsulo-périostées. Tous conviennent que la suppuration du périoste empêche, retarde et compromet les régénérations osseuses (voy. *Ostéogénie chirurgicale*). Cependant les succès ont été obtenus à la suite d'une suppuration prolongée : M. le docteur Aubert, après deux mois; M. Giraldès, au bout de six; M. Ollier, dans l'observation que nous allons rapporter, après plus de deux mois.

Ces faits, opposés à la théorie, ne le sont néanmoins

ni à nos idées, ni à nos explications, ni aux expériences déjà citées de Chaussier, qui soutenait la nécessité de suppurations prolongées pour la reproduction des extrémités articulaires, et qui s'était conformé à ce précepte dans le cas très-curieux de régénération de la tête du fémur et d'une articulation coxo-fémorale nouvelle qu'il a publiée (voy. p. 42 et 340).

Voici l'observation de M. Ollier.

OBS. XXXI. *Ostéite condensante avec suppurations partielles et hypérostose de l'extrémité de l'humérus gauche sur une jeune fille de quinze ans. Opération. Guérison*, par M. Ollier [1]

Louise G..., âgée de quinze ans, entre le 2 septembre 1864 dans la salle Sainte-Marthe, service de M. Ollier. Cette malade est d'une constitution chétive; elle a le teint pâle, anhémique; elle est peu développée pour son âge; ses membres sont grêles et amaigris; elle porte des traces d'affections osseuses anciennes. En dehors et au-dessus de l'orbite à droite existent deux cicatrices qui se sont formées dans son bas âge, à la suite d'une suppuration longue et abondante. Une cicatrice du même genre, adhérente à l'os, se voit au niveau du sternum. Il y a sept ans environ, depuis une chute qu'elle a faite sur l'épaule gauche, elle a conservé cette région tuméfiée et douloureuse, surtout par les temps froids et humides. Les mouvements de l'articulation étaient impossibles ou du moins très-limités. De temps à autre, les douleurs devenaient plus vives. Il a deux mois, elles prirent tout à coup une grande intensité; la fièvre se déclara; l'épaule devint le siége d'une grande tuméfaction, et un abcès s'ouvrit vers le milieu du mois d'août. Au lieu de marcher vers la cicatrisation, la plaie continua à s'agrandir.

Au 6 septembre, on constata l'état suivant: à la partie supérieure et antérieure du moignon de l'épaule, au-dessous de l'acromion, existe une plaie large de $0^m,03$ à $0^m,05$, communiquant avec l'articulation.

On voit au fond de la plaie l'humérus dénudé. Cette plaie est blafarde et laisse écouler un liquide séro-purulent. Il n'y a plus de douleurs lancinantes, mais elles ont été remplacées par des douleurs sourdes et continues. On soumit immédiatement cette malade à un traitement dirigé à la fois contre l'état général et l'état local: huile de foie de morue, proto-iodure de fer, cataplasmes; mais, la suppu-

[1] Thèse de M. le docteur Bonnesœur, p. 67, *loc. cit.*

ration devenant plus abondante et la malade s'affaiblissant tous les jours, on se décide à intervenir chirurgicalement.

L'opération est pratiquée le 16 septembre 1864. On fait une incision longitudinale, partant du sommet de l'espace acromio-coracoïdien et se dirigeant à travers la plaie; en bas dans le sens des fibres du deltoïde, dans une étendue de $0^m,08$ à $0^m,09$. On dissocie les fibres du deltoïde, et on arrive sur l'os en incisant le périoste. On prend alors la sonde-rugine, et, sans couper aucun tendon, on dénude la tête de l'humérus des tissus fibreux qui l'entourent, on la fait saillir, on la luxe en dehors, et on détache ensuite le reste du périoste de haut en bas. En dedans, l'os était dépouillé de son périoste et recouvert de masses de pus concret; sa surface était inégale, érodée; des fusées purulentes partaient de ce point. Aussi dut-on aller plus bas qu'on ne l'avait pensé tout d'abord, et, soit en agrandissant avec le bistouri l'incision antérieure, soit en tirant l'os en haut, on sépara le périoste sur une longueur de $0^m,12$. L'os fut scié à ce niveau. La dissection du périoste avait été régulière; on distinguait une gaîne à peu près complète, bien qu'elle se fût trouvée interrompue en dedans au niveau du corps de l'os et sur plusieurs points de la tête; c'est en arrière et en dehors que cette membrane se trouvait le plus adhérente. Il n'y eut pas d'hémorrhagie pendant cette dissection. Deux artérioles avaient été liées dans le premier temps de l'opération. La cavité glénoïde paraissant saine ou du moins peu altérée, on ne retrancha rien à ce niveau.

L'os enlevé est dans l'état suivant : la tête humérale est aplatie, déformée, encore recouverte de son cartilage; mais celui-ci est ramolli, inégal et en voie de résorption sur plusieurs points. Toute la surface de l'os a été dépouillée, par le fait de l'opération, des parties fibreuses qui s'y insèrent et qui l'enveloppent normalement. Le tissu de l'os n'est pas ramolli; il n'a pas subi la dégénérescence graisseuse; il présente, au contraire, des saillies, des ostéophytes de consistance comme éburnée en certains points. La surface est inégale, rugueuse, et, au niveau du col chirurgical, l'os est aplati d'avant en arrière. Au-dessous sont des inégalités dues à des ostéophytes ou à des sillons vasculaires. Au niveau des points qu'on avait trouvés couverts par du pus concret au moment de l'opération, l'os est plus irrégulier et plus gros dans son ensemble.

Dans toute sa longueur, il est rouge et vascularisé.

On réunit la plaie par six points de suture, en laissant une petite mèche à chaque extrémité. On maintient le bras entre deux attelles, l'une externe, l'autre interne.

Le soir, la malade allait bien; la fièvre n'est pas plus forte qu'avant l'opération.

Le 17. Pouls à 120. Nuit agitée.

Le 18. Gouttière en gutta-percha. Pansement avec une solution légère de sulfate de fer. Pouls à 110.

Le 19. La malade est faible. Légère rougeur érysipélateuse autour de la plaie. Langue saburrale.

Le 20. L'érysipèle s'est étendu en arrière de l'épaule.

Le 22. L'érysipèle est arrêté. Contre-ouverture en arrière et en dehors. Le membre est placé dans une gouttière en fil de fer.

A partir de ce moment, l'état général s'améliore chaque jour ; la fièvre tombe peu à peu.

Le 25. La malade demande à se lever. La plaie a un très-bon aspect.

10 octobre. La malade se lève tous les jours. Appétit excellent. Suppuration de moins en moins abondante. La réunion immédiate a été obtenue sur une petite étendue. On introduit des mèches tous les jours. En soulevant le bras par le coude et en le pressant entre les doigts, on sent au niveau de la partie réséquée une masse déjà résistante, quoique encore fibreuse.

Le 15. La malade a pris froid. Douleurs dans diverses articulations. Abcès au niveau de l'extrémité de l'humérus réséquée. Gonflement de l'os à ce niveau.

Le 20. On applique une gouttière fixée à une demi-cuirasse, pour mieux immobiliser le bras. État général excellent. La malade recommence à sortir.

Le 31. Plus de suppuration profonde. Il n'y a qu'un point qui suppure superficiellement au niveau de la première plaie. A la place de l'os enlevé, on sent une masse de plus en plus résistante. Le bras s'est raccourci de $0^{m},015$. (Nous verrons, dans les quelques remarques que nous ajouterons, la cause réelle de cette diminution de longueur de l'os nouveau.)

Quelques jours après, la malade reprit des douleurs dans d'autres articulations ; elle perdit l'appétit ; ses forces étaient languissantes. On l'envoya à l'hospice de l'Antiquaille, dans le service de M. Dron, espérant que la bonne aération de cet hôpital lui serait favorable.

L'état général s'améliora d'abord ; mais bientôt, à la suite d'un refroidissement, des accidents survinrent : douleurs aiguës dans les genoux, état fébrile, vomissements. Cet état fut encore aggravé par de fréquentes indigestions. Tous ces accidents disparurent, et l'ossification nouvelle, quoique lente à se produire, paraissait cependant en bonne voie.

6 janvier. La malade rentre à l'Hôtel-Dieu. Elle digère mal et a de fréquents vomissements. On les combattit par un régime réglé et le sirop de pepsine. Les fonctions digestives ne tardent pas à se rétablir,

et on peut alors faire prendre à la malade une médication antiscrofuleuse. Huile de foie de morue. Iodure de potassium.

Le 25. On sent deux masses osseuses de nouvelle formation, l'une tenant à l'os ancien, et l'autre supérieure, indépendante de la première. Celle-ci est plus volumineuse; elle paraît avoir au moins 0m,05. Une masse encore fibreuse réunit ces deux portions, de telle sorte qu'il existe une pseudarthrose à ce niveau. Le deltoïde commence à se contracter sous l'influence de l'électricité. En baissant un peu la tête, elle peut porter les doigts jusqu'au nez, sans le secours de l'autre main.

Le 30. On lui met un bandage amidonné qui lui tient tout le bras, tout l'avant-bras et la moitié supérieure de la main, jusqu'à la racine des doigts.

Le 14 février. On enlève son bandage amidonné. La pseudarthrose existe encore, bien qu'on constate moins de mobilité. On lui refait un autre bandage amidonné.

Le 25. On défait de nouveau son bandage. Il n'existe plus de pseudarthrose. L'os nouveau forme un tout continu. La malade se plaint depuis deux jours d'une douleur au poignet. On constate un gonflement de l'extrémité inférieure du radius et du cubitus. Frictions avec la pommade à l'extrait de ciguë.

Le 2 mars. On électrise la malade tous les jours. Le deltoïde se contracte un peu. Le triceps atrophié se contracte très-difficilement. Les muscles de la région antérieure, biceps, coraco-brachial, brachial antérieur, ont conservé toute leur contractilité. A partir de ce moment, l'état de la malade s'améliore constamment, soit au point de vue de la santé générale, soit au point de vue des fonctions du membre. La masse osseuse nouvelle devient de plus en plus évidente, et les muscles reprennent chaque jour leur action.

La malade porte la main sur la tête, écarte le bras du tronc de plus de 0m,10, et s'en sert, pour les divers usages de la vie, mieux qu'elle ne l'avait fait depuis sept ans.

Nous avons eu occasion de la voir dans le mois de mai : les mouvements d'abduction du bras ont notablemet gagné [1].

Réflexions. La discussion soulevée à la Société de chirurgie de Lyon, à l'occasion de cette jeune fille, présentée par M. Ollier, a montré de grandes dissidences dans les jugements portés sur la nature de la maladie.

[1] Actuellement (nov. 1865) elle se sert de son bras comme de celui du côté opposé, et travaille comme cigarière à la Manufacture des tabacs de Lyon.

Plusieurs membres ont soutenu que l'humérus était simplement atteint de nécrose, et M. Marmy, qui a eu l'os enlevé entre les mains, s'est rangé complétement de cet avis.

J'ai chargé cet habile et savant confrère de demander à M. Ollier la permission de voir la malade. M. Ollier y a consenti avec beaucoup de bonne grâce et d'obligeance, et a été témoin de cet examen.

Il a été reconnu par lui et M. Marmy (avril 1866) que le bras opéré présentait $0^{m},06$ de raccourcissement. M. Ollier a constaté le fait, et l'a attribué à ce que l'épiphyse supérieure, ou tête humérale, ayant été enlevée, l'accroissement de la longueur du membre n'avait pu se faire.

Il ne sera pas inutile de remarquer que M. le docteur Bonnesœur avait rapporté l'observation de cette malade comme un argument péremptoire contre nos craintes de raccourcissement, et qu'il avait le membre sous les yeux en novembre 1865 (p. 71 de sa thèse).

Il est fort difficile d'admettre que de novembre 1865 en avril 1866, c'est-à-dire en quatre mois, l'extrémité supérieure du bras sain se soit allongée de $0^{m},06$. L'erreur est donc flagrante, et elle prouve avec quels soins et quelles précautions les mensurations doivent être prises avant d'être affirmées, surtout quand il s'agit de faits nouveaux, destinés à fixer la valeur de doctrines en discussion.

Dès que la vérité est douteuse ou n'a pas été bien constatée, tout s'écroule, et les discussions deviennent impossibles.

M. Bonnesœur avait également annoncé que la malade se servait de son bras comme de celui du côté opposé.

Or M. Marmy, en présence de M. Ollier, a observé que les mouvements de rotation étaient perdus, et que ceux d'écartement du tronc et d'élévation se faisaient en grande partie aux dépens de l'omoplate ! On sait, en outre, que des malades, dont la jointure humérale est atteinte d'ankylose, jouissent assez souvent d'une pareille mobilité, et cependant c'est de cette malade que M. Tartivel disait dans l'*Union médicale* (p. 485, an. 1866) : « Tous les mouvements et toutes les nuances des mouvements de l'articulation se sont rétablis ! »

On voit combien cet exemple de résection a peu de valeur, au point de vue de la régénération des os par les gaînes périostées et du rétablissement de leurs fonctions ; aussi ne croyons-nous pas nécessaire d'insister davantage sur les contradictions que nous venons de relever.

Quant au procédé qui consiste à détacher, avec une spatule, une rugine ou un bistouri, les parties molles, y compris le périoste, des os subjacents, c'est un procédé qui survivra aux travaux entrepris sur les résections sous-périostées. Ce procédé indiqué, mais mal appliqué par les auteurs anciens, a été pratiqué par Baudens, parfaitement suivi par Larghi, Borelli, J. E. Erichsen (*The science and art of surgery*. Londres 1861), Langenbeck (1862), Trélat, Bœckel et beaucoup d'autres chirurgiens, et est déjà de nos jours devenu usuel.

On conserve ainsi un moule régulier aux ossifications réparatrices qui peuvent naître des portions conservées du périoste sain et adhérent ; on évite mieux les vaisseaux et les nerfs ; on obtient une plaie à surfaces unies sans anfractus pour l'infiltration et la rétention des liquides, et les chances de succès sont mieux assurées.

De l'ostéoplastie périostique.

Les portions d'os complétement séparées par un traumatisme du reste du squelette, et réappliquées avec soin sur les surfaces dont elles avaient été détachées, sont susceptibles d'y adhérer. Ce mode de consolidation est fort simple. Les fragments encore fixés aux parties molles ne sont pas privés de vie, et se réunissent par un cal, comme dans les fractures. On remet ainsi en place les esquilles volumineuses adhérentes, et on réapplique les lames osseuses, détachées du crâne avec le cuir chevelu, lorsqu'un large pédicule assure aux parties une suffisante vitalité.

Les os d'un membre, divisés par un instrument tranchant, comme un sabre ou une hache etc., et soutenus par un lambeau de parties molles, comprenant dans son épaisseur les troncs vasculaires et nerveux, peuvent aussi être conservés, et il est indiqué d'en tenter l'épreuve.

L'ostéoplastie périostique est une opération différente, et a pour but de créer de l'os. Les expériences de M. Flourens, celles de M. Ollier, ont montré que, sur les animaux, ce résultat n'est nullement impossible, et que, en séparant une bandelette du périoste sans en couper le pédicule, et en la déviant de sa direction, la transportant sur un autre point, et l'y insérant, on la voyait produire du tissu osseux.

Jusqu'à ce jour, l'ostéoplastie périostique n'a pas réussi sur l'homme. Il semble prouvé qu'un morceau de périoste, complétement excisé et transporté dans un point quelconque de l'économie, sera toujours frappé de gangrène. Les lamelles périostiques ayant un pédicule assez large peuvent vivre, mais ne produisent pas d'os. M. Langenbeck, au lieu de détacher du front un simple lambeau tégumentaire pour la rhinoplastie, comprit le périoste subjacent dans son lambeau. De cette manière, le périoste, conservant ses vaisseaux et ses adhérences périphériques, était doublé sur lui-même, et la réunion immédiate devait sembler presque certaine par suite de la plicature des parties molles. L'expérience était parfaitement instituée, et l'on pouvait compter, dans le cas où le périoste, sous forme de lambeau, aurait été réellement capable de reproduire de l'os, de reformer l'arête osseuse du nez, et de donner à cet organe la solidité dont il est privé, lorsque les os du nez ont été détruits.

On ne demandait au périoste que de reproduire une lamelle osseuse, et ce résultat, minime au point de vue des partisans des résections sous-périostées, très-important comme démonstration pour ceux qui en doutaient, ne fut pas obtenu.

M. Ollier a cru avoir été plus heureux, mais nous avons suffisamment démontré (p. 220, 221 et 358) les erreurs, les contradictions et les impossibilités de l'observation qu'il a publiée.

Quant aux régénérations de la voûte palatine, nous avons fait voir qu'il n'y fallait plus compter (voy. p. 13 et 222).

L'ostéoplastie par déplacement de lambeaux périostés n'a donc qu'une existence nominative, et ne s'appuie sur aucun fait avéré.

CHAPITRE V.

Conclusions générales.

Le périoste fait les os (Duhamel). Enlevez les os en conservant le périoste, et le périoste reproduira les os (Flourens). Beaucoup d'amputations seront ainsi évitées et une nouvelle chirurgie sera créée (Flourens).

Le problème consistait à trouver les conditions les plus favorables à la régénération des os altérés, par la conservation du périoste.

L'évidement a résolu ce problème et réalise l'idée de la conservation des membres par la conservation du périoste.

L'évidement est le moyen le plus efficace, le moins dangereux et le plus certain de conserver le périoste intact et d'en développer les propriétés ostéogéniques.

Dans l'évidement, la forme, la texture, les conditions anatomiques et les rapports du périoste ne sont nullement compromis. Les insertions tendineuses, musculaires, aponévrotiques et ligamenteuses ne sont pas lésées, et la continuité du périoste avec les couches osseuses subjacentes n'est pas atteinte.

Les portions osseuses altérées, cariées, ramollies, suppurées, mortifiées sont seules enlevées. Les portions saines d'ancienne ou de nouvelle formation sont ménagées, servent à maintenir les formes de l'os évidé, et fournissent des points d'origine et d'appui, un moule et une gangue à l'os qui devra être reproduit.

Malgré les travaux de Duhamel, de Bordenave, de Troja, de Coutavos etc., Bichat pensait que le périoste, simple membrane fibreuse, ne servait pas à la régénération des os.

L'opinion de Bichat reposait sur ce fait que la partie purement fibreuse du périoste n'est pas douée de propriétés ostéogéniques.

M. le docteur Ranvier a également soutenu (1865) que le périoste, réduit comme l'admettait Bichat à sa couche fibreuse, ne concourt pas à la régénération des os.

La véritable source du tissu osseux se trouverait dans les éléments cellulaires au milieu desquels l'ostéogénie apparaît et se complète.

Ces éléments cellulaires (cellules plasmatiques, médullaires, fœtales) occupent en proportion très-inégale trois points différents : 1° la couche périphérique ; 2° la moelle logée dans le canal médullaire ; 3° l'os lui-même. On peut les considérer comme une sorte de gangue, de masse plus ou moins abondante, dans laquelle naissent et se réunissent les corpuscules osseux.

Ces cellules externes, internes et interstitielles ne seraient dans cette doctrine, qu'un tout continu, d'une abondance variable. Aussi le tissu compacte ne laisse-t-il découvrir qu'un très-petit nombre de cellules ostéogènes, tandis qu'en dehors et en dedans de ce tissu on en rencontre d'innombrables quantités, surtout à l'époque du développement physiologique ou fœtal et sous l'influence des traumatismes et de certaines conditions hyperhémiques (ostéites, nécroses). C'est ainsi qu'il faut se rendre compte de la régénération osseuse à la suite des évidements, seul cas où le chirurgien tire parti de la proligération activement développée à la surface comme à l'intérieur des couches osseuses conservées intactes selon la doctrine exposée depuis quinze ans par M. le professeur Robin : *C'est l'os qui fait l'os.*

Les os se reproduisent après l'évidement de la même manière qu'après les plaies et les fractures, et selon les lois que nous avons formulées sous les noms de *loi de reconstitution locale* (p. 130) et *loi d'équilibre ou d'équivalence* (p. 131), et toute leur histoire, à un degré de généralité supérieure, appartient à celle des plaies.

La loi de *reconstitution locale* s'étend à la totalité des êtres vivants, et paraît s'expliquer par le retour à l'état fœtal, embryonnaire ou de développement des cellules de tous les tissus hyperhémiés par traumatismes, avec ou sans perte de substance, ou par inflammation. Hippocrate avait dit : *ubi stimulus, ibi fluxus*, et l'on sait que les organes fortement exercés ou stimulés prennent un notable accroissement. Les réparations ou reconstitutions organiques appartiendraient à la même cause, dont l'action mériterait d'être prise en sérieuse considération dans les indications curatives.

On a prétendu *qu'il n'était pas rationnel d'appeler régénération la réparation des os après des pertes de substance périphérique, centrale, latérale ou longitudinale*[1], *qu'il y avait alors cicatrisation d'un os ancien, mais non pas formation d'un os nouveau, et que, pour qu'un os se régénérât, il fallait qu'il eût été enlevé*. Cette opinion nous paraît insoutenable. Le mot *régénération* exprime l'idée du retour, de la réparation, de la reproduction intégrale de nos tissus. Les muscles ne semblaient pas se régénérer, et toute portion enlevée de leur masse, dans quelque sens que ce fût, était considérée jusqu'à ces derniers temps comme définitivement perdue. Les os, au contraire, se reconstituent avec une grande facilité et quel que soit le siége de ce phénomène, il mérite la dénomination de *régénération*, qu'on continuera à employer, en raison de sa parfaite justesse.

Les expériences sur les animaux et les observations cliniques ont montré que toute irritation portée sur le tissu osseux y déterminait une hyperplasie avec formation et dépôt de nouvelles couches osseuses, en dehors comme en dedans des lamelles d'os conservées.

Troja avait signalé la reproduction d'une couche osseuse nouvelle sous-périostée, déjà apparente le septième jour, chez les animaux auxquels il avait introduit une cheville de bois ou une tige métallique dans le canal médullaire de la diaphyse des os longs.

[1] Ollier, t. II, p. 21. Paris 1867.

Pendant la période fœtale, les os commencent par l'évolution cartilagineuse; mais plus tard et en cas d'altérations pathologiques, la phase cartilagineuse ne se montre plus. A l'état normal, les os se développent par des *points d'ossification distincts et réguliers*, parfaitement étudiés et connus, dont les rayonnements se joignent et les complètent, ou en forment les bords, les surfaces et les intervalles condroïdes ou épiphysaires. A l'état pathologique, des *ossifications confuses* naissent sur une foule de points et n'offrent plus aucune régularité (p. 67 et 70).

Ces notions préliminaires permettent d'établir les conditions plus ou moins actives et plus ou moins favorables de la régénération des os. Là où la couche des cellules réparatrices est très-abondante, comme au-dessous du périoste, couche profonde de cette membrane, couche ostéogène, de nouveaux os apparaissent rapidement. Là, au contraire, où ces cellules sont rares, l'ossification se manifeste avec une plus grande lenteur.

Le travail ostéogénique accidentel (cal, nouveaux os) est le résultat d'une hyperplasie provoquée par la présence d'un corps étranger (séquestre), ou pour un traumatisme direct (fracture, plaie, évidement). Les portions graisseuses ou la moelle sont en partie résorbées pour permettre la proligération des cellules qui y sont contenues, et l'os ancien subit également la nécrobiose graisseuse, se résorbe et laisse libres les cellules reproductives, dont la transformation en corpuscules osseux de nouvelle formation s'accomplit dans ces conditions.

Indépendamment de l'avantage de conserver le périoste et les parties osseuses saines, l'évidement fournit une régénération beaucoup plus active et plus complète qu'aucun autre procédé, parce qu'elle a lieu en dehors et en dedans des lamelles osseuses intactes (voy. fig. 2 et 3) et que les diaphyses comme les extrémités articulaires évidées fournissent un moule aux ostéoplastes qui s'y développent et qui les remplissent.

On peut voir (fig. 1, 2 et 3) comment les couches osseuses s'unissent et se continuent avec les dépôts osseux, périphérique et médullaire, entre lesquels elles se trouvent placées. Leurs corpuscules disparaissent, des canaux de Havers se creusent dans leur épaisseur en se reliant avec ceux des nouveaux os, et la masse entière devient homogène, sans distinction des éléments nouveaux ou anciens.

Le canal médullaire est d'abord entièrement oblitéré par la matière osseuse (cal provisoire, os reproduit), mais il se creuse plus tard par transformation et résorption graisseuses, et l'os se trouve définitivement reconstitué, avec ses formes, sa consistance, sa texture et ses fonctions.

Si quelques portions de l'os évidé sont frappées de mort, ce qui est rare (nécroses lamellaires), elles sont bientôt entourées par le nouvel os (séquestre invaginé), et on les extrait dès que leur mobilité est constatée, ou même plus tôt, si elles déterminent des accidents.

Personne n'ignore la remarquable activité qu'imprime la présence d'un séquestre à l'ostéogénie accidentelle, et l'on peut expliquer ce phénomène par l'hyperplasie et la multiplication cellulaire qui en résultent.

Heine avait signalé l'avantage, pour la reproduction des os, de laisser les diaphyses dans les gaînes périostées dont elles avaient été complétement isolées. Nous pensons que, dans ce cas, outre le stimulus produit, les diaphyses servent de soutien au périoste, et l'ossification s'opère plus régulièrement et sur de plus larges surfaces. L'évidement offre sous ce rapport les conditions les plus favorables et les plus heureuses.

L'on pourrait partager histologiquement nos affections en deux classes, selon qu'elles provoquent ou non la reconstitution des organes. Les inflammations franches, les traumatismes etc. appartiendraient à la première division, et l'ulcération, la carie, la pustule maligne etc. à la seconde. Dans ce dernier cas, le *nisus formativus* manque ou avorte, et la maladie tend à s'aggraver.

Si l'évidement a été appliqué à des os courts affectés de carie, lésion dans laquelle de nouvelles couches osseuses ne se forment pas spontanément, il peut arriver que la coque osseuse conservée ne participe pas, malgré le traumatisme, à l'ostéogénie par dépôts extérieurs ou sous-périostés, et il est utile de recourir au fer rouge ou à des corps étrangers (boulettes de charpie), pour obtenir un travail d'ossification plus étendu et plus rapide. On juge de cette opportunité par l'état de la plaie, dont le degré d'inflammation réparatrice doit toujours être surveillé et réglé (voy. p. 145).

Il est également possible que le périoste des os courts, mêlé à une grande masse de tissu fibreux, ait moins de tendance à l'ostéogénie traumatique. Ce qui expliquerait pourquoi les exemples de régénération y sont plus rares. Cette question, déjà éclairée par l'expérience clinique, mériterait cependant de nouvelles recherches.

Les os évidés présentent des ouvertures correspondantes aux parties ramollies, cariées, suppurées et aux trajets fistuleux (cloaques, en cas de nécrose). Comment ces ouvertures se comblent-elles, en l'absence du périoste, détruit ou assez modifié dans sa structure pour avoir perdu ses propriétés ostéogéniques?

Les phénomènes de la réparation et de la reconstitution partielles des os sont très-importants à connaître, et font comprendre l'erreur où tombent les partisans des résections sous-périostées, lorsqu'ils attribuent au périoste disséqué et isolé la régénération du tissu osseux.

Supposons un cloaque (trajet fistuleux) dans un cas de nécrose. L'os nouveau, produit autour du séquestre, est percé d'un trou par lequel s'écoule le pus. Le périoste manque dans ce point, dont l'occlusion se produira cependant par continuité osseuse dès que l'extraction du séquestre aura fait cesser la suppuration.

Il est de toute évidence qu'on ne saurait attribuer cette occlusion à l'ossification d'un périoste qui n'existe plus.

L'observation démontre que les sources de la matière osseuse proviennent alors du périoste resté sain et adhérent à la circonférence de la perte de substance. Les cellules qui en proviennent, gagnent de proche en proche le centre de l'ouverture, et la ferment. Ces cellules constituent les granulations ou le bourgeonnement des plaies, tant qu'elles se transforment en tissu fibro-vasculaire, mais il vient un moment où se montrent et se multiplient au milieu d'elles des corpuscules osseux.

Ces derniers, particulièrement produits par le périoste, le sont également par les cellules de l'intérieur de l'os et par celles qui sont disséminées dans son épaisseur, et toutes, en se réunissant en une masse commune, rétablissent, d'une manière parfaite, la continuité de la diaphyse.

C'est de cette manière que les segments d'os, complétement enlevés avec leur périoste d'enveloppe, se régénèrent. Quelques centimètres de tibia, de péroné, de radius et de cubitus, se reforment avec la plus grande rapidité, malgré l'ablation du périoste (voy. nos *Expériences* et celles de M. Marmy, p. 72 et 118).

Les mêmes faits sont fréquents chez l'homme à la suite de résections ordinaires et des fractures avec perte de substance. Le périoste périphérique n'existe plus, et cependant l'os ne tarde pas à reparaître. Toute la surface de la plaie se couvre de cellules transformées d'abord en tissus connectif et fibreux, puis de nouvelles cellules deviennent à une époque plus avancée des corpuscules osseux (voy. fig. 4, 5 et 6).

Les dépôts d'os se constatent, en premier lieu, au pourtour du périoste conservé à chaque extrémité de la diaphyse. Si les conditions ostéogéniques sont favorisées par le jeune âge, la vitalité, de bonnes influences hygiéniques et le peu d'étendue de la perte de substance, l'os se reproduit intégralement. Autrement l'os manque, ou fait seulement défaut dans un espace intermédiaire plus ou moins considérable, et se termine de chaque côté en prolongements fibreux (pseudarthrose par continuité ligamenteuse). Dans d'autres cas, la matière osseuse s'est formée en quantité suffisante, mais la mobilité des parties en a empêché la continuité et la solidification, et on voit survenir une pseudarthrose par contiguité, avec ou sans cellules cartilagineuses, probablement selon le degré de la pression et la fréquence et l'étendue des mouvements (voy. p. 67).

Dans tous les cas, les cicatrices extérieures, composées de tissu fibreux, lié sans transition au tissu osseux, sont adhérentes, et les opérations auxquelles on a recours pour les recouvrir de lambeaux de peau empruntée aux parties voisines, sont d'une exécution difficile et rarement suivies de succès.

Comme l'évidement, auquel appartiennent les résections longitudinales, offre les conditions les plus favorables à la régénération des os, ceux-ci se reproduisent à un âge même très-avancé (voy. obs. III, p. 151), comme dans les fractures.

Ces faits n'avaient pas échappé aux chirurgiens, mais disséminés dans les annales de l'art, sans lien commun, sans doctrine, diversement interprétés en raison même de leurs variétés, on les avait mal compris, niés ou négligés.

Tant que le diagnostic différentiel des maladies des os n'avait pas été fondé, on ne pouvait en généraliser les indications, ni le traitement. Aussi la science avait-elle fait peu de progrès, sous ce rapport, depuis les préceptes de Celse. C'est à cet auteur qu'il faut attribuer les origines de la méthode de l'évidement. Mettez à nu, avait-il dit, les os malades, enlevez-les et portez-y le feu. Ce conseil purement empirique et tel qu'il était possible de le formuler à cette époque, était trop général et trop vague pour qu'on pût en tirer un grand parti. Le fer et le feu n'étaient pas applicables, au début d'une nécrose, aux ostéites aiguës, aux dégénérescences graisseuses, tuberculeuses, cancéreuses, aux caries péri-articulaires. Celse ignorait comment et à quel degré les os se reproduisent. Aussi ses préceptes étaient-ils tombés dans un oubli si profond que personne de nos jours ne s'en occupait.

Les ouvrages de Gerdy, de Vidal (de Casis), de Nélaton, les articles du Dictionnaire de Sanson, de M. J. Cloquet n'en font pas mention.

On n'a commencé à apprécier l'importance et la haute valeur des indications curatives de Celse qu'en nous voyant les développer, les étendre, leur donner une signification précise et en obtenir de remarquables succès. Certes les chirurgiens auraient été fort étonnés d'apprendre que Celse avait étudié et connu le rôle du périoste, de la moelle et du tissu osseux lui-même dans la régénération des os. C'est à cette conséquence que se trouvent conduits ceux qui attribuent à Celse notre méthode. Chaque âge scientifique a sa physionomie, ses idées, ses systèmes et ses moyens curatifs. L'évidement ne pouvait être conçu et appliqué comme doctrine qu'après les travaux de Duhamel, de Troja, de Bordenave, de Heine et particulièrement après ceux de M. Flourens. Cette méthode, fondée sur la tradition et conforme aux lois de la pathologie et de la physiologie expérimentales, trouve sa sanction définitive dans l'observation clinique. Ses avantages démontrés par une foule de faits (voy. p. 148 à 206) ne peuvent être et ne sont pas contestés et ce n'est pas à établir sa valeur, mais à prouver sa supériorité, que nous avons consacré cette deuxième édition de notre *Traité de l'évidement*, avec l'autorité de six années de nouvelles études, d'expériences et de pratique.

Quelques personnes ont reproché à l'évidement de n'avoir de nouveau que le nom et elles ont cité des exemples d'évidement, antérieurs à nos travaux. Bien loin de les contester nous les avons invoqués à l'appui de notre méthode, dont un des titres est de reposer sur des notions traditionnelles et d'en être l'évolution et le complément. On possédait des faits heureux ou malheureux, par conséquent contradictoires en apparence. Il fallait une vue plus claire et plus élevée des phénomènes, pour arriver à l'intelligence de leurs causes et en expliquer et en prévoir les effets. Tel est le rôle de l'idée transformée en principe, en doctrine et en loi. Les faits en eux-mêmes, ne sont que des matériaux plus ou moins bien recueillis et ils n'acquièrent de valeur que par l'idée générale, qui les comprend, les domine et les éclaire. La méthode de l'évidement remplit ces conditions, et à ce titre nous soutenons qu'elle est nouvelle et qu'elle réalise un véritable progrès.

Nous avons joint à l'évidement les résections longitudinales, qui en constituent un des procédés ou une des formes, et dont les effets, sous le rapport de la régénération des os, sont aussi efficaces et aussi constants. Les portions conservées du périoste, la moelle et quelques cellules interstitielles deviennent le siége d'une active proligération cellulaire et un os nouveau régulier et complet ne tarde pas à se reproduire (voy. p. 63, 94, 96 et fig. 4, 5, 6).

L'évidement devient ainsi applicable à la longueur, à l'épaisseur et à la circonférence des os et répond aux indications multiples, de profondeur, d'étendue et de siége de leurs nombreuses altérations. On peut évider presque entièrement les extrémités articulaires en ménageant leur périphérie ostéo-cartilagineuse, et ces extrémités se reproduisent et redeviennent aptes à l'exercice de toutes leurs fonctions (voy. obs. III, p. 151; IV, p. 155; XIV, p. 173; XVI, p. 176; XXV, p. 190; XXXII, p. 206).

Des anatomistes ont contesté la possibilité d'évider le tissu compacte des os; mais ils n'ont pas réfléchi aux modifications qu'imprime la pathologie à nos organes. La gouge suffit habituellement à l'évidement, tant les os sont devenus mous, graisseux ou friables, et les ostéites condensantes sont attaquées particulièrement avec le ciseau et le maillet. MM. les professeurs Richet, de Paris, Desgranges, de Lyon; Rigaud, Herrgott, Bœckel, Sarasin, de Strasbourg; M. Ehrmann, médecin en chef de l'armée expéditionnaire du Mexique; M. le médecin principal Marmy; M. Fromont, médecin de garnison belge; M. Vedrenes, médecin major; M. le docteur Monteils, de Mende; M. le docteur Lejeune, médecin adjoint belge[1] ont pratiqué l'évidement et en ont fait connaître de très-beaux succès, qu'on peut lire presque tous dans les observations cliniques que nous avons rapportées.

Ces faits, joints à tous ceux qui nous sont personnels et à beaucoup d'autres que nous eussions pu rassembler, ne laissent aucun doute sur la valeur pratique de notre méthode, dont le temps continuera à démontrer les ressources et l'utilité.

Nous rejetons comme irrationnelles, inefficaces et dangereuses, les autres opérations proposées et décrites sous les noms de : A. *Résections sous-périostées;* B. *Résections sous-capsulo-périostées;* C. *Ostéoplastie par déplacement des lambeaux périostés.*

A. *Résections sous-périostées.* Ces opérations supposent un périoste sain ou simplement hyperplasié, puisque le périoste détaché et isolé des os réséqués est destiné à les reproduire.

L'intégrité du périoste entraîne comme conséquence une intégrité relative des os subjacents. Ces os ont échappé à toute modification morbide, os anciens ou normaux, et dans ce cas le périoste y adhère fortement; ou ils sont récents, de nouvelle formation, en couches plus ou moins épaisses, fournis par le périoste épaissi, rougeâtre et tomenteux, dont il est facile de les séparer.

Dans les deux cas, sous le prétexte de mieux reproduire les os, on les sacrifie et on les enlève, de manière à ne laisser dans la plaie que les gaînes périostées. Une pareille conduite est condamnée par toutes les règles de l'art et on ne comprend pas qu'elle trouve encore des partisans, après les cruelles leçons que l'expérience leur a infligées.

[1] *Archives médicales belges*, déc. 1866.

Depuis 1860, l'on ne peut citer que trois ou quatre exemples de succès obtenus à travers mille périls et après les accidents les plus graves, et nous avons cherché à prouver que loin de pouvoir être invoqués en faveur de cette méthode, ils en sont la condamnation.

Non-seulement on se prive inutilement des portions saines des os, mais on en compromet la régénération, dont on détruit les principales sources. Dans l'évidement, le périoste et la coque osseuse concourent à la régénération et à la reproduction de l'os entier. Les résections conservent le périoste, mais elles en altèrent les propriétés ostéogéniques. Les gaînes périostées sans soutien, sans résistance, fixées à leurs deux extrémités à des os divisés plus ou moins perpendiculairement, suppurent et deviennent impropres à l'ossification. Elles s'affaissent sur elles-mêmes, se raccourcissent, s'incurvent, s'ulcèrent sous l'influence de l'accumulation du pus et se trouvent placées dans les conditions les moins favorables pour la production d'un nouvel os.

C'est au bout de six mois que la matière osseuse apparut sur l'enfant de quatre ans, opéré par M. Giraldès, alors que cet habile confrère commençait à en désespérer, et beaucoup d'autres chirurgiens moins heureux, tels que MM. Jarjavay, Marjolin, Bœckel etc., n'ont pas vu d'os se reproduire.

Nous avons étudié et expliqué le mécanisme de ces régénérations tardives, et nous avons démontré les profondes illusions de ceux qui s'imaginaient pouvoir les attribuer aux gaînes périostées conservées avec tant de peine et de dangers.

Les surfaces traumatiques, frappées de suppuration, se couvrent, comme dans les cas où le périoste a été enlevé, de granulations fibro-vasculaires, et c'est au milieu d'elles qu'apparaissent, quand le pus cesse de se former, les corpuscules osseux. Ceux-ci constituent de petites saillies, des îlots, des mamelons, des filaments, des lamelles, des ramifications très-variables d'ossifications confuses, s'épaisissent, s'étendent, se rejoignent, et produisent des os d'autant plus complets que le moule où ils se forment est plus régulier et la proligération osseuse plus énergique et plus active. Le périoste exerce moins d'influence sur ce résultat que le jeune âge et une puissante vitalité, et il n'offre d'autre avantage que de fournir un moule mieux disposé à l'accumulation et au tassement de la substance osseuse, qui trouve dans la proligération cellulaire ses vrais éléments d'origine et de développement.

On s'explique ainsi comment les os se régénèrent après les résections ordinaires, sans conservation du périoste. Les parties molles environnantes, tendons, ligaments, tissus connectif et musculaire, représentent une sorte de gaîne, d'abord remplie de sang et de sérosité, puis de pus. Des granulations apparaissent, et au milieu d'elles se forment des corpuscules osseux au moment où la suppuration tarit. L'os se reproduit alors, comme nous l'avons dit, soit dans sa diaphyse, soit à ses extrémités, par tassement successif de la matière osseuse, mais dans des conditions de régularité moins favorables qu'en cas d'un moule périosté complet. Si l'on réfléchit aux altérations habituelles, traumatiques ou morbides du périoste dans les résections sous-périostées, on comprendra le peu de différence des os régénérés avec ou sans conservation du périoste, et on se rendra facilement compte des appréciations si variables formulées à ce sujet.

Nous avons représenté un humérus en voie de régénération à la suite d'un évidement par résection longitudinale (voy. fig. 4, 5 et 6). La portion conservée de l'os s'était nécrosée, et l'ossification enveloppait le séquestre de toutes parts. La tête humérale, encore rudimentaire, était déjà reconnaissable, et le nouvel os, formé d'une lamelle périphérique sous-périostée, était en voie de reconstitution du côté opposé, où le périoste avait été enlevé avec la portion d'os réséquée. La matière osseuse était surtout abondante à la circonférence de la portion humérale restée intacte, et on la voyait s'étendre de toutes parts à la surface du moule cellulo-fibreux, représenté par la membrane pyogénique.

Tel est le mode des régénérations osseuses précédées de suppuration, et nous en avons rappelé le mécanisme et l'évolution avec quelques détails, en raison de leur extrême importance et de leur généralité.

Il ne suffit pas de faire de l'os : il faut produire un os assez régulier et assez solide pour servir d'une manière utile, et ce résultat est excessivement rare et exceptionnel.

A la cuisse, où le fémur doit posséder une assez grande résistance et une longueur suffisante pour supporter le poids du corps, et permettre au pied d'atteindre le sol et d'y reposer, on ne possède pas un seul exemple de succès. Dans les expériences de Heine, que nous avons rapportées en totalité et avec le plus grand soin (voy. p. 107 à 117), les fémurs régénérés avaient perdu la moitié ou le tiers de leur hauteur, et étaient tellement difformes, lamellaires, courbés ou incomplets que les fonctions en étaient presque toujours perdues. Aussi les défenseurs les plus enthousiastes des résections sous-périostées ne les ont-ils pas conseillées à la cuisse. Si elles étaient bornées à quelques centimètres de la diaphyse fémorale, la guérison pourrait avoir lieu cependant par un cal, comme on l'a vu de tout temps à la suite des fractures. Dans ce cas, la conservation du périoste serait sans valeur ostéogénique, et le traitement resterait celui d'une fracture avec perte de substance compliquée de plaie.

On a été plus heureux, en apparence, pour l'humérus, et MM. Larghi, Borelli, Giraldès, Ollier ont fait connaître quelques réussites, dont l'explication se trouve dans les proligérations osseuses provenant du périoste conservé sain et adhérent.

Ces faits (voy. p. 272 à 315) ne démontrent donc pas l'utilité et la valeur des résections sous-périostées comme moyen de régénération directe des os. Les opérations les moins indiquées, les plus dangereuses, les plus téméraires, ont été quelquefois pratiquées heureusement, mais ne doivent pas moins être repoussées quand elles peuvent être remplacées par des procédés plus rationnels, plus sûrs et moins périlleux.

Nous maintenons que chez le malade de M. Larghi (voy. p. 265) la plaie ne pouvait être guérie le dixième jour, et que le membre qui avait éprouvé un énorme raccourcissement (voy. p. 267) après l'extraction de l'humérus, n'avait certainement pas une longueur égale à celle du membre sain, ni un os complet et régénéré le trentième jour.

Chez les malades affectés de nécrose, et c'est le cas de tous ceux qui ont été soumis aux résections sous-périostées avec des chances un peu favorables, les parties molles et les muscles offrent parfois une telle induration à la suite d'inflammation chronique, de suppurations diffuses et de trajets fistuleux, qu'il n'y a pas de raccourcissement immédiat après l'ablation de l'os. Il y aurait, en outre, à examiner si le périoste, détaché facilement et conservé dans de pareilles circonstances, n'est pas doublé de nouvelles couches de matière osseuse en voie de formation déjà avancée, cas excessivement rare, et qui pourrait expliquer les quelques succès exceptionnels (Ollier, p. 308) qui ont été publiés.

Si les muscles jouissent de leur contractilité, comme dans l'exemple déjà cité par M. Larghi (p. 267), le raccourcissement est inévitable.

De pareilles résections sont contre-indiquées, puisqu'elles peuvent être remplacées par une simple extraction de séquestre, l'évidement et les résections longitudinales, dans le cas où l'os est atteint de ramollissement graisseux, d'ostéite et de carie.

A l'avant-bras et à la jambe, les résections sous-périostées doivent être également proscrites, quoique, au premier abord, elles semblent plus susceptibles de succès.

L'os congénère maintient la longueur du membre et prévient en partie les plicatures de la gaîne périostée. La consolidation s'accomplit alors comme dans les fractures compliquées de plaie avec perte de substance, et le périoste, transformé par suppuration, joue un rôle nul ou secondaire dans la reproduction osseuse.

Les expériences de M. Marmy ne laissent aucun doute à ce sujet, et il n'est certainement pas inutile de rappeler qu'on ne connaît à l'avant-bras ni à la jambe aucun autre succès avéré et incontestable que celui de M. Aubert (de Mâcon) (voy. p. 291).

Nous sommes néanmoins persuadé que de pareils résultats se présenteraient plus souvent, si on opérait des enfants ou des jeunes gens d'une bonne vitalité et dans des conditions hygiéniques favorables; mais, dans ce cas, les résections ordinaires, sans conservation du périoste, réussiraient également, et l'évidement donnerait des guérisons plus certaines et plus rapides, et mettrait mieux à l'abri des accidents.

Le nom de *résection sous-capsulo-périostée* est mal choisi et contradictoire, puisqu'il n'y a pas de périoste dans les articulations capsulaires, et que cette membrane est située au-dessous des insertions ligamenteuses des jointures.

Nous avons dernièrement publié l'heureuse observation d'une résection coxo-fémorale *sous-capsulaire*, et qui n'était nullement *sous-périostée* (Comm. à l'Acad. des sciences, 15 octobre 1866).

Les extrémités articulaires se reproduisent alors par tassement et accumulation de la matière osseuse, provenant de l'extrémité de l'os revêtu de son périoste (voy. *Ostéogénie chirurgicale*, p. 67, 70, 71 et 72), et on en connaissait de très-beaux et de très-nombreux exemples (voy. les *Travaux de White, de Vigaroux* et les *Expériences de Chaussier*, p. 42 et 43). Le tamponnement et la suppuration de la cavité articulaire y produisaient une couche de granulations fibro-vasculaires et en maintenaient les formes, circonstance des plus favorables, comme nous l'avons précédemment expliqué (p. 70), à la régénération des extrémités articulaires. Le fait de M. Ollier (p. 308) n'en est qu'une répétition, et ne constitue pas une méthode nouvelle. D'autres chirurgiens, et en particulier Malgaigne, Baudens, Larghi, Erichsen (1861), Langenbeck (1862), Borelli etc. avaient érigé en règle de ménager les capsules ligamenteuses, et ce précepte, mieux apprécié et généralement appliqué, a réalisé un véritable progrès.

Quant à l'*ostéoplastie par déplacement de lambeaux périostés*, fondée sur les expériences de M. Flourens, et née de sa formule : « partout où vous porterez le périoste, vous « ferez des os, » la chirurgie doit perdre tout espoir de l'appliquer heureusement. L'ossification de la voûte palatine n'a pas lieu, et celle de l'arête nasale (Langenbeck, Ollier) est restée microscopique entre les mains du premier de ces chirurgiens, et a inspiré au second les illusions les plus fabuleuses.

Nous pouvons donc affirmer de nouveau les deux propositions qui forment le sujet de ce mémoire et en sont le résumé.

1° L'évidement des os, conforme à la tradition, aux lois de la pathologie, aux expériences sur les animaux et à l'observation clinique, se distingue et se recommande par l'innocuité, l'efficacité et la certitude de ses résultats. Cette méthode, comme l'a dit M. Marmy, a seule réalisé un progrès, et deviendra chaque jour mieux appréciée et plus utile.

2° Les résections sous-périostées, nées de simples vues analogiques, contraires à l'observation chirurgicale de tous les temps, sans indications logiques, inefficaces et dangereuses, doivent être abandonnées et condamnées comme moyen de régénération des os, mais elles offrent le grand avantage, quand des portions de diaphyses ou des extrémités articulaires doivent être enlevées, de rendre les plaies plus régulières, moins disposées à l'infiltration et à la rétention des liquides, de mettre le chirurgien mieux à l'abri de la lésion des nerfs et des vaisseaux, et d'offrir des chances plus assurées de guérison dans tous les cas où l'évidement sera reconnu impraticable.

CHAPITRE VI.

Documents à consulter.

A

Passages de Celse relatifs au traitement des maladies des os, suivis de réflexions de M. le professeur Sédillot[1].

C'est dans Celse qu'on trouve les premières traces de l'évidement des os. Les indications sont empiriques, confuses, sans explications théoriques et doctrinales, mais remarquables par leur justesse, comme la plupart de celles de cette époque, où les faits principaux se révélaient clairement au génie des praticiens et devenaient la base des grandes lois pathologiques auxquelles les travaux modernes n'ont peut-être pas toujours accordé une suffisante attention.

« Omne autem os, ubi injuria accessit, aut vitiatur, aut finditur, aut frangitur, aut foratur, aut colliditur, aut loco movetur. Id, quod vitiatum est, primo fere pingue fit; deinde vel nigrum, vel cariosum : quæ, supernatis gravibus ulceribus aut fistulis, hisque vel longa vetustate, vel etiam cancro occupatis, eveniunt. Oportet autem ante omnia os nudare, ulcere exciso; et, si latius est ejus vitium, quam ulcus fuit, carnem subsecare, donec undique os integrum pateat : tum id, quod pingue est, semel iterumve satis est admoto ferramento adurere, ut ex eo squama secedat ; aut radere, donec jam aliquid cruoris ostendatur, quæ integri ossis nota est. Nam necesse est aridum sit

« Tout os, disait Celse, qui a subi l'action d'une cause morbifique peut être affecté de carie, de fissure, de fracture, de perforation, d'écrasement et de luxation. Quand un os est altéré, il devient gras d'abord et prend ensuite une couleur noire ou se carie. C'est là ce qu'on observe à la suite d'ulcères ou de fistules graves, qui passent à l'état chronique, ou sont compliqués de gangrène. Avant toutes choses, il faut mettre à nu l'os malade, en faisant l'excision des parties ulcérées; si l'affection s'étend au delà de l'ulcère, on doit inciser les chairs, jusqu'à ce que les parties saines de l'os soient complétement à découvert. On cautérise alors une ou deux fois avec le fer l'endroit qui est devenu gras, pour déterminer sur ce point une exfolia-

[1] Celse, liv. VIII, chap. II et III. Traduction par M. Des Etangs, docteur en médecine, p. 252 (grand in-8°. Paris 1859).

id, quod vitiatum est. Idem in cartilagine quoque læsa faciendum est : siquidem ea quoque scapello radenda est, donec integrum id sit, quod relinquitur. Deinde, sive os sive cartilago rasa est, nitro bene trito respergendum est. Neque alia facienda sunt, ubi caries, nigritiesve in summo osse est : si quidem id vel paulo diutius eodem ferramento adurendum, vel radendum est. Qui radit hæc, audacter imprimere ferramentum debet, ut et agat aliquid, et maturius desinat. Finis est, cum vel ad album os, vel ad solidum ventum est. Albo finiri ex nigritie vitium, soliditate quadam ex carie, manifestum est. Accedere etiam cruoris aliquid integro, supra dictum est. Si quando autem, an altius descenderit utrumlibet, dubium est, in carie quidem expedita cognitio est. Specillum tenue in foramina demittitur; quod magis minusve intrando, vel in summo cariem esse, vel altius descendisse, testatur. Nigrities colligi quidem potest etiam ex dolore, et ex febre, quæ ubi mediocria sunt, illa alte descendisse non potest. Manifestior tamen adacta terebra fit; nam finis vitii est, ubi scobis nigra

tion, ou bien l'on râcle fortement jusqu'à ce qu'on obtienne un peu de sang; et le sang démontre ici l'intégrité de l'os, car ce qui est vicié est nécessairement accompagné de sécheresse. Si le cartilage est malade, il faut le ratisser de même avec le scalpel, de manière à ne rien laisser de corrompu. Cela fait, il reste à saupoudrer soit l'os, soit le cartilage avec du nitre bien trituré. Quand l'os est carié ou noirci, mais seulement à la surface, il n'y a pas d'autre conduite à tenir, si ce n'est qu'on doit prolonger un peu plus l'application de l'instrument à l'effet de cautériser ou de ruginer la partie malade. Si l'on emploie ce dernier moyen, il ne faut pas craindre d'appuyer sur le fer pour que l'action en soit plus efficace et plus prompte. On s'arrête dès qu'on est arrivé à la partie blanche ou solide de l'os; car il est manifeste, d'une part, que le mal qui noircit l'os ne va pas au delà de cette coloration noire, et de plus que la carie n'existe plus, quand l'os présente de la solidité. Un peu de sang prouve aussi, comme je viens de le dire, qu'on n'a plus à faire qu'à des portions intactes. Si l'on conserve des doutes sur la profondeur de l'une ou de l'autre affection, on peut, relativement à la carie, les faire cesser promptement en introduisant un stylet dans un des pertuis de l'os; il s'y enfonce, en effet, plus ou moins, et laisse voir par là si la carie est superficielle ou profonde. Quant à la noirceur de l'os, on peut en apprécier les progrès d'après l'intensité de la douleur et de la fièvre, et si l'une et l'autre sont peu marquées, le mal n'attaque pas l'os profondément. On s'en rend d'ailleurs plus certain encore par l'application de la tarière, puisqu'on atteint les limites de la maladie dès que les sciures de l'os ne sont plus noires. Si donc la carie ne s'arrête pas à la surface, il faut avec

esse desiit. Igitur, si caries alte descendit, per terebram urgenda crebris foraminibus est, quæ altitudine vitium æquent : tum in foramina demittenda candentia ferramenta sunt, donec siccum os ex toto fiat. Simul enim post hæc et resolvetur ab inferiore osse, quodcumque vitiatum est; et is sinus carne replebitur; et humor aut nullus postea feretur, aut mediocris. Sin autem nigrities est, aut si caries ad alteram quoque partem ossis transit, oportet excidi. (Atque idem quoque in carie, ad alteram partem ossis penetrante, fieri potest.) Sed, quod totum vitiatum, totum eximendum est; si inferior pars integra est, eatenus quod corruptum est, excidi debet. Item sive capitis, sive pectoris os, sive costa cariosa est, inutilis ustio est, et excidendi necessitas est. Neque audiendi sunt, qui, osse nudato, diem tertium expectant, ut tunc excidant : ante inflammationem enim tutius omnia tractantur. Itaque, quantum fieri potest, eodem momento et cutis incidenda est, et os detegendum et omni vitio liberandum est. Longeque perniciosissimum est, quod in osse pectoris est : quia vix, etiamsi recte cessit curatio, veram sanitatem reddit.

« Exciditur vero os duobus modis. Si parvulum est, quod læsum est, modiolo, quam χοινικίδα græci vocant : si spatiosius, terebris. Utriusque rationem proponam. Modiolus, ferramentum concavum,

la tarière, pratiquer plusieurs trous dont la profondeur doit égaler celle du mal; puis, au fond de ces ouvertures, porter le fer rouge, jusqu'à ce que l'os soit entièrement sec. Par suite de la cautérisation, les portions d'os altérées se séparent complétement des parties saines situées au-dessous; le vide qui en résulte est rempli plus tard par des chairs nouvelles et l'afflux des humeurs vers ce point devient nul ou presque nul. Si la noirceur occupe toute l'épaisseur de l'os, il faut en venir à l'excision et en faire autant pour la carie lorsqu'elle est arrivée au même degré, sans rien laisser de vicié. Si l'on trouve une partie saine, on emportera seulement ce qui est corrompu. Dans les caries du crâne, de l'os de la poitrine ou des côtes, la cautérisation par le feu n'est pas utile, mais il y a nécessité d'exciser. Il ne faut pas non plus suivre la pratique de ceux qui, après avoir mis l'os à nu, attendent trois jours pour opérer; car le plus sûr est d'agir avant l'inflammation. On doit donc, autant que possible, dans un seul temps inciser la peau, découvrir l'os et le débarrasser de tout ce qui est malade. La carie de l'os de la poitrine est sans comparaison le plus à craindre, car même après le succès de l'opération il est bien rare que la santé se rétablisse.

« Il y a deux manières d'exciser les os. Si la carie n'occupe qu'un point très-limité, on applique le trépan (χοινικίς en grec) ; si elle est étendue, on a recours à la tarière. Je vais décrire ces deux procédés.

teres, est, imis oris serratum; per quod medium clavus, ipse quoque interiore orbe cinctus, dimittitur. Terebrarum autem duo genera sunt: alterum simile ei, quo fabri utuntur : alterum capituli longioris, quod ab acuto mucrone incipit, deinde subito latius fit; atque iterum ab alio principio paulo minus quam æqualiter sursum procedit. Si vitium in augusto est, quod comprehendere modiolus possit, ille potius aptatur; et, si caries subest, medius clavus in foramen demittitur; si nigrities, angulo scalpri sinus exiguus fit, qui clavum recipiat, ut, eo insistente, circumactus modiolus delabi non possit : deinde is habena, quasi terebra, convertitur. Estque quidam premendi modus, ut et foret, et circumagatur : quia, si leviter imprimitur, parum proficit; si graviter, non movetur. Neque alienum est, instillare paulum rosæ, vel lactis, quo magis lubrico circum agatur : etc.»

Le trépan est un instrument concave et rond, dont le pourtour offre inférieurement des dents comme une scie, et dont le centre est traversé par un clou, qui lui-même est environné d'un cercle à l'intérieur. Il y a deux sortes de tarières, les unes sont semblables à celles des charpentiers et les autres ont une tige plus longue, qui commence par une pointe acérée, s'élargit aussitôt après, et se rétrécit ensuite insensiblement jusqu'en haut. Si le mal ne s'étend pas au delà de ce que le trépan peut couvrir, il faut s'en servir de préférence; s'il s'agit d'une carie, on fait entrer dans un pertuis de l'os la pointe qui passe au centre de l'instrument. S'il y a noirceur de l'os, on le creuse légèrement avec le ciseau, pour loger dans cette dépression la pointe du trépan et l'empêcher par là de s'échapper en tournant. Quand l'instrument est en place, on lui donne un mouvement de rotation, comme au vilebrequin, à l'aide de la bride. Il y a une certaine manière d'appuyer sur le trépan, qui doit lui permettre de perforer, sans cesser de tourner. En effet, la perforation n'avance pas si l'on ne presse pas assez, et le mouvement circulaire est arrêté si l'on appuie trop fort. En versant sur l'os de l'huile rosat ou du lait, on fait mouvoir plus facilement la couronne du trépan. »

Remarques. Nous ne poursuivons pas cette citation, dont la suite est relative à la trépanation du crâne; nous avons rapporté ces longs passages et nous en donnons le texte original, comme moyen de vérification, afin d'échapper au reproche qui nous a été adressé, d'avoir puisé dans Celse la méthode de l'évidement. La lecture de l'auteur latin ne laisse rien subsister de ces accusations banales portées ordinairement par des personnes complétement étrangères à la connaissance des textes qu'elles invoquent. Mais on se tromperait beaucoup si l'on nous croyait disposé à repousser les faits qui démontrent l'ancienneté de l'évidement. Nous les recherchons au contraire, comme preuves à l'appui de la valeur et de l'évolution scientifique de cette méthode, et bien loin de nous en approprier l'invention, nous en recherchons les traces et le développement dans les œuvres de tous nos prédécesseurs, afin d'en mieux établir l'autorité et l'utilité.

Malgré notre légitime estime pour la traduction élégante et fidèle de M. Des Etangs, nous ne pouvons accepter le mot de *carie* comme équivalent du latin *viciatur* (ligne 19, p. 334). M. Des Etangs a senti, je crois, la difficulté de soutenir ce sens, lorsqu'il en traduit (ligne 18, p. 335) : ce qui est vicié est nécessairement accompagné de sécheresse (*nam necesse est aridum sit id, quod viciatum est*). Il est évident que la sécheresse ne peut être considérée comme un caractère de la carie et que le mot *viciatur* désigne une autre lésion. Cela nous paraît d'autant plus certain que les mots *caries, cariosum*, sont employés par Celse en opposition avec *viciari*, *viciatum*, et que le sens en est par conséquent différent. Nous n'insisterons pas sur la faiblesse de ces prétendus signes de diagnose. La coloration noirâtre des os, leur état de sécheresse ou d'humidité, la confusion des causes et des effets morbides, l'obscurité des moyens de traitement, montrent assez combien la science était rudimentaire et à peine dégagée de ses premiers voiles. On est frappé cependant de certaines clartés inattendues, qui méritaient de fixer l'attention, et sans vouloir élever trop haut ces passages de Celse, ni les traiter avec un dédain injuste, nous en avons rapporté le texte original pour que chacun puisse en apprécier les contradictions et l'obscurité.

B

Compte rendu de la première édition du Traité de l'évidement des os, par M. Littré de l'Institut[1].

M. le docteur Sédillot, professeur à la Faculté de médecine de Strasbourg, a publié récemment un mémoire, dont l'intérêt, plus encore que l'amitié qui m'unit à l'auteur, me décide à entretenir un moment de choses médicales les lecteurs du *Journal des Débats*. Les choses médicales, à deux titres, appellent l'attention : d'abord le soin des malades au milieu de tant de causes de souffrance et de mort qui nous assiégent; puis la curiosité des esprits philosophiques, qui veulent savoir par quelle méthode la médecine porte une main et une conscience sûres dans le traitement de la substance vivante, si complexe et pourtant si mobile.

[1] *Journal des Débats*, 1861.

L'évidement des os (tel est le titre du mémoire de M. Sédillot) est une opération par laquelle on creuse par le dedans un os pour en séparer les parties malades et n'en laisser que les couches saines périphériques. Les maladies des os sont d'ordinaire des affections de longue durée et qui souvent compromettent la vie du patient. Ces organes, dont l'activité vitale est lente, ne se débarrassent que lentement non plus du travail pathologique qui vient les saisir. L'inflammation, les attaquant comme les autres parties, y donne lieu soit à une destruction progressive ou ulcération qui ne tend guère d'elle-même à guérison, soit à une mortification des lamelles osseuses ou même du corps de l'os. Quand les choses en sont là, il faut que les matières fournies par l'os malade soient évacuées; il faut que les portions mortifiées soient éliminées. Mais comme les os sont presque toujours placés profondément et recouverts par une couche plus ou moins épaisse des parties molles, la série des souffrances et des dangers s'allonge et s'aggrave. Le membre se gonfle énormément; des douleurs intenses s'y font sentir. La nutrition, qui entretient le corps par l'adjonction de particules utiles venant du dehors et par l'expulsion des particules venant de dedans, se modifie par l'action des nouvelles circonstances, et elle fraie un chemin à ces débris qui, enfermés, causent tant de troubles; des parties se percent; des suppurations interminables commencent, et si l'art n'intervient pas, le patient est conduit à une mort douloureuse par l'épuisement.

A tant de maux, la chirurgie, sans parler des moyens internes, quand il y a lieu de s'en servir, oppose de laborieuses opérations, dont dont la souffrance est maintenant bien atténuée par l'intervention des anesthésiques. Elle ouvre les foyers profonds, elle débride les parties tendues; elle donne issue à ce qui doit sortir, elle modifie par des applications convenables les surfaces malades et elle obtient ainsi nombre de succès. Pour les cas où ni la nature ni l'art ne peuvent plus rien, quand tout a échoué, il reste une dernière ressource, l'amputation du membre, si c'est à un membre que siége le mal, et l'individu, mutilé il est vrai, garde une vie encore précieuse à lui et aux siens. Ainsi se déroule le long drame dans lequel le chirurgien doit toujours être à la fois attentif à saisir les indications et habile à les exécuter, et dans lequel aussi, suivant la belle pensée de Hippocrate, il a, au milieu des souffrances d'autrui, ses souffrances particulières.

C'est une nouvelle et heureuse étape avant la triste ressource de l'amputation que M. le professeur Sédillot vient d'introduire. L'opérateur ne se contente plus des procédés indiqués plus haut; il ouvre l'os même, pénètre dans sa cavité, enlève de l'intérieur toutes les portions malades et ne laisse que la couche superficielle et saine et pour ainsi dire la coque. Puis cela fait, l'os étant débarrassé de ce qui l'entretenait malade, et la plaie, devenue simple relativement, non-seulement la nature se met à réparer peu à peu tant de désordres, mais encore l'os, qui semblait atténué de manière à ne pouvoir plus remplir ses fonctions, se régénère, et le malade arrive à une pleine guérison, se servant de son membre sans douleur et sans fatigue.

Maintenant sur quelle suffisante indication, j'allais dire de quel droit un chirurgien fait-il pénétrer l'instrument dans la cavité d'un os, et l'évide-t-il, n'en laissant que la superficie? C'est là l'autre question, celle qui intéresse le philosophe et tout esprit curieux de connaître l'enchaînement des choses et la foi que méritent les méthodes. C'est aux méthodes astronomiques que se fie le navigateur, et il arrive droit au port après des milliers de lieues parcourues; c'est aux méthodes physiques que se fie le mécanicien, et il lance et retient sa machine sans hésitation et sans erreur; c'est aux méthodes biologiques que se fie le médecin, et il mène à bien des cures longues et laborieuses en s'appuyant sur des phénomènes vitaux dont la succession nécessaire a été bien déterminée.

A l'origine et longtemps après l'origine, la médecine fut empirique et systématique, c'est-à-dire qu'à un fonds solide et excellent d'expérience, toujours susceptible d'être augmenté, elle ajouta, pour le mettre davantage en valeur en le coordonnant, des conceptions systématiques. Il lui en fallait; mais alors il n'y en avait pas de bonnes, en l'absence de la science des corps vivants qui n'avait encore aucune constitution; elle les puisa donc et ne put les puiser qu'à ce qui, dans le reste du domaine scientifique, était plus simple, et, partant, mieux établi : à des notions rudimentaires sur les éléments dans l'antiquité, et dans les temps modernes, à la physique, à l'électricité, à la chimie. Cela était précaire, transitoire, trompeur, sans bon succès; car les conditions qui régissent les corps vivants ne s'apprennent que par l'étude des propriétés de la substance vivante. De là, dans ces temps, la prééminence donnée instinctivement et justement au médecin le plus fidèle à l'empirisme.

Aujourd'hui la médecine est positive, c'est-à-dire que rien n'y appartient plus au système et que tout y relève soit du fonds d'expérience incessamment accru, soit de méthodes empruntées directement à la science des corps vivants. Celle-ci, qui malgré son extrême complication a fait et fait de rapides progrès, poursuit sans s'inquiéter en aucune façon des applications, les lois abstraites de la substance organisée, comme font la physique et la chimie dans le domaine des lois abstraites de la substance non organisée. Pour elle, toute vérité a du prix, la plus haute parce qu'elle illumine au loin les régions inconnues; la moindre, parce que c'est un grain de ce métal dont la pensée est avide. Là puise la médecine, choisissant ce qui lui convient, et sûre que tout ce qu'elle emprunte ainsi est fondé sur les conditions réelles de la substance vivante et soustrait aux fautives conceptions. Pour la médecine, être systématique, ce fut combiner l'empirisme avec les notions cosmiques, astronomiques, physiques, chimiques; et être positive, c'est combiner l'empirisme avec les lois de la vie. De là la conciliation définitive entre l'empirisme qui fait le fond, et la théorie qui, de plus en plus, y creuse des voies lumineuses et directrices.

C'est une de ces voies qui a conduit M. Sédillot à concevoir qu'évider un os malade serait à la fois procurer la guérison et conserver le membre et ses usages. L'étude de l'organisation et de la nutrition des os a fourni l'idée de l'entreprise et indiqué le chemin à suivre pour réussir. Grâce à une longue suite de recherches sur les os, recherches dans lesquelles les travaux de M. Flourens occupent un rang si considérable que M. Sédillot a cru devoir, en reconnaissance, lui dédier son mémoire, on sait maintenant que la membrane qui revêt les os par dehors et y adhère, le périoste, a la propriété de régénérer la substance osseuse. Tant que cette membrane est intacte, il n'y a pas à désespérer de l'os, et si on la ménage dans les opérations, si on la place en des conditions favorables, on la verra immanquablement, fidèle à sa fonction, reproduire la substance osseuse et refaire, au besoin, toute la longueur du corps d'un tibia, d'un humérus, d'un radius, d'un cubitus. Dès lors on comprend que, la physiologie ayant déterminé ce point, la chirurgie put s'emparer d'une aussi capitale notion, ayant, elle, à régler par quels procédés il fallait transformer cette grande expérience physiologique en une grande application thérapeutique. Ainsi ouvrir un os, pénétrer dans sa cavité, l'évider avec le soin d'en conserver le périoste, est non point une tentative hasardée et un essai aventureux, mais une entreprise, où tout peut être calculé, et une sûre suggestion de la physiologie à la pathologie. C'est l'honneur de M. Sédillot de l'avoir saisie, mise en œuvre et amené à produire, entre ses mains et celles de ceux qui l'ont vu faire ou qui l'ont lu, d'heureuses guérisons, autrement impossibles.

« On trouvera dans le mémoire de M. Sédillot, dit la *Gazette médi-* « *cale de Strasbourg*, une recherche impartiale et constante de la vé- « rité, une bienveillante appréciation des travaux contemporains; un « loyal désir de rendre à chacun ce qui lui est dû, une critique juste « des faits qui intéressent l'humanité et la science, et une ardente « sympathie pour les progrès d'un art qui a occupé la vie entière de « l'auteur. » Tout cela s'y trouve en effet, rehaussant de la sorte le mérite du fonds et de l'invention originale, et satisfaisant ceux qui se plaisent à voir les sciences loyalement et noblement cultivées.

C

Lettre de M. le professeur Sédillot à Monsieur le président de la Société de chirurgie.

(Séance du 18 janvier 1860.)

Monsieur le président,

Un de nos très-honorables collègues, M. le docteur Verneuil, a présenté à la Société de chirurgie un malade auquel il avait heureusement pratiqué une résection sous-périostée du coude.

M. Verneuil avait dû sacrifier une partie du périoste altéré, mais il pensait que les portions conservées de cette membrane avaient contribué à la bénignité des suites de l'opération, à la rapidité et au succès de la guérison.

Ce fait, accueilli avec le plus grand intérêt, ne fut, je crois, l'objet d'aucune discussion à la séance où il fut communiqué.

Les sciences d'observation et d'expérience, comme la chirurgie, exigent en général des faits nouveaux pour la démonstration de leurs découvertes, et nous en trouverons la preuve dans la question des régénérations osseuses à la suite des résections sous-périostées.

L'érudition, quels qu'en soient les avantages, est impuissante à nous éclairer sur les résultats qui n'étaient ni prévus ni recherchés, et les difficultés du problème ne peuvent être levées que par des expériences instituées dans un but spécial et convenablement multipliées.

Est-il dès aujourd'hui établi d'une manière authentique et irréfutable, qu'un os détaché sur l'homme, dans une assez grande étendue, de sa gaîne périostique normale ou mélangée d'insertions fibro-tendineuses ou musculaires, se reproduit assez complétement pour remplacer l'os ancien et en remplir les fonctions ?

La Société de chirurgie, composée des praticiens les plus éminents de la capitale, et les correspondants nationaux et étrangers qui la rendent le centre et le foyer de tous les travaux importants, réunit les conditions les plus favorables pour poser les questions et les résoudre, et nous sommes convaincu qu'elle s'occupera un jour des résections sous-périostées, afin d'en fixer les indications et la valeur.

N'est-il pas regrettable que l'anatomie pathologique n'ait pas été invoquée pour éclairer la chirurgie sur les ressources de cette nouvelle méthode d'opération ?

Les malades atteints d'affections chroniques des os sont ordinairement d'une constitution lymphatique, et beaucoup d'entre eux, après avoir heureusement invoqué l'intervention de la chirurgie, succombent néanmoins quelques années plus tard à des accidents diathésiques, à la phthisie ou à d'autres lésions intercurrentes.

L'occasion ne saurait donc manquer de présenter les os reproduits à côté des os enlevés, pour en apprécier les rapports et les différences, et cependant on ne cite encore aucun fait de ce genre, malgré l'importance supérieure et nécessaire d'une pareille démonstration.

En attendant ce moment, la Société de chirurgie pourrait constater la valeur relative du fait qui lui a été soumis.

J'hésite, je l'avoue, beaucoup à admettre qu'à la suite d'une résection du coude, dont la guérison s'est accomplie par suppuration, des lambeaux de périoste ou même une gaîne périostée, sans soutien, et détachés par dissection ou traction d'os cariés, ramollis et ensuite réséqués, puissent servir de moule à la production de nouveaux os.

Le malade de notre honorable collègue, M. Verneuil, apporte-t-il la preuve du peu de fondement de mes doutes à cet égard? C'est la question que je me permets d'adresser, Monsieur le président, à la Société de chirurgie. M. Verneuil et moi n'avons d'autres intérêts, dans ces recherches, que ceux de la science, et, m'appuyant sur un motif aussi légitime et si sympathique à la Société de chirurgie, je sollicite la nomination d'une commission dont M. Verneuil ferait partie, et qui serait chargée de donner son opinion sur l'état du malade opéré d'une résection sous-périostée.

On cite souvent, à l'honneur de l'ancienne Académie de chirurgie, l'envoi de trois de ses membres auprès d'un malade atteint d'une luxation du radius, avec mission d'éclairer la savante compagnie sur cette curieuse lésion. Pourquoi la Société de chirurgie actuelle ne se montrerait-elle pas empressée à suivre un pareil exemple, alors même que la proposition lui en aurait été faite par un de ses simples membres correspondants? On aurait à constater dans quelle longueur, sous quelle forme et avec quels avantages fonctionnels l'humérus, le radius et le cubitus se seraient réellement reproduits par l'action régénératrice des gaînes périostiques séparées des os réséqués, et, tout en tenant compte des causes de doute et d'erreur, dès qu'on n'aurait pas sous les yeux des preuves anatomiques irrécusables, la commission ferait connaître son jugement sur le fait qui lui aurait été soumis, signalerait les lacunes à combler, et mettrait ainsi à l'ordre du jour une question importante, dont la solution devrait nécessairement l'intéresser, puisqu'elle touche au perfectionnement de notre art.

Quelle que soit la décision de la Société de chirurgie, j'ose espérer,

Monsieur le président, qu'on ne verra dans ma proposition qu'un hommage à l'esprit de vérité et de progrès qui dirige tous vos travaux, et je vous prie d'agréer, etc.

D

(Séance du 24 février 1864.)

A M. Larrey, membre de la Société de chirurgie.

Je vous envoie, mon cher collègue, la voûte palatine d'un petit chien, dont j'avais enlevé, le 18 décembre 1863, une lamelle osseuse ovalaire de 0^m,008 de largeur maximum sur 0^m,018 de longueur. Les deux périostes nasal et buccal avaient été parfaitement ménagés. Le premier était resté complet, sans aucune perforation ; le second avait été incisé, puis décollé sans lacération ni contusion. La plaie était réunie le lendemain, et l'animal n'avait éprouvé aucun accident. Il mangeait comme d'ordinaire et ne parut pas un seul moment malade ni souffrant.

Je le sacrifiai quarante-trois jours plus tard, en lui insufflant de l'air dans la jugulaire, et l'examen des parties démontra qu'il ne s'était fait aucune régénération osseuse. Les deux périostes et les muqueuses désséchés sont devenus transparents, comme vous pourrez le remarquer, et sur les portions examinées au microscope on n'a constaté l'existence d'aucun nucléole osseux.

Mon ami le docteur Marmy (de Lyon) a répété de son côté la même expérience. La lamelle osseuse enlevée n'avait que 0^m,01 de longueur, et la résistance de la voûte palatine semblait si forte à la pression du doigt, qu'il admettait comme très-probable, sinon certaine, la reproduction de l'os. Il n'en était rien cependant, et le chien ayant été sacrifié le soixantième jour de l'expérience, on ne trouva pas la moindre trace d'ossification.

On sait de plus que l'impossibilité de traverser les tissus avec une épingle ne prouve nullement qu'ils soient ossifiés.

Avis à ceux qui présentent des malades opérés d'uranoplastie, chez lesquels ils affirment que les os se sont reproduits complétement au bout d'un mois et quelquefois moins, comme en témoignaient, disent-ils, la dureté et la résistance de la voûte reconstituée ; confirmation enfin de la nécessité de mettre sous les yeux des hommes de l'art des os véritablement reformés et reproduits, pour que ces faits puissent être acceptés par la science.

Je vous serai obligé, mon cher collègue, de mettre sous les yeux de la Socité de chirurgie la pièce anatomique ci-incluse que je vous adresse.

E

(Séance du 18 décembre 1866.)

A Monsieur le président de la Société de chirurgie.

Monsieur le président,

J'ai l'honneur de vous adresser quelques dessins polychromiques lithographiés, représentant diverses modifications des os évidés, perforés, dénudés ou réséqués. Notre savant collègue, M. Demarquay, a demandé, dans la discussion soulevée par l'importante communication de M. le professeur Bœckel (séance du 12 décembre 1866), ce que devenait la lamelle ou coque osseuse sous-périostée conservée dans l'évidement.

La clinique et les expériences sur les animaux répondent très-clairement à cette question. Dans les nombreuses observations d'évidements suivis de succès, qui ont été publiées, les lamelles osseuses conservées ne se sont pas nécrosées, et leurs deux faces, l'une extérieure et sous-périostée, l'autre intérieure et traumatique (surface d'évidement), se sont couvertes de dépôts osseux nouveaux, avec lesquels elles se sont promptement confondues.

La tendance générale de la chirurgie doit être de ramener tous les phénomènes pathologiques aux mêmes lois, et l'intérêt du problème signalé par M. Demarquay ne m'avait pas échappé.

Dans la première édition de mon *Traité de l'évidement* (Paris 1860), j'avais représenté un fémur dont la lame sous-périostée conservée (7, fig. 1) se trouvait comprise entre deux couches osseuses de nouvelle formation, destinée à s'y réunir et à s'y confondre.

Dans la deuxième édition du même ouvrage, qui paraîtra le mois prochain, j'ai consacré deux figures polychromiques aux détails de ce travail de réorganisation osseuse, très-facile à suivre et à comprendre, grâces aux belles préparations au carmin de M. le professeur Morel et aux dessins microscopiques convenablement grossis de M. le professeur Villemin.

On voit autour d'une lamelle osseuse évidée deux nouvelles couches osseuses, l'une sous-périostée, l'autre intérieure.

L'ancien os, en voie de nécrobiose graisseuse, est largement envahi par les ramifications des canaux vasculaires, qui tendent à réunir et à confondre les trois lames osseuses.

La proligération osseuse sous-périostée, très-active et très-abondante, montre les heureux résultats de la conservation des adhérences normales du périoste à l'os subjacent, et le nouvel os, formé dans le canal médullaire, ne laisse aucun doute sur la coopération de la lame osseuse évidée à la régénération consécutive et complète de l'os.

Ce travail de régénération osseuse datait de trente jours.

Troja avait déjà observé, comme je l'ai rappelé à plusieurs reprises, que toute irritation produite à l'intérieur d'un os déterminait, sans qu'il y eût nécessairement nécrose, une hyperplasie corrélative du périoste, avec formation d'une nouvelle couche osseuse périphérique ou sous-périostée dans un temps très-court (sept jours).

Tel est le fait général, et il explique avec une grande précision le mécanisme de la régénération des os à la suite de l'évidement.

Si l'une des parties de la coque osseuse évidée était frappée de nécrose, supposition très-admissible de M. Demarquay, quoique nous ne l'ayons pas encore vérifiée, le nouvel os serait produit par le périoste, comme dans tous les cas de ce genre, qui sont reconnus, depuis longtemps, les plus favorables à la reproduction des os.

Le séquestre, devenu mobile, serait enlevé, et le nouvel os solidifié assurerait la guérison, comme les exemples s'en rencontrent chaque jour.

Resterait enfin la possibilité de voir l'os évidé s'enflammer, se ramollir et suppurer. Ce danger est peu probable. L'os conservé est sain ; la plaie, simple ; l'écoulement du pus, facile. Rien n'empêche le chirurgien de porter sur les surfaces traumatiques des substances modificatrices variées, et de recourir au drainage et aux injections. Comment l'os serait-il atteint de carie dans de pareilles conditions? Nous croyons cette complication peu à craindre, à moins de diathèses syphilitique ou scrofuleuse, qui contre-indiqueraient l'opération, ou, à moins de fautes dans le pansement, faciles à éviter.

Plusieurs de nos distingués et savants collègues de la Société de chirurgie ont proposé de charger une commission de répéter les expériences relatives à la régénération des os. Mais ces expériences sont innombrables, et il suffit de les étudier. M. Broca a déclaré (séance du 8 avril 1863) que, depuis Duhamel et Troja, les expériences n'avaient rien produit de nouveau, à l'exception de l'ossification reconnue par M. Ollier des lambeaux de périostes complétement détachés sur un lapin, et transportés sous les téguments d'une autre région.

L'opinion de M. Broca nous semble trop absolue. Les expériences de Heine, celles de MM. Flourens, Marmy, les miennes et celles de tant d'autres confrères que nous pourrions citer, n'ont pas été sans avantage pour l'élucidation de la question de l'ostéogénie, aujourd'hui, croyons-nous, bien étudiée et résolue.

Dire que les faits cliniques ne conduiront à aucun enseignement, nous semble une assertion peu soutenable, que nous nous expliquons seulement par l'entraînement d'une rapide improvisation.

La clinique est le seul et dernier juge de la valeur pratique des méthodes et des procédés de notre art.

Sans doute, on affirme chaque jour des résultats faux, incomplets, mal vus, mal interprétés et mal compris, mais peu à peu la vérité se dégage de l'erreur et finit par triompher.

L'étude des générations osseuses en fournit la preuve. L'ostéoplastie périostique par déplacement des lambeaux, si prônée un moment par les grands journaux, qui en imposaient les merveilles à l'ignorance de leurs lecteurs, est tombée dans le discrédit le plus profond, et ne rencontre plus que des incrédules.

Les résections sous-périostées, ressuscitées par Heine après les courtes espérances inspirées par les travaux de Duhamel, conservent à peine quelques rares partisans, et on peut les déclarer illogiques, inefficaces et dangereuses : illogiques, en ce qu'elles enlèvent des os sains ou déjà régénérés, dans le vain espoir de les reproduire de nouveau ; inefficaces, parce que les os reproduits, quand ils le sont exceptionnellement, ne sont pas créés par le périoste conservé ; dangereuses, en raison des accidents qu'elles provoquent et de la perte des membres ou de leurs usages, qui en est la conséquence, quand les malades ne succombent pas.

M. le professeur Marmy (de Lyon), dans son beau travail sur le rôle du périoste dans la régénération des os (t. XXVII des *Mémoires de l'Académie impériale de médecine ;* Paris 1866), a prouvé que les reproductions osseuses se faisaient presque aussi bien dans les cas où le périoste avait été enlevé que dans ceux où il avait été conservé, et que le seul mérite des résections sous-périostées de Heine, et particulièrement de M. le professeur Larghi (de Verceil), consistait à ramener les chirurgiens au précepte déjà ancien, rappelé par Malgaigne et par moi-même (*Méd. opér.*, 1re édit., Paris 1839), de ménager autant que possible le périoste dans les résections, pour obtenir des plaies plus régulières, des traumatismes moins graves et des cicatrices plus solides et plus fibreuses, et même parfois, mais rarement, parsemées d'ostéophytes.

Cette indication fondamentale a été justement revendiquée par M. Trélat pour les résections du coude, où l'on n'a plus à se préoccuper d'éviter le nerf cubital, par J. E. Erichsen (*The science and art of surgery*, Londres 1861), par Langenbeck (1862), et admirablement appliquée par MM. Rigaud et Bœckel à l'ablation du calcanéum. Nous avons vu ce dernier chirurgien pratiquer cette opération, sans répandre, pour ainsi dire, une goutte de sang. Les nerfs, les vaisseaux, les tendons restaient presque partout invisibles, et la plaie était réduite à des surfaces unies, continues, fibreuses, sans trace de ces nombreuses anfractuosités, dans lesquelles la rétention des liquides provoque autrement des inflammations toxiques, diffuses, toujours si redoutables et si graves. Tel sera l'utile résultat des résections dites *sous-périostées*. Elles auront généralisé une méthode de résection excellente, où la régénération des os ne jouera aucun rôle, et ne sera ni attendue ni espérée. C'est ce que M. le professeur Desgranges (de Lyon) a si nettement exprimé, en disant des résections sous-périostées proprement dites, vantées comme méthode de régénération des os : *beaucoup de bruit pour rien.*

Quant aux reproductions osseuses, observées de tout temps, on devrait les expliquer comme le cal, comme la consolidation des pseudarthroses, et tout autrement que par les lambeaux détachés du périoste.

Dans les fractures comminutives, avec esquilles et pertes de substance ; dans le procédé de Bruninghausen de conservation d'une gaîne périostée au delà de l'extrémité de l'os amputé ; dans la dissection des gaînes périostées, autour des os que l'on résèque, soit dans les pseudarthroses, soit dans les ostéites et les caries, tous ces lambeaux de périoste suppurent et ne produisent pas de tissu osseux.

Le nouvel os, quand il s'en forme, prend ailleurs son origine, et naît du périoste resté intact et adhérent, tel que nous le conservons dans l'évidement. Nous avons représenté ce mode de régénération dans une de nos figures polychromiques lithographiées.

Nous avions perforé la paroi du tibia d'un chien, après avoir eu le soin de détruire le périoste, au pourtour de la plaie, dans une étendue de 0^{m},03. Un mois plus tard, une lamelle de cet os, trempée dans le carmin, nous permettait de voir la perforation en partie comblée par une ossification nouvelle, née 1° des surfaces médullaires ; 2° des parois traumatiques de l'ancien os, et 3° du périoste conservé sain et adhérent, d'où partait une couche osseuse superficielle, recouvrant l'os dénudé et se continuant dans la cavité perforée sans interruption.

C'était évidement une proligération osseuse par continuité. Supposez qu'on eût détaché et laissé en place un lambeau périosté, et on n'eût pas hésité à y rapporter la régénération du nouvel os, quoiqu'il y fût resté complétement étranger.

Sur cette figure on voit quelques espaces non encore ossifiés et remplis de graisse ; l'os de nouvelle formation ; et les canaux de Havers très-apparents dans l'ancien et dans les nouveaux os, tendant à les réunir en une masse unique.

Les fig. 4, 5 et 6 laissent encore moins de doute à ce sujet. Nous avions pratiqué une résection longitudinale de la tête et de la moitié supérieure de la diaphyse humérales, enlevant le périoste avec l'os réséqué, et ne gardant que la languette de cette membrane restée adhérente à la lamelle conservée de l'humérus.

Par suite de l'obliquité du trait de scie et d'un état typhique du chien opéré, le segment de l'humérus, laissé dans la plaie, se nécrosa. Cependant, à la mort de l'animal, nous trouvâmes tout l'humérus en voie de régénération.

La tête humérale s'était reformée par moulage de la matière osseuse contre l'excavation de la cavité glénoïde; le col et la grosse tubérosité offraient des rudiments fort distincts (voy. ma communication à l'Académie des sciences [16 janvier 1865] sur l'*Influence des causes mécaniques sur la forme et le développement des os*).

Toute la paroi postérieure de l'humérus était régénérée par le périoste laissé adhérent à la lamelle osseuse, secondairement nécrosée, ce qui confirme tous les enseignements si connus de la nécrose; mais ce qui est expérimentalement nouveau et curieux, c'est que la paroi antérieure de l'os, qui avait été sacrifiée sans conservation du périoste, était également en voie de reproduction. Après une suppuration prolongée autour du séquestre, le tissu fibreux reformé avait été envahi par la proligération osseuse, partie du périoste sain, et on en pouvait suivre les progrès autour du séquestre, qu'un anneau complet de matière osseuse commençait à envelopper.

Avec le temps et après l'extraction du séquestre, l'humérus se serait complétement reconstitué, et c'est ainsi que s'expliquent les belles expériences de M. Marmy (de Lyon), dans lesquelles les résections, sans conservation du périoste, ont donné des os tout aussi parfaits que celles où cette membrane avait été soigneusement conservée.

Aucun doute n'est donc possible. Les résultats si merveilleux des résections sous-périostées, tels qu'ils ont été annoncés et admirés, sont de pures illusions, et il est profondément regrettable qu'il ait fallu tant de temps, tant d'épreuves, tant de malades compromis dans leurs membres et dans leur vie, pour ouvrir les yeux à la lumière, faire cesser des erreurs et des déceptions inimaginables, et revenir aux grands enseignements de la pathologie, étudiée depuis des siècles par les génies les plus sagaces, et dont la marche lente et progressive repousse et condamne les découvertes sans antécédents et sans tradition, dont les succès sont d'autant plus prodigieux qu'ils sont moins vrais.

Veuillez agréer, Monsieur le président, l'assurance de la haute considération de votre très-dévoué collègue.

F

(Séance du 2 janvier 1867.)

A Monsieur le président de la Société impériale de chirurgie.

Monsieur le président,

La question de la régénération des os est assez importante pour que je ne craigne pas d'appeler de nouveau l'attention de la Société sur quelques points de ma dernière communication qui pourraient n'avoir pas été parfaitement compris.

Deux méthodes sont en présence : l'une, à laquelle Larghi a donné la dénomination générale de *résections sous-périostées*, se fonde sur l'idée que le périoste détaché et isolé, à l'état de gaînes ou de lambeaux, des os subjacents que l'on résèque et que l'on enlève, les reconstitue et les reproduit ; l'autre méthode, que j'ai appelée *évidement sous-périosté*, a pour doctrine que le périoste resté adhérent aux os est seulement alors ostéogénique, et que l'os subjacent doit être, par conséquent, ménagé et conservé avec le plus grand soin. Dans notre conviction, la question est aujourd'hui jugée, et nous serons très-prochainement témoins d'un sauve-qui-peut général parmi les partisans actuels des résections sous-périostées, que nous verrons se défendre à qui peut mieux de les avoir jamais adoptées.

Nous nous étonnons même qu'une méthode si peu rationnelle, si dénuée de fondements et si contraire à tous les enseignements de l'art ait pu résister jusqu'ici aux critiques et aux démonstrations négatives dont elle a été l'objet. Sa nullité radicale et sa condamnation définitive ressortent cependant d'une expérience très-simple indiquée par Bacon, conseillée par notre éminent physiologiste Claude Bernard, et que l'on peut appeler *élémentaire*.

Quand on croit avoir découvert la cause d'un phénomène, disait Bacon, il faut renverser l'expérience, c'est-à-dire supprimer la cause ou le déterminisme, et voir si l'effet continue à se produire.

C'est un procédé d'analyse et de contrôle, qui est mis tous les jours en usage, en physique et en chimie, et dont la valeur est absolue. Le beau traité de M. Claude Bernard sur la méthode expérimentale a montré le parti qu'on devait également en tirer en biologie.

Comment donc se fait-il que des chirurgiens, habitués cependant aux difficultés et aux périls de l'observation, soient frappés d'aveuglement à ce sujet et se mettent aussi formellement en contradiction avec l'évidence?

On prétend que les gaînes périostées reproduisent les os! La vérification est très-facile : enlevez la gaîne périostée, supprimez-la, et vous verrez si l'os continue à se produire. Si l'os ne se reproduit plus, la démonstration confirme votre supposition. Si, au contraire, l'os se reforme et se régénère, il est parfaitement certain que ce n'est pas la gaîne périostée enlevée qui a pu le reconstituer, puisqu'elle n'existait plus. Dans ce cas il faut rechercher d'autres causes productrices et renoncer à une hypothèse insoutenable, à moins de fermer volontairement les yeux à la vérité.

Ces preuves, ces démonstrations ont été données depuis longtemps. Heine avait déclaré que les os se reproduisaient moins bien sans périoste, mais qu'ils se reproduisaient. M. le docteur Marmy, dans son travail sur la régénération des os, inséré dans les *Mémoires de l'Académie de médecine* (t. XXVII, Paris 1866), a pratiqué comparativement un certain nombre de résections avec ou sans conservation du périoste, et, résultat bien remarquable, les os réséqués avec le périoste ont été fortuitement plus complets et plus réguliers que ceux dont le périoste avait été conservé.

Notre consciencieux et regretté collègue, le docteur Michon, a vu les os reproduits ; il s'est assuré de l'habile et savante exactitude des expériences, et après avoir étudié la question avec toute l'attention scrupuleuse qu'il apportait dans l'accomplissement de ses devoirs, il a traité les résections sous-périostées, de chirurgie de laboratoire et d'aventure.

Toute la Société de médecine de Strasbourg a eu sous les yeux les pièces pathologiques recueillies par M. Marmy, et chacun peut encore aujourd'hui les étudier au Muséum anatomo-pathologique du Val-de-Grâce, où elles ont été déposées. Ces expériences n'ont soulevé aucune critique ni aucun doute, et elles imposent cette conclusion définitive et absolue : que les gaînes et les lambeaux périostés ne sont pas la cause des régénérations osseuses, et que la méthode des résections sous-périostées repose sur une déplorable illusion.

Il ne suffisait pas de montrer l'erreur et la gravité de ses conséquences, puisqu'une foule d'opérations ont été pratiquées sur l'homme, sous l'empire de ces idées aussi fausses qu'irréalisables ; il importait d'expliquer les causes et le mécanisme des reproductions osseuses que la chirurgie a observées de tout temps, et c'est ici que je reprends la démonstration dont ma dernière communication était l'objet.

Si le périoste isolé ne reproduit rien, le périoste adhérent reproduit parfaitement les os dans certaines conditions d'hyperplasie, sur lesquelles nous nous proposons de revenir plus tard pour les mieux caractériser. Nous n'examinerons pas, en ce moment, l'opinion de M. le docteur Ranvier, qui a, dans un travail remarquable, considéré le périoste comme une membrane purement fibreuse, ne possédant aucune propriété ostéogénique. C'était aussi l'avis de Bichat, et M. Ranvier rapporte à une sphère de cellules médullaires dans laquelle l'os se forme, la couche ostéogène périphérique, qu'il différencie nettement de sa membrane fibreuse d'enveloppe.

Nous prenons le périoste tel qu'il est généralement décrit et accepté, et nous le voyons produire de la matière osseuse, en grande abondance, dans tous les cas où l'os subjacent a été cautérisé, traversé par un corps étranger, bourré de charpie ou évidé.

Dans l'état fœtal, les os présentent un certain nombre de points d'ossification, qui s'étendent par irradiation, projettent en tous sens de la matière osseuse, dont la rencontre avec les pièces osseuses voisines constitue, soit la continuité et la fusion d'un seul os, soit des épiphyses plus ou moins longtemps séparées des diaphyses par une couche cartilagineuse si bien étudiée par M. Broca.

Les travaux originaux de M. Serres, la publication de MM. A. Rambaud et Ch. Renault, sur l'origine et le développement des os, ne laissent aucun doute à ce sujet. Il n'en est pas complétement de même des ossifications pathologiques. L'os se produit directement, sans passer par la forme cartilagineuse, et il naît de tous les points où le périoste adhérent à l'os subjacent a conservé sa vitalité et acquis, par suite d'un traumatisme, d'énergiques propriétés ostéogéniques. On voit alors la matière osseuse, représentée par des îlots, des mamelons, des aiguilles, des embranchements distincts, se réunir, se tasser, s'accumuler et occuper tous les espaces libres qui lui sont offerts, s'y mouler et prendre très-exactement la forme des parties environnantes.

J'ai exposé ces idées dans un mémoire ayant pour titre : *De l'influence des causes mécaniques sur la forme et le développement des os : moulage de ces organes par des matières solidifiables injectées dans leurs gaînes périostées* (communication à l'Académie des sciences, 16 janvier 1865).

Je montrais que la conservation du périoste avait pour principal mérite d'offrir un moule plus régulier à la matière osseuse destinée à reproduire de nouveaux os, et c'est là en effet le seul avantage à invoquer en faveur des résections sous-périostées, avantage déjà signalé par Malgaigne et par nous, il y a un assez grand nombre d'années.

Les figures que j'ai eu l'honneur d'adresser à la Société de chirurgie, permettaient d'apercevoir et de suivre les progrès de ces ossifications régénératrices, si faussement attribuées aux gaînes et aux lambeaux du périoste conservé.

Je craindrais de fatiguer l'attention de la Société par une plus longue insistance, et je me bornerai à dire que toutes ces idées sont conformes à la tradition chirurgicale, aux faits cliniques de régénération osseuse dont nos annales sont remplies, et aux expériences sur les animaux.

Veuillez agréer, Monsieur le président, l'assurance de la haute considération de votre très-dévoué.

G

(Séance du 16 janvier 1867).

A Monsieur le président de la Société impériale de chirurgie

Monsieur le président,

Ma dernière communication annonçait un sauve-qui-peut général parmi les partisans des résections sous-périostées, pratiquées comme moyen de régénération des os, et je pense aujourd'hui montrer, par un remarquable exemple, que cette prévision s'accomplit.

Un des principaux défenseurs de ces résections, M. Ollier, déclare dans le numéro du 10 janvier courant de la *Gazette des hôpitaux*, par la voix de M. Laroyenne, son collaborateur à l'hôpital de Lyon, « que *ses expériences lui ont démontré que, chez les adultes, il faut* « *rechercher, dans les résections articulaires, la reconstitution de l'arti-* « *culation et non la reproduction de la longueur des os.* » En vertu de ce principe, une résection sous-périostée du coude, pratiquée par M. Laroyenne, n'avait pas amené la régénération du coude en longueur, mais seulement en conformation articulaire.

Il est sans doute inutile que je fasse remarquer à la Société de chirurgie l'extrême réserve avec laquelle j'ai toujours évité de citer des noms propres, dans la crainte de compliquer un dissentiment scientifique d'oppositions personnelles, mais dans les questions de doctrine on est cependant obligé de parler de ceux qui les représentent, et le seul devoir est de ne jamais s'écarter des égards confraternels qui leur sont dus.

En reconnaissant que le périoste détaché et isolé des os subjacents ne contribue pas à leur rendre leur longueur ou une partie du moins de leur longueur primitive, M. Ollier revient aux véritables errements de la science. Ses expériences à cet égard étaient inutiles, car on n'a pas à démontrer ce qui est admis par tout le monde, à moins que ce ne soit pour se prouver à soi-même qu'on s'est trompé. Quant à la reproduction des formes, c'est encore une vérité qui n'avait rien à acquérir de nouvelles expériences de M. Ollier. On savait que les os mis en rapport et soumis à des mouvements répétés, par l'action des muscles dont le eu avait été conservé, se creusaient et se modifiaient de manière à reproduire des formes articulaires très-régulières et très-distinctes. C'est ainsi que j'ai expliqué, il y a plus de vingt ans, comment les fausses articulations rencontrées sur l'os iliaque, à la suite des luxations du fémur non réduites, tendaient à représenter très-exactement la jointure coxo-fémorale. C'est encore en m'appuyant sur les mêmes raisons que j'ai pu contester à Lisfranc la réalité de certaines luxations incomplètes de l'humérus. Lisfranc avait montré à l'Académie impériale de médecine d'anciennes luxations de l'épaule, où la tête humérale était creusée et comme partagée en deux moitiés par le bord interne de la cavité glénoïde, et il concluait de ces dispositions que la luxation avait été incomplète. J'ai pu alors démontrer que toutes les luxations de l'épaule, primitivement complètes, offraient avec le temps la forme d'un ginglyme, par l'usure successive et réciproque des os en rapport. Les observations de Park, de C. White, de B. Gooch, de Moreau, de Cooper, cités par Chaussier, celles de Troja, de Desault, de Champion (de Bar-le-Duc), de Roux (de Saint-Maximin), de Textor ont mis hors de doute la possibilité du rétablissement des articulations enlevées partiellement ou en totalité de l'épaule, du coude et de la hanche. Les résections de Chaussier étaient sous-capsulaires et s'étendaient à un huitième, à un sixième et même à un quart de la longueur de l'os (*Précis d'expériences sur l'amputation des extrémités articulaires des os longs. Bulletin des sciences de la Société philomatique,* an VIII, t. III, p. 97). On trouvera dans nos Mémoires : *Sur les conditions de la régénération des os*, 1861, et *Sur l'influence des causes mécaniques sur la forme et le développement des os* (janvier 1865), l'explication de ces reconstitutions. La matière osseuse remplit tous les espaces libres, se moule sur les parties en contact, dont les mouvements, s'il en existe, lui impriment certaines formes déterminées, et reproduit ainsi des extrémités articulaires fort semblables à celles qui ont été enlevées. La science est donc restée ce qu'elle était, et toute discussion à cet égard serait en ce moment inutile.

Il n'en est pas de même de la régénération en longueur des os, par les lambeaux de périoste isolés et détachés des os subjacents. Ici, c'est un aveu d'erreur et une rétractation qui méritent de nous arrêter un instant.

M. Ollier avait présenté à l'Académie des sciences, en 1859, une observation de résection sous-périostée du coude, pratiquée par M. Verneuil. Quatre mois après l'opération, le membre avait recouvré au minimum six centimètres de longueur, qui ne pouvaient être attribués, disait-il, qu'à la production de nouveaux os. Nous pensions, contradictoirement à cette assertion, qu'on pouvait douter de l'exactitude de la mensuration, et expliquer par d'autres causes un certain degré d'allongement du membre, et qu'en absence de preuves certaines de la régénération en longueur, par le périoste détaché et conservé des os réséqués, on n'avait pas le droit de rien affirmer.

M. Ollier contesta cette manière de voir et maintint l'allongement des os de six centimètres, produit par le périoste détaché.

Je m'adressai alors à la Société de chirurgie, à laquelle avait été présenté le malade de M. Verneuil, et je demandai qu'une Commission l'examinât et rendît compte de son état. MM. Verneuil, Larrey, Morel Lavallée furent chargés de cette mission, mais l'opéré avait quitté Paris et il ne fut plus possible de le retrouver.

Ce manque de constatation était déjà une grave objection contre un fait déclaré patent et destiné à servir de preuve scientifique, mais M. Verneuil avait lui-même publié l'histoire de son malade (comptes rendus de la Société de chirurgie, *Gaz. des hôp.* du 25 juin 1859), et il ne portait qu'à trois centimètres de longueur l'accroissement du membre. Qu'étaient devenus les trois centimètres observés en trop par M. Ollier? C'était une affaire à régler entre ces deux confrères, et nous n'en avons pas connu le dernier mot.

Aujourd'hui la question se présente dans des conditions tout opposées. M. Ollier, qui avait trouvé en 1859 six centimètres d'allongement, déclare que ces allongements n'ont pas lieu et qu'on ne doit pas y compter. Il attaque, par cela même, M. Verneuil, qui avait constaté une régénération de trois centimètres des os en longueur. Le débat, comme on le voit, persiste encore, mais la position en est complétement changée. Espérons, si MM. Ollier et Verneuil ne se sont pas mis d'accord il y a huit ans, qu'ils y parviendront aujourd'hui, en reconnaissant comme nous l'avons toujours soutenu, que le périoste isolé et détaché des os subjacents n'avait rien produit.

MM. les membres de la Société de chirurgie n'apprendront pas sans un vif intérêt, pour la solution de la question de la régénération des os, qu'un de leurs collègues, dont le savoir et l'autorité sont le plus justement appréciés, M. le professeur Richet, loin d'être partisan des résections sous-périostées, s'est rallié à notre méthode de l'évidement et a bien voulu y fournir quelques faits de la plus haute importance.

On avait essayé de présenter M. Richet comme hésitant entre les deux méthodes, et on avait reproduit dans cette intention un passage de son *Anatomie,* imprimée au commencement de 1865. Depuis ce moment, M. Richet, témoin du succès de deux évidements qu'il avait eu l'occasion de pratiquer, a décrit cette opération dans ses leçons à la Faculté de médecine et à sa clinique de la Pitié, comme un moyen de traitement très-important, qu'il n'hésitait pas à employer dans tous les cas où la possibilité s'en offrait.

Voici, au reste, les observations textuelles de M. le professeur

Richet, extraites d'une lettre communiquée à notre éminent collègue, M. Larrey, avec autorisation de la citer :

« C'est au commencement de 1865 que le passage qu'on a rappelé « a été écrit. Depuis, j'ai eu l'occasion de vérifier combien sont justes « les idées du savant professeur de Strasbourg. La première fois ce « fut sur un garçon de quatorze ans, neveu du docteur Gougenheim, « ancien interne des hôpitaux.

« Avec l'assistance de ce confrère, j'ai évidé toute la partie supé- « rieure du tibia pour un de ces cas de séquestre, simulant ce qu'on « a improprement appelé des *tumeurs blanches* et qui ne sont que ce « que j'ai nommé des *ostéites articulaires*. J'avais évidé cet os avec une « gouge tranchante, au point d'y loger une grosse noix. C'était, je « crois, au commencement de 1865. Aujourd'hui ce jeune homme « est complétement guéri, avec une cicatrice enfoncée, et il n'est « plus question de *tumeur blanche*.

« Le deuxième malade était un adulte de vingt-cinq ans, opéré en « novembre 1864, à la Pitié. Je lui avais évidé totalement la partie « supérieure du tibia droit pour une ostéite, avec carie et nécrose. « Il ne restait qu'une faible coque osseuse. Après cinq mois, le malade « quitta mon service avec un pertuis fistuleux, par lequel sortait de « temps à autre de la matière puriforme épaisse.

« Je l'avais perdu de vue, lorsqu'il rentra dans mon service vers les « premiers jours de 1866, atteint d'un tumeur dans le pli de l'aine « du côté opposé. C'était un abcès par congestion, provenant de la « colonne vertébrale. Le malade était phthisique au dernier degré et « mourut peu de temps après. J'ai alors enlevé la région opérée du « tibia avec le plus grand soin. Je l'ai fait dessiner et je la possède « encore aujourd'hui. Cette pièce, très-curieuse, montre *le mode de « régénération du tissu osseux après l'évidement*. On voit partir de toute « la circonférence de la paroi conservée des aiguilles osseuses, se « rendant vers le centre de la cavité à la manière des stalactites, et « il reste encore, au centre même, une petite excavation pouvant « contenir un pois.

« C'est de ce point que suintait la matière épaisse, constatée par « nous, jusque dans les derniers temps de l'existence, et qui ne s'en « échappait qu'à de rares intervalles.

« Vous voyez que depuis que j'ai écrit le passage, extrait de mon « *Anatomie*, la question de l'évidement a marché; dans mon esprit « elle est aujourd'hui résolue et je donne de beaucoup la préférence « à cette méthode sur celle des résections sous-périostées. Je n'ai « d'ailleurs été jamais très-partisan de ces dernières opérations, ainsi « que le prouvent la discussion que j'ai soutenue en 1863 à la Société « de chirurgie (*Bulletins de la Société*, t. IV, 2e série, p. 174) et les

« lettres que j'ai échangées en 1864 avec M. Ollier, au sujet de la « résection du maxillaire. »

Nous n'ajouterons rien à cette citation, d'où ressortent si clairement des enseignements de la plus haute valeur, sur la manière de considérer le point de départ ou le siége initial d'un certain nombre de tumeurs blanches et sur l'indication toute nouvelle de les traiter.

En déclarant irrationelles, inefficaces et dangereuses, comme moyen de régénération des os, les résections sous-périostées et les ostéoplasties par déplacement et transposition du périoste, nous devions nécessairement contester et nier les faits publiés à l'appui de cette méthode, et qui nous semblaient de pures illusions.

Nous prendrons pour exemple le fait dont le retentissement a été le plus grand, et qui a trouvé des prôneurs et des enthousiastes dans les grands journaux, dans le public, et même au sein des Académies et d'une réunion dont un ministre avait la présidence nominale.

Nous voulons parler du nez osseux, refait par M. Ollier au moyen du périoste nasal, en 1861; nez vanté, acclamé, médaillé, et par-dessus tout phénoménal, car notre siècle n'aurait rien produit en chirurgie d'aussi extraordinaire ni de si merveilleux. Nous disons cependant que ce nez n'a jamais existé que dans l'imagination de ceux qui y ont ajouté foi, et en voici les raisons :

Dans nos études sur la valeur des expériences pratiquées sur les animaux, nous avons depuis longtemps établi la règle, que toute opération habituellement suivie de revers chez le chien n'avait aucune chance de succès sur l'homme, et nous maintenons la vérité de cette proposition, restée jusqu'à présent sans démenti.

Or les expériences de M. le docteur Marmy, insérées dans le t. XXVII des *Mémoires de l'Académie de médecine* (Paris 1866), ont prouvé que, sur les chiens, le périoste déplacé et transposé ne produisait pas d'os. Si, dans certains cas exceptionnels, on pouvait constater l'apparition de quelques noyaux de matière osseuse, ces dépôts rudimentaires n'avaient qu'une existence transitoire et disparaissaient bientôt.

M. Marmy a détaché le périoste frontal, l'a ployé sur lui-même, l'a accolé, l'a réuni par première intention, sans traces de gonflement ni d'inflammation, et dans ces conditions remarquablement favorables à l'ostéogénie, aucune parcelle osseuse n'a été produite. L'expérience a été répétée et a toujours été négative. Ce n'est pas tout. M. le professeur Langenbeck avait été le premier à essayer de refaire l'arête osseuse nasale avec un lambeau de périoste frontal, et sa tentative était restée stérile. La question paraissait donc jugée. M. Ollier a dit cependant avoir été plus heureux. C'était une affirmation bien grave, et qui eût mérité une éclatante démonstration. *La charge de faire la preuve dans la science*, a dit un illustre académicien, *pèse sur ceux qui allèguent un fait.*

Cette preuve a-t-elle été donnée? Nous regrettons d'être obligé de répondre négativement. Notre collègue Legouest a fait remarquer devant la Société de chirurgie (séance du 12 février 1862), que là où le périoste frontal avait été placé, on trouvait un creux. Ce périoste n'avait donc pas reproduit un os.

Nous sommes réellement peiné de nous trouver en opposition si directe avec un confrère; mais lorsqu'il s'agit d'une question d'art, étroitement liée aux intérêts de l'humanité et de la science, toute considération personnelle doit céder à la voix supérieure de la vérité.

De quelque manière que l'on étudie les résections sous-périostées, on voit qu'elles sont condamnées par la tradition, par les expériences sur les animaux, par l'observation clinique, et l'on ne peut trop s'étonner que des illusions et des erreurs aussi déplorables aient pu durer si longtemps.

Agréez, etc.

Nota. Le livre de M. Ollier nous permet d'ajouter de nouvelles impossibilités à celles que nous avions déjà signalées (p. 220 et 221) dans son observation d'ostéo-rhinoplastie périostique.

Le portrait du malade après l'opératiou ne présente pas la moindre trace de cicatrice, ce qui montre le peu d'exactitude de l'artiste; mais ce portrait est néanmoins précieux en ce qu'il donne les dimensions du nez nouveau, que l'on peut ainsi comparer au nez ancien, dont la figure a été également photographiée.

Il est dit dans l'observation (t. II, p. 470) que le nouveau nez avait gagné par l'opération 0m,04 de longueur : « *On eut de cette manière un* « *nez plus long que l'ancien de 0m,04.* » Il devient dès lors facile de savoir quelle était la longueur de cet organe avant et après l'intervention du chirurgien. Il suffit de mesurer les deux nez. La portion excédente du nez nouveau sera égale à 0m,04 et servira de terme de comparaison pour arriver à un résultat certain.

Or sur les photographies le nez nouveau a 0m,018 et l'ancien 0m,012 de longueur ; 0m,006 représentent donc 0m,04. L'ancien nez avait nécessairement 0m,08 et le nouveau 0m,12. La nature n'a jamais créé de pareils nez qui toucheraient au menton.

Ne serait-il pas en outre convenable de voir apporter une plus sérieuse exactitude dans les détails et les dates des observations qui sont publiées? On lit dans l'ouvrage de M. Ollier (t. II, p. 469) que son malade avait été opéré le 17 novembre 1862; comment dès lors le moule en plâtre du nez refait avait-il pu être présenté à la Société de chirurgie le 12 février de la même année?

Communications à l'Académie des sciences.

H

(Séance de l'Académie des sciences du 1er mars 1858).

COMM. I. *De l'évidement des os comme moyen d'en conserver les formes et les fonctions et d'éviter les amputations*, par M. Sédillot.

L'illustre sécrétaire perpétuel de l'Académie des sciences a signalé dans son livre : *De la vie et de l'intelligence* (Paris 1858), les remarquables applications de ses expériences à la chirurgie :

« Beaucoup d'amputations et de mutilations, a dit M. Flourens, « pourront être prévenues. Enlevez les os et conservez le périoste, ce « dernier les reproduira. Une chirurgie nouvelle est née de cette « simple observation et a été inaugurée par M. Blandin, qui pratiqua « l'ablation d'une clavicule cariée sans intéresser le périoste ; quinze « mois plus tard la malade était guérie et la clavicule s'était repro- « duite. »

Les pathologistes ont connu de tous temps les phénomènes de la régénération des os et en ont consigné de remarquables exemples. Le professeur Heine a déposé en 1836, au Muséum de Würzbourg, une série de préparations représentant, sur des squelettes complets de chiens, les os régénérés aux lieu et place de ceux qu'il avait directement enlevés, en conservant le périoste, et on les avait exposés à côté des premiers comme terme de comparaison. Le fémur, le tibia, l'humérus, et particulièrement le scapulum, s'étaient parfaitement reproduits, et les fonctions des membres n'en avaient pas été altérées (Journal de Græfe et Walther, t. IV, liv. 4).

En France, plusieurs chirurgiens, parmi lesquels je citerai MM. Baudens et Maisonneuve, ont publié des observations plus ou moins analogues à celle de M. Blandin, et personne ne met plus en doute l'immense avantage de conserver le périoste dans le but de favoriser la reproduction d'un nouvel os.

Les applications de cette nouvelle chirurgie, pour nous servir de l'heureuse expression de M. Flourens, sont cependant restées très-restreintes et n'ont pas encore pris rang dans la pratique usuelle. Cette sorte d'abandon d'une des plus précieuses ressources de l'art tient aux difficultés et aux dangers très-réels des procédés d'exécution.

La dissection du périoste et l'ablation de l'os subjacent sont des opérations hérissées d'obstacles, lorsqu'on les transporte à l'homme vivant. On ne peut détacher le périoste sans le soumettre à des violences graves, par tractions, pressions, déchirures, arrachements, ligatures, et il en résulte des inflammations suppuratives, des ulcérations, des gangrènes, des phlegmons diffus, des pyohémies, des infections putrides fort redoutables.

Le périoste, détaché avec plus ou moins de succès de la circonférence d'un os long et unique, comme l'humérus et le fémur, n'a plus de soutien, s'affaisse, se déforme et ne saurait résister à la contraction des muscles. Un raccourcissement presque inévitable du membre en est la suite, et l'os nouveau peut rester faible et irrégulier malgré l'emploi nécessaire d'appareils inamovibles et extensifs. On n'est pas à l'abri des exfoliations, de la nécrose, de l'ostéite des portions osseuses sciées ou divisées avec la gouge et le ciseau, et le malade n'est pas même certain de sa guérison, puisqu'on n'en possède pas d'exemple, chez l'homme, pour la cuisse, le bras, ni même les autres segments des membres, à l'exception des cas de nécrose, où la séparation du périoste se fait, comme nous le savons, spontanément.

Dans le but d'éviter ces inconvénients et ces dangers, nous avons depuis longtemps adopté un autre procédé, qui réalise d'une manière simple et facile l'indication si nettement posée par M. Flourens de reproduire l'os par le périoste conservé. Il suffit d'évider les os et d'en laisser intacte la couche extérieure ou corticale. Cette couche est absorbée plus tard et remplacée par un nouvel os, qui acquiert chaque jour plus de volume et de force, et représente les formes régulières de l'ancien os, puisque le périoste n'a pas été atteint, ni modifié; les accidents sont nuls ou très-légers, et les fonctions du membre ne sont même pas compromises.

Voici le procédé que nous suivons :

Une première incision est pratiquée sur toute la longueur de l'os malade à la partie la plus superficielle du membre et la plus éloignée des gros troncs vasculaires et nerveux. Deux autres incisions comprenant le cinquième environ de la circonférence du membre tombent à angle droit sur les extrémités de la première, et servent à former deux lambeaux latéraux. Ceux-ci, renversés de chaque côté, doivent contenir la portion du périoste subjacente. L'os, ainsi mis à nu, est immédiatement attaqué avec la gouge, le ciseau et le maillet. On emploie la gouge pour l'évidement et le ciseau pour la section des ponts osseux et pour la régularisation des bords de la plaie. On pénètre dans le canal médullaire, on le creuse, on l'évide, on le régularise et on réduit l'os à une sorte de coque mince, que l'on remplit de charpie; la plaie des parties molles est pansée à plat.

Les avantages de ce procédé sont aisés à concevoir. Le périoste reste intact et n'est nullement déformé.

L'opération est d'une exécution facile; l'hémorrhagie n'est pas à redouter, les vaisseaux ouverts étant accessibles et liés sur-le-champ; la surface osseuse conservée peut être cautérisée ou tamponnée selon les indications. Les attaches musculaires ne souffrent pas; la plaie, restant béante, ne retient ni le blasma, ni la sérosité, ni le pus, et ces liquides trouvent toujours une issue libre et ne se vicient pas. L'inflammation ne saurait s'étendre au membre et ne dépasse pas les surfaces traumatiques. Les lymphites, les phlegmons diffus, les pyohémies, les infections putridés ne sont pas à craindre; la plaie reste simple et marche sańs accidents vers la guérison.

L'évidement des os est applicable aux hyperostoses suppurées et souvent compliquées de nombreuses fistules communiquant avec le canal médullaire; aux ostéites condensantes et raréfiantes, comme les nommait Gerdy; aux caries entretenues par des séquestres ou d'autres corps étrangers; à certaines tumeurs blanches dépendant d'une altération des os, et nous sommes même persuadé que l'évidement des extrémités du fémur et du tibia dans les arthrites graves du genou l'emporterait beaucoup sur la résection de cette jointure et sur l'amputation de la cuisse.

Jusqu'à ce jour, nous ne comptons ni accidents, ni insuccès dans l'emploi de l'évidement des os, et, sans énumérer tous les faits tirés de notre pratique en faveur de ce procédé, nous nous bornerons à citer nos derniers opérés, dont les trois quarts sont encore sous nos yeux et qui témoignent hautement des avantages de l'évidement auquel ils doivent la conservation de leurs membres et peut-être la vie.

Obs. I. Hyperostose suppurée de toute la hauteur du tibia, depuis l'extrémité fémorale jusqu'à l'extrémité tarsienne; nombreuses fistules communiquant avec le canal médullaire. Trois ans d'invasion. Jeune homme de quatorze ans, nommé Hovillers, de Bischheim.

L'amputation de la cuisse a été plusieurs fois proposée et était considérée comme l'unique ressource du malade. Évidement de toute la longueur de l'os, le 26 décembre 1855.

Guérison complète.

Obs. II. Hyperostose du tiers inférieur du tibia, datant de cinq ans. Fistules nombreuses communiquant avec le canal médullaire. Suppuration abondante. Jeune homme de dix-sept ans, nommé Berras.

Opération par évidement le 8 décembre 1857.

La guérison est presque complète à la fin de février 1858, et tous les usages du membre sont rétablis.

Obs. III. Ostéite et carie de l'extrémité inférieure du tibia gauche. Sept trajets fistuleux communiquant avec le canal médullaire. Articulation tibio-tarsienne gonflée et douloureuse. Cinq mois d'invasion. Le malade, âgé de dix-huit ans, a été envoyé à la clinique pour y subir l'amputation de la jambe.

Opération par évidement le 12 janvier 1858.

Guérison très-avancée à la fin du mois suivant, sans aucun accident.

OBS. IV. Ostéite avec fistules et hyperostose entretenue depuis dix-neuf ans par un séquestre de la moitié inférieure de la cuisse. Suppuration de l'articulation du genou, qui est largement ouverte, avec érosion de la rotule et du fémur. Le malade, âgé de trente-neuf ans, a été envoyé à la clinique pour y subir l'amputation de la cuisse. Opération par évidement le 6 février 1858. La plaie de l'os a $0^m,22$ de longueur. Aucun accident. Le malade peut se lever et marcher avec des béquilles quinze jours plus tard, et le temps achèvera sa guérison. La fistule du genou est déjà fermée.

I

(Séance de l'Académie des sciences du 12 avril).

COMM. II. *Note sur six observations nouvelles d'évidement osseux, offrant des différences sous le rapport du siége, de la nature et de la gravité des lésions, mais se ressemblant toutes par la simplicité et l'innocuité des résultats*, par M. Sédillot.

La forme des lambeaux a été modifiée dans quelques cas; mais nous n'avons pas cessé de poursuivre le même but, si heureusement signalé par M. Flourens, «la régénération de l'os par le périoste conservé.» Deux résections, l'une coxo-fémorale, l'autre huméro-cubitale, figurent parmi les faits dont nous rapportons l'histoire. Les autres évidements ont porté, deux fois sur le fémur, dont les condyles ont dû être excavés sur une jeune fille, et deux fois sur l'extrémité inférieure du tibia. Ces opérations n'ont entraîné aucun accident et permettent d'espérer la guérison des malades, puisque la dernière compte déjà plus de trois semaines de date.

Nous avions, dans notre première communication sur l'évidement des os, comme moyen d'en conserver les formes et les fonctions, fait remarquer le peu de danger des plaies, souvent très-étendues, que nous pratiquions, et nous en avions attribué la cause à l'intégrité des nerfs et des vaisseaux principaux, à l'absence de tout étranglement et à la libre issue fournie aux liquides, dont la rétention et la décomposition étaient prévenues. L'expérience a confirmé cette appréciation et a montré de nouveau qu'on n'avait pas à redouter d'hémorrhagies primitives ni consécutives. Nous avons pu, dans nos six dernières opérations, nous abstenir de toute ligature, et nous borner à des compressions momentanées dont le succès a été complet, même sur les artérioles nombreuses et très-développées que l'on rencontre dans la plupart des lésions chroniques, et qui existaient chez nos malades, particulièrement dans le périoste ou à la surface de cette membrane. La grande facilité que l'on éprouve à se rendre maître des hémorrhagies, dépend du relâchement des tissus par la dissection et le refoulement des parties molles. Les artérioles se rétractent, s'affaissent, se plissent et cessent bientôt de donner du sang. Aussi la ligature peut-elle être considérée, dans les évidements osseux, comme un procédé d'une application exceptionnelle. La pression des doigts ou l'emploi de larges plaques d'agaric sur les surfaces traumatiques préviennent suffisamment les hémorrhagies artérielles, veineuses ou capillaires, pendant les manœuvres opératoires, dont la durée est parfois assez prolongée.

Une de nos opérations, la résection du coude, diffère peu, au premier aspect, de la pratique habituelle. Les différences se fondent dans une transition régulière, et la nouvelle méthode s'applaudit des moindres perfectionnements qu'elle est en mesure d'imprimer à des opérations déjà reconnues excellentes et d'une incontestable efficacité.

L'étude des maladies organiques du système osseux trouvera, sans aucun doute, d'utiles enseignements dans les opérations d'évidement, et nous aurons l'honneur d'en communiquer à l'Académie les résultats définitifs, pour chacun de nos malades, afin d'en mieux faire apprécier les indications, les ressources et la valeur.

Obs. V. Coxalgie droite, datant de quatre ans. Luxation du fémur, avec carie, abcès et trajets fistuleux multiples, depuis vingt-six mois. Résection de l'extrémité supérieure du fémur, au niveau du petit trochanter, par séparation et dissection du périoste. Évidement de la diaphyse osseuse dans l'étendue de plus d'un décimètre. Aucun accident.

Wilhelm Perrin, âgé de trente et un ans, soldat au 14e bataillon de chasseurs à pied, fut atteint en Afrique, en 1854, d'un commencement de coxalgie droite dont il attribue la cause à des refroidissements de bivouac. Ce militaire, d'une constitution moyenne, fut obligé d'entrer plusieurs fois dans les hôpitaux par suite de rechutes et d'aggravations successives de son affection. Des abcès et des trajets fistuleux se formèrent dans toute la moitié supérieure du membre, la cuisse se luxa, et depuis vingt-six mois Perrin, traité à l'hôpital militaire de Strasbourg, n'a plus quitté le lit. Le raccourcissement du membre était de cinq travers de doigt. Révulsifs, vésicatoires, cautères, moxas, injections iodées, régime tonique etc., restèrent sans succès. Ce malade semblait dans une position désespérée, s'affaiblissant par l'abondance de la suppuration, par la douleur, l'insomnie, l'inappétence, lorsque je me décidai, comme dernière chance de salut, à lui pratiquer l'ablation et l'évidement des parties cariées et ramollies du fémur. Perrin accueillit l'idée de cette opération avec empressement, et nous y procédâmes le 17 mars 1858, en présence de MM. les médecins principaux Leuret et Haspel, des autres médecins de la garnison, de MM. Aronssohn, Herrgott, Morel, Bœckel, professeurs agrégés de la Faculté, et de quelques autres confrères.

Une première incision de 0m,26 de longueur dépassa en haut la saillie du grand trochanter, fut dirigée en avant et un peu en dedans de cette apophyse, et se termina dans l'épaisseur du muscle vaste externe. Deux autres incisions perpendiculaires tombèrent sur les extrémités de la première et servirent à former deux lambeaux, qui furent renversés, l'un en avant et l'autre en arrière. Les attaches musculaires, si nombreuses et si épaisses du grand trochanter et de la portion attenante du fémur, furent ainsi ménagées, et le périoste incisé dans toute l'étendue de la plaie.

La tête du fémur était atrophiée et à nu. Le périoste trochantérien épaissi, induré et peu adhérent; je le détachai sans difficultés avec le manche d'un scalpel et une rugine. Je coupai le fémur tuméfié et devenu assez friable, au-dessous du grand trochanter, en me servant d'un ciseau et du maillet. De nombreuses et larges esquilles furent détachées; le périoste de la diaphyse fémorale renversé à droite et à gauche, et l'évidement osseux poursuivi jusqu'à l'extrémité inférieure de la plaie. L'os était hypertrophié, très-vasculaire, percé d'ouvertures fistuleuses, larges et multiples, mais était resté dur et résistant dans ses portions intermédiaires. Le canal médullaire était élargi, offrait moins de consistance qu'à l'état normal et était rempli de graisse, de végétations fongueuses et de pus.

Aucune artère ne fut liée. La compression digitale suffit à suspendre l'hémorrhagie des volumineuses artérioles répandues à la surface et dans l'épaisseur du périoste, et de larges plaques d'argent, appliquées et maintenues sur la plaie, prévinrent une trop grande perte de sang par les capillaires.

La cavité cotyloïde était dénudée, sans trace de cartilage, et réduite à une surface inégale et peu profonde; je la ruginai avec soin et la plaie fut pansée avec un linge fenêtré, dans lequel j'engageai profondément de gros tampons de charpie pour en écarter les bords.

Peu de réaction ; aucun accident; la suppuration est très-abondante et on fait les pansements en plaçant le malade sur le bord de son lit pour que les chairs s'entr'ouvrent spontanément et sans douleur. Des injections aromatiques tièdes entraînent le pus. Les surfaces traumatiques, qui présentent $0^{m},26$ de hauteur sur 13 de largeur et 24 de profondeur, au niveau de la cavité cotyloïde, prennent rapidement un très-bon aspect. Le malade ne souffre plus, reprend de l'appétit et du sommeil, et se trouve au bout de trois semaines dans les conditions curatives les plus favorables.

Nous nous sommes occupés avec M. le docteur Leuret, qui préside aux pansements et au traitement journalier du malade, des moyens de ramener le membre blessé à une direction convenable et à une complète immobilité, pour faciliter la régénération osseuse. Nous comptons avoir recours à un système d'attelles approprié ; et les suites de l'opération seront, au point de vue de la reconstitution du fémur, d'un grand intérêt.

Obs. VI. Arthrite du coude gauche. Fractures traumatiques intra-articulaires. Suppuration. Accidents graves. Résection de la trochlée humérale, évidement de l'extrémité inférieure de l'humérus.

Antoine Mantzer, d'Appenzel (Suisse), âgé de trente et un ans, est entré à la clinique le 12 février 1858. Ce malade, d'une constitution moyenne, avait fait une chute, un an auparavant, sur le coude gauche, et avait continué à travailler, quoique les mouvements d'extension forcée de l'avant-bras sur le bras fussent restés gênés et douloureux.

Le 8 février 1858, Mantzer ayant glissé de son lit, pendant la nuit, chercha à se retenir de la main gauche et sentit un craquement dans le coude du même côté. Il se mit cependant au travail dès le matin, mais l'enflure du membre et la souffrance faisant des progrès, il fut conduit, de la ferme où il travaillait près de Strasbourg, à notre clinique.

Une arthrite aiguë, succédant à une arthrite chronique, parut évidente, et on n'osa pas, en raison de la tuméfaction et de l'extrême irritabilité des parties, procéder immédiatement à un diagnostic plus précis. On se borna à constater que les rapports osseux étaient normaux. La douleur est très-vive; des abcès se forment et sont ouverts; on sent des portions de l'humérus à nu. Le malade réclame la désarticulation de tout le bras, dont l'endolorissement s'étend à l'épaule, et il prétend que c'est le seul moyen de le sauver. Je me décide, le 6 mars 1858, à pratiquer la résection du coude, avec l'aide de mes confrères Herrgott, Bœckel, Coignard, Colonna etc. Une première incision longitudinale passe sur le sommet de l'olécrâne et est coupée à angle droit par une deuxième incision, partant du milieu de la première, au niveau de l'interligne articulaire et s'étendant transversalement, un peu au delà de l'épitrochlée.

L'olécrâne abattu d'un coup de scie, je détache avec la scie à chaîne la trochlée humérale, dont le milieu est fracturé de haut en bas, sans rupture complète du cartilage de revêtement. Le tissu osseux est hyperhémié et ramolli. Un noyau osseux, arrondi et en partie cartilagineux, flotte librement dans la jointure, qui est remplie de pus, et offre encore une petite surface de jonction, par laquelle il tenait primitivement au reste de l'os. Nous évidons la face postérieure de l'humérus, dont le tissu aréolaire est ramolli et infiltré de pus, et nous enlevons presque entièrement l'épitrochlée et l'épicondyle. Les rapports de la face antérieure de l'humérus sont complétement ménagés. Peu de réaction, aucun accident. Pansements simples. Le malade va parfaitement (9 avril 1858), et tout permet d'espérer une heureuse guérison. Nous eussions été obligés de sacrifier une beaucoup plus grande étendue de l'humérus, si nous n'eussions pas eu recours à l'évidement, qui nous a permis de ne pas toucher au périoste de la circonférence antérieure de l'extrémité humérale. Comme conséquences, moins de délabrement articulaire, plaie plus étroite, rapports des parties molles mieux conservés et moins de diminution dans la longueur du membre.

Obs. VII. Carie et abcès fistuleux multiples de l'extrémité inférieure du fémur droit. Évidement d'une portion de la diaphyse et des condyles. Aucun accident.

Caroline Kauff, âgée de treize ans, et élevée à l'hospice des Orphelins, me fut adressée à la clinique par M. le docteur Wieger, professeur agrégé de la Faculté. Cette jeune fille, forte et grande pour son âge, s'était enfoncé, deux ans auparavant, une épingle dans la cuisse, et l'os avait été atteint. Des symptômes d'ostéite étaient survenus, des abcès avaient été ouverts et étaient restés fistuleux. Une portion de l'épingle rouillée et érodée était sortie avec le pus; mais l'affection avait continué à s'aggraver, et la malade présentait le long des faces interne et externe de la cuisse de nombreuses fistules, qui conduisaient dans l'intérieur du fémur et fournissaient une assez abondante suppuration.

L'évidement fut pratiqué le 13 mars 1858, en présence de MM. Herrgott, Coignard, Colonna etc. Un seul lambeau à bord libre postérieur et à extrémités arrondies, de $0^{m},17$ de longueur, mit à nu la face externe de l'os, qui était tuméfié et semé d'ouvertures fistuleuses. La cavité médullaire était très-vaste, remplie de graisse et de chairs fongueuses, et le tissu aréolaire était si friable que nous pûmes excaver les condyles fémoraux avec une simple gouge coudée conduite à la main. Aucune ligature; pansement simple, peu de réaction, pas d'accidents. La malade, après quelques jours passés à l'hôpital, est retournée aux Orphelins, où elle continue (9 avril 1858) à se bien porter.

Obs. VIII. Ostéite, carie et nécrose de l'extrémité inférieure du fémur droit. Extraction d'un volumineux séquestre, évidement osseux. Aucun accident.

Joseph Schwartz, d'Ebersheim, âgé de vingt-sept ans, me fut adressé à la clinique le 18 mars 1858, par M. le baron Tavernier, médecin à Schlestadt. Le malade, d'une constitution faible et appauvrie, avait depuis onze ans l'extrémité inférieure du fémur droit tuméfiée et fistuleuse. De nombreux abcès s'étaient ouverts aux faces interne et externe de la cuisse, et l'extrémité d'un séquestre traversait la peau dans ce dernier sens à $0^m,1$ environ au-dessus du genou, et paraissait complétement immobilisé.

L'extraction du séquestre et l'évidement du fémur furent pratiqués le 20 mars 1858, en présence de MM. Herrgott, Bœckel, Coignard, Colonna, Leroux et de quelques autres confrères. Le séquestre s'étendait en arrière du membre jusqu'auprès du niveau des condyles, où il offrait beaucoup d'épaisseur et de largeur. Il fut dégagé et extrait, la cavité fémorale, évidée et débarrassée d'un second séquestre, comparativement très-petit ($0^m,02$ de longueur). Pansement simple, peu de réaction, aucun accident. Le malade va très-bien (9 avril 1858), et sa plaie marche franchement vers la guérison.

Obs. IX. Carie avec fistules multiples de l'extrémité inférieure du tibia gauche. Gonflement de l'articulation tibio-tarsienne. Évidement tibial. Aucun accident.

Caroline Franck, d'Epfig (Bas-Rhin), âgée de dix-huit ans, d'une constitution un peu lymphatique, me fut adressée à la clinique par M. le docteur Aronssohn, professeur agrégé de la Faculté. Cette jeune fille avait été atteinte d'une entorse grave trois ans auparavant et en avait toujours souffert. Depuis huit mois l'affection s'est aggravée et la malade a été condamnée, par la violence des douleurs et la tuméfaction du membre, à garder le lit. Des abcès fistuleux se sont ouverts aux deux malléoles, et le stylet traverse sans obstacle toute l'épaisseur du tibia de part en part.

L'évidement du tibia est pratiqué le 16 mars, en présence de MM. Aronssohn, Herrgott, Bœckel, Coignard, Colonna et de quelques autres confrères. Le tissu osseux est ramolli, friable et comme converti, surtout intérieurement, en tissu graisseux. Il suffit d'une légère pression sur une gouge coudée pour excaver la malléole, l'extrémité articulaire de l'os et une portion de la diaphyse, dans une étendue de $0^m,08$ à $0^m,10$; l'os est ramolli beaucoup plus haut. Nous ne croyons pas, néanmoins, nécessaire de prolonger l'évidement, dans l'espoir que la régénération osseuse pourra triompher de ces modifications morbides, puisque la lésion produite par l'entorse aura été combattue dans son siége primitif.

Pansement simple. Réaction assez vive; gonflement considérable et endolorissement de la plaie (l'hôpital subit, en ce moment, l'influence du typhus puerpéral). Cependant la détersion de la plaie s'opère, et aujourd'hui, 9 avril, la malade ne souffre plus et va bien.

Obs. X. Ostéite, avec abcès et fistules du tibia droit, au tiers inférieur évidement. Aucun accident.

Rose Gangloff, âgée de treize ans, d'une constitution délicate et peu développée, entre à la clinique le 10 mars 1858. Le tiers inférieur du tibia droit est tuméfié, ramolli, friable, facile à traverser avec un stylet. La maladie, sans causes connues, date de sept mois. Trois petits fragments osseux de tissu aréolaire ont été entraînés par la suppuration au travers des ouvertures fistuleuses, qui sont multiples. L'articulation n'est pas douloureuse et paraît intacte.

Évidement le 18 mars; le canal médullaire est ramolli, et on constate une sorte d'érosion, avec perte de substance, de la grandeur d'une pièce de vingt sous, dans la portion du tibia qui correspond au péroné. Gonflement consécutif de la plaie. Irritabilité et endolorissement des tissus (influence probable du typhus puerpéral qui règne à l'hôpital; voir obs. IX). Huit jours plus tard, la plaie se déterge, s'affaisse, prend un meilleur aspect, et la malade, depuis ce moment jusqu'à ce jour (9 avril 1858), n'a plus offert aucun accident et se trouve en voie de guérison.

J

(Séance de l'Académie des sciences du 31 octobre 1859.)

COMM. III. *De la régénération des os après l'évidement,* par M. C. Sédillot.

J'ai eu l'honneur de communiquer à l'Académie (séances du 1er mars et du 12 avril 1858) l'histoire de dix malades opérés par la méthode de l'évidement.

Sur ce nombre sept ont guéri et trois ont succombé. Parmi les premiers nous avons montré cette année à la clinique la jeune Kauff, dont les lésions, d'une grande gravité, avaient nécessité l'évidement du tiers inférieur et des condyles du fémur, et que M. le docteur Wieger, professeur agrégé de la Faculté et médecin de l hospice des Orphelins, nous avait ramenée marchant librement et parfaitement rétablie.

M. le baron Tavernier, docteur à Schlestadt, nous a écrit que le jeune homme qu'il nous avait confié, se livrait sans peine aux plus rudes travaux, et nous avons eu occasion de revoir la plupart des autres malades, dont plusieurs ont été présentés à la séance publique de la Société médicale de Strasbourg; l'un d'eux (obs. III, *Comptes rendus de l'Académie des sciences*, p. 438, année 1858) avait fait à pied un trajet de cinq à six lieues.

Nous pouvons ajouter que M. le docteur Marmy, médecin principal à Lyon, nous a fait connaître un nouveau succès d'évidement, pratiqué sur un de ses malades, atteint d'un tubercule enkysté des condyles du tibia, et M. le docteur Ehrmann, médecin-major de première classe à Constantine, a été aussi heureux dans une application de l'évidement à une carie tibiale.

Quant aux trois malades dont nous eûmes à regretter la mort, nous ne saurions en accuser la nouvelle méthode.

Le premier (obs. IV, *Séquestre et ostéite du fémur datant de dix-neuf ans*) se levait et se promenait depuis un mois à l'aide de béquilles, lorsqu'il fut frappé d'érysipèle gangréneux, d'un caractère épidémique, auquel il succomba six semaines plus tard, après avoir perdu la peau du scrotum et une partie des téguments de la cuisse saine.

Le second malade (obs. VI, *Résection du coude avec évidement*) mourut quelques mois après des suites d'une ostéite avec nécrose de la tête de l'humérus, abcès de l'articulation scapulo-humérale et épanchement pleurétique : accidents dépendants du traumatisme primitif et de la constitution, mais en aucune façon de l'évidement.

Le troisième malade (obs. V, *Résection de la tête du fémur et évidement du tiers supérieur de la diaphyse*), opéré le 17 mars 1858, s'éteignit en janvier 1859, après avoir donné de grandes espérances de guérison. La plaie extérieure était fermée, à l'exception de quelques trajets fistuleux entretenus par une carie du bassin, et un abcès intra-pelvien fit périr ce malheureux, qui était d'un tempérament lymphatique et depuis longtemps considérablement affaibli.

La régénération osseuse avait eu lieu régulièrement pendant les dix mois écoulés après l'opération, et l'évidement était manifestement resté étranger aux accidents. L'examen du malade, fait avec le plus grand soin par M. le docteur Morel, professeur agrégé de la Faculté, chargé du service des autopsies, et par nous, a fourni la rare occasion de comparer les effets de la régénération des os à la suite des opérations si différentes de l'ablation sous-périostale et de l'évidement.

Là où la tête du fémur et le grand trochanter avaient été réséqués, avec conservation de la capsule articulaire et du périoste d'enveloppe, aucun travail de reproduction osseuse ne paraissait avoir eu lieu. On remarquait seulement une masse compacte et arrondie, à laquelle adhéraient : 1° un petit fragment du grand trochanter, donnant encore attache à l'obturateur externe; 2° des insertions musculaires en voie de dégénérescence graisseuse.

L'extrémité du fémur offrait au contraire la preuve d'une régénération très-active, mais très-différente, selon qu'on l'étudiait à l'extérieur ou à l'intérieur de l'os.

A l'extérieur, et particulièrement en arrière du tiers supérieur de la diaphyse, le périoste était considérablement épaissi, et ses couches profondes étaient ramollies, presque gélatiniformes, et en rapport avec une lamelle osseuse de $0^m,001$ à $0^m,002$ d'épaisseur, dont la surface, légèrement mamelonnée, se prolongeait supérieurement en courtes saillies stalactiformes fort irrégulières.

A l'intérieur, le fémur, fendu par une coupe longitudinale, ne présentait pas de traces de la cavité de l'évidement. La portion excavée de l'os était remplie, de dehors en dedans, par une couche osseuse de nouvelle formation, de $0^m,009$ maximum d'épaisseur, aussi régulière du côté du périoste que du côté de la moelle, puis par un dépôt gélatiniforme, sillonné de nombreux capillaires et parsemé d'une foule de noyaux osseux séparés les uns des autres, et variant entre le volume d'un grain de millet et celui d'un petit pois.

L'inspection microscopique confirma les travaux de M. le docteur Morel sur le développement des os (*Précis d'histologie humaine*), et fit voir les métamorphoses de la cellule fibro-plastique ou plastique en cellule osseuse, sans intervention d'une membrane médullaire ou d'un fibro-cartilage transitoire, dont l'existence n'est nullement prouvée.

Ces faits très-remarquables, déjà compris dans la théorie générale du célèbre secrétaire perpétuel de l'Académie, n'avaient pas été aussi nettement observés sur l'homme, et ils confirment hautement les avantages de l'évidement; la régularité et l'activité de la régénération osseuse paraîtraient en outre démontrer la supériorité de cette méthode sur les excisions ou ablations osseuses sous-périostales, dont on s'est beaucoup plus occupé jusqu'ici, qu'on ne les a réellement pratiquées d'une manière authentique et sérieuse.

Les expériences sur les animaux, quels qu'en soient le mérite et l'intérêt, n'ont qu'une valeur restreinte relativement à la pathologie humaine, et la clinique seule permet de juger en dernier ressort les questions chirurgicales.

Nous voudrions cependant perfectionner encore notre procédé opératoire. La plaie extérieure, communiquant avec la coque osseuse, laisse après la guérison une cicatrice généralement étendue et adhérente à l'os excavé; peut-être serait-il possible de réunir, par première intention, les extrémités de l'incision des parties molles, en conservant une ouverture centrale pour les injections curatives, l'écoulement des liquides et la sortie ou l'extraction des parcelles osseuses nécrosées. La plaie et la cicatrice seraient ainsi réduites à de moindres dimensions, et les membres largement évidés resteraient plus réguliers.

K

(Séance de l'Académie des sciences du 19 décembre 1859.)

COMM. IV. *Note sur les résections sous-périostées,* par M. C. Sédillot.

Les belles expériences de l'illustre secrétaire perpétuel de l'Académie ont ouvert à la chirurgie des voies nouvelles, et de nombreux exemples d'évidement avec régénération osseuse ont démontré les avantages de cette méthode opératoire. La même certitude n'existe pas au sujet de la reproduction des os complétement réséqués sur l'homme dans une portion de leur longueur, avec conservation du périoste. Beaucoup d'observations de ce genre ont été publiées, mais elles ne sont, en général, ni authentiques, ni probantes, et l'art en attend et en réclame de nouvelles, pour être fixé sur la valeur des résections sous-périostées.

J'ai fait, comme tous les chirurgiens, une foule d'amputations avec conservation d'une sorte de fourreau périostique, destiné à envelopper l'extrémité osseuse, et jamais je n'ai vu aucun travail de reproduction s'accomplir dans cette véritable gaîne périostée. Les opérations d'évidement que j'ai pratiquées laissaient deux lambeaux périostiques libres et intacts sur les bords de la plaie. Jamais ces lambeaux n'ont pris part à la régénération osseuse.

Les ouvriers atteints de nécrose des maxillaires supérieurs par l'action des vapeurs phosphorées ont été soumis à des ablations très-étendues, et quelquefois complètes, des os convertis en séquestres ; mais la régénération d'un nouvel os n'avait pas lieu.

Ces quelques observations cliniques semblent démontrer la grande difficulté des régénérations osseuses sous-périostées chez l'homme. J'espère toujours que les belles expériences de M. Flourens sur les animaux contribueront, comme on en a déjà la preuve, à l'avancement de la chirurgie ; mais il ne faudrait pas compromettre le progrès par des faits de valeur douteuse, et plus on sera rigoureux sur la valeur et l'importance des témoignages, plus on favorisera et assurera les utiles applications des découvertes physiologiques.

A la suite de ces remarques, l'Académie me permettra, je l'espère, de lui présenter quelques réflexions sur une communication qui lui a été faite récemment, une observation de résection sous-périostée du coude, suivie de régénération osseuse, observation qui, suivant l'auteur, « réfute d'elle-même les diverses objections qu'on a pu, tout récemment encore, adresser à ce mode de résection, et en particulier celle qui se fondait sur le danger d'appliquer à l'homme malade les données obtenues sur les animaux sains.»

Personne, que nous sachions, n'a jamais repoussé les applications à l'homme malade des données obtenues sur les animaux sains. L'antiquité avait déjà compris l'importance de cette source d'enseignement, et à aucune époque on n'en a tiré autant de parti que de nos jours. Quant à l'observation de résection, nous la croyons peu probante. D'après les chiffres indiqués, l'humérus aurait perdu $0^m,08$ à $0^m,09$ de longueur, et le cubitus et le radius de $0^m,03$ à $0^m,04$. Pourquoi n'avoir pas remplacé ces mesures approximatives, et dès lors fort contestables, par des chiffres exacts? Pourquoi n'être entré dans aucun détail sur cette particularité peu commune d'une résection faite à des hauteurs si différentes sur le cubitus et le radius? On pratique ordinairement la résection radio-cubitale sur le même plan, pour régulariser les rapports de la nouvelle articulation, et, dans un cas où l'humérus était si gravement atteint ($0^m,08$ à $0^m,09$) et le radius également carié fort loin ($0^m,03$ à $0^m,04$), on comprend mal comment le cubitus aurait échappé aussi exceptionnellement aux progrès de l'affection, qu'à peine la totalité de l'olécrâne avait dû être enlevée.

Ces obscurités sont regrettables, sans doute, mais on s'étonne davantage d'entendre avancer que le raccourcissement du membre devait être égal à la somme des longueurs osseuses réséquées au bras et à l'avant-bras. Comme l'humérus et le cubitus sont superposés dans une étendue de 0m,03, on peut enlever 0m,03 du cubitus sans diminuer de 0m,001 la longueur totale du membre, puisque, après la résection, les extrémités osseuses sont placées bout à bout, et restent quelquefois même assez éloignées l'une de l'autre. C'est donc une erreur que de supposer le raccourcissement définitif égal aux portions de l'humérus et du cubitus enlevées, et l'excès de longueur de 0m,02 qui est signalé, s'explique très-bien par l'existence d'un tissu fibreux interposé, la présence de quelques stalactites osseuses et les difficultés de mesurer avec une grande précision un membre soumis depuis quelques mois seulement à la résection du coude.

Nous désirons vivement, comme tous les chirurgiens, voir confirmer les avantages des résections sous-périostées; mais, avant de les admettre, nous en demandons la démonstration clinique au nom des légitimes exigences de l'art. Il ne s'agit pas de savoir si le périoste produit du tissu osseux: le fait est incontestable et a pris rang depuis longtemps dans la science. La question est celle de la régénération des os comme forme et comme fonctions à la suite des résections sous-périostées; le professeur Heine (de Würzbourg) l'avait posée en 1836, et avait inventé des instruments et un mode opératoire spéciaux, pour obtenir sur l'homme les résultats si remarquables dont il avait été témoin sur les animaux (voir notre communication du 1er mars 1858 à l'Académie). Depuis ce temps, néanmoins, et, nous le répétons, malgré la haute impulsion donnée à ces recherches par M. Flourens, aucun fait certain de régénération osseuse complète sous-périostée n'a été produit, sans en excepter l'observation nouvelle, et la chirurgie invoque encore à ce sujet de nouvelles preuves.

L

(Séance de l'Académie des sciences du 24 décembre 1866.)

Depuis notre première communication sur l'*évidement des os comme moyen de conserver les membres en évitant les amputations* (1858), nous n'avons pas laissé passer une seule année sans avoir l'honneur d'entretenir l'Académie de cette importante question.

Les travaux de M. Flourens, dont nous regrettons si vivement l'absence, avaient, depuis ceux de Duhamel et de Heine, fait naître, pour la troisième fois, l'espérance de refaire des os, et on avait accueilli avec un enthousiasme bien naturel l'annonce d'une méthode qui devait conserver à nos héroïques soldats blessés sur le champ de bataille l'usage de membres qu'on était, jusqu'à présent, obligé de sacrifier. Cet espoir était digne des plus hautes sollicitudes, et

S. M. l'Empereur avait daigné s'y associer. Malheureusement, les hommes habitués aux travaux et à la pratique de la chirurgie savaient que de si grandes et si subites découvertes sont presque impossibles dans un art que les génies les plus attentifs et les plus sagaces n'ont jamais cessé de cultiver. Les progrès ne s'y accomplissent pas, en général, par des transitions si brusques, et tout y est lenteur et succession. On pourrait se rappeler les stériles efforts des chirurgiens pour appliquer la célèbre formule de Duhamel : *Le périoste fait les os*, et tirer parti, un siècle plus tard, des remarquables expériences de Heine sur la régénération des os.

La vive impulsion imprimée par M. Flourens pouvait-elle être plus heureuse, et donner naissance à une nouvelle chirurgie? « Enlevez les os en conservant le périoste, avait dit M. Flourens, et le périoste refera les os. — Je ferai des os, ajoutait le célèbre expérimentateur, avec le périoste, et j'en produirai là où il n'y en avait pas.» Dans cette opinion, on s'imaginait que le périoste isolé et détaché des os, éloigné de ses points d'origine et transporté sur un autre point, aurait la puissance de créer des os; mais cette brillante conception ne devait pas se réaliser. Il fut bientôt évident que le périoste isolé, enflammé et atteint de suppuration, perdait ses propriétés ostéogéniques, et restait incapable sur l'homme de reproduire des os complets et utiles. On a épuisé dans cette voie toutes les ressourees du talent; on s'est bercé d'illusions; on a donné à quelques faits exceptionnels la valeur de faits généraux; mais la vérité n'a pas tardé à éclater, vérité irréfutable, et l'évidence a fait évanouir ces trompeuses perspectives. Personne, aujourd'hui, n'oserait soutenir qu'avec des lambeaux de périoste, détachés du tissu osseux subjacent, on reproduira des os, comme méthode d'application usuelle et efficace. Fallait-il donc désespérer de l'avenir, et croire que tant de travaux, tant de connaissances accumulées, de si grands efforts et de si vives lumières portées sur l'histoire de l'ostéogénie resteraient à jamais perdus pour notre art? On a dit justement que le mot *impossible* devait être prononcé avec une sage réserve dans les sciences. A côté de tentatives nécessairement et fatalement infructueuses, nous avons élevé une méthode sortie de la tradition des siècles, fondée sur l'observation et confirmée par l'expérience. Cette méthode a donné la solution du problème, dans les limites où il pouvait être atteint, et résolu la question de la *conservation des membres par la conservation du périoste*.

Ce n'est pas la première fois qu'une idée brillante, capable d'exciter l'enthousiasme, mais impraticable, conduit à des résultats plus accessibles et plus précieux. L'espoir de faire de l'or a créé la chimie, et cette science a produit plus de richesses dans les arts et l'industrie que n'en auraient jamais donné la transformation des métaux et la réalisation du grand œuvre.

Notre méthode de l'évidement sous-périosté des os a pour base un fait incontesté. Là où les os sont irrités, blessés, perforés, entamés, évidés, le périoste s'hyperplasie et développe des propriétés ostéogéniques de la plus grande énergie. Troja avait montré qu'en sept jours, le périoste d'un os, dont le canal médullaire avait été traversé par un corps étranger, avait déjà produit une couche osseuse périphérique abondante. Les beaux travaux de M. Serres et les célèbres histologistes qui l'ont suivi dans l'histoire de l'ostéogénie, ont fourni l'explication des régénérations osseuses traumatiques dans lesquelles les os se reproduisent directement sans passer par la forme cartilagineuse. Avec l'aide d'un de mes collègues, M. le professeur Morel, j'ai pu voir et faire figurer des os évidés en voie de reformation. Les lamelles conservées s'entourent de couches osseuses nouvelles sur leurs deux faces, s'y réunissent, s'y confondent, et y régénèrent l'os primitif intégralement, quel que soit l'âge du sujet. Nos expériences, et particulièrement celles de M. le docteur Marmy (de Lyon), dont le travail sur les régénérations des os par le périoste vient de paraître dans les *Mémoires de l'Académie de médecine* (t. XXVII, 1866), ne laissent aucun doute à ce sujet. Les résultats en sont si constants et si complets, qu'on a pu se borner à un petit nombre de faits, tous étant concordants et sans variations. Dans plusieurs de nos communications à l'Académie sur les résections longitudinales avec évidement, sur le rétablissement des formes par les moules périostés, sur l'influence des fonctions sur la production des os, nous croyons avoir éclairé la plupart de ces questions et en avoir démontré toute l'importance.

C'est en 1860 que nous avons publié notre *Traité de l'évidement*, et notre savant collègue, M. Littré, dont l'érudition chirurgicale a jeté de si vives lumières sur toutes les questions abordées dans sa belle traduction d'Hippocrate, a déclaré, dans le compte rendu qu'il a eu la bonté de faire de cet ouvrage, que notre méthode était nouvelle, conforme à la tradition et à l'histoire, légitimement fondée sur l'expérience, et qu'elle réalisait un véritable progrès dans le traitement des maladies du système osseux. Cette méthode n'a pas seulement été appliquée par nous. A tous les faits de membres conservés et d'amputations évitées, que nous avons fait connaître à l'Académie dès l'année 1858, nous avons pu ajouter ceux de nos collègues, MM. Rigaud, Herrgott, Bœckel, ceux de M. le professeur Richet, de M. Marmy (de Lyon), de M. le professeur Desgranges (de la même ville), de M. Ehrmann, chef médecial de notre armée du Mexique, du docteur Vedrenes, Lejeune, Fromont etc.

M. le professeur Sarazin, dans un voyage accompli dernièrement en Angleterre, a vu notre méthode appliquée dans les hôpitaux, et M. le professeur Bœckel, dans un récent Mémoire envoyé à la Société de chirurgie, en a préconisé les avantages et la supériorité. Rien ne manque donc à cette méthode. La tradition, les expériences sur les animaux, les épreuves cliniques, tout en a montré et établi la valeur.

Les seules objections qu'on adresse à cette méthode sont communes à tout ce qui est nouveau. On en conteste l'originalité, et l'on soutient que la démonstration n'en est pas encore complète.

L'évidement, comme fait empirique, ne saurait être nouveau, parce qu'aucun fait important ne peut aujourd'hui se présenter en chirurgie avec un caractère de nouveauté absolue.

Celse avait donné le conseil d'enlever les os malades, comme Hippocrate avait déclaré qu'en supprimant la cause des maladies on supprimait les maladies elles-mêmes ; mais ce sont là des vérités primordiales, entrevues dès l'origine des sciences, et il restait à en tirer les conséquences et les moyens d'efficacité.

Depuis le précepte de Celse, les chirurgiens se sont plus ou moins appliqués à enlever les portions malades des os ; mais ce précepte était resté purement empirique.

Comment Celse et ses successeurs auraient-ils pu comprendre le rôle du périoste, qu'ils ne connaissaient pas, et celui des régénérations osseuses, dont l'idée et les ressources leur échappaient ? On possédait des faits épars, heureux ou malheureux, par conséquent contradictoires. Il fallait une notion plus claire et plus élevée des phénomènes, pour arriver à l'intelligence de leurs causes et en expliquer et en prévoir les effets. Tel est le rôle de l'idée, transformée en principe, en doctrine et en loi. Les faits en eux-mêmes ne sont que des matériaux plus ou moins bien recueillis, mais ils n'acquièrent de valeur que par la signification qu'on y attache, et je puis en signaler un exemple personnel :

On citait, il y a peu de temps encore, une foule d'exemples de régénérations osseuses du périoste de la voûte palatine détaché et réuni dans l'opération d'uranoplastie de M. le professeur Langenbeck. Il m'a suffi de prouver doctrinalement que le périoste exposé à l'air et transformé par la suppuration en tissu cicatriciel et en membrane d'enveloppe tégumentaire ne pouvait s'ossifier, pour qu'on cessât aussitôt de publier de nouvelles observations de régénération osseuse de la voûte palatine, et si aujourd'hui on trouvait dans un palais reconstitué des plaques osseuses, on ne les attribuerait plus à l'ossification du périoste détaché, transporté et chargé de représenter le plancher nasal.

La méthode de l'évidement n'a donc plus besoin d'être démontrée :

elle s'est affirmée dans les faits depuis 1858 ; elle a été employée par des chirurgiens nombreux, à l'étranger et en France ; et, comme l'a dit M. Marmy dans le travail dont l'Académie de médecine a voté l'impression, cette méthode réalise le seul progrès actuel de tous les travaux modernes entrepris sur l'ostéogénie, et elle résout le problème formulé par l'Académie en ces termes : « De la conservation des membres par la conservation du périoste.»

Si nos soldats ne sont pas tous à l'abri de résections et d'amputations rendues indispensables par la gravité des traumatismes, beaucoup d'entre eux, du moins, devront à notre méthode la conservation de leurs membres, comme nous en avons déjà fourni de nombreux exemples.

M

De la régénération des os fracturés ou réséqués, par M. le docteur Spielmann, agrégé à la Faculté de médecine de Strasbourg (Gaz. méd. de Strasbourg, juin 1860).

Les discussions récentes sur l'importance du périoste, comme organe de reproduction de l'os, donnent un intérêt particulier à un mémoire de M. Hein, docteur en médecine à Danzig, publié dans le *Archiv für pathologische Anatomie*, de Virchow. Ce travail, couronné par la Faculté de médecine de Berlin, vient confirmer ce que l'on connaissait déjà, par les travaux antérieurs de MM. Flourens, Virchow et Kœlliker, du rôle important du tissu connectif en général et du périoste en particulier, au point de vue de la formation du tissu osseux, mais il tend à enlever au périoste le rôle exclusif, spécifique que certains anatomo-pathologistes veulent lui imposer.

Les observations de M. Hein ont été faites sur des pigeons, animaux qui supportent très-bien les expériences. Elles furent répétées souvent et dans des conditions variées. C'est ainsi que l'on fit des résections du cubitus dans la continuité de l'os et à son extrémité, tantôt en ménageant le périoste, tantôt en l'enlevant. On abandonna l'animal à lui-même sans bandage, en laissant la plaie se réunir par première intention, ou bien on lui mit un bandage solide plâtré; d'autres fois, on détermina la suppuration de la plaie.

Les parties réséquées étaient longues de $0^m,007$ à $0^m,009$; dans le cas de conservation du périoste, l'os fut ruginé et les lambeaux de périoste furent repoussés d'un côté et de l'autre. M. Hein dit qu'il ne peut se flatter de l'avoir toujours conservé intact, sans déchirures.

Voyons maintenant le résultat de ses expériences.

A. *Résections dans la continuité:* a) *ménagement du périoste. Guérison par première intention* Le travail de réparation peut être divisé en quatre périodes. La première période est caractérisée par un gonflement inflammatoire du périoste et des parties molles environnantes, surtout des muscles. Il se forme une capsule fibreuse qui enveloppe les extrémités osseuses et l'espace intermédiaire, le plus souvent rempli de sang. Dans la deuxième période, on voit la formation du cal à son début; celui-ci oblitère les cavités médullaires au niveau des surfaces de section; plus tard, la substance osseuse nouvelle déborde l'extrémité des os, et les deux fragments se trouvent unis par une substance osseuse nouvelle, poreuse, c'est-à-dire présentant beaucoup de cavités médullaires (cal provisoire). C'est là ce qui constitue la troisième période. Dans la quatrième, une partie de la substance osseuse nouvelle est résorbée; le canal médullaire se reforme; il se forme entre les deux fragments des masses osseuses pourvues de canalicules de Havers. Il est presque inutile d'ajouter que ces quatre périodes se confondent et ne sont nullement tranchées.

Examinons de plus près le travail pathologique dont nous venons d'indiquer les phases.

L'opération de résection a produit entre les deux os, autour d'eux et entre l'os et le périoste, un épanchement sanguin plus ou moins considérable, qui se résorbe peu à peu par la transformation graisseuse des globules sanguins et de la fibrine. En même temps, les extrémités des fragments osseux subissent une exfoliation insensible, de sorte que leurs contours se trouvent arrondis. Les parties molles environnantes se gonflent, se trouvent unies par du tissu connectif, jeune, embryonnaire; il se forme ainsi une capsule fibreuse qui réunit les deux fragments osseux. La moelle de l'os devient rouge, gélatineuse; il se forme de nombreux vaisseaux sanguins et des cellules dites *fœtales*, qui proviennent des cellules plasmatiques du tissu connectif, assez rare il est vrai, qui se trouve dans la moelle.

C'est dans le canal médullaire que débute la deuxième période du travail de réparation; c'est là que se fait le premier cal osseux par la transformation directe, en substance osseuse, des éléments du tissu connectif. Ce cal présente la plus grande épaisseur au niveau de la section de l'os; il croît sans cesse, suivant le même type, de sorte que le canal médullaire se trouve bientôt oblitéré.

Peu après l'apparition de ce cal intérieur commence la formation du cal extérieur, mais il présente cette particularité qu'il naît du tissu cartilagineux, qui se charge très-rapidement de sels calcaires, en même temps que les cellules du cartilage se changent en cellules osseuses (cette transformation préalable des couches profondes du périoste en tissu cartilagineux est la règle chez les animaux, tandis que chez l'homme elle est exceptionnelle et ne se voit que par places). Ce cal extérieur croît moins vite que le cal intérieur; il n'atteint pas si tôt la surface de section de l'os. Tous ces phénomènes de régénération sont plus actifs et plus étendus dans le fragment supérieur, qui est mieux nourri, que dans le fragment inférieur. Le canal médullaire étant oblitéré, il se forme à la surface de section une couche de cartilage qui se continue avec le cal extérieur. De chaque fragment partent alors des masses osseuses, qui finissent par se rencontrer et s'unissent. Dans cette troisième période, le cal extérieur croît plus vite que le cal intérieur.

Dans la quatrième période, la substance osseuse subit un travail de résorption : il se forme des cavités médullaires; mais le canal médullaire central ne se rétablit que lentement; pendant longtemps il subsiste encore des lamelles osseuses, qui se rendent d'une des parois du canal à l'autre.

b) *Résections sans ménagement du périoste; guérison par première intention; bandage solide.* Le réunion se forme par un cal osseux, seulement il est un peu irrégulier. Ce résultat, qui est en contradiction avec les expériences d'autres observateurs, ne saurait être mis en doute. L'auteur attribue son succès à l'emploi d'un bandage suffisamment solide. On ne pourrait cependant conclure de ces expériences que la conservation du périoste est inutile; mais son importance a été exagérée. On pourrait objecter que le cal osseux nouvellement formé provient du périoste qui est resté adhérent aux deux fragments osseux; mais l'auteur prétend que jamais pareille assertion ne sera émise par un observateur ayant quelque expérience personnelle. La marche de la guérison est, du reste, la même que dans les cas ci-dessus. Il se forme une capsule de tissu connectif entre les deux fragments. Cette capsule, aussi bien que le tissu connectif du canal médullaire, contribue à la formation du cal. Quand le périoste est enlevé avec le fragment réséqué, la guérison est toujours plus lente, car les os se nécrosent plus facilement et les caillots sanguins se résorbent plus lentement.

c) *Marche de la guérison par première intention, sans emploi de bandage solide.* Dans ce cas, les phénomènes inflammatoires sont plus prononcés; il y a une hémorrhagie plus abondante. Les masses osseuses nouvelles sont considérables, mais se développent plutôt en largeur qu'en longueur.

Comme résultat final, on obtient seulement une pseudarthrose plus ou moins lâche; les canaux médullaires sont en partie fermés par des lamelles osseuses persistantes. La conservation du périoste ne modifie en rien ces résultats.

d) *Marche de la guérison par suppuration.* La guérison n'est possible que par l'emploi d'un bandage solide. La conservation du périoste est sans influence sur la marche de la guérison. La suppuration est difficile à obtenir chez les animaux : pour la provoquer, on est obligé de bourrer la plaie de charpie imbibée d'huile de térébenthine. Les expérimentations sur les animaux ne présentent, quant à la marche de la guérison, que peu d'analogie avec ce que l'on observe dans les cliniques. Elles peuvent cependant servir à doter l'anatomie pathologique de connaissances utiles.

Si nous faisons abstraction des complications (nécrose, étranglement par le pus ou le sang), il y a peu de différences entre la guérison par première et par deuxième intention. Dans la première période de la guérison, on observe une nécrose plus étendue des extrémités osseuses. Quand les parties nécrosées sont expulsées et que l'os est recouvert de granulations, les parties se trouvent dans les mêmes conditions que s'il y avait réunion par première intention, seulement il existe une ouverture de la capsule pour l'écoulement du pus. Il se forme un cal intérieur qui oblitère les canaux médullaires, et une capsule fibreuse extérieure qui réunit les deux os : celle-ci se transforme en tissus osseux.

B. *Guérison des résections faites dans la contiguité, c'est-à-dire des épiphyses.* Si la guérison a lieu par première intention, les phénomènes sont à peu près les mêmes que dans les cas précédents, seulement le travail d'ossification se borne à l'oblitération de la cavité médullaire. Il est à remarquer que les ligaments et les tendons qui avaient été divisés, mais qui étaient restés en place, adhérèrent de nouveau à l'os réséqué et reprirent en partie leurs fonctions. L'extrémité réséquée du cubitus était en contact avec la surface articulaire intacte de l'humérus; celle-ci s'enflamme plus ou moins et se recouvre de granulations, tandis que les cavités médullaires se remplissent de moelle rouge, gélatineuse. Quand l'inflammation atteint un degré plus considérable, on remarque une hypertrophie plus ou moins irrégulière de toute l'extrémité de l'humérus et de la tête du radius. Le résultat final fut donc très-variable. Dans les cas les plus favorables, l'articulation était à peu près intacte; la surface de section du cubitus présentait une couche uniforme de tissu cartilagineux. D'autres fois, l'extrémité de l'humérus et celle du cubitus présentaient des surfaces osseuses éburnées. La conservation du périoste ne modifia en rien les résultats.

Les résultats de ces expériences s'accordent en général avec ceux obtenus par le docteur Steinlin (*De la marche de la guérison après la résection des os. Diss. inaug.* Zurich 1849) et par le docteur A. Wagner (*De la marche de la guérison après la résection et l'extirpation des os.* Berlin 1853). Dans les cas où la guérison se fit par suppuration, le cal du cubitus fut plus développé; il se forma des ostéophytes considérables à l'humérus, qui déterminèrent une ankylose presque complète.

Je ne m'arrête pas à la marche de la guérison des fractures, c'est-à-dire à la formation du cal. Elle présente une grande analogie avec la guérison des résections; ainsi on retrouve les quatre périodes que nous avons vues plus haut :

1° Inflammation de la moelle de l'os et des parties molles environnantes avec formation d'une capsule fibreuse autour des fragments ;

2° Production d'un cal osseux, poreux, intérieur et extérieur; formation dans quelques cas de lamelles osseuses persistantes, oblitérant les canaux médullaires;

3° Réunion des deux fragments par un cal osseux, spongieux;

5° Formation d'un cal permanent solide, et disparition du cal extérieur et intérieur.

Après avoir étudié la marche de la guérison des résections faites dans diverses conditions, l'auteur s'occupe des modifications histologiques subies par les tissus intéressés; j'essaierai d'en donner un résumé.

Le *sang* se transforme toujours en graisse et ne s'organise jamais en tissu, comme Hunter et d'autres le croyaient. Les globules sanguins finissent par présenter l'aspect des globules soi-disant inflammatoires de Gluge (corps granuleux de Donné). Le sang gêne plutôt la formation du cal, surtout s'il est épanché en grande quantité entre le périoste et l'os. Ce dernier se nécrose alors facilement. Quant à la fibrine, M. Hein pense, comme la plupart des histologistes modernes, qu'elle est incapable de s'organiser et nuit plus à la guérison qu'elle ne la favorise.

Les *muscles* sont plus rouges après l'opération; ce qui tient aussi bien à leur infiltration par la matière colorante du sang qu'à un commencement d'inflammation; de cette inflammation résulte une hypertrophie assez notable du tissu connectif qui entre dans leur composition; mais l'inflammation peut aussi se terminer par la dégénérescence graisseuse des fibres musculaires ou par la dégérescence fibreuse; cette dernière, niée par M. Verneuil (*Gaz. hebdomad.*, 1858, n° 44), existe bien réellement. M. Billroth l'a rencontrée sur un grand pectoral comprimé par une tumeur cancéreuse (*Arch. f. path. Anat.*, Bd VIII, Heft 2 u. 3). M. Hein l'a observée à plusieurs reprises dans des cas de fractures avec déplacements considérables, alors qu'une saillie osseuse comprimait un muscle et l'empêchait d'exercer ses fonctions.

La *moelle*, ainsi que nous l'avons dit plus haut, prend l'apparence de la moelle fœtale, devient rouge, gélatineuse; il se développe de nombreux vaisseaux sanguins. Il s'y forme des éléments celluleux, en général peu connus. Ces cellules, découvertes par Bowman, sur le fœtus (*Physiological anatomy by Todd and Bowman*, 1845, vol. I,

p. 119), retrouvées plus tard par Kœlliker et Hasse dans des os enflammés (Henle et Pfeuffer, *Zeitschrift für rat. Med.*, Bd V, p. 196, 1846) furent de nouveau découvertes par M. Robin (*Gaz. méd. de Paris*, 1849). Les auteurs s'accordent à distinguer deux espèces de ces cellules : de petites avec un ou deux noyaux, et d'autres plus grandes renfermant un grand nombre de noyaux ; ce sont ces dernières qui ont reçu de M. Robin le nom de *myéloplaxes.* Ces cellules sont sans doute destinées à des transformations ultérieures ; ainsi Kœlliker dit qu'elles peuvent se changer en cellules graisseuses, en tissu connectif, en nerfs et en vaisseaux, mais il n'a pas su indiquer le mode de transformation. Dans certaines conditions défavorables, elles forment des globules purulents. Quant à leur origine, M. Hein a pu s'assurer qu'elles proviennent du tissu connectif bien rare qui se trouve dans le canal médullaire. Ces transformations de la moelle, qui se font dans tous les cas de résection et de fracture des os, ne manquent pas d'intérêt au point de vue du pronostic de l'ostéomyélite. M. Jules Roux, malgré son talent, semble ne pas avoir convaincu ses confrères, dans la discussion actuellement pendante devant l'Académie de médecine. Les chirurgiens ont trop souvent observé l'ostéomyélite, caractérisée par les altérations que nous venons de décrire, pour ne pas savoir que le pronostic dépend entièrement des conditions générales du malade et de la cause productrice de l'affection.

Le *périoste* a été considéré, dans ces derniers temps, comme l'organe essentiel à la reproduction de l'os. D'après les expériences citées plus haut, il devient évident que l'os peut se reproduire par l'ossification du tissu connectif voisin sans intervention du périoste. Ces expériences cependant ne viennent pas infirmer le précepte posé par la chirurgie moderne de respecter autant que possible le périoste dans les opérations de résections.

Les changements inflammatoires que subit le périoste consistent en hyperhémie et en gonflement, qui ont pour résultat la production de cellules plasmatiques, l'union plus intime du périoste avec les muscles voisins. Ces éléments nouveaux se transforment d'abord en tissu ostéoïde (cellules étoilées avec substance intermédiaire, point de canalicules de Havers), puis en tissus osseux (voy. les beaux dessins de M. Villemin, dans le *Précis d'histologie* de M. Morel, pl. VI, fig. 5, et pl. VII, fig. 1re. Ils représentent l'ossification normale, mais donnent une idée parfaite des transformations subies par les éléments du tissu connectif). Chez les animaux, le tissu connectif se transforme préalablement en tissus cartilagineux, surtout si le cal est considérable.

Le *tissu cartilagineux* est formé en grande abondance dans les résections, dans la continuité et dans les cas de fracture. Il ne peut provenir que de la capsule fibreuse qui entoure les fragments. La relation qui existe entre le tissu connectif et le cartilage a été clairement démontrée dans ces derniers temps. C'est à M. Virchow que revient ce mérite.

Le cartilage que l'on rencontre dans ces expériences est un cartilage à substance fondamentale hyaline ; dans les cas de résection des épiphyses, on trouve du fibro-cartilage , surtout auprès des ligaments.

Le cartilage à son tour se transforme en tissu osseux, et, d'après la description de M. Hein , la transformation se ferait de la même façon que dans les cas d'ossification physiologique du cartilage des épiphyses. L'auteur se rattache aux opinions de Schwann, Donders et Virchow, relativement aux modifications subies par la cellule du cartilage, c'est-à-dire qu'il pense que la cellule osseuse devient stellaire par la formation de prolongements, et non par l'apposition de substance calcaire à la face interne de la cellule cartilagineuse.

Les recherches de M. Hein viennent donc confirmer la relation intime qui existe entre les divers tissus unissants ou connectifs (tissus connectifs proprement dits, tissus cartilagineux, tissus osseux). M. Virchow démontra le premier que le tissu connectif en général et non pas le périoste seul pouvait se transformer en tissu osseux (*Arch.*, 1847, t. I, p. 135). Il établit ce fait en examinant les ostéophytes de la face interne du crâne, provenant de l'ossification du tissu connectif de la dure-mère, et les ostéophytes épineux des cancers, formés par le stroma fibreux de ces tumeurs.

Plus tard, ayant eu occasion d'étudier un enchondrome de l'omoplate à récidives fréquentes, il établit la liaison du tissu connectif et du tissu cartilagineux.

L'ensemble de ces travaux a vivement éclairé la question des régénérations osseuses et des formations osseuses accidentelles , et a définitivement renversé l'ancienne théorie de Haller, qui admettait l'ossification comme due à un suc osseux spécial (*Arch. f. path. Anatom.* , t. XV).

N

Des résections sous-périostées et de l'évidement des os, par M. le docteur Eissen (*Gaz. médicale de Strasbourg*, juin 1859).

Les Académies et la presse médicale se sont beaucoup occupées, dans ces derniers temps, de la question de la régénération des os, et les travaux de l'un des professeurs de notre Faculté ont donné à ce sujet trop d'intérêt et d'importance pour que nous n'en disions pas quelques mots.

Les expériences entreprises depuis Duhamel sur les animaux ont montré que le périoste est l'organe le plus actif de la régénération des os. Le professeur Heine (de Würzbourg) a enlevé, dès l'année 1835, des portions d'os ou des os entiers à des chiens, avec la précaution de conserver le périoste, et ces os se sont reproduits. Le célèbre secrétaire de la Faculté des sciences, M. Flourens, a varié de la manière la plus ingénieuse ses expériences sur le même sujet, et il est arrivé à cette formule : Enlevez un os, en conservant le périoste, et un nouvel os sera produit ; enlevez le périoste, sans toucher à l'os, et ce dernier reproduira le périoste.

La chirurgie devait chercher à mettre à profit ces remarquables résultats, et deux ordres de méthodes opératoires en sont nées : 1° Les résections sous-périostées immédiates (ou simplement sous-périostées), dans lesquelles le périoste seul est gardé et l'os subjacent enlevé en totalité ; 2° les résections sous-périostées médiates (évidement), dans lesquelles l'intérieur seul de l'os est extrait, avec conservation de la couche osseuse corticale, destinée à soutenir le périoste, à en conserver la forme et à en favoriser la fonction de régénération du tissu osseux.

Cette dernière méthode, due à M. le professeur Sédillot, compte déjà de beaux succès, publiés en partie dans les comptes rendus de l'Académie des sciences. Des membres condamnés à l'amputation ont été sauvés, et la reproduction osseuse, s'accomplissant par le même mécanisme que dans les fractures, ou à la suite de l'extraction des séquestres centraux, ne soulève pas d'objections.

Il n'en est pas de même des résections sous-périostées immédiates. M. Sédillot en désire vivement le succès, comme tous les chirurgiens curieux des progrès de l'art, mais il conteste l'authenticité des observations qui en ont été fournies, et il demande qu'on présente des preuves plus complètes et plus scientifiques de véritables régénérations osseuses sous-périostées, avec conservation des formes et des fonctions des membres opérés.

Tout le monde comprendra facilement l'extrême difficulté de faire reproduire par le périoste seul une portion de l'humérus ou du fémur. Le membre manque immédiatement de soutien et devient mobile en tous sens. Les muscles en amènent nécessairement le raccourcissement. Une large plaie fait communiquer l'intérieur du périoste avec l'air extérieur, et c'est au milieu de conditions aussi défavorables et aussi graves qu'un nouvel os doit se développer, et remplacer comme forme et fonctions celui qui a été enlevé.

N'est-il pas prudent et légitime de se montrer exigeant pour les preuves de faits aussi extraordinaires, et suffit-il de la simple assertion d'un opérateur pour admettre qu'un humérus, enlevé dans la presque totalité de sa diaphyse, était déjà reformé au quarantième jour, sans raccourcissement du membre, et qu'il était assez résistant pour permettre des mouvements d'élévation du bras, de l'avant-bras et de la main? Des réserves sont trop naturelles dans de pareils cas pour ne pas être jugées nécessaires, et nous voulons examiner les assertions émises à l'occasion des résections sous-périostées, pour laisser à nos lecteurs le soin de juger si les faits contestés, ou du moins mis en doute par M. Sédillot, jusqu'à preuves contraires, ne devaient pas, en effet, être considérés comme insuffisants.

Il faut savoir résister aux entraînements passagers, dont les corps savants eux-mêmes ne sont pas toujours exempts, et la question des régénérations osseuses en offre la preuve. M. Ollier a fait connaître une expérience fort curieuse de production de tissu osseux par une lamelle de périoste, transplantée d'un animal sur un autre. On savait déjà qu'un testicule de coq, enlevé et placé dans l'abdomen d'un autre coq, y adhérait et continuait à y vivre. La transplantation d'un tissu organisé n'avait donc rien de surprenant, mais la puissance conservée au périoste de continuer à fournir les éléments du tissu osseux méritait de frapper l'attention des observateurs.

L'Académie de médecine a décerné un prix à M. Ollier pour les progrès imprimés à la chirurgie par ses recherches. Si c'est une formule saisie à propos pour récompenser une expérience réellement remarquable, nous y donnons toute notre approbation. Mais c'est le cas de répéter que les décisions de l'Académie de médecine ne doivent pas, en général, être prises à la lettre. Jusqu'à présent les travaux de M. Ollier n'ont réalisé aucun progrès chirurgical, et c'est à grand tort que M. Dechambre y rapporte une opération fort ingénieuse de M. Langenbeck, pour l'extraction des polypes naso-pharyngiens.

L'habile chirurgien de Berlin a scié l'apophyse montante du maxillaire supérieur, puis luxé en haut le fragment nasal, ainsi que l'os du nez entouré d'un lambeau adhérent des parties molles, pour se frayer un chemin vers le polype, dont l'extraction a permis la réapplication du lambeau osséo-cutané. On ne dit pas si le succès a été complet, mais la tentative était très-rationnelle, et se fondait sur des faits chirurgicaux très-connus. Une esquille adhérente aux parties molles a quelquefois été remise en place et s'est heureusement consolidée. Des portions de crâne, détachées par un coup de sabre, ont été conservées avec le lambeau du cuir chevelu qui les soutenait, et se sont réunies. Ces faits d'ostéoplastie ne sont pas nouveaux, et n'ont été certainement pas inspirés par les expériences de M. Ollier.

Un autre cas, que l'on attribue également à M. Langenbeck, aurait pu être cité. Il s'agirait d'une opération de rhinoplastie, dans laquelle le périoste frontal, détaché et plissé sur lui-même, aurait été destiné à reproduire la crête osseuse du nez. Mais le silence gardé sur cette tentative semble indiquer qu'elle n'a pas réussi.

Quels sont donc les faits invoqués à l'appui de la régénération osseuse sous-périostée? Les uns appartiennent à la France, les autres à des chirurgiens étrangers. Nous les passerons successivement en revue.

Les observations signalées en France sont rapportées à Blandin, à Baudens et à MM. Maisonneuve et Ollier.

Un professeur agrégé de la Faculté de Paris a discuté avec beaucoup de soin et de talent la reproduction de la clavicule, à la suite d'une résection sous-périostée de cet os, pratiquée par Blandin, et il a très-clairement établi les propositions suivantes : 1° La malade était un homme ; 2° la clavicule n'avait pas été enlevée ; 3° cet os ne s'était pas reproduit (*Gaz. hebdomad.*, 1858).

Baudens (séance de l'Académie des sciences, 6 avril 1857), en parlant du traitement des blessures à l'armée de Crimée, s'exprimait ainsi : « Les résections ont l'avantage, non-seulement de « sauver le membre, mais d'être suivies d'une guérison plus certaine. « Il faut conserver le plus scrupuleusement possible le périoste : « M. Flourens a démontré que cette membrane, qui sécrète le tissu « osseux, le régénère si elle est restée en place. »

Quant à des faits personnels à l'appui de cette doctrine, cet habile et très-regrettable confrère n'en a pas cité.

M. Maisonneuve (comptes rendus de l'Académie des sciences, 12 mai 1856) a rapporté l'observation d'une résection sous-périostée de la totalité de la mâchoire. A la fin de la quatrième semaine et au départ du malade, dont il n'a plus été question depuis ce moment, un tissu dense et résistant se développait à la place du maxillaire, et, grâce à l'entière conservation du périoste, pourrait bien plus tard subir la transformation osseuse.

M. Maisonneuve (séance de l'Académie des sciences, 10 août 1857) a répété cette opération, qu'il avait aussi pratiquée en 1853. La guérison eut lieu, mais il n'est nullement fait mention de la régénération de l'os, quoique le périoste eût été soigneusement conservé.

M. Ollier a présenté à l'Académie des sciences, comme un exemple authentique de régénération osseuse (1859), une observation de résection sous-périostée du coude, pratiquée par M. Verneuil. Une partie seulement du périoste avait été conservée, et quatre mois et demi après l'opération, le membre avait recouvré, au minimum, $0^m,11$ de longueur, qui ne pouvaient être attribués qu'à la reproduction des nouveaux os. M. Sédillot a pensé qu'on pouvait douter de l'exactitude de la mensuration, et expliquer par d'autres causes l'allongement du membre, et qu'en absence de preuves certaines de la régénération en longueur par le périoste détaché et conservé des os réséqués, on n'avait pas le droit de rien affirmer.

M. Ollier a contesté cette manière de voir, et a maintenu l'allongement des os de $0^m,11$, produits par le périoste détaché.

M. Sédillot s'est alors adressé à la Société de chirurgie, à laquelle avait été présenté le malade de M. Verneuil, et a demandé qu'une commission examinât le malade, et rendît compte de son état. MM. Verneuil, Larrey, Morel-Lavallée furent chargée de cette mission, mais le malade avait quitté Paris, et il pouvait être très-difficile de le retrouver.

Le débat menaçait de rester insoluble, et ce résultat était déjà une grave objection contre un fait déclaré patent et destiné à servir de preuve scientifique. Il existe cependant un dernier moyen d'appréciation dans la note publiée par M. Verneuil lui-même, dans les comptes rendus de la Société de chirurgie (*Gazette des hôpitaux*, 25 juin 1859), et l'on verra que ce n'est plus entre M. Sédillot et M. Ollier que l'opposition persiste, mais entre ce dernier et M. Verneuil, dont les assertions ne concordent pas. Voici les expressions textuelles de M. Verneuil :

« Le fait majeur dans le cas actuel consiste dans la présence des « renflements osseux bien marqués, qui terminent les os réséqués. « L'extrémité inférieure de l'humérus offre au moins $0^m,03$ ou $0^m,04$ « dans ses différents diamètres, quoique la section ait atteint la dia- « physe. Le même épaississement se retrouve sur les os de l'avant- « bras. *Les os ont également recouvré un peu de leur longueur. En effet,* « *quoique $0^m,11$ du squelette aient été retranchés, si on mesure les deux* « *bras dans une position symétrique, le membre réséqué n'offre que* « *$0^m,06$ de raccourcissement. Si l'on tient compte de l'écartement qui* « *existe encore entre les extrémités de la pseudarthrose, on peut encore* « *évaluer à plus de $0^m,03$ la longueur récupérée depuis le moment de* « *l'opération.* »

Ce sont ces $0^m,03$ d'augmentation de longueur que M. Ollier a portés à $0^m,11$, en présentant la même observation à l'Académie des sciences. Il eût été, pensons-nous, nécessaire de montrer les raisons de l'étonnante erreur commise par M. Verneuil dans la mensuration du bras de son propre malade, et l'opinion adoptera plutôt les chiffres de ce dernier, qui a fait l'opération et continué la cure de son malade, et l'a présenté à ses collègues de la Société de chirurgie, que ceux de M. Ollier, simple témoin du même fait. Toute discussion à cet égard serait superflue.

On demandera, néanmoins, comment les 0m,03 d'augmentation de longueur, signalés par M. Verneuil, ont pu se produire, et c'est ici que l'explication de M. Sédillot doit trouver sa place. Au lieu d'attribuer au périoste détaché des os réséqués la régénération du tissu osseux, M. Sédillot, se fondant sur diverses observations qu'il a communiquées à l'Académie des sciences, soutient que ce périoste n'a rien produit, mais que les renflements, si bien décrits par M. Verneuil, sont le résultat de couches osseuses de nouvelle formation, déposées à la circonférence extérieure des os conservés. Il est de remarque constante que les os plus ou moins enflammés augmentent d'épaisseur par l'addition de couches successives, produites à leur surface par le périoste qui les entoure et qui y est resté adhérent. C'est ainsi que des prolongements ou stalactites osseuses se développent, et l'on comprend très-bien que ces renflements aient pu acquérir 0m,015 de hauteur et même plus, ce qui est conforme à l'expérience et aux assertions de M. Verneuil.

Des exemples de ce genre ont déjà été cités par M. Sédillot, et M. Textor père a trouvé une trochlée humérale parfaitement reproduite chez un malade auquel il avait réséqué, six années auparavant, l'extrémité inférieure de l'humérus, sans conservation du périoste.

L'observation de M. Ollier prête trop, comme on le voit, à des appréciations contradictoires pour servir de preuve scientifique à la régénération des os, par une gaîne ou un lambeau périostique, détachés par arrachement ou dissection des surfaces osseuses subjacentes, et M. Sédillot nous paraît avoir eu parfaitement raison de contester la valeur d'un pareil fait, et de faire appel à une démonstration plus sérieuse.

On pourrait probablement ajouter aux observations précitées quelques autres opérations sous-périostées, dont le titre est le principal, si ce n'est le seul mérite ; nous n'affirmons pas, du reste, les connaître toutes ; mais, négligées comme preuves, nous avons cru pouvoir nous dispenser de les rechercher.

Les faits empruntés aux chirurgiens étrangers sont beaucoup plus nombreux. Sans nous astreindre à un ordre chronologique, nous examinerons en premier lieu le mémoire de M. Larghi (de Verceil), dont le retentissement a été le plus grand, et qui est constamment cité par les ardents partisans des résections sous-périostées.

OBS. I de M. Larghi[1]. Trois côtes nécrosées et à nu au-dessous de l'angle inférieur du scapulum droit, à la suite d'un coup reçu une année auparavant. Large abcès au devant des côtes. Extraction sous-périostée. Détails incomplets. Il n'est

[1] *Gaz. méd.*, 29 janvier 1859.

pas question de l'état des os enlevés, et il est dit que le périoste manquait en partie du côté de la plèvre.

Dix ans plus tard : l'angle inférieur de l'omoplate est immobilisé par des adhérences. Les côtes sont rapprochées l'une de l'autre, ossifiées sans espace interosseux, semblables à une cuirasse. La peau est tendue, lisse, fixée sur les os.

On peut, d'après l'auteur, supposer que l'ossification a été surabondante.

Réflexions. D'après le récit de M. Larghi, l'on ne saurait admettre l'indication légitime d'une résection sous-périostée. Un nouvel os s'était déjà produit autour des séquestres, et il a été inutilement sacrifié.

La régénération du tissu osseux est incontestable, mais rien ne prouve qu'elle ait été due à l'action de la gaîne périostique conservée. On peut très-bien supposer que l'intervalle de 0m,06 (2 pouces), résultant de l'ablation d'une portion des côtes, a été comblé par les jetées osseuses développées sous le périoste adhérent aux extrémités des os, comme l'observation directe l'a déjà montré.

Comment comprendre que trois gaînes périostiques, isolées et séparées par les muscles intercostaux, aient pu régénérer un os continu et comme lamellaire? Le rapprochement des extrémités réséquées des côtes n'a-t-il pas plutôt permis un cal commun?

L'examen direct des parties pourrait seul lever ces difficultés, et le fait de M. Larghi ne saurait être proposé comme exemple et ne prouve nullement l'action régénératrice des gaînes périostiques complétement séparées des os réséqués.

Obs. II[1]. Luxation spontanée de l'iléon sur le sacrum. Ramollissement de l'iléon. Ablation sous-périostée de ce dernier par une incision étendue du grand trochanter à l'épine iliaque antéro-supérieure et de cette dernière à l'épine iliaque postérieure. L'incision comprend les parties molles, le périoste, la table externe et même une portion de la substance réticulaire de l'os. On abaisse le grand lambeau cutané périosté. (*Que devenait alors la table externe qui tenait au lambeau?*) On enlève avec des tenailles à double cuillère toute la substance de l'os iliaque. (*Qu'a-t-on fait de la portion adhérente au périoste externe?*) On évide toute la paroi osseuse de l'iléon jusqu'auprès du sacrum et de la cavité cotyloïde. (*Mais cet os avait déjà été enlevé!*) Les viscères du ventre poussés par la respiration comprimaient et poussaient en dehors la face interne du périoste. (*Il est évident que le terme évider a été improprement employé comme synonyme des mots enlever ou extraire. Quant au périoste soulevé par les intestins, on se demande si le fascia iliaque et le muscle iliaque ne devaient pas être un obstacle à ce mouvement.*) Le lambeau fut réuni par quelques points de suture, et il a fallu plus de temps pour décrire l'opération que pour la faire. (*Ceci paraîtra au moins douteux aux chirurgiens les plus exercés.*)

Quatre mois après, le malade marchait sans béquilles, et sept ans plus tard, l'os iliaque semblait plus petit, moins cambré, ce qui dépendait, d'après l'auteur, de l'*irrégularité* de l'ossification nouvelle.

Réflexion. Cette observation offre trop d'obscurités et trop d'assertions extraordinaires ou contradictoires pour être considérée comme ayant le caractère irrécusable d'une démonstration scientifique de la régénération d'un os par des surfaces périostiques. On ne sait pas bien quelle était la nature de la maladie, et l'ablation complète de l'os avec une tenaille à cuillère aurait certainement besoin de quelques éclaircissements.

[1] *Loc. cit.*

Obs. III[1]. Résection sous-périostée de la plus grande partie de la diaphyse, depuis le col jusqu'à quatre travers de doigt au-dessus de la tubérosité radiale de l'humérus. La maladie durait depuis plusieurs années; des esquilles osseuses nécrosées étaient sorties de la plaie. L'humérus paraissait augmenté de volume et éburné. Le stylet pénétrait dans une large cavité intra-osseuse, d'où s'écoulait un liquide infect.

Une longue incision fut pratiquée le long du côté externe de l'humérus, depuis l'angle de l'omoplate jusqu'à la tubérosité radiale de l'humérus. Le périoste fut divisé et séparé, l'os scié et enlevé. On réunit la plaie Le membre n'étant plus soutenu, se contracta énormément; mais au dixième jour on fit des extensions et des contre-extensions pour éviter qu'il ne restât plus court. Quarante jours plus tard le malade se servait de son bras. Au soixantième jour la guérison était parfaite et la longueur du membre était la même que celle du côté opposé.

Réflexions. Une fracture ordinaire du bras est rarement consolidée sans raccourcissement au quarantième jour sur un adulte, et la difficulté de maintenir l'immobilité des fragments en raison de la continuité de l'inférieur avec l'avant-bras et la main est si réelle, qu'il faut beaucoup d'attention pour éviter les pseudarthroses.

Les fractures compliquées de plaie extérieure offrent des dangers beaucoup plus grands et exigent infiniment plus de temps pour la formation et la consolidation du cal. Rien de plus rare que d'éviter alors le raccourcissement du membre, par l'impossibilité où l'on se trouve d'opposer une force permanente aux contractions musculaires. Cependant nous voyons dans le cas cité par M. Larghi la guérison s'accomplir beaucoup mieux et beaucoup plus vite que dans les fractures simples. La plaie fistuleuse, dont les bords se cicatrisent ordinairement avec une extrême lenteur, paraît avoir été guérie au dixième jour, ainsi que la totalité de l'incision. On pourrait déjà s'étonner. Mais la surprise redouble quand on voit le membre recouvrer sa longueur et la conserver, malgré l'ablation de l'os et l'absence de tout appareil. Que dire enfin de cette reproduction, en quarante jours, d'un humérus capable de supporter le poids du membre?

La science exige aujourd'hui d'autres preuves que de simples assertions, et pour faire admettre un fait aussi étonnant que celui dont nous nous occupons, il eût fallu en démontrer la réalité.

La résection sous-périostée n'était du reste nullement indiquée. Il eût beaucoup mieux valu enlever les séquestres, s'il y en avait, ce qui est probable, et ce qui eût mérité d'être dit, et en évidant l'os, comme le fait M. Sédillot, on eût placé le malade dans des conditions de guérison infiniment plus rationnelles et plus favorables.

Obs. IV[2]. Résection sous-périostée du péroné; mort du malade le vingtième jour de l'opération. Il n'est pas dit un seul mot de l'état du périoste au moment de l'examen nécroscopique, ce qui doit faire supposer qu'aucune trace de régénération osseuse ne fut rencontrée. L'os enlevé était tuméfié et creux. C'était le nouvel os, en partie régénéré par le périoste, qui eût été conservé par l'évidement et que M. Larghi avait sacrifié dans la persuasion erronée d'un état morbide incurable qui n'existait pas.

1 *Loc. cit.*

2 *Gaz. méd*, 19 février 1859.

Obs. V[1]. Abcès circum-tibial ; mort du malade. Ce fait n'a aucun rapport avec les résections sous-périostées et ne doit pas nous occuper.

Obs. VI[2]. Résection sous-périostée de la partie moyenne du cinquième métacarpien ; enfant de quinze ans. Au bout de trois mois aucune régénération osseuse, mais *un cordon dur et fibreux*, que M. Larghi regarda comme le commencement d'un nouvel os. Plus tard (on ne dit pas à quelle époque), l'os avait crû, il était dur et aussi gros que l'os opposé, mais légèrement aplati au côté dorsal. Le petit doigt s'était contracté.

Réflexions. Les tendons fléchisseurs et extenseurs des doigts ont une si grande force de contraction que l'extraction totale du premier ou du cinquième métacarpien ou d'une phalange remet les os restants dans un contact assez régulier pour en rétablir les fonctions. La résection d'une portion seulement du cinquième métacarpien devait produire un semblable résultat, et rien ne prouve qu'il y ait eu reproduction d'un nouvel os.

Obs. VII[3]. Il s'agit de la résection d'une portion de métatarsien avec le périoste. Ce fait n'a donc pas de rapport avec les résections sous-périostées.

Obs. VIII[4]. Résection sous-périostée de l'humérus droit. Fait à peu près identique à celui de l'obs. III, avec cette différence que la plaie n'était pas fermée au bout de plus de trois mois, lorsque le malade, âgé de vingt ans, quitta l'hôpital. Il n'est pas fait mention de la possibilité des mouvements du bras. La main n'exécutait que des mouvements limités d'extension. « L'humérus, dit M. Larghi, est « évidemment complété. Dans l'endroit où il fut extrait, on sent la continuation « du corps de l'os. Le volume et la longueur du bras sont égaux à ceux de l'autre « bras. L'ouverture (cloaque) reste dans le nouvel os à la même place que l'an« cienne. »

Réflexions. Il est inutile de répéter le jugement déjà porté (voy. l'obs. III). La conservation de la longueur normale du membre est tout aussi extraordinaire que la reproduction à l'air libre d'un os nouveau. Il fallait que les mouvements du membre fussent bien gravement compromis, pour que ceux de la main elle-même fussent altérés. Le silence, au reste, de M. Larghi en dit plus que toutes les suppositions.

Obs. IX. Résection du maxillaire supérieur gauche et d'une partie du maxillaire supérieur droit avec conservation du périoste de la voûte palatine, sans régénération osseuse. Récidive du carcinome ; mort probable, d'après l'opinion de l'auteur.

Obs. X. Résection sous-périostée de la branche horizontale de l'angle et de la branche ascendante du maxillaire inférieur droit, ainsi que de l'apophyse coronoïde. Le malade, à sa sortie de l'hôpital, ne présentait pas de régénération osseuse, et il n'a pas été revu.

Obs. XI[5]. Panaris et nécrose de la dernière phalange du pouce de la main droite. Extraction du séquestre. Guérison.

[1] *Gaz. méd.*, 14 mai 1859.
[2] *Loc. cit.*
[3] *Loc. cit.*
[4] *Loc. cit.*
[5] *Gaz. méd.*, 10 décembre 1859.

Réflexions. Rien de plus commun que ces sortes de faits, qui ne ressemblent nullement aux résections sous-périostées. La reproduction de l'os pourrait sans doute avoir lieu comme à la suite de l'extraction de tous les séquestres; cependant on ne la constate pas habituellement, mais l'extrémité du doigt, soutenue par ses éléments fibreux indurés et épaissis, conserve en partie sa forme et jouit de tous ses mouvements.

Obs XII[1]. Tumeur non définie du maxillaire inférieur gauche. Résection sus-périostée de la tumeur et sous-périostée d'une portion de la branche horizontale du même os. Guérison sans régénération osseuse.

Obs. XIII[2]. Résection sous-périostée du tibia gauche sur un enfant de douze ans. Sortie du malade de l'hôpital cinq mois après son opération. Le tibia n'est pas encore très-résistant à sa partie inférieure. Le malade n'a pas été revu.

Réflexions Ce fait, sans être concluant au point de vue du succès de la résection sous-périostée, semble cependant indiquer la possibilité d'une véritable régénération osseuse. L'affection consistait en une nécrose tibiale avec production d'un nouvel os. M. Larghi commit ici la même erreur que nous avons déjà signalée : il sacrifia l'os nouveau, qu'il eût été préférable de conserver au moyen de l'évidement, en se bornant à enlever tous les séquestres. Son malade étant sorti avant sa guérison et n'ayant pas été revu, ne peut être cité en faveur de la résection qu'il avait subie cinq mois auparavant, et il est fort à regretter que cette observation soit ainsi restée incomplète. C'est à la jambe ou à l'avant-bras, lorsqu'un seul os est altéré, que l'on peut espérer le succès des résections sous-périostées, parce que le membre est maintenu dans l'immobilité et la rectitude par celui des deux os qui est resté sain. Cependant M. Larghi raconte qu'il fut obligé de redresser souvent la jambe, qui s'inclinait en dehors. On peut donc mettre en doute la réussite définitive de cette tentative opératoire, et lors même qu'elle eût été obtenue, nous ne voudrions pas en conclure que la conduite du chirurgien de Verceil dût être imitée, parce que l'évidement eût conduit plus vite et plus sûrement au même résultat.

Obs. XIV[3]. Nécrose de la dernière phalange du pouce droit. Même fait et mêmes réflexions qu'à l'obs. XI.

Telles sont les observations publiées jusqu'à ce jour par M. Larghi, et l'on voit qu'il n'en existe pas une seule que l'on puisse signaler comme une démonstration authentique de la rationalité et du succès des résections sous-périostées.

Ce sont des faits disparates, quelques-uns même sans signification, qui se trouvent réunis sous le même titre, on ne saurait dire par quel motif.

Aucun chirurgien de quelque expérience n'oserait se rendre garant de la régénération complète et sans raccourcissement de la presque totalité de la diaphyse humérale en deux mois, et tant qu'on

1 *Loc. cit.*
2 *Loc cit.*
3 *Loc. cit.*

n'aura pas présenté les malades à une commission scientifique, le doute est le sentiment le plus réservé que l'on puisse éprouver.

M. le docteur italien Paravicini (voy. *Gaz. méd. de Paris*, 16 juillet 1859) a publié une observation de résection sous-périostée complète de la moitié gauche de la mâchoire inférieure. Une première opération avait déjà échoué, dans laquelle on avait mis à nu une tumeur de la branche horizontale de la mâchoire, et on avait porté le fer rouge sur les deux surfaces de l'os. Guérison, puis récidive au bout d'un mois. Cette fois on détache par l'intérieur de la bouche, et sans incision extérieure, le périoste, non-seulement du corps maxillaire, mais encore de l'apophyse coronoïde et de la branche ascendante de l'os. Les doigts et un levier d'acier suffisent pour séparer avec le périoste, les muscles masséters ptérygoïdiens et le temporal. Le condyle fut détaché de son cartilage, qui resta dans l'articulation, et au bout de trois semaines, le malade mangeait des aliments solides, grossièrement triturés. On sentait avec le doigt la formation du nouvel os assez avancé, et l'on pouvait se dire la guérison obtenue.

Réflexions. On sait qu'il n'existe pas de périoste distinct à l'angle de la mâchoire et au sommet de l'apophyse coronoïde, où les muscles semblent s'insérer directement aux os par des prolongements fibro-tendineux, confondus avec la membrane périostique. On sait encore que les cartilages articulaires sont un produit des surfaces osseuses, et que, bien loin de régénérer les os, ils jouent le rôle de corps étrangers, lorsqu'ils en sont séparés. On a vu que, dans les observations de M. Maisonneuve et dans celles de M. Larghi, le maxillaire inférieur ne s'était pas reformé.

Faut-il en conclure que M. Paravicini s'est trompé ? Non, sans doute : mais on doit également hésiter à admettre son observation jusqu'à plus ample démonstration.

L'imagination des chirurgiens italiens n'est pas restée au-dessous des succès si extraordinaires que nous venons de rapporter. La régénération sous-périostée des os devenait à leurs yeux si innocente et si facile qu'on pouvait s'attendre aux excentricités les plus étranges. M. le docteur de Christoforis (*Gaz. méd. de Paris*, 24 décembre 1859) a proposé *la résection sous-périostée partielle ou totale des os pubis, de ses branches horizontales et des branches ischio-pubiennes pour faciliter l'accouchement ! Finis coronat opus...*

L'Allemagne fournit peu d'exemples de résections sous-périostées suivies de succès. Les tentatives ont dû être nombreuses, mais n'ont pas été publiées, et les faits si remarquables de M. Textor n'appartiennent pas complétement à cette catégorie.

La Russie nous a donné deux observations fort intéressantes, publiées dans la *Gazette médicale de Paris* (1840, p. 212) par le docteur Rivière, qui n'en avait pas été témoin, mais en tenait le récit d'un de ses confrères.

La diaphyse du radius, enlevée par une résection sous-périostée, s'était incomplétement reproduite par deux prolongements osseux qui ne s'étaient pas rejoints.

Dans le second cas, le tibia nécrosé et détaché des muscles en suppuration paraissait s'être en grande partie régénéré après une suppuration de la plaie de plus de trois mois; mais on ne dit pas quel était l'état du périoste.

Ces observations ont une incontestable valeur, et c'est dans des conditions analogues que l'on peut espérer des succès, parce que les membres sont immobilisés et leur longueur maintenue par l'os parallèle resté sain. L'évidement eût certainement été mieux indiqué, mais les détails sont trop insuffisants pour donner à ces faits le caractère d'une démonstration.

Conclusions. La science attend encore, comme l'a dit M. Sédillot, des preuves sérieuses et authentiques de la régénération complète des os, comme forme et fonctions, à la suite des résections sous-périostées.

Cette méthode de résection ne semble pas offrir, jusqu'à ce jour, d'indications positives et rationnelles, et les cas dans lesquels on l'a appliquée avec quelques chances de réussite (nécroses compliquées d'ostéite), auraient dû être traités par l'évidement, dont les succès sont incontestables, rapides, sûrs, fondés sur les lois de l'ostéogonie et confirmés par l'expérience.

O

Fracture du fémur, avec issue du fragment supérieur; résection de ce fragment et guérison sans raccourcissement par régénération osseuse, par M. docteur Fabre, de Meironnes (Basses-Alpes). (*Gaz. des hôp.*, 8 mars 1860.)

Dans les derniers jours du mois de mai 1859, F. P..., âgé de six ans, fort alerte, voulant monter sur le derrière d'une voiture qui roulait à peu de distance du village, et éprouvant de la difficulté pour trouver un position commode, s'assit sur le côté du siége, les jambes pendantes; le pied gauche fut pris par les rayons de la roue, ce qui entraîna le corps de l'enfant, et le fémur gauche fut cassé avec issue du fragment supérieur hors de la plaie. Le voyageur qui guidait le cheval ne s'était point aperçu de ce qui se passait derrière la voiture.

M. le juge de paix du canton de Saint-Paul me requit pour constater l'état du blessé. Je trouvai, à mon arrivée près du malade, MM. Antoine Signoret et Hippolyte Signoret, officiers de santé, domiciliés à Saint-Paul, qui m'attendaient, afin de se concerter avec moi sur le parti à prendre pour opérer la réduction d'une fracture si grave.

Le fémur était fracturé vers le quart inférieur ; la plaie, à travers laquelle s'était fait jour le fragment supérieur, siégeait sur la face antérieure de la cuisse, et n'avait pas plus d'étendue qu'une pièce de deux francs.

La fracture était directe ; ce fragment, terminé en pointe, faisait une saillie d'environ $0^{m},06$. Il y avait déjà tuméfaction des parties molles qui entourent la fracture.

Un des officiers de santé inclinait à agrandir la plaie, vu que les tentatives de réduction auxquelles il s'était livré, lui avaient démontré l'impossibilité d'y parvenir, si l'on ne recourait pas à cet expédient.

Le souvenir de trois cas de fracture avec issue de fragment, réduites au moyen de tractions extensives et contre-extensives très-fortes, seules ou combinées, avec l'agrandissement de la plaie, et dont j'ai vu le funeste résultat, soit dans ma pratique particulière, soit, appelé en consultation, dans celle de mes confrères, me fit ouvrir un autre avis. Je proposai de scier le fragment supérieur, quoique, d'une part, je fusse incertain de la reproduction de la partie d'os qui allait manquer si l'on sacrifiait le périoste; d'autre part, j'étais encouragé à cet essai par quelques expériences de résections osseuses tentées par des propriétaires de troupeaux sur des animaux domestiques dans des cas de fractures avec sortie de fragment, expériences suivies de la régénération de l'os.

Ces Messieurs s'étant rangés à mon opinion, l'un d'eux, au moyen d'une compresse à deux chefs, tâcha de refouler les parties qui entouraient la base du fragment, et je sciai ce fragment, ou pour mieux dire le corps du fémur, à la hauteur de $0^{m},07$. Nous procédâmes ensuite à la réduction de la fracture, ce qui devint facile, et, après nous être assurés qu'il n'existait pas d'esquilles dans la plaie, nous plaçâmes le membre dans une gouttière formée de trois planchettes solidement fixées, dont l'externe dépassait le bassin de $0^{m},10$ et le pied d'autant ; l'interne, qui longeait la cuisse et la jambe, se terminait en bas parallèlement à la première, et l'autre, postérieure, partait de la tubérosité ischiatique, et s'étendait jusqu'au talon. A cette planchette, sur deux lignes aussi longues que la cuisse, plus écartées supérieurement qu'inférieurement, furent pratiqués cinq trous dans chaque ligne, à une certaine distance l'un de l'autre, et dans chacun des trous correspondants fut engagé l'un des bouts d'un lien destiné à relier l'appareil. La planchette postérieure fut matelassée avec un coussinet rempli de balle d'avoine; un second coussinet fut placé sous la jambe de manière que le talon portât à faux.

Une attelle interne, une externe, une antérieure, de la longueur de la cuisse, furent destinées à maintenir sa rectitude. Sous chaque attelle fut placé un coussinet plein de balle d'avoine; la plaie fut recouverte d'une compresse imbibée d'eau blanche.

Tout étant ainsi disposé, les liens partant de la planchette postérieure assujettirent les attelles latérales, et furent noués sur l'attelle antérieure; le pansement de la plaie devenait aisé quand on dénouait ces liens. Deux coussinets interposés entre les attelles et les planchettes latérales assuraient l'immobilité de la cuisse, en augmentant la solidité de l'appareil.

Il s'agissait encore d'empêcher le raccourcissement du membre; à cette fin, un mouchoir plié en cravate entoura la jambe au-dessus des malléoles, et sur les côtés du mouchoir fut cousu, par un de ses bouts, un lien; l'autre bout, passant dans un trou pratiqué dans une traverse en bois, reçue dans une entaille faite aux planchettes latérales, fut noué sur la traverse avec le bout du lien correspondant, tirant ainsi sur la jambe, afin de maintenir le membre dans l'extension; une bande faisant l'office d'étrier soutenait le pied et empêchait sa déviation.

Le petit malade fut saigné pour prévenir une trop forte inflammation; la plaie donnait peu de suppuration; elle fut complétement cicatrisée au bout de trente jours. Le malade n'eut un peu de fièvre que la première semaine; après, l'appétit revint; il reprit sa gaîté, vu le peu de gêne que lui causait cet appareil, qui ne fut levé qu'au bout de trois mois; mais, depuis environ deux semaines, le sujet s'exerçait à remuer le pied en divers sens, il imprimait des mouvements latéraux de totalité à la cuisse et à la jambe. Il sentait que la fracture était consolidée.

A la levée de l'appareil, il n'y eut rien de plus pressé que de s'assurer de cette consolidation, puis du non-raccourcissement du membre.

On sentait à l'endroit de la fracture une virole osseuse remplissant la place de l'os enlevé, et soudant parfaitement sur la même ligne les deux bouts de l'os restant. La cuisse conservait sa conformation régulière; le membre fracturé, comparé à l'autre, n'avait pas perdu de sa longueur, puisque, l'un et l'autre étant bien étendus et rapprochés, les genoux et les talons se trouvaient sur la même ligne:

il n'y avait donc pas de raccourcissement sensible. C'est ce que vint confirmer plus tard une mensuration plus exacte.

Je recommandai au père de veiller à ce que son enfant ménageât le membre fracturé, s'aidant d'abord de béquilles pour la locomotion, et ne lui fît pas supporter au commencement tout le poids du corps.

Vers la fin de novembre, je revis cet enfant, qui marchait et sautait sans appui. Il avait quitté depuis plusieurs semaines les béquilles, puis le bâton ; en un mot, il ne boitait pas.

P

De l'évidement sous-périosté des os comme moyen d'en conserver les formes et les fonctions, et d'éviter les amputations; par M. le professeur Sédillot. (Mémoires de la médecine militaire, avril 1865.)

Notre première communication à l'Académie des sciences, sur l'évidement sous-périosté des os, porte la date du 1er mars 1858, et fut suivie de nombreux mémoires consacrés à l'exposition de cette méthode, dont les avantages sont devenus chaque jour plus manifestes et mieux appréciés.

Nous avons défini l'évidement sous-périosté des os : « Une opération par laquelle on creuse et on excave un os pour en séparer les parties malades et n'en laisser que les couches saines, périphériques et sous-périostées immédiates. » On ménage ainsi le périoste, dont les cellules ossifiables restent intactes et en rapport physiologique avec la surface osseuse subjacente. Celle-ci contribue, également par ses couches intérieures, à la reproduction d'un nouvel os et lui fournit des points d'appui et un véritable moule. Les insertions ligamenteuses et musculaires sont conservées, la suppuration des parties molles prévenue, et l'os régénéré rend au membre l'exercice régulier de ses fonctions.

Aux succès que nous avions signalés, nous ajoutions bientôt six observations, différentes sous le rapport du siége, de la nature et de la gravité des lésions, mais se ressemblant par la simplicité et l'innocuité des résultats (*Communication à l'Académie des sciences*, séance du 12 avril 1858).

Ces faits soulevaient trop d'importantes questions pour ne pas mériter qu'on en poursuivît l'étude. Aussi exposions-nous bientôt le mécanisme de la régénération des os après l'évidement (*Communication à l'Académie des sciences,* séance du 31 octobre 1859).

Nous montrions, sur des pièces pathologiques, le travail d'ossification sous-périosté et intra-osseux, et nous nous trouvions conduit à discuter la valeur et l'importance des résections sous-périostées, dont les exemples se multipliaient et étaient présentés et accueillis avec une sorte d'enthousiasme (*De la valeur des résections sous-périostées; Communication à l'Académie des sciences;* séance du 19 décembre 1859).

Nous cherchions à prémunir les praticiens contre des entraînements peu fondés, et nous soumettions à une critique sérieuse des faits douteux ou impossibles, que l'on semblait accepter sans contrôle et sans discussion.

Notre ouvrage sur l'évidement (1 vol. in-8°, avec planches polychromiques; Paris 1860) renferme ces documents, auxquels nous avions joint tous les cas d'évidement opérés à cette époque par plusieurs de nos confrères et par nous.

Depuis ce moment, le débat soulevé par la régénération des os au moyen du périoste prit des caractères plus précis, et les méthodes proposées durent être opposées et comparées.

Duhamel avait dit: *le périoste fait les os.* Le professeur Heine, de Würzbourg, avait obtenu, en 1834, le grand prix de l'Institut, en démontrant, par une foule d'expériences des plus remarquables, qu'on reproduisait du tissu osseux et même des os, en conservant seulement le périoste, et il avait pu montrer, à côté des os enlevés, les os nouveaux plus ou moins régénérés. Ce regrettable et habile expérimentateur avait également prouvé la régénération des extrémités osseuses (résections sous-capsulo-périostées), et la chirurgie semblait appelée à tirer un grand parti de ces observations si brillantes et si nouvelles.

Cependant les essais pratiques de Textor et de quelques autres chirurgiens n'avaient pas confirmé ces espérances et avaient peu excité l'attention, lorsque M. Flourens, dont le zèle infatigable avait répété et varié toutes les expériences de Duhamel et de ses successeurs, proclama, à l'occasion d'une résection sous-périostée de la clavicule par Blandin, qu'une nouvelle chirurgie était créée. *Enlevez*, dit-il, *les os en conservant le périoste, et le périoste reproduira l'os!*

L'impulsion, cette fois, était donnée, et elle n'est certainement pas encore épuisée.

Quels étaient cependant les avantages réels des résections sous-périostées? Nous en avons en vain réclamé les preuves, et nous ne les avons pas obtenues.

Sans doute, on a reproduit sur l'homme et les animaux du tissu osseux et même exceptionnellement des os; mais ces régénérations sont en général incomplètes, insuffisantes, dangereuses, et ne répondent à aucune indication rationnelle et légitime.

J'ai décrit, en m'aidant de la règle et du compas, toutes les pièces de Heine (*De la régénération des os;* Expériences de Heine; *Gazette médicale de Strasbourg,* mai 1864), et il m'a été facile de prouver que les os reproduits étaient presque tous irréguliers, incurvés, de moitié plus courts, avec des épiphyses articulaires rudimentaires et impropres au rétablissement des fonctions.

J'ai fait le même travail sur les pièces si remarquables de M. le docteur Marmy, médecin principal à Lyon (*De la régénération des os;* Expériences de M. Marmy; *Gazette médicale de Strasbourg*, juin 1864).

Les nombreuses expériences que j'ai entreprises, de mon côté, n'ont pas été plus heureuses, au point de vue de la régénération des os par les gaînes périostées, et, en s'en tenant aux analogies, on ne saurait en concevoir d'espérances bien fondées.

Sur les chiens, les succès sont rares; on réussit beaucoup mieux sur les lapins. Mais ne savons-nous pas que la puissance régénératrice est en raison inverse de la position des êtres dans la série animale? et si des organes entiers se reproduisent sur le lézard, si l'on voit renaître les membres et les yeux sur les salamandres, serait-on en droit d'en conclure que les mêmes effets auront lieu sur l'homme?

Dans quels cas les résections sous-périostées entreprises par MM. Larghi, Giraldès, Aubert (de Mâcon), Creus y Manso (de Madrid) ont-elles paru avoir donné des résultats avantageux? Chez des malades atteints de nécroses compliquées d'ostéite et d'hyperostose, où l'évidement et les résections longitudinales, dont nous avons fait connaître les indications et l'utilité, étaient préférables (*Des résections longitudinales comme procédé de la méthode d'évidement sous-périosté des os; Communication à l'Académie des sciences,* séance du 13 juin 1864).

Comment aurait-il pu en être autrement, puisqu'à la suite des résections sous-périostées la suppuration est inévitable et qu'elle constitue un des plus grands obstacles à la régénération osseuse?

L'Académie de chirurgie, si éclairée et si ardente pour tous les progrès de notre art, n'était pas restée étrangère à l'espoir de tirer parti des propriétés ostéogéniques du périoste, et on trouve dans ses mémoires les tentatives de Bordenave, Moreau, d'Angerville etc.

Ces essais étaient restés alors, comme aujourd'hui, généralement infructueux, et les succès s'expliquaient par les principes de la formation du cal à la suite des fractures, avec perte de substance, sans que le périoste, isolé, détaché et conservé, y remplît aucun rôle prédominant. Quand les sujets étaient jeunes, les membres maintenus et immobilisés par l'intégrité d'un os congénère (jambe et avant-bras), la génération avait lieu et les fonctions se retablissaient; nous ferons remarquer incidemment qu'on eût probablement constaté, dans de pareils cas, l'augmentation de volume de l'os servant d'attelle et de soutien (voy. notre *Communication à l'Académie des sciences*, séance du

19 août 1864; *De l'influence des fonctions sur la structure et la forme des organes et particulièrement des os*); mais, jusqu'à ce jour, on n'a pas eu l'occasion de voir et d'étudier, sur l'homme, les os reproduits dans de pareilles circonstances.

M. le docteur Marmy a parfaitement démontré que, dans ces conditions, les os se reproduisaient avec ou sans périoste, fait déjà signalé par M. Flourens, qui avait dit: *enlevez l'os et le périoste; le périoste se reproduira et reproduira l'os.* On peut donc accorder peu d'importance en clinique et en médecine opératoire à la conservation du périoste, et nous avions eu raison, dans la deuxième édition de notre *Médecine opératoire* (Paris 1853), de faire remarquer que la règle de ne pas enlever le périoste avait pour but d'obtenir des cicatrices plus fibreuses et plus résistantes.

M. Verneuil a publié une observation de résection sous-périostée du coude, et a soutenu que de nouveaux os s'étaient produits et avaient contribué à réparer les pertes de substance, subies par l'humérus, le cubitus et le radius. S'il en était ainsi, ce que nous avons contesté et que nous contestons plus que jamais, on devrait s'appliquer avec le plus grand soin à enlever le périoste, au lieu de le ménager, car le plus grave accident des résections du coude provient des ossifications accidentelles qui naissent souvent des extrémités osseuses et qui entraînent de fausses ankyloses, avec perte de la mobilité; aussi la préoccupation du chirurgien doit-elle être de prévenir et de combattre le développement de ces redoutables ostéophytes, au lieu de le favoriser.

Les résultats des résections sous-périostées dans le traitement des pseudarthroses ont été tout aussi décisifs. Le docteur Jordan (de Manchester) avait imaginé de détacher deux petites manchettes du périoste pour refaire un os, et, après avoir échoué sur un homme de cinquante ans, il réussit sur une jeune fille de quatorze ans, dont l'âge explique parfaitement la guérison. M. Verneuil voulut maintenir les os écartés pour donner toute facilité au périoste de reproduire la continuité osseuse, mais la consolidation n'eut pas lieu (voy. la 3e édition de notre *Médecine opératoire*, t. I, p. 539; Paris 1865). La question des résections sous-périostées nous semble donc très-nettement jugée, et on peut répéter, à ce sujet, les paroles de M. le professeur Desgranges au Congrès de Lyon: *beaucoup de bruit pour rien* (*Quels progrès la chirurgie doit-elle au périoste?* par le professeur Desgranges, ex-chirurgien en chef de l'Hôtel-Dieu de Lyon, professeur de clinique chirurgicale à l'École de médecine de Lyon; grand in-8° de 40 pages; Lyon 1865).

Ce jugement fait prévoir notre opinion sur l'ostéoplastie par déplacement et par transport des lambeaux périostés, proposée par M. Ollier. Ce chirurgien avait institué des expériences sur des lapins et quelques chiens, pour montrer qu'un lambeau de périoste détaché d'un os et dévié de son trajet, enroulé sur lui-même, sur un tendon, ou totalement séparé de sa base et transporté dans un autre point du corps, produisait de l'os, et il avait conclu de cette étude physiologique, fort ingénieuse, qu'on pourrait faire des os à volonté et réparer le squelette, mieux encore qu'on ne répare la peau, puisqu'on se borne à la déplacer, tandis que la nouvelle méthode devait donner des os entièrement nouveaux. Rien n'est venu malheureusement confirmer ces hardies prévisions. Une seule observation de rhinoplastie, dans laquelle un lambeau de périoste, emprunté au front, était supposé avoir refait une arête osseuse, a été publiée, et, quoique considérée comme démonstrative et quoique le ministre de l'instruction publique en ait récompensé l'auteur par une médaille d'or, cependant les croyants à ce succès extraordinaire ont été fort rares. Les détails et les termes de l'observation étaient si obscurs que les chirurgiens les plus exercés sont restés dans l'impossibilité de les comprendre. L'un des os du nez conservé, l'autre renversé et mis bout à bout avec le premier, jetaient beaucoup de doute sur les résultats, et des personnes compétentes n'avaient pas été convaincues par l'examen direct du malade. M. Ollier, le plus intéressé dans la question, n'affirmait rien, et se bornait à penser qu'un nouvel os avait pu se produire et contribuer à la guérison.

M. le docteur Marmy, dont nous avons déjà cité les importantes recherches (*Études sur la régénération des os par le périoste*, in-8°; Lyon 1865), a répété les essais de M. Ollier sur des chiens et des lapins, et ses conclusions ont été que les lambeaux du périoste ne s'ossifiaient pas habituellement, et que, dans le cas où des productions osseuses s'y rencontraient, elles étaient rudimentaires, et que, si elles acquéraient un volume appréciable, elles disparaissaient ordinairement au bout de quelques semaines.

Dans les uranoplasties par déplacement du périoste (*Méthode du professeur Langenbeck*), on ne paraît pas avoir constaté la régénération d'une nouvelle voûte palatine. M. Oscar Heyfelder n'en a pas découvert un seul exemple sur les malades opérés par le célèbre professeur de Berlin. M. Billroth (de Zurich) n'a rien obtenu dans les cinq uranoplasties qu'il a pratiquées. M. Ehrmann (de Mulhouse), M. Bœckel (de Strasbourg), moi-même dans l'observation dont j'ai rapporté les détails (*Du succès de l'uranoplastie, avec ou sans ossification périostique; Communication à l'Académie des sciences*, séance du 12 octobre 1863; *De l'uranoplastie, Gazette hebdom. de méd. et de chir.*, janvier 1864), nous n'avons pas vu le périoste s'ossifier, et je n'ai pas craint d'affirmer la nullité radicale de cette méthode (*De *l'ostéoplastie par déplacement du périoste en général, et de l'uranoplastie périostique en particulier; Communication à la Société de chirurgie de Paris*, 1er février 1865).

Nous sommes ainsi ramené aux voies régulières et traditionnelles de l'expérience dont l'évidement sous-périosté des os est l'expression rationnelle et scientifique la plus élevée.

L'objection de n'avoir rien créé de nouveau et d'avoir repris et développé les préceptes de Celse d'enlever les parties saines, est, à nos yeux, la consécration des avantages et de la supériorité de l'évidement. Nous n'avons pas la prétention d'avoir fait surgir de toute pièce une méthode sans précédents et sans tradition. Les progrès en médecine représentent une évolution régulière et ne sont vrais qu'à la condition d'être conformes aux notions déjà établies. Les préceptes de Celse étaient excellents, mais ils devaient être incomplets, empiriques dans le meilleur sens de ce mot, et insuffisants en raison de l'état de la science de cette époque.

Notre seul mérite est de les avoir tirés de l'abandon et de l'oubli, d'en avoir prouvé la légitimité et l'importance, d'en avoir expliqué les indications et les succès, et d'avoir mis hors de doute, et rendu à la pratique éclairée et savante de l'art une des plus précieuses ressources de la chirurgie.

Q

(Séance du 12 décembre 1866)

Des résections et de l'évidement sous-périostés des os. Communication de M. le professeur Bœckel à la Société de chirurgie.

Dans l'une des dernières séances de la Société de chirurgie, M. Ollier a fait de nouvelles communications sur les opérations sous-périostées, en insistant principalement sur les avantages de cette méthode appliquée aux résections du calcanéum.

Comme nous avons à Strasbourg une certaine expérience pratique de cette opération, puisqu'on a fait dans nos cliniques huit extirpations totales du calcanéum, dont deux ont été exécutées cet été avec plein succès : l'une par M. le professeur Rigaud, l'autre par moi-même, sans compter les évidements et les résections partielles, je me permettrai quelques remarques sur les conclusions de l'honorable chirurgien lyonnais.

Je suis d'accord avec lui sur l'excellence de cette résection, qui est en général pratiquée trop rarement, parce que, d'une part, on en craint les difficultés et que d'autre part on s'imagine que le pied, même guéri, devra être difforme et impropre à la marche ; mais je puis lui affirmer que la conservation du périoste n'est pour rien dans ces bons résultats.

Il est vrai que, par une singulière coïncidence, les faits sur lesquels je m'appuie sont encore peu connus; mais je sais que mon honoré maître, M. Rigaud, est en train de publier ses sept observations, et quant à la huitième, qui m'appartient, j'espère être bientôt à même d'en présenter les pièces à la Société de chirurgie.

D'ailleurs toutes les opérations pratiquées aux cliniques de Strasbourg ont été contrôlées par de nombreux élèves, et plusieurs des sujets de M. Rigaud ont été présentés à notre Société de médecine. J'ajouterai que mon jeune opéré a été vu par M. le docteur Morpain, de Paris, et M. Liouville, interne distingué des hôpitaux.

Les résultats sont donc parfaitement authentiques.

Or dans nos huit cas on n'a jamais conservé que des lambeaux de périoste insignifiants, et il n'y a pas eu de reproduction osseuse, mais le rétablissement de la forme et des fonctions du pied a été au moins aussi parfait que dans le cas type cité par M. Ollier. En effet, nos malades marchent sans aucun appareil prothétique, et la plante du pied repose sur le sol dans toute sa longueur. Le dernier opéré de M. Rigaud a même un talon saillant, et à la simple inspection on ne dirait jamais que le calcanéum a été enlevé. Cet os ne s'est pas cependant reproduit, et a été remplacé par une simple production fibro-graisseuse, à en juger par la palpation. Chez mon malade la saillie du talon a disparu, mais elle était naturellement peu prononcée, et j'ai fait constater aux élèves que deux mois après l'opération l'enfant, complétement guéri, marchait sans canne, qu'il pouvait se maintenir sur la pointe des pieds, et qu'on sentait alors parfaitement la saillie du tendon d'Achille. Ce tendon m'a paru fixé d'une part à la cicatrice plantaire, mais surtout à la facette postérieure de l'astragale. Le périoste n'est donc pas nécessaire pour assurer la fixation du tendon d'Achille.

Est-il capable de reproduire l'os enlevé? Pas davantage, et sans rapporter ici la série d'arguments et de faits invoqués déjà par M. Sédillot dans ses nombreuses publications, je m'en tiendrai au compte rendu de M. Ollier lui-même (*Gazette des hôpitaux* 1866, p. 555; Procès-verbal de la Société de chirurgie). Voici comment il s'exprime pour le calcanéum : « Une de ces figures se rapporte à un sujet auquel « j'ai enlevé le calcanéum il y a quatre mois, et vous pouvez voir que « la forme du pied est à peu près normale, bien qu'il n'y ait peut-être « encore que du tissu fibreux ou ostéo-fibreux dans la cavité périostique.» C'est absolument ce que nous avons obtenu sans périoste.

Les ablations sous-périostées du premier métatarsien ont-elles fourni des résultats plus probants pour la reproduction osseuse?

M. Ollier les juge lui-même sous ce rapport : « Après ces six opéra- « tions, je n'ai pas constaté d'abondante reproduction osseuse, à part « un cas, dans lequel la gaîne périostique contenait déjà des plaques « ostéoïdes au moment de l'opération (c'est-à-dire qu'il s'agissait « d'une nécrose). Dans les autres cas le tissu nouveau est resté presque « exclusivement fibreux ; il y avait pourtant des masses ostéoïdes ou « osseuses dans l'intérieur. Mais malgré l'imperfection de la repro- « duction, la forme de la région est remarquable.»

Quant à la régénération osseuse des têtes articulaires, M. Ollier ne l'affirme nulle part ; il en fait même assez bon marché : « que la tête « se reproduise ou ne se reproduise pas, la gaîne périostique sert « d'intermédiaire entre le tendon et l'os, et permet la transmission « de l'action musculaire » (*loc. cit.*, p. 556).

Ce n'est donc pas en vue de reproduire des têtes osseuses, mais pour conserver des attaches musculaires, que M. Ollier ménage le périoste dans ces cas.

Il serait du reste assez surprenant que cette membrane pût contribuer à régénérer une tête ou une trochlée humérale, car ces extrémités osseuses sont entourées de cartilage et non de périoste.

Je pourrais montrer un cas de résection de l'épaule (Thèses de Strasbourg, 1865, n° 850) et un de la hanche (*Gazette des hôpitaux*, 1866, p. 69), où les mouvements et même la forme des articulations enlevées sont revenus d'une façon très-satisfaisante, quoique le périoste n'ait pas été ménagé.

Pour le coude, les observations de ce genre pullulent dans les recueils scientifiques.

Partirons-nous de là pour rejeter les résections sous-périostées ? Nullement ; nous reconnaissons volontiers qu'elles constituent un progrès. Mais il ne faut leur demander que ce qu'elles peuvent donner. Elles nous permettent de ménager les parties bien mieux que ne le faisaient les méthodes anciennes, comme M. Trélat l'a relevé avec beaucoup de justesse. C'est là leur véritable, mais aussi leur seul avantage. Du reste, le principe était établi depuis longtemps pour la résection du coude. Erichsen avait montré que quand on rase exactement les os, il est inutile d'isoler le nerf cubital pour le ménager, et, dès 1861, nous avons appliqué son procédé (*Traduction du traité des résections de O. Heyfelder*. J. B. Baillière, 1863, p. 181 et 183). M. Ollier et Langenbeck ont eu le grand mérite de généraliser ces principes, mais en recherchant surtout un autre but, la régénération osseuse.

Malheureusement la fameuse maxime. « Donnez-moi du périoste « et je ferai de l'os,» qui a fait le tour de tous les journaux politiques, au grand étonnement des gens du monde, n'est vraie qu'en théorie.

Mais dans la pratique sur l'homme malade, les manchons de périoste détachés des os sous-jacents ne produisent que des stalactites osseuses tout à fait insuffisantes et souvent fugaces.

M. Sédillot a démontré surabondamment que les observations contraires reposaient sur des erreurs ou avaient trait à des nécroses, et les derniers faits relatés par M. Ollier viennent à l'appui de notre manière de voir.

La régénération osseuse, si désirable du reste, ne peut donc pas être obtenue par la méthode sous-périostée, qui arrache violemment et sans préparation aucune le périoste de l'os sous-jacent en détruisant ses propriétés ostéogéniques. Par contre, dans le cas de nécrose, quand cette membrane est soumise à une irritation lente et continue, elle prolifère, s'épaissit, et les couches nouvelles, déposées au contact de l'os malade, s'ossifient à leur tour. Quand alors, au bout de quelques mois, on les perce pour retirer le séquestre, la cavité osseuse, occupée par ce dernier, se comble, et la pièce du squelette se trouve régénérée.

Eh bien, l'art peut imiter ce procédé de la nature : c'est au moyen de la méthode d'évidement de M. Sédillot. Après ces opérations, le périoste reste intact, supporté par une coque osseuse plus ou moins amincie, et le malade se trouve dans les conditions favorables d'une nécrose après l'extraction du séquestre. La régénération de l'os s'obtient alors facilement et pour ainsi dire à tous les âges. J'ai présenté à la Société de médecine de Strasbourg (*Gazette médicale de Strasbourg*, 1864, p. 191, et *Médecine contemporaine*, 1865, p. 4) un vieillard de soixante-sept ans, auquel j'avais évidé la tête du tibia en y creusant une large cavité de $0^m,06$ de diamètre. La perte de substance s'est comblée dans l'espace de deux mois, et aujourd'hui encore on peut voir cet homme scier du bois dans les cours de notre hôpital.

A un pareil âge et dans cette région, la résection sous-périostée eût été tout à fait impossible. Je n'entends, du reste, tirer aucun parallèle entre les deux méthodes. Pour le chirurgien qui réfléchit et qui ne s'engoue pas des nouveautés, elles ne sont nullement en opposition, et je dois rendre cette justice à M. Ollier que, tout en défendant avec une ardeur bien naturelle, quoique un peu exagérée selon nous, les avantages des résections sous-périostées, il ne repousse pas d'une façon systématique l'évidement.

Pour nous les indications de ces deux méthodes se réduisent à cette proposition fort simple : toutes les fois que la lésion permettra l'évidement, il faudra préférer cette opération comme étant moins grave et promettant d'une façon certaine la régénération osseuse. Quand, au contraire, l'état du mal commande de sacrifier un os ou une partie d'os en totalité, on s'adressera à la résection sous-périostée, mais en renonçant d'avance à toute régénération un peu importante, sous peine de mécompte.

A l'appui de cette dernière partie de ma proposition, je devrais encore publier ici une observation de résection sous-périostée du tibia que j'ai pratiquée sur une jeune fille dans un cas de nécrose. Malgré la réunion des circonstances les plus favorables, malgré les soins les plus assidus, l'opération s'est terminée, contre mon attente, par une pseudarthrose incurable.

B

De l'évidement des os, par M. Lejeune, médecin-adjoint belge[1].

Les propriétés ostéogéniques du périoste, quoique connues depuis longtemps, n'ont été utilisées dans la pratique chirurgicale que depuis peu d'années.

Il y a plus d'un siècle que Duhamel fit connaître l'importante fonction du périoste. Haller, J. Hunter et d'autres vinrent confirmer la nouvelle doctrine sur le développement du système osseux.

Depuis lors l'étude de la régénération des os par le périoste a occupé les physiologistes. Il faut cependant arriver aux travaux du professeur Heine (de Würzbourg), 1830-1834, et de Flourens, 1847, pour voir tirer les importantes déductions pratiques, qui étaient implicitement contenues dans la doctrine de Duhamel.

Les expériences sur les animaux démontrèrent qu'un os complétement enlevé dans une étendue plus ou moins grande de sa longueur, avec la précaution de ménager le périoste, se reproduisait.

La méthode des résections sous-périostées était découverte. Bientôt elle fut mise en pratique. Quelques faits furent publiés, des procédés opératoires furent décrits. Cependant la première opération de ce genre, qui paraît avoir été pratiquée en 1838, n'a pas été suivie de nombreuses imitations ; ce qui est peut-être dû aux résultats douteux qui ont été observés.

La méthode de l'évidement des os a aussi pour but d'utiliser la puissance régénératrice du périoste. Son auteur, M. le professeur Sédillot, en donne la définition suivante :

« L'évidement est une opération par laquelle on creuse et on ex-« cave un os pour en séparer les parties malades, et n'en laisser que « les couches saines, périphériques, corticales ou sous-périostées « médiates. Les formes du membre ne sont nullement compromises, « les attaches musculaires sont ménagées, le périoste reste intact, et

[1] *Archives médicales belges*, 2e série, t. IV, 12e fascicule. Décembre 1866.

« la reproduction osseuse a lieu sous cette membrane et à l'intérieur « de l'os évidé. »

Cette définition si complète montre tous les avantages de la méthode : un périoste intact, ayant conservé toute sa vitalité, grâces à la coque osseuse et au revêtement de parties molles qui lui sont conservées ; la forme et la régularité du nouvel os, qui va se produire dans un moule tout préparé.

L'évidement est, en réalité, la reproduction du travail que la nature opère dans la nécrose, et cette analogie n'est pas une garantie de peu d'importance pour le résultat que l'on peut attendre de ce moyen curatif.

Avant qu'il nous eût été donné de juger par nos yeux du mérite de la méthode de M. Sédillot, M. le médecin de garnison Fromont nous avait déjà fait connaître les succès qu'il a obtenus par cette opération et dont le plus remarquable est la régénération complète d'un grand trochanter nécrosé, qu'il avait évidé.

Les instruments nécessaires pour pratiquer l'évidement sont : la gouge, le ciseau et le maillet. Celui en plomb est indispensable, car il permet d'agir avec une force suffisante, en imprimant à l'os le moins de secousses possible.

Nous croyons qu'on ne lira pas sans intérêt l'observation qui va suivre, car elle donne une nouvelle preuve de l'excellence de la méthode introduite depuis peu dans la chirurgie.

En août 1865, Ferdinand Warginelle, âgé de vingt-deux ans, reçut un coup de pied de cheval à la jambe gauche. Des abcès multiples en furent la suite, et nécessitèrent à plusieurs reprises l'emploi du bistouri.

Après un congé de convalescence de trois mois, entrée du malade, le 22 janvier 1866, à l'hôpital militaire de Namur. Tempérament lymphatique ; faiblesse marquée, due à l'affection. Le tibia gauche a le double de son volume ordinaire, et présente plusieurs ouvertures fistuleuses. L'introduction d'un stylet fait constater des parties osseuses un peu mobiles.

Le 4 février, deux incisions, réunissant les trajets fistuleux, permettent d'extraire cinq esquilles, dont deux ont le volume d'une phalange.

Le 6 février, extraction d'une nouvelle esquille. Injections avec la liqueur de Villate.

Le 4 avril, une incision de $0^{m},08$ de long, passant par un des trajets fistuleux, est pratiquée, et les lèvres de la plaie sont détachées du tissu osseux subjacent.

Le stylet, introduit par une des fistules, imprimait à l'os des mouvements qui faisaient refluer le pus par l'orifice du second trajet fistuleux, et cependant quand, après l'incision, l'exploration avec le doigt est possible, on ne trouve aucun séquestre, mais on constate l'existence d'une excavation profonde de l'os, excavation dont les parois sont formées par un tissu dense, comme éburné. Des tractions faites avec de fortes pinces sur les parties osseuses proéminentes ne parviennent à détacher que de très-petites esquilles.

C'est alors que M. le médecin de garnison Fromont proposa l'opération à laquelle le malade doit la guérison radicale de son affection, l'*évidement du tibia*.

Cette opération fut pratiquée le 5 avril par M. Fromont, avec l'aide de M. Dewalsche, médecin de régiment, chargé à cette époque du service des blessés.

L'ouverture de la peau est agrandie, le périoste soigneusement détaché là où il existe encore; puis, au moyen de la gouge et du maillet, de nombreuses parcelles osseuses sont détachées. Ces portions d'os sont formées en partie de tissu nécrosé, en partie de tissu éburné. La surface osseuse est ensuite ruginée, et apparaît lisse et normale dans une étendue de $0^m,05$ de long sur $0^m,03$ de large. Cette surface, ou plutôt cette excavation, forme une sorte d'entonnoir très-évasé, qui se prolonge en un conduit rétréci, où la gouge ne peut pénétrer.

La cavité osseuse et la plaie extérieure sont remplies de charpie molle, pour éviter la rétention des liquides, rétention qui peut être suivie des accidents les plus graves, et surtout de l'infection purulente.

Le malade a éprouvé de vives douleurs pendant l'opération, qu'il a du reste supportée avec courage. Il dort bien la nuit, et le lendemain il est calme, sans fièvre, et ne ressent aucune douleur. Cet état continue aussi satisfaisant; l'appétit est bon. Après quelques jours d'une diète légère, il est remis au régime fortifiant qu'il avait avant l'opération.

Une suppuration de bonne nature s'établit; la surface osseuse se recouvre de bourgeons charnus.

L'éruption eczémateuse de la jambe n'a pas fait de nombreux progrès; mais l'éclosion de quelques vésicules, qui a lieu de temps en temps, entretient les croûtes qui recouvrent la peau.

A chaque pansement, celle-ci est saupoudrée de sous-nitrate de bismuth, mais sans grand succès.

Les bourgeons continuent à s'élever à la surface de l'os.

Le 21 avril, on extrait une petite esquille. Celle-ci, comme toutes celles d'un volume un peu notable qui ont été enlevées dans la suite, présente une face antérieure plane et lisse, formée d'un tissu très-dense, et appartenant évidemment à la surface ruginée; et une face postérieure irrégulière, anfractueuse, formée d'un tissu osseux raréfié.

Les bourgeons deviennent luxuriants, et doivent être réprimés par le nitrate d'argent. La plaie semble réduite à l'état de simplicité; une petite fistule s'est ouverte au côté interne de la jambe, mais n'arrive pas jusqu'à l'os; et le stylet, introduit aussi profondément que possible, ne rencontre que des parties molles.

Une nouvelle esquille est extraite le 3 mai. La plaie conserve un excellent aspect, cependant de très-petites parcelles osseuses apparaissent de temps en temps à la surface de la plaie.

Le volume de la jambe diminue d'une manière notable, la suppuration est chaque jour moins abondante, et la plaie est près de se cicatriser.

Le 18 mai, le stylet introduit à travers la surface bourgeonnante rencontre une partie mobile qu'on ne peut enlever.

Peu à peu la rougeur érysipélateuse de la peau s'est dissipée, grâce aux pansements secs qui ont été mis en usage; mais les croûtes persistent et n'ont pas de tendance à disparaître.

Les bourgeons charnus s'élèvent au niveau des bords de la plaie; la suppuration est presque nulle.

Les parcelles osseuses qui se montrent par intervalles à la surface de la plaie et qui restent souvent attachées aux pièces du pansement, prouvent que le travail de réparation est encore entravé par la présence de quelque partie nécrosée; c'est pourquoi l'on a soin d'empêcher, à l'aide de mèches de charpie, la cicatrisation complète de la plaie des téguments.

Cet état persiste jusqu'au 10 juin, où le stylet vient butter contre une portion osseuse mobile, mais trop adhérente encore pour pouvoir être enlevée. Ce n'est que le 12 juin, après qu'on a préparé un passage facile, à l'aide d'un cône d'éponge préparée, enfoncé dans la plaie, qu'on parvient à retirer avec les pinces une esquille assez volumineuse.

Les pansements simples sont continués; on parvient à améliorer notablement l'état de la peau par l'application de la pommade au goudron du Formulaire. La plaie est maintenue ouverte, et l'on recueille encore de temps en temps de petites esquilles.

Enfin, le 26 septembre, on extrait deux esquilles, les dernières; elles ont chacune $0^m,015$ de long sur $0^m,005$ de large.

Dès ce moment, la guérision est complète; l'exploration montre que l'élimination osseuse est terminée; les bourgeons charnus deviennent plus fermes, et se recouvrent bientôt de la pellicule cicatricielle.

Le sujet quitte l'hôpital le 26 octobre, pour se rendre au dépôt de son corps. Sa marche est assurée, et la faiblesse qu'il ressent dans le membre est due évidemment à l'inaction prolongée à laquelle il a été condamné, inaction qui a déterminé l'atrophie des masses musculaires de la jambe.

La tuméfaction du tibia est telle qu'elle serait à peine sensible si la masse charnue avait le même volume qu'à l'autre jambe. Enfin, la teinte plombée de la peau est le seul vestige de l'éruption qui y semblait éternisée. La cicatrice adhérente à l'os est peu marquée, et n'a guère que 0m,015 à 0m,02 d'étendue, et la faible dépression qu'elle présente est de nature à faire présumer que le périoste conservé avec soin a contribué à la régénération des parties enlevées.

Nous ne terminerons pas sans quelqes considérations sur le remarquable résultat obtenu par le moyen curatif qui a été mis en usage.

Quand le malade est entré à l'hôpital militaire de Namur, son tibia était énormément gonflé, et son état d'amaigrissement et de langueur indiquait que déjà depuis longtemps la suppuration se faisait jour par les trajets fistuleux existants. (Suivant la coutume, le sujet est entré à l'hôpital, non pas quand il souffrait, mais quand son congé allait expirer.)

Il était condamné à souffrir longtemps — car la nécrose étendue ne guérit que bien lentement par les moyens ordinaires, et la suppuration qui accompagne l'élimination de nombreuses parties mortifiées peut devenir la source des accidents les plus graves — ou bien à demander à l'amputation une guérison prompte, mais aussi redoutable que la mort pour un homme dont le travail est la seule ressource.

L'évidement de l'os a produit, en un instant, le travail d'élimination ; la gouge a enlevé les portions nécrosées, et a laissé, visible aux yeux, la surface osseuse saine et lisse.

Certes, la guérison radicale aurait suivi de bien près l'opération ; mais la gouge n'a pu agir sans produire un certain ébranlement de l'os, et c'est à cet ébranlement qu'il faut attribuer la nécrose des parties osseuses qui ont été extraites plus tard ; la forme de ces esquilles le prouve.

Notons que l'évidement du tibia a été une opération tout à fait inoffensive ; la douleur a été vive, atroce même, pendant l'opération ; mais bientôt elle s'est apaisée, et le lendemain, après un sommeil calme et prolongé, le malade s'est réveillé sans fièvre, et sa guérison s'est ensuite accomplie sans aucun accident.

Note de l'auteur. M. le docteur Lejeune a pu supposer que le périoste détaché de l'os subjacent et conservé avec soin avait été l'organe d'une véritable ossification ; mais la lecture de cet ouvrage le ramènera, j'espère, à notre opinion.

8

Plaie de tête, avec décollement des parties molles, sans fracture. Production directe de bourgeons charnus à la surface de l'os. (Observation recueillie à la clinique de M. le professeur Sédillot, par M. le docteur Kien, premier interne.)

Emma Bintz, trois ans et demi, de Strasbourg, forte et bien constituée, entre à la clinique, le 17 mai 1866, pour une plaie de tête, produite il y a une demi-heure par une chute contre des pierres de maçonnerie.

La plaie siége dans la région temporo-pariétale gauche, et décrit un arc de cercle à convexité antérieure, en commençant au niveau de la bosse pariétale, pour se terminer à un travers de doigt au devant du tragus. Les parties molles sont divisées jusqu'à l'os et décollées dans une étendue de $0^m,05$, de manière à former un lambeau qui a de la tendance à se renverser en bas et en arrière.

Les os du crâne dénudés ne sont point fracturés.

Les bords du lambeau sont très-nets, sauf à l'extrémité supérieure, où ils sont un peu déchiquetés. Les facultés cérébrales sont intactes.

L'enfant a perdu peu de sang.

M. Sédillot réunit la plus grande partie de la plaie, qui est verticale, par quatre points de suture, sans espoir d'une cicatrisation immédiate, mais pour empêcher un trop grand écartement des lambeaux.

Les points de suture sont enlevés le troisième jour. Une portion de la plaie est réunie, mais laisse le crâne à nu dans une certaine étendue.

Les jours suivants, le lambeau contracte avec la majeure partie des os dont il avait été séparé des adhérences intimes. Une surface osseuse blanchâtre, elliptique, longue de $0^m,03$ et large de $0^m,01$, reste à nu au devant de la bosse pariétale.

Le 6 juin. La partie verticale de la plaie est complétement cicatrisée, et la surface osseuse dénudée commence à rougir assez fortement de la périphérie vers le centre.

Le 12 juin. La surface est entièrement rouge et se couvre de bourgeons charnus.

Le 16 juin. La cicatrisation de cette surface est assez avancée, et l'enfant sort de l'hôpital.

Il se représente complétement guéri à la fin du mois.

Note de l'auteur. Les observations de dénudation des os du crâne sont très-communes, et ont permis aux chirurgiens d'établir une distinction doctrinale entre l'exfoliation sensible et l'exfoliation insensible. Dans le premier cas, on voit se détacher des os dénudés une très-légère couche nécrosée de tissu compacte, au-dessous de laquelle s'élèvent des bourgeons charnus ou fibro-vasculaires. Dans le second cas, l'os rougit par une sorte de pointillé capillaire, qui s'étend, se généralise et envahit la surface osseuse, dont on n'aperçoit plus de traces.

On sait aujourd'hui que cette disparition se produit par régression graisseuse.

Les bourgeons charnus sont dus à une proligération cellulaire provenant de l'os subjacent, et on a sous les yeux le spectacle d'un os se régénérant lui-même, et se recouvrant d'un périoste sans en provenir.

L'observation recueillie par M. le docteur Kien donne cette démonstration, qui méritait d'être rappelée.

T

Compte rendu de la leçon faite le 14 février 1867 par M. le professeur Ch. Robin sur l'ostéogénie.

Nous devons à M. Gilette, aide d'anatomie de la Faculté de médecine de Paris et l'un des meilleurs élèves de M. Ch. Robin, quelques notes prises au cours de cet eminent physiologiste, et nous sommes heureux de pouvoir les publier, pour compléter les enseignements que nous possédons déjà. Les idées de M. Ch. Robin ouvrent de nouveaux horizons à la grande question de la régénération des os, et concourront à augmenter les ressources de la chirurgie.

Les faits de génération du tissu osseux, dans les premiers temps de la vie ou dans les solutions de continuité et diverses circonstances accidentelles et morbides, sont les mêmes, et cette étude nous fournit plusieurs preuves bien concluantes en faveur de ce principe, que ce n'est pas le périoste qui fournit l'os. Celui-ci naît lui-même de toute pièce, sans avoir besoin du secours préalable de sa membrane enveloppante.

1° D'abord l'os peut apparaître avant le développement de tout périchondre, qui doit, comme on le sait, devenir périoste plus tard.

2° Les premiers points osseux peuvent se montrer loin du périoste, au centre même de la substance cartilagineuse qui les précède (rotule, vertèbres etc.).

3° Enfin, s'il se fait de l'os là où manque entièrement le périoste, il est clair que cette membrane n'a pris aucune part à cette production. C'est ce qu'on est à même d'observer dans les cas de formation d'*apophyses*, d'*ossification de tendons* ou de *ligaments*, dont on retrouve des exemples accidentels chez l'homme, mais normaux chez les oiseaux.

Dans ces derniers cas, là où la substance osseuse est immédiatement contiguë aux fibres du tendon, sans interposition de périoste, on voit les faisceaux des fibres lamineuses disparaître et se résorber à mesure que les granulations phosphatiques, qui finissent par limiter des cavités (ostéoplastes), empiètent sur eux.

Le tendon, au lieu de conserver son aspect fibrillaire, présente à la coupe l'apparence d'une substance hyaline homogène, semblable à celle du cartilage, bientôt envahie par la matière osseuse même, et il se fait non pas une transformation, mais une *substitution* d'un tissu à l'autre. S'il y avait seulement transformation, par l'ébullition le tissu donnerait comme résultat de la *géline* pour le tissu tendineux, de la *chondrine* pour le cartilage ossifié. Or cette opération donne toujours de la *gélatine.*

Une fois que la substitution du tissu osseux au cartilage s'est effectuée et a gagné aussi les ligaments, les tendons chez quelques animaux etc., tout os, le fémur par exemple, s'agrandit par envahissement, c'est-à-dire qu'une mince couche, épaisse de quelques centièmes de millimètres, ayant l'aspect de la substance hyaline ou fondamentale du cartilage (couche *ostéogène* du périoste), se produisant entre l'os et la portion profonde du périoste auquel elle se substitue, est immédiatement envahie par des traînées de phosphate calcaire, continues avec l'os déjà formé et circonscrivant de petits ostéoplastes, d'abord dépourvus de leurs canalicules radiés périphériques, pendant que sur la face opposée ou externe du périoste on suit la régénération de celui-ci. Ces ostéoplastes sont plus petits que ceux qu'on est à même d'observer au centre de la rotule et du calcanéum, lors de l'ossification des cartilages qui précèdent ces os ; car là ils apparaissent avec une amplitude qui dépasse celle qu'ils auront plus tard pour la conserver toujours, et ils sont primitivement dépourvus de leurs canalicules radiés périphériques (voy. *Journal de l'anatomie etc.*, 1864, p. 515 et 520). Cette absence primitive et constante des canalicules, annexés aux ostéoplastes et leur développement ultérieur, dont on peut suivre les phases, prouvent suffisamment que les éléments de l'os ne sont en aucun cas le fait d'une transformation des éléments dits *cellules plasmatiques*, puisque ceux-ci sont précisément caractérisés par la présence de prolongements périphériques (dits *tubes plasmatiques*), hypothétiquement assimilés aux canalicules radiés des ostéoplastes, bien qu'ils soient toujours beaucoup moins nombreux et beaucoup plus longs que ces canalicules des cavités caractéristiques de l'os.

Cette couche ci-dessus, dite *ostéogène*, appartient à l'os et non au périoste, avec lequel on peut la détacher et la transplanter; elle n'existe à proprement parler que chez les sujets jeunes : chez l'adulte c'est de l'os lui-même qu'émergent ces traînées phosphatiques, qui, loin de provenir du périoste, se dirigent vers lui pour l'envahir bientôt.

Les stalactites, dont les exemples abondent autour de certaines tumeurs voisines des os, des *tumeurs blanches anciennes* des vertèbres, n'ont pas un autre mode de développement, et il ne faut pas croire qu'elles aient été précédées par un cartilage de même forme; elles se sont produites comme dans les cas d'accroissement normal des os, seulement la génération de ce tissu a eu lieu dans un point limité et s'est prolongée pendant des mois, des années. Une preuve, à l'appui de cette assertion, est la constatation constante de l'existence d'ostéoplastes, ne possédant pas encore leurs canalicules périphériques, à la surface des stalactites dont on a pratiqué des coupes à l'état frais. Ostéoplastes sans canalicules radiés qui sont analogues à ceux de la couche molle (dite *ostéoïde* ou *spongoïde* ou *chondroïde*) de la surface du *point osseux* dans les cartilages en voie d'ossification.

Ce dernier paragraphe nous amène, sans transition de l'étude des phénomènes relatés plus haut, à celle des faits que nous donne à observer l'inflammation des os.

Tout phlegmon est précédé d'une période congestive du tissu lamineux, toute mortification du tissu osseux suit également une congestion analogue de ses capillaires.

Dans le premier cas naissent des éléments fibro-plastiques autour du tissu lamineux où a lieu la suppuration.

Dans le second, au bout de quelques jours à peine, apparaît, autour de ce tissu osseux congestionné, une nouvelle couche de substance entre le périoste et l'os qui bientôt va cesser de vivre : c'est l'os lui-même qui a fourni de l'os, et cela ou sur un ou sur plusieurs points limités en plaques irrégulières ou bien dans la totalité de la surface de la diaphyse. Quand la mortification est complète on peut enlever le séquestre, et l'os de nouvelle formation reste adhérent, sous forme de couche plus ou moins épaisse, au périoste qu'il a soulevé.

Durant ces différentes phases le périoste a pris une plus grande épaisseur, due à la congestion de vaisseaux, et c'est cette modification qui avait fait croire que cette membrane s'épaississait pour sécréter l'os avec plus d'énergie. La nouvelle couche s'est développée à la surface de l'os nécrosé lui-même et en procédant de sa propre substance pendant les premières phases de sa congestion, et cela en suivant toutes les phases de la génération première sus-indiquée que parcourt, lors de son apparition, la substance des os non précédés d'un cartilage de même forme (voy. *Journal de l'anatomie*, 1864, p. 584 et suiv.).

Ce sont les mêmes phénomènes qui se reproduisent après l'*évidement* des os : l'amincissement de la substance compacte, après la perforation du canal de la moelle etc., sont autant de conditions dans lesquelles se manifeste une vive congestion suivie de nécrose et de l'apparition (à la surface de l'os qui deviendra séquestre) d'une couche nouvelle périphérique, résultant de la congestion que les manœuvres ont amenée dans le tissu osseux : le périoste est étranger à cette formation nouvelle qui le soulève et pour laquelle il reste comme avant une simple couche de tissu lamineux, dans lequel les vaisseaux se subdivisent en capillaires avant de pénétrer plus avant, ainsi que le fait la pie-mère pour la substance des circonvolutions.

Cette couche osseuse n'est pas toujours uniforme, continue avec elle-même partout, mais de petites plaques irrégulières, de $0^m,01$ à $0^m,02$ carrés suffisent pour que l'os se régénère en tant que tibia, péroné etc., après l'ablation de l'os primitif sous-jacent nécrosé.

Lorsque, pour opérer une greffe périostique, on a enlevé une portion de cette membrane pour la transplanter autre part, l'observation montre qu'on emporte avec elle et adhérente à sa face profonde la couche mince de quelques centièmes de millimètres de substance osseuse en voie de formation ou de récente génération appartenant à l'os et non au périoste, qui n'existe plus passé l'âge de vingt à vingt-cinq ans ; sauf le cas où une ostéite de cause soit accidentelle, soit thérapeutique, comme dans le cas de l'évidement de M. Sédillot, est venue ramener sa production ; production par l'os qui précède le passage de celui-ci à l'état de séquestre et a lieu du côté de la substance osseuse et par elle, comme en même temps a lieu, tout contre, l'épaississement du tissu périostique par multiplication de ses propres éléments ; et cela en raison des mêmes causes générales d'afflux sanguin qui ont aussi causé l'hypergénèse osseuse. En d'autres termes l'os fait de l'os, comme le nerf coupé fait du nerf, comme le périoste congestionné fait des éléments semblables aux siens, dont la suraddition amène l'épaississement de la couche ainsi nommée, sans qu'il y ait ici plus que là un autre tissu chargé d'en fournir les éléments primitifs tout formés, sans qu'il y ait d'avance des éléments ou cellules préexistants n'attendant que l'occasion de se transformer.

L'observation infirme l'admission hypothétique de l'existence de ces cellules dites *cellules embryonnaires de l'os ou du périoste.*

Les éléments décrits sous ce nom sont des cellules du tissu médullaire qu'on retrouve le long des petits vaisseaux des os dans les *canaux de Havers* jusqu'au périoste, mais sans qu'ils forment une couche sous-périostique. Dans les transplantations périostiques, en enlevant le périoste sur des animaux non adultes, on enlève de l'os une couche très-mince, en voie d'évolution, et avec elle les éléments de la moelle contenus dans ses conduits vasculaires et dans ses aréoles médullaires (voy. *Journal de l'anatomie*, 1864, p. 516 et 595).

Mais il est certain que dans tous les os les éléments de la moelle naissent après la substance osseuse, au fur et à mesure que celle-ci se résorbe en certains points. Cette génération primitive est même très-tardive dans certains os, tels que les os plats, les maxillaires, les os de la voûte crânienne etc. Aussi ne saurait-on, en aucune manière, considérer avec quelques auteurs ces éléments médullaires comme formateurs des os ou capables de se transformer en os, alors qu'ils ne naissent que là où la substance osseuse se résorbe pour faire place à des vaisseaux et à la moelle même; alors aussi que nulle part, sur chaque os envisagé isolément sur le fœtus, on ne peut pas voir, pas plus que chez l'adulte, l'incrustation de ces cellules et leur passage à l'état d'os.

Voici ce qu'écrivait déjà M. Ch. Robin en 1864 (Comptes rendus et Mémoires de la Société de biologie. Paris 1864).

«Je ne ferai, à propos des propriétés physiologiques de la moelle, que ces seules remarques : la moelle naît après le tissu osseux; le tissu osseux commence par être compacte, même lorsqu'il s'agit des os longs, et ce n'est qu'à la suite de la résorption des parties centrales d'un os long, et au fur et à mesure qu'a lieu cette résorption que se produisent des cavités qui se remplissent immédiatement de la moelle. Ainsi, ce tissu naît très-tard, par rapport à l'apparition des premiers tissus qui viennent former l'embryon; de sorte qu'il est impossible, matériellement parlant, d'admettre que le tissu médullaire provient des cellules embryonnaires, comme semblent le supposer quelques auteurs qui voudraient rattacher la génération de tous les éléments anatomiques aux cellules provenant de la segmentation du vitellus par un lien généalogique direct. C'est là un fait des plus remarquables pour la génération des éléments anatomiques de voir que partout où existe du tissu osseux compacte, lorsqu'il s'y produit des cavités par résorption, il naît dans ces cavités et de toutes pièces, molécule à molécule, des médullocelles, des myéloplaxes et de la substance amorphe.»

Les citations suivantes montrent que depuis longtemps M. Robin admet, d'après ses observations, que l'os qui grandit ou se reproduit vient non pas du périoste, mais de l'os lui-même.

«La substance osseuse, dit cet observateur, se forme par dépôt des sels terreux dans une trame cartilagineuse homogène, au fur et à mesure de la formation de-celle-ci; elle est à peine formée, qu'elle est envahie par les sels terreux; et au fur et à mesure elle envahit elle-même les tissus voisins, d'où agrandissement de l'os. L'organe, dans ce cas, n'est pas précédé, pendant un certain temps, par un cartilage qui en représente à peu près la forme, comme dans le premier cas. C'est la *formation par envahissement*. Ce mode de formation est propre à la plupart des os de la tête, tant pour leur apparition primitive que pour leur agrandissement consécutif; c'est en outre par ce mode que s'agrandissent, consécutivement à leur apparition, les os qui se sont formés par substitution à un cartilage préexistant. La formation par envahissement a lieu, en effet, dans les pariétaux, le frontal, l'occipital, moins les condyles et l'apophyse basilaire; la partie écailleuse du temporal et l'apophyse zygomatique, l'anneau tympanique, les petites ailes du sphénoïde, la partie mince des grandes ailes, l'ethmoïde, les cornets du nez et tous les autres os de la tête, même les maxillaires supérieur et inférieur, moins le condyle et la portion de la branche verticale qui le supporte...

«La formation par envahissement a lieu en outre *dans tous les os qui ont été précédés d'un cartilage, dès que le périchondre est devenu périoste, dès que tout le cartilage préexistant est devenu os*. C'est de la sorte que se fait l'accroissement en volume des os. Ici donc l'os, qui avait commencé par substitution de la matière osseuse au cartilage, grandit par envahissement.» (Ch. Robin, *Observations sur le développement de la substance et du tissu des os*. Comptes rendus et mémoires de la Société de biologie; 1850, in-8°, p. 124.)

«Cette *trame cartilagineuse*, qui envahit peu à peu une place occupée d'abord par d'autres tissus, et se remplit au fur et à mesure d'un dépôt phosphatique, diffère un peu du cartilage proprement dit. On y distingue, comme dans le cartilage, une *substance fondamentale* creusée de *cavités*. La substance fondamentale diffère de celle du cartilage ordinaire par sa coloration légèrement ambrée, jaunâtre; elle paraît moins homogène, surtout pour les os du crâne, ce qui tient à ce qu'on voit les surfaces libres de la substance, lesquelles sont toujours un peu irrégulières. Les cavités surtout diffèrent de celles des cartilages; elles n'ont guère que $0^m,010$ à $0^m,020$ de largeur en tous sens, c'est-à-dire un diamètre en général au moins de moitié plus petit que celui des cavités des autres cartilages, sauf les cavités de la surface des cartilages articulaires ; elles sont à peu près d'égal diamètre en tout sens dans les os du crâne, et un peu allongées dans ceux des membres en voie d'accroissement (p. 125).

«..... Je dis *formation osseuse par substitution*, parce qu'un tissu *se substitue* à un autre qui existait, et *formation par envahissement*, parce que la trame cartilagineuse et l'os envahissent une place où ni cartilage ni os n'existaient ; ils envahissent cette place en repoussant et prenant la place d'autres tissus, lesquels se résorbent et s'accroissent du côté opposé (p. 127).»

«... Ainsi ce n'est pas du périoste, mais de l'os lui-même que part la formation du cal» (Littré et Robin, *Dict. de médecine*, de Nysten, 10e édition, 1855, art. *Cal*, p. 192, et éditions 11e et 12e). Ce qui est pour la régénération des os rompus, est, à plus forte raison, du cas où un état congestif etc. amène la régénération d'un os sur toute la surface de celui-ci (voy. aussi l'art. *Périoste* des éditions 11e et 12e de ce *Dictionnaire*).

FIN.

INDICATION PAGINALE DES AUTEURS CITÉS.

BIBLIOGRAPHIE.

AUBERT (de Mâcon). Compte rendu du Congrès médical de Lyon, 1864.

BARRIER. Gazette hebdomadaire, 1858, p. 735. — BAUDENS. Comptes rendus de l'Acad. des sciences, 1857. Gaz. méd. de Paris 1855, nos 11 et 15. — BICHAT. Encyclopédie des sciences médicales; Paris 1834. Anatomie générale; Paris 1812. — BILLROTH. Ueber Knochen-Resorption (Arch. f. klin. Chir., t. II, p. 118). Anatomische Beobachtungen über das normale Knochenwachsthum, über periostitis und caries (Arch. f. klin. Chir., t. VI, p. 712). Allgemeine chirurgische Pathologie und Therapie; Berlin 1863. Arch. f. path. Anat., Bd. VIII, Heft 2 u. 3. — BLANDIN. Bulletin de la Société anatomique, janvier 1845. — BŒCKEL (E). Traité des résections, traduit de l'allemand, 1863. Observation d'évidement sous-périosté (Gaz. méd. de Strasbourg, nov. 1864). Des résections et de l'évidement sous-périostés des os (Communication à la Société de chirurgie, séance du 12 décembre 1866). — BONNESŒUR. Quelques mots sur le périoste et les résections sous-périostées dans le cas d'ostéite suppurée (thèse de Paris, 1866. — BORDENAVE. Mémoires de l'Acad. roy. de chirurgie (Rapport sur une réparation osseuse après perte de substance, édit. in-4°, t. III, p. 100). — BORELLI Resezioni sottoperiostee; Torino 1858. — BOWMAN Physiological anatomy by Todd and Bowman, 1845, t. Ier. — BOYER. Leçons sur les maladies des os, rédigées en un traité complet de ces maladies, par Ant. Richerand, in-8°; Paris 1803. Traité des maladies chirurgicales, t. III et IV; Paris 1822. — BRESCHET. Recherches historiques et expl. sur la formation du cal; Paris 1819. — BRÜNNINGHAUSEN. Erfahrungen und Bemerkungen über die Amputation; Bamberg und Würzburg 1818. — BRUN-SÉCHAUD. De l'évidement des os, in-8° de 15 pages. Limoges 1860.

CELSE. De medicina libri octo, l. VIII, c. 2 et 3; traduction nouvelle par M. le docteur Des Étangs, gr. in-8°; Paris 1859, p. 252. — CHARMEIL. De la régénération des os, in-8°; Metz 1821. — CHASSAIGNAC. Gazette hebdomadaire, 1855, p. 44. — CHAUSSIER. Magasin encyclopédique, an V, t. VI. Précis d'expériences sur l'amputation des extrémités articulaires des os longs (Bulletin des sciences par la Société philomatique; Paris, germinal an VIII de la République, t. III, p. 97). Mémoires de la Société médicale d'émulation, 3e année; Paris, an VIII, p. 398. — COUTAVOS. Mémoires de l'Acad. roy. de chirurgie, t. II, p. 415. — CREUS Y MANSO. Ensayo teorico pratico sobre las reseciones subperiosticas; Granada 1865. — CRUVEILHIER. Anat. path., t. II; Paris 1816.

D'ANGERVILLE. Ablation de la clavicule (Mémoires de l'Académie royale de chirurgie, t. V, p. 361). — DAVID. Observations sur une maladie connue sous le nom de *nécrose*; Paris 1782. — DEMARQUAY. Bulletin de la Société de chirurgie de Paris, 1863, 2e série, t. IV, p. 136. — DESGRANGES. Quels progrès la chirurgie doit-elle au périoste (Compte rendu du Congrès médical de Lyon, 1864)? Observation d'évidement sous-périosté (Gaz. méd. de Strasbourg, 1864, p. 220). — DETHLEEF. Diss. exhibens ossium calli generationem et naturam per fracta in animalibus rubiæ radice partis ossa demonstratam, in-4°; Gottingæ, 1753. —

Du Hamel. Mémoires de l'Acad. des sciences : 1er mém., année 1739 (hist.), p. 28 et mém., p. 1 ; 2e mém., 1741, p. 97 ; 3e mém., 1742, p. 354 ; 4e mém., 1743, p. 87 ; 5e mém., p. 111 ; 6e mém., p. 288.

Eissen. Des résections sous-périostées et de l'évidement des os (Gaz. méd. de Strasbourg, juin 1859). Compte rendu du mémoire de M. le docteur Marmy sur la régénération des os par le périoste (Gaz. méd. de Strasbourg, décembre 1866). — Erichsen. The science and art of surgery ; London 1861.

Fergusson. System of pratical surgery, 3e édit., 1852, p. 258. — Flourens. Mémoires de l'Acad. des sciences et du Muséum d'histoire naturelle. Théorie expérimentale de la formation des os ; Paris 1847. De la vie et de l'intelligence ; Paris, 1857. — Fougeroux. Mémoire sur les os ; Paris 1760.

Gerdy. Maladies des organes du mouvement ; Paris 1855. — Giraldès. Bulletin de la Société de chirurgie, 1863, 2e série, t. IV, p. 142. — Gosselin. Arch. de méd., 1847. — Gurlt. Bericht über die Leistungen und Fortschritte auf dem Gebiete der Chirurgie im Jahre 1859 (Arch. f. klin. Chir., t. Ier, p. 93) ; im Jahre 1860-1861 (Arch. f. klin. Chir., t. III, p. 169) ; im Jahre 1862 (Arch. f. klin. Chir., t. V, p. 94, 166, 177, 179, 199). Handbuch der Lehre von den Knochenbrüchen ; Berlin 1862.

Haller. Mémoire sur la formation des os, in-8o. Lausanne 1758. — Heine (Bernard). Mémoire sur la reproduction du tissu osseux et la formation de nouveaux os, dans le journal de Græfe et Walter, 1837, t. XXIV (Extrait dans la Gaz méd. de Paris, 1837, p. 386). — Heine (Henri). Du travail réparateur qui se produit après la résection et l'extirpation des os (Archives générales, 1853). — Heister De vulneribus ossium rite curandis ; Helmstadt 1743 ; et dans Haller, Disp. chir., t. IV. — Henle et Pfeuffer, Zeitschrift für rat. Med., Bd. V, p. 196. 1846. — Hérissant. Thèse de Paris, 1768. — Herrgott. Observation de nécrose du calcanéum avec reproduction complète de l'os par le périoste (Gaz. méd. de Strasbourg, année 1865, p. 229). — Heyfelder (O.). Handbuch der Resectionen, 2e édit. ; Wien 1863 (traduit de l'allemand, par M. Eug. Bœckel). Bulletin de la Société de chirurgie, séance du 12 août 1863, 2e série, t. IV, p. 328 ; et Gaz. des hôp., 1863, p. 391. — Hüter (C.). Die Resectionen im Klinikum von Berlin (Arch. für klin. Chir., t. VIII, p. 94). — Hunter (W.). Opinions respecting ossification, Med. and phil. com. of Edinb., t. V, p. 100.

Jarjavay. Bulletin de la Société de chirurgie de Paris, 1863, 2e série, t. IV. — p. 142. — Jobert (de Lamballe). Recherches sur la nécrose et la trépanation des os. Journal hebd. des sciences méd. ; Paris 1836. — Joly (E.) Études sur la structure, le développement, la nutrition et la régénération des os, suivies d'expériences nouvelles sur la coloration des os et des dents au moyen du régime garancé (thèse de Strasbourg, 1863).

Karawayew. Gaz. méd. de Paris, 1841, p. 188. — Kœhler (G. L.). Experimenta circa regenerationem ossium. Gottingæ 1786, avec figures.

Lamblot. Rapport sur une nouvelle clavicule reproduite après l'ablation de la clavicule primitive (Mém. de l'Acad. roy. de chir., t. V, p. 362). — Langenbeck. Die Uranoplastik mit Ablösung des mucös-periostalen Gaumen-Ueberzugs (Arch. f. klin. Chir., t. II, p. 288). Weitere Erfahrungen im Gebiete der Uranoplastik u. s. w. (Arch. f. klin. Chir., t. V, p. 1). — Larghi (de Verceil). Operazioni sottoperiostee e sottocapsulari. Torino 1855. — Larrey (H.). Compte rendu de l'Acad. des sciences, 2 nov. 1840. — LEJEUNE. Nécrose étendue du tibia, évidement, Archives médicales belges, 2e série, t. IV, 12e fascicule, déc. 1866; Bruxelles. — LISFRANC. Méd. opér.; Paris. — LÜCKE. Beitræge zur Lehre von den Resectionen (Arch. f. klin. Chir., t. III, p. 291).

MAISONNEUVE. Comptes rendus de l'Acad. des sciences, 1853, 1856, 1857. — MAC-DONALD. Diss. de necrosi et ossium callo. Edinburgh 1799. — MALGAIGNE. Manuel de méd. opér., p. 230; Paris 1834. — MARJOLIN. Bulletin de la Société de chirurgie de Paris, 1863, 2e série, t. IV p. 145. — MARMY. Études sur la régénération des os par le périoste, in-8o; Lyon 1865. Mémoires de l'Académie impériale de médecine de Paris, t. XXVII, 1865-1866, p. 386 à 549. — MIESCHER. De inflammatione ossium eorumque anatome generali. Exercitatio anatomico-pathologica, in-4o; Berolini 1836. — MIZAUD. Philos. trans., anno 1758. — MOREL. Précis d'histologie humaine avec figures du docteur Villemin, 2e éd.; Strasbourg 1864. — NÉLATON. Pathologie chirurgicale; Paris 1844. Essai sur la tuberculisation des os.

OLLIER. Journal de physiologie, 1859. De la production artificielle des os au moyen de la transplantation du périoste. De la conservation du périoste. Résections sous-périostées. Études sur le périoste. Traité expérimental et clinique de la régénération des os et de la reproduction artificielle du tissu osseux, 2 vol. in-8o; Paris 1867.

PARAVICINI. Résection et désarticulation sous-périostale de la mâchoire inférieure sans incision extérieure. Annali universali di medicina, 1858 (analysé dans Gaz. méd. de Paris, 1859, p. 447.)

RAMBAUD ET RENAULT. Origine et développement des os; Paris 1864, avec atlas in-folio. — RANVIER. Considérations sur le développement du tissu osseux et sur les lésions élémentaires des cartilages et des os; Paris 1865. — RICHET. Bulletin de la Société de chirurgie de Paris, 1863, p. 175. — RKLITSKI. Gaz. méd. de Paris, 1840, p. 212. — ROBIN. Leçons d'histologie; Paris 1866. Observation sur le développement et la substance du tissu des os (Gaz. méd. de Paris, 1851. — ROUX (Jules). De l'ostéomyélite et des amputations secondaires à la suite des coups de feu; Paris 1860. Mémoires de l'Académie impériale de médecine de Paris, t. XXIV, 1860.

SARAZIN. Appréciation de la valeur des résections osseuses dans les maladies chirurgicales et de leurs indications (Thèse de concours; Strasbourg 1863). Essai théorique et pratique sur les résections sous-périostées, par Juan Creus y Manso. (Analyse bibliographique. Gaz. méd. de Paris, 1865, p. 81). Quelques remarques au sujet des régénérations osseuses (Gaz. méd. de Strasbourg, 1865, p. 109). — SCHMITT (H). u. BRUNS. Statistik der Amputationen und Resectionen in der Klinik von Tübingen u. s. w.; Stuttgart 1863. — SCULTET. Arsenal de chirurgie, p. 71; Lyon 1672. — SÉDILLOT. Traité de médecine opératoire, 3e éd., 2 vol. avec figures; Paris 1866. De l'évidement des os, 1 vol. in-8o avec planches polychromiques; Paris 1860. Comptes rendus de l'Acad. des sciences, 1er mars et 12 avril 1858; 31 octobre et 19 décembre 1859; 12 août 1861; 2 octobre 1863; 13 juin et 27 septembre 1864; 16 janvier 1865; 24 décembre 1866. Bulletin de la Société de chirurgie de Paris, janvier 1860; juillet 1864; février 1865; décembre 1866; 2 et 16 janvier 1867. Société de médecine de Strasbourg, mars 1862; février, mai, juin, août 1864. Mém. de la méd. et de la chir. mil., avril 1865. — SERRES.

Rapport de G. Cuvier sur un mémoire de M. le docteur Serres, intitulé : *Des lois de l'ostéogénie*, Analyse des travaux de l'Acad. roy. des sciences, année 1819. — Spielmann. De la régénération des os fracturés ou réséqués (Gaz. méd. de Strasbourg, juin 1860). — Steinlin. Ueber den Heilungsprozess nach Resection der Knochen (Diss. in Zurich, 1849). — Syme. On the power of the periosteum new bones in contribution to the pathology and pratice of surgery ; Edinburgh 1848.

Tartivel. Union médicale, 1866, p. 486. — Tenon. Mém. sur l'exfoliation des os (Mémoire de l'Acad. des sciences ; Paris 1758). — Textor. Ueber die Wiedererzeugung der Knochen nach Resectionen beim Menschen ; Würzbourg 1842. — Troja (Mich.). De novorum ossium in integris aut maximis, ob morbos deperditionibus regeneratione experimenta ; ubi maxima materiæ affinitate breviter de fracturis et de vi quam natura impendit in ossibus elongandis dum crescunt, in-8°. Paris 1775.

Velpeau. Anatomie chirurgicale ; Paris 1825. Bulletin de la Société impériale de chirurgie de Paris, 1863, 2e série, t. IV, p. 179. — Verneuil. Compte rendu du Congrès médical de Lyon, 1864, et Bulletin de la Société de chirurgie de Paris, 1863, 1866. — Virchow. Arch. f. Path., t. Ier ; Berlin 1857. — Voillemier. Bulletin de la Société de chirurgie de Paris, 1863, 2e série, t. IV, p. 148.

Walther. Medicinisch-chirurgische Zeitung, t. IV, 1844. — Wagner. De la marche de la guérison après la résection et l'extirpation des os ; Berlin 1853. — Weidmann. De necrosi ossium ; Francfort 1793. — Wolff. Die Osteoplastik in ihren Beziehungen zur Chirurgie und Physiologie (Arch. f. klin. Chir., t. IV, p. 183).

EXPLICATION DES FIGURES.

Fig. 1.

Tiers supérieur du fémur. La tête, le col et le grand trochanter avaient été réséqués et la diaphyse évidée depuis dix mois (voy. obs IX, p. 165).

1. Masse molle, sillonnée de larges stries roses et jaunâtres, représentant la capsule ligamenteuse et le périoste d'enveloppe de l'extrémité du fémur et du grand trochanter. On y rencontre du tissu musculaire en voie d'atrophie graisseuse.

2. Un noyau osseux, assez volumineux, en occupe le milieu et une dissection attentive fait constater qu'il est formé par le sommet du grand trochanter, auquel adhère encore l'attache du muscle obturateur externe.

3, 3. Couches osseuses de nouvelle formation, développées à l'intérieur et au contact de l'os évidé. Ces couches offrent des surfaces assez régulières et ont, dans certains points, jusqu'à 0m,007 d'épaisseur.

4. Substance d'aspect et de consistance gélatiniforme, remplissant la cavité du fémur. Des capillaires nombreux en sillonnent la partie qui repose sur l'os. Le centre, assez pâle, contient une dizaine de noyaux osseux.

Cette masse gélatiniforme est constituée par des fibres connectives, entre lesquelles se trouvent un très-grand nombre de cellules embryonnaires destinées à devenir osseuses.

5, 6. Noyaux osseux de formation nouvelle, complétement isolés et contenus dans la substance gélatiniforme. Ces noyaux, au nombre de dix environ, ont un volume variable entre celui d'un grain de chèvenis et d'un petit pois.

7. Extrémité supérieure de la coque osseuse conservée dans l'évidement.

8, 8. Couches osseuses sous-périostées de nouvelle formation, dont quelques-unes se prolongent en stalactites irrégulières.

9. Point de rencontre de ces couches avec l'ancien os.

10, 10. Tissu compacte en voie de fusion avec les nouvelles couches osseuses de la diaphyse fémorale conservée dans l'évidement.

11. Point de rencontre de l'ancien os avec le nouvel os développé dans la cavité de l'évidement.

12. Moelle rouge, composée de cellules adipeuses, de globules sanguins et d'un grand nombre de cellules embryonnaires

Fig. 2.

Face antérieure du tibia dénudée de son périoste, et traversée, dans une étendue de 0m,03, par un fil de fer introduit dans le canal médullaire (chien de forte taille sacrifié le trentième jour) (voy. p. 91).

a, *a*. Tissu osseux de la paroi antérieure du tibia parsemé de canaux de Havers, *b*, *b*. agrandis par regression graisseuse et remplis de cellules plasmatiques.

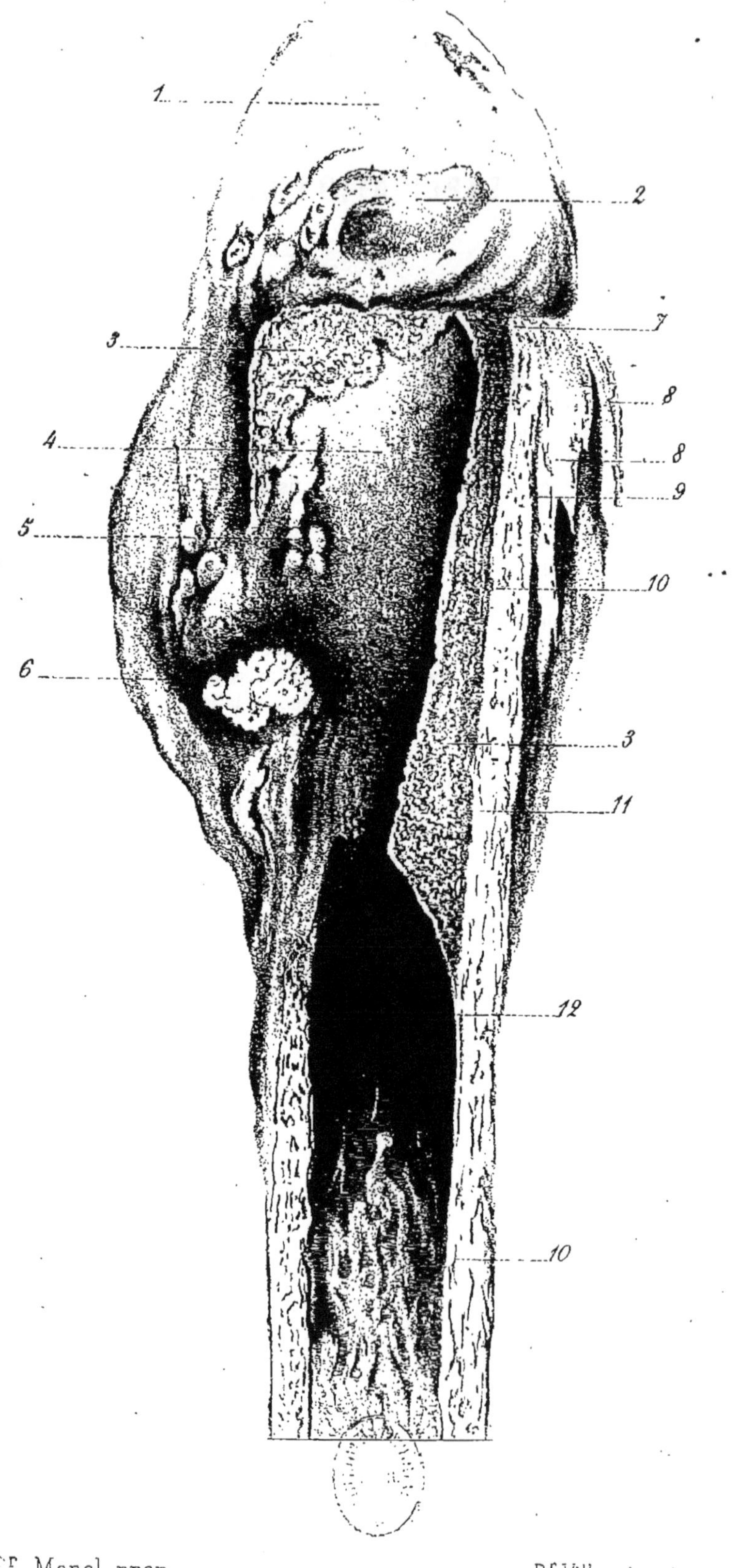

Fr Morel, prep.

Dr Villemin, pinx.

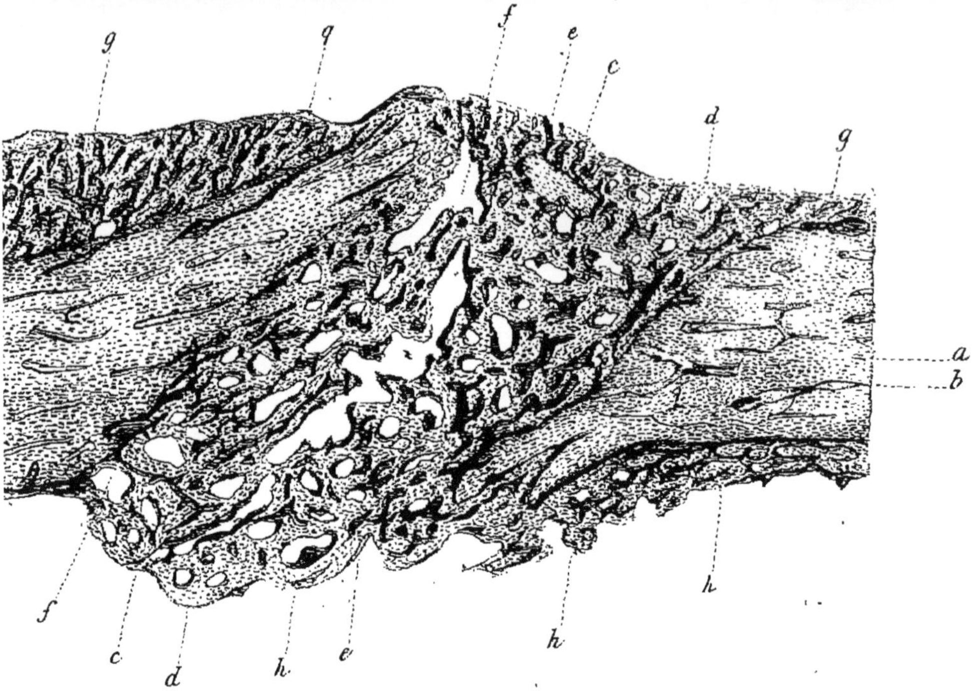

g
g
f
e
c
d
g
a
b
f
c
d
h
e
h
h

Fig.3

a
a
c
c
b

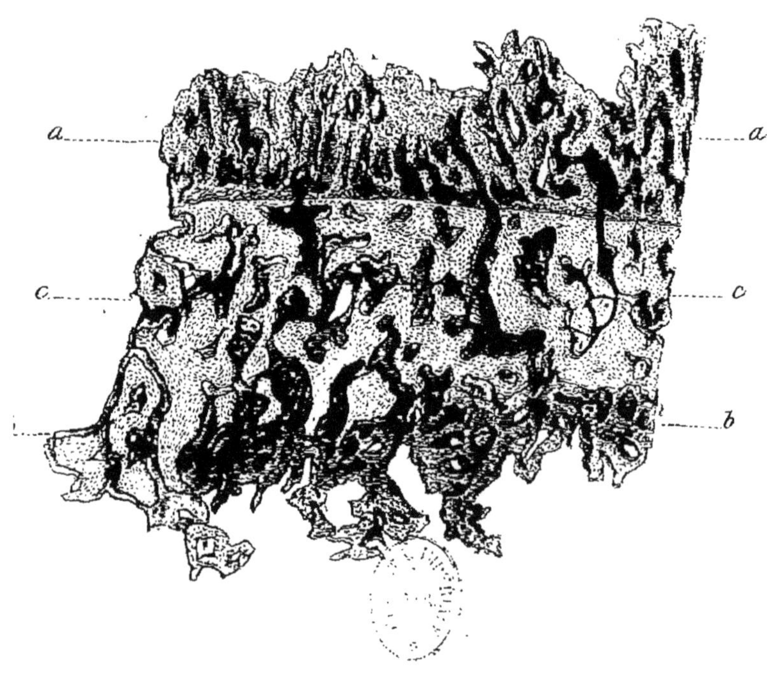

Dr Morel, prep.

Dr Villemin, pinx.

Fig. 4.

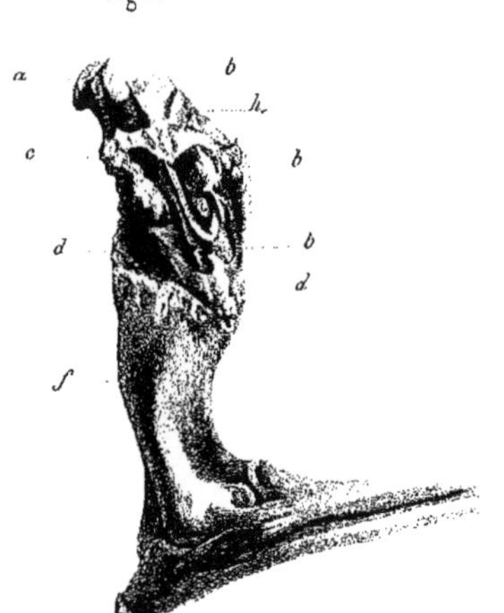

Vu par le côté radial

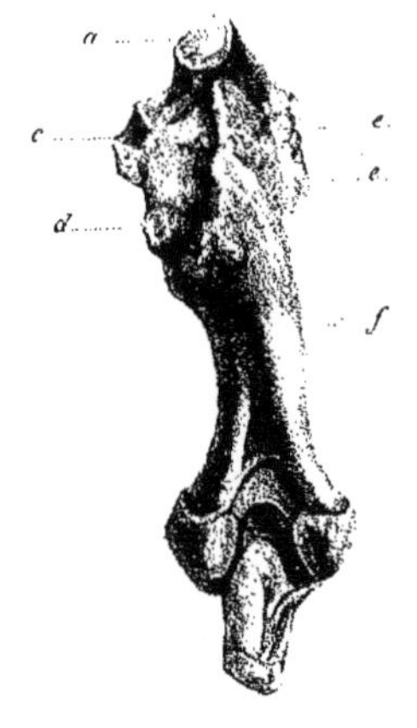

Vu par la face postérieure

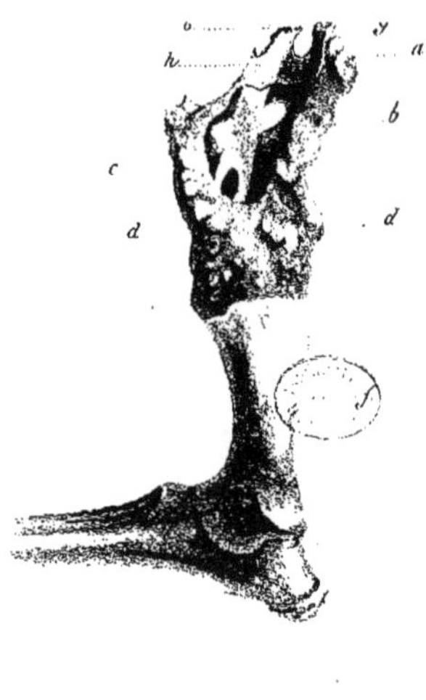

Vu par le côté cubital

Dr Villemin pinx.

Lith. E. Simon à Strasbourg

e, *e*. Tissu osseux déjà formé ou en voie de formation, remplissant la perte de substance pratiquée pour le passage du fil de fer. Ce tissu se compose : 1° de matière osseuse *d*, *d*. complétement formée ; 2° de canaux de Havers *e*, *e* plus ou moins larges ; 3° de graisse représentée par les taches blanches, *f*, *f*.

La perte de substance a été comblée par la proligération des cellules plasmatiques de l'os, celles du périoste et du canal médullaire. Les cellules de l'os dégagées par regression graisseuse de la substance fondamentale environnante ont repris le caractère des cellules embryonaires ou fœtales, et ont fourni, par une active proligération, le nouveau tissu osseux. Celui-ci s'unissant aux ostéoplastes venant du périoste et du canal médullaire a bientôt rempli et comblé la perte de substance.

Le même travail s'est accompli en dehors et à l'intérieur de l'os. En dehors le nouveau tissu osseux *g*, *g*, *g* est né directement de la surface de l'os et des cellules du périoste resté sain, en dehors de la dénudation. Celles-ci en se multipliant se sont rencontrées par irradiation avec celles de l'os et celles du canal accidentel et s'y sont mêlées.

En dedans, l'ostéogénie s'est opérée avec une moins grande activité, mais l'on voit le nouvel os recouvrir l'ancien et se continuer et se confondre avec lui *h*, *h*.

La coloration rouge que présente cette préparation et qui en met en relief les principaux détails est due à une dissolution de carmin dans laquelle on a trempé la lamelle osseuse pour rendre la démonstration plus facile.

Fig. 3.

Portion de la face antérieure du tibia montrant comment s'opère la fusion des couches osseuses de nouvelle et d'ancienne formation.

L'expérience avait consisté à introduire un fil de fer dans le canal médullaire. La pièce examinée trente jours plus tard permettait de reconnaître l'ancien os, placé entre deux lames osseuses de création récente, l'une plus épaisse et sous-périostée, l'autre plus mince, intra-médullaire. Une lamelle détachée de l'os et trempée dans le carmin laissait apercevoir le travail de fusion qui était en voie d'accomplissement entre les ossifications nouvelles et l'os ancien.

a, *a*. Couche osseuse produite sous le périoste et à la surface externe ou périphérique de l'os conservé.

b, *b*. Autre couche osseuse développée dans le canal médullaire, à la surface interne de l'ancien os.

Ces deux couches de formation récente communiquent avec les canaux vasculaires très-amplifiés de l'ancien os, et tendent ainsi à s'y unir par continuité.

c, *c* L'ancien os, en voie de regression graisseuse, est partiellement résorbé là où se voient les canaux vasculaires de Havers. Les cellules plasmatiques mises en liberté ont contribué à produire la couche osseuse profonde ou intra-médullaire *b*, *b*.

Fig. 4, 5, 6.

Tête et diaphyse de l'humérus réséquées longitudinalement ; nécrose et reproduction d'un nouvel os (voy. p. 96 et 97).

a, *a*, *a*. Tête de l'humérus nouvellement reproduite et soutenue par un col très-distinct (voy. fig. 4).

b, *b*, *b*, *b*. Séquestre représentant la bandelette de l'os réséqué longitudinalement et évidé avec conservation du périoste qui y adhérait.

c, *c*, *c*. Mamelons osseux de nouvelle formation produits par le périoste conservé et irradiant sous forme de lame engaînante (voy. fig. 4 et 6) en avant du séquestre *b*.

d, *d*, *d*, *d*. Os nouveau complétement formé autour de l'extrémité inférieure du séquestre et naissant du périoste huméral resté intact. Ce nouvel os est partout surmonté, mais particulièrement en avant, de petits mamelons très-distincts.

e, *e*. Prolongement en avant du nouvel os.

f, *f*, *f*. Moitié inférieure de l'humérus.

g. Lamelle osseuse nouvelle très-mince, dépassant le niveau de la tête reconstituée de l'humérus et destinée à en reproduire la grosse tubérosité.

h, *h*. Bandelette fibro-osseuse réunissant les deux côtés du nouvel os; formée postérieurement par le périoste et en voie de développement pour envaginer complétement le séquestre. On aperçoit sur cette bandelette des points d'ossification qui tendent à s'étendre et à se joindre, de manière à régénérer la face antérieure de l'humérus réséquée avec son périoste.

Fig. 7.

Transformation des cellules plasmatiques en tissu fibreux.

Fig. 8.

Transformation des cellules plasmatiques en corpuscules osseux (gross. de 400 fois environ).

Fig. 9.

Transformation des cellules plasmatiques en cellules cartilagineuses.

Fig. 10.

Transformation des cellules cartilagineuses en corpuscules osseux.

Fig. 11, 12, 13, 14.

Moitié inférieure du tibia droit évidé, séparé en deux moitiés par un trait de scie (p. 191 et 192).

Fig. 11.

Face tibiale postérieure.

A. Surface tibiale très-irrégulière par suite de végétations osseuses caractéristiques d'une ostéite.

B. Cavité ou cloaque conduisant dans la profondeur de l'os sur des surfaces dures et résistantes sans mobilité.

C. Moitié postérieure de la malléole interne.

D. Coulisse du tendon du muscle jambier postérieur.

E. Autre excavation revêtue de fongosités saignantes et atteignant le bord externe de l'os.

Fig. 12.

Face tibiale antérieure.

E. Excavation profonde produite par les progrès de la carie et s'étendant jusqu'auprès du cartilage articulaire, qui était partout aminci et corrodé dans ce point.

Fig. 7.

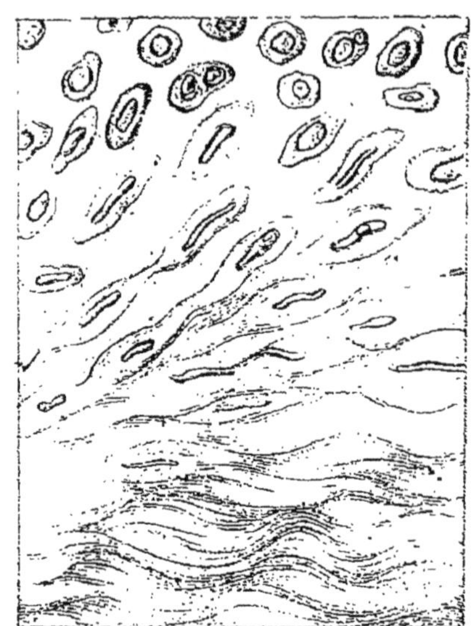

Fig. 8.

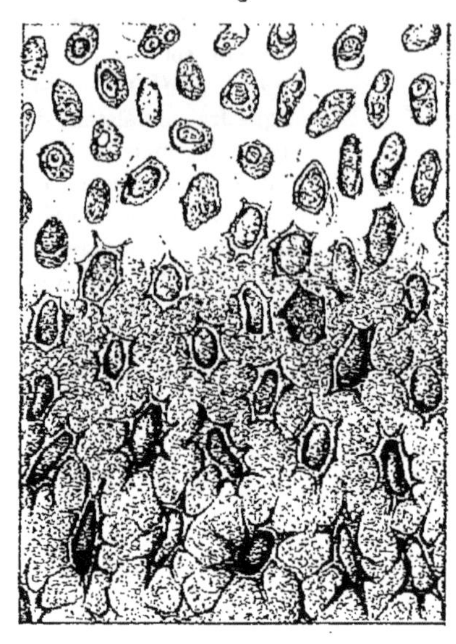

Fig. 9.

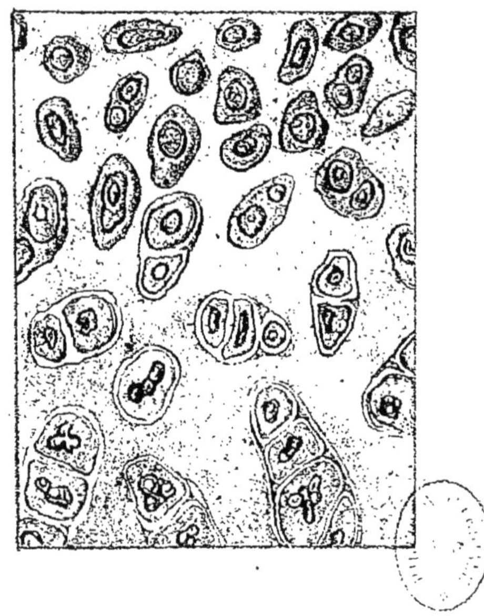

Fig. 10

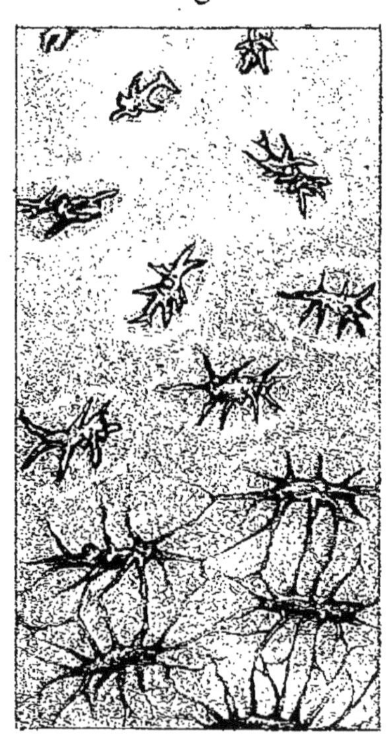

Dr Villemin del.

Lith. E. Simon à Strasbourg.

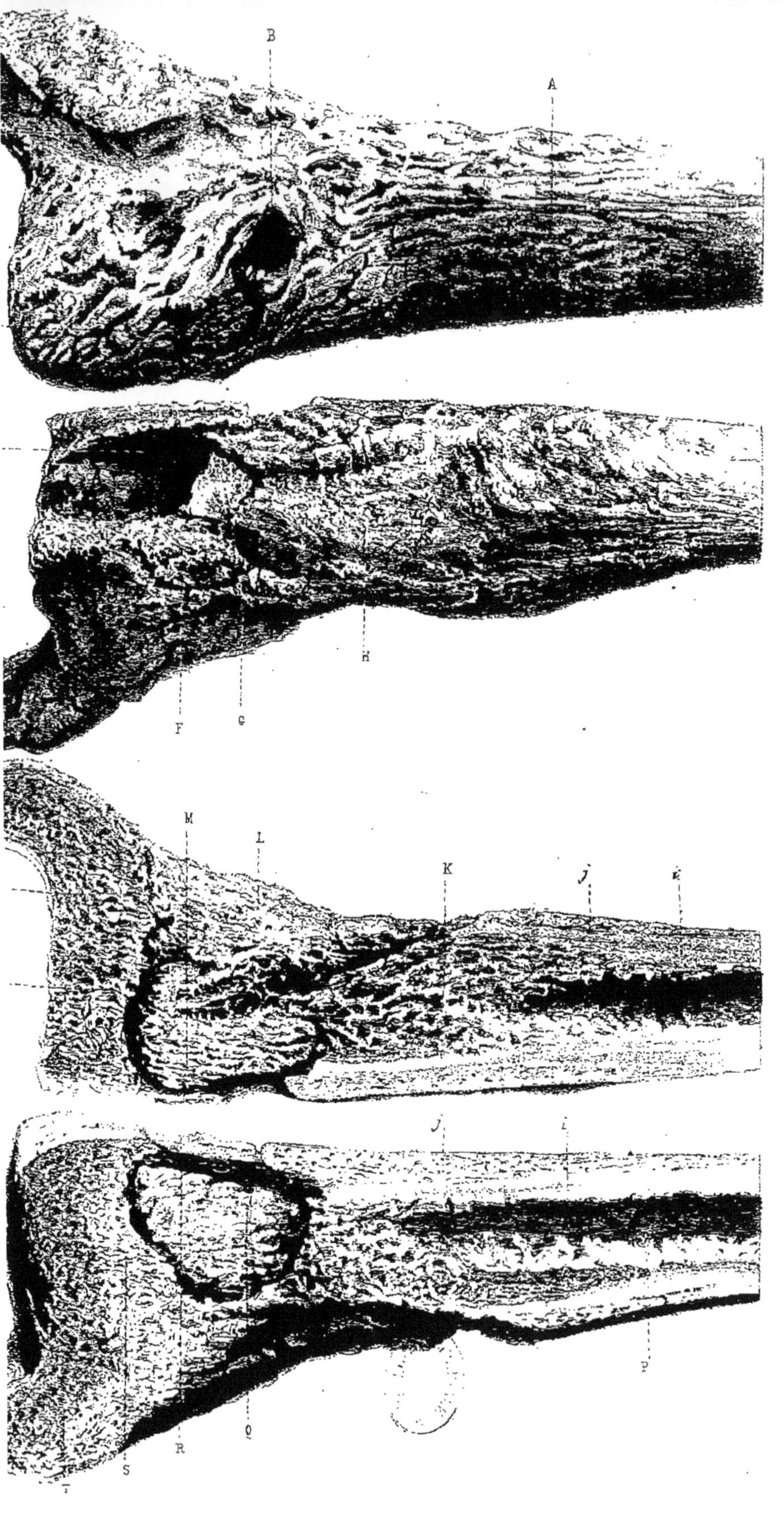

B
A
F
G
H
M
L
K
J
I
J
I
P
Q
R
S
T

Fig. 15

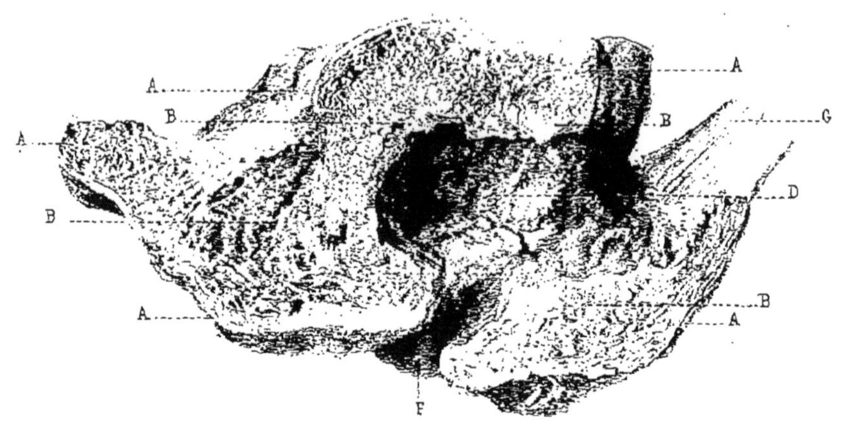

Fig. 16

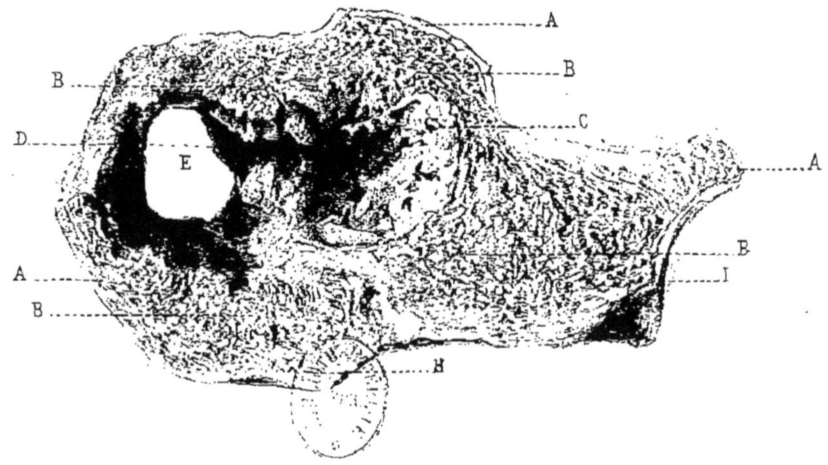

F. Portion nécrosée ou séquestre profondément situé et adhérent placé au-dessous de la partie évidée.

G. Autre portion nécrosée située plus en dehors et offrant les mêmes conditions d'adhérence et de dureté.

H. Grande excavation produite par l'évidement et en voie de réparation osseuse.

Fig. 13.

Surface de section de la moitié antérieure du tibia.

I. Couche osseuse appartenant à l'ancien os, comprise dans presque tous les points enflammès du tibia entre les deux autres couches osseuses de nouvelle formation.

J. Couche osseuse superficielle de nouvelle formation.

K. Excavation produite par l'évidement, en voie de régénération.

L. Partie fongueuse atteinte d'inflammation éliminatrice.

M. Séquestre occupant l'extrémité inférieure du tibia, qui est détruit sur sa face péronéale dans une étendue de $0^{m},01$ par le passage du pus, et entouré en bas vers le tarse d'une double couche osseuse :

N. L'une en voie de résorption partielle et de régénération.

O. L'autre touchant au cartilage et peu altérée.

Fig. 14.

Surface de section de la moitié postérieure du tibia.

P. Canal médullaire en partie rempli inférieurement par du tissu osseux en voie de réparation.

Q. Séquestre.

R. Ulcération du bord péronéal du tibia ayant donné passage au pus et produit un abcès ossifluant.

S. Couche osseuse en voie d'absorption et de réparation entourant le séquestre.

T. Couche osseuse normale.

Fig. 15 et 16.

Calcanéum gauche. Évidement (p. 196).

A, A, A, A. Ancien os conservé pendant l'évidement.

B, B, B, B. Nouvel os reproduit depuis l'opération.

C. Séquestre en voie de formation, dépendant de l'ancien os et d'une partie du nouveau (fig. 16).

D, D. Excavation produite par l'évidement à surfaces remplies de cellules osseuses en voié de formation régulière (fig. 15 et 16).

E. Ouverture faite en dehors du calcanéum pour l'évidement (fig. 16).

F. Ouverture fistuleuse siégeant à la face inférieure du calcanéum et communiquant en haut avec la cavité évidée et en bas avec un abcès plantaire (fig. 15).

G. Tendon d'Achille (fig. 15).

H. Face inférieure du calcanéum (fig. 16).

I. Face articulaire cuboïdienne du calcanéum (fig. 16).

Errata.

P. 81, l. 13, au lieu de : 26 avril, lisez : *25 avril.*
P. 90, l. 11, au lieu de : incision, lisez : *excision.*
P. 93, l. 11, au lieu de : tirphon, lisez : *tire-fond.*
P. 93, supprimez la ligne 19.
P. 96, l. 13, au lieu de : séparent, lisez : *réparent.*
P. 97, l. 6, au lieu de : picté, lisez : *piqueté.*
P. 102, l. 17, intercalez *de* avant les mots : l'os nouveau.
P. 126, l. 27, au lieu de : trijumentaire, lisez ; *tégumentaire.*
P. 188, l. 4, au lieu de : kylose, lisez : *ankylose.*
P. 190, l. 26, au lieu de : trémité, lisez : *extrémité.*
P. 307, l. 9, au lieu de : périotées, lisez : *périostées.*

TABLE ANALYTIQUE DES MATIÈRES.

Communication de l'auteur à la Société de chirurgie sur l'ostéogénie.

Description des pièces anatomo-pathologiques de Heine.

CHAPITRE IV. — EXAMEN CRITIQUE DES RÉSECTIONS SOUS-PÉRIOSTÉES, SOUS-CAPSULO-PÉRIOSTÉES ET DE L'OSTÉOPLASTIE PAR DÉPLACEMENT DES LAMBEAUX PÉRIOSTÉS.

CHAPITRE V.

CHAPITRE VI. — Documents a consulter.

Lettres de l'auteur à la Société de chirurgie de Paris.

Communications de l'auteur à l'Académie des sciences.

Strasbourg, typographie de G. Silbermann.

www.ingramcontent.com/pod-product-compliance
Ingram Content Group UK Ltd.
Pitfield, Milton Keynes, MK11 3LW, UK
UKHW012146240726
13966UKWH00001B/171